标准血液肿瘤诊疗丛书

标准多发性骨髓瘤诊疗学

主编 吕 跃

科学出版社

北京

内 容 简 介

本着"旨在实用、意在知新",以及将专业著作和诊疗手册的特长融为一体的原则,我们借鉴了国内外医学著作的成功经验,大量地参考了近年国外著名杂志文献和书籍及国内外相关指南,并结合我们多年的临床实践,打破传统的编写模式,从基础研究到临床应用,对多发性骨髓瘤的生物学特性、临床诊断和治疗等内容做了详细的介绍和说明。本书重点介绍了多发性骨髓瘤的诊疗方法和治疗方案,使广大医务工作者既能知晓和熟悉世界多发性骨髓瘤的最新进展和发展趋势,同时也能够迅速进行规范而准确的多发性骨髓瘤的临床诊断和治疗工作。

本书内容新颖、实用,是血液内科学和肿瘤学专科医师、基层工作的全科医生临床工作的理想工具书和学习研究参考书,也适合于高年级医学生的学习和参考。

图书在版编目(CIP)数据

标准多发性骨髓瘤诊疗学／吕跃主编 . —北京:科学出版社,2016.4
(标准血液肿瘤诊疗丛书)
ISBN 978-7-03-048034-7

Ⅰ. 标⋯　Ⅱ. 吕⋯　Ⅲ. 多发性骨髓瘤-诊疗　Ⅳ. R733.3

中国版本图书馆 CIP 数据核字(2016)第 072750 号

责任编辑:戚东桂／责任校对:郑金红
责任印制:徐晓晨／封面设计:范璧合

科学出版社 出版
北京东黄城根北街 16 号
邮政编码:100717
http://www.sciencep.com

北京建宏印刷有限公司 印刷
科学出版社发行　各地新华书店经销

*

2016 年 4 月第 一 版　开本:787×1092　1/16
2018 年 1 月第三次印刷　印张:18
字数:423 000

定价:128.00 元
(如有印装质量问题,我社负责调换)

《标准多发性骨髓瘤诊疗学》编写人员

主　编　吕　跃

编　者　（按姓氏笔画排序）

　　　　王　华　　王　亮　　王惊华　　王维达

　　　　吕　跃　　朱梦媛　　刘成成　　耿其荣

前　言

　　多发性骨髓瘤是血液系统肿瘤的一种重要疾病，近年来发病率有上升趋势，严重威胁人类健康。伴随着基础和临床研究的不断进步，多发性骨髓瘤的诊疗也进展迅速，大量的新方法、新技术出现，并迅速应用于临床。在这种情况下，如何使广大的专业医务人员和基层的全科医生能够知晓和熟悉这些新的进展，准确地掌握多发性骨髓瘤的诊疗原则和方法，并简单容易地将其应用于临床医疗实践，便成了一个需要解决的问题。因此，我们编写了本书。

　　近二十年来，人们在多发性骨髓瘤的诊疗方面取得了很大的进步，尽管距离彻底战胜多发性骨髓瘤还有一段距离，但是治疗模式的改变和新的治疗药物的出现，患者的生存期已经得到了延长。在没有出现特效药物之前，多发性骨髓瘤的治疗并不是某一种类药物的单一治疗，而是各种有效的传统药物和新的药物共同应用的综合治疗。伴随着新的多发性骨髓瘤研究成果的出现，其治疗模式也将发生进一步的改变和进步，因此，了解多发性骨髓瘤的诊疗发展历程，系统地掌握多发性骨髓瘤诊疗的基本知识和最新进展是十分必要的。

　　为了将多发性骨髓瘤诊疗的基本知识和基础及临床研究的最新进展介绍给广大的医务人员，使他们能够在临床工作中规范而准确地进行骨髓瘤的诊断和治疗，同时也使热衷于骨髓瘤医学研究的医务人员能够获得思想的启迪及道路探索上的帮助，我们借鉴了《标准白血病诊疗学》的成功经验，查阅了大量国际著名杂志所刊登的有关多发性骨髓瘤基础和临床研究文献，解读了最新的多发性骨髓瘤相关指南，并反复阅读了多本美国、欧洲、日本等国和国内最新版的有关多发性骨髓瘤的专著和手册，结合我们的临床经验写成此书，希望能够给从事多发性骨髓瘤临床诊疗的医务人员提供一本既能知晓和熟悉多发性骨髓瘤最新进展和发展趋势，同时也能够指导和帮助临床医生进行医疗诊治的新颖书籍。相信此书会给广大医务工作者带来众多帮助。

中山大学附属肿瘤医院血液肿瘤科

吕　跃

2016 年 2 月

目　　录

第一章 多发性骨髓瘤概述

第一节 多发性骨髓瘤的流行病学

一、引言

流行病学为疾病的发展模式、疾病分布、发展趋势的准确描述，为疾病的病因学研究奠定了基础。统一疾病分类及信息收集标准化使得血液肿瘤可以跨时空地进行疾病发病率和生存状况的比较。2001年世界卫生组织（World Health Organization，WHO）就血液肿瘤的分类达成了共识，并开始在全球应用于临床。但是，血液肿瘤的统计工作仍是以国际疾病分类（international classification of diseases，ICD）为主的，分为四大类，包括多发性骨髓瘤（multiple myeloma，MM）、白血病、非霍奇金淋巴瘤、霍奇金淋巴瘤。由于目前我国还没有完整的多发性骨髓瘤的监控系统，多发性骨髓瘤的流行病学研究主要来源于西方国家，多发性骨髓瘤全球每年的发病人数约86 000例（男性约47 000例，女性约39 000例），每年约63 000人死于此病（其中男性约33 000例，女性约30 000例），占新发肿瘤的1%~2%，占新诊断血液肿瘤的10%~15%，在血液肿瘤中发病率仅次于非霍奇金淋巴瘤。平均5年生存率可以达到10%~15%，最长生存期可以超过10年。多发性骨髓瘤在我国的发病率为1/10万~2/10万，已经超过急性白血病，位居血液系统恶性肿瘤发病率的第二位。在发病年龄上，我国统计为50~60岁，多发于中、老年人，男性多于女性。随着年龄增加，其发病率也升高。

二、多发性骨髓瘤的流行病学特点

与非血液肿瘤相比，多发性骨髓瘤的诊断及治疗更依赖于实验室检查及临床特点相结合，误诊及漏诊都对多发性骨髓瘤的统计工作造成了一定困难。约1/5的多发性骨髓瘤患者就诊时并没有明显的症状，如"冒烟型"。单克隆性浆细胞增多症在过去的50年里有3%~4%进展为意义不明的单克隆丙种球蛋白病（monoclonal gammopathy of uncertain significance，MGUS）。无症状的MGUS的诊断往往带有偶然性，其流行病学信息最初来源于比较特殊的患者群体。

同其他肿瘤一样，多发性骨髓瘤的病因不明，可能与遗传与环境等因素有关。其主要特点是老年人发病率高，男性为主，种族异质性。多发性骨髓瘤在西方国家诊断的平均年龄男性为62岁，女性为61岁，发病年龄范围为20~92岁，2/3为男性，3/4的患者在诊断时年龄超过55岁，只有2%的人年龄小于40岁。其中，大洋洲地区（澳大利亚和新西兰）和北美地区发病率最高，为7.8/10万，而发病率最低的为西非地区，为1/10万。多发性骨髓瘤各地区男性、女性发病率及死亡率见图1-1。随着更多有效治疗措施的出现及支持治疗的改进，在过去二十多年的时间里，中位生存期由3年增加到6年。在美国2006~2010年期间，年龄校正的死亡率为 3.4/10 万。更有意义的是与欧洲血统的人群相比，非洲的多发性骨髓瘤及 MGUS 的发生率要高出至少 2 倍，而亚洲相对低。在过去的 40 年里，在美国的非洲血统人群骨髓瘤的发生率与白人相比增加了 2~3 倍，且相关结果也被英国数据所证实，而在亚洲多发性骨髓瘤的发病率及死亡率相对稳定。而随着社会的老龄化，平均寿命延长，确诊的女性也越来越多。中国医学科学院对 432 例多发性骨髓瘤患者的回顾性研究中得出，中位发病年龄为 57 岁（20~87 岁），40 岁以上的发病率为 10.8%，高于欧美水平，男女比例为 2.35∶1，与西方相似。这种性别差异，种族差异及地域差异的具体机制不明确，性别差异可能与男女激素差异、生活方式及肥胖程度有关，后两者对激素的调节也是有影响的。在淋巴瘤治疗中，激素替代疗法（hormone replacement therapy，HRT）已有报道。有报道称首次生育年龄、怀孕次数等与部分淋巴系统肿瘤相关，但是与多发性骨髓瘤并无相关性。Alexander 等总结了很多关于多发性骨髓瘤的职业流行病学研究，尤其是暴露于农药、有机溶剂如苯、其他化学试剂、染发剂等因素的职业与多发性骨髓瘤有一定的相关性，但是也有部分研究并不支持该观点。各个研究例数较少，结论差异较大。

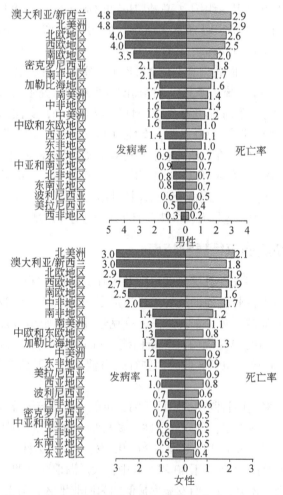

图 1-1　全球多发性骨髓瘤每 10 万人的发病率和死亡率

有报道称近亲三代内有多发性骨髓瘤或者 MGUS 疾病家族史的人群比其他人群患骨

髓瘤的风险增加了 2～3 倍。根据瑞典的家庭相关性肿瘤数据，Hemminki 等研究发现父母患骨髓瘤增加其后代子孙的患病风险，尤其是一代直系亲属。肿瘤种族和性别的分布差异也为骨髓瘤基因的研究提供了假说。MGUS 或是多发性骨髓瘤的疾病发生，可能是多个信号通路中基因变异或者功能异常导致的。正常浆细胞发育、感染、免疫应答，以及基因正常代谢修复过程中均可能出现基因突变。通过全基因组研究（genome wide association study，GWAS）可以总结出 MYC 基因功能失调是成熟 B 细胞肿瘤的常见发病机制。骨髓瘤的遗传学研究相对受限，落后于其他的血液系统疾病，因为骨髓瘤细胞克隆的中期分裂象少。随着分子生物学的发展，芯片和新一代测序的发展，相关研究也逐步证实了分子水平上异质性骨髓瘤的发病率等，但也存在一些争议。

很多的研究并没有发现吸烟与骨髓瘤之间的关系，而 Nieters 等的研究发现吸烟可以增加患骨髓瘤的风险（男性 RR=2.4，女性 RR=2.9），但是两者之间关系需要更深入的研究。同吸烟一样，大多数研究认为乙醇与骨髓瘤没有联系。与其他成熟 B 细胞肿瘤相似，感染及引起免疫功能紊乱的因素一直是流行病学研究的重点。总而言之，自身免疫、感染与炎症对于 MGUS 及多发性骨髓瘤的相关系数为 1.1～1.5，略低于其他的淋巴瘤。另外，多发性骨髓瘤和 MGUS 在免疫低下的患者［如移植后患者、人类免疫缺陷病毒（HIV）感染及乙肝病毒（HBV）感染］有增加的趋势，但是其增加的幅度比非霍奇金淋巴瘤低。饮食因素在癌症中的研究发现不同的食物组合对肿瘤的影响不同，如大量摄入蔬菜和水果类食物可以降低患癌风险，而大量肉类食物增加风险。部分骨髓瘤的营养学研究结论也是如此，部分研究认为鸡肉可以增加风险，而鱼肉是保护性的因素，关于肉类食物的风险，研究仍有争议，而蔬菜和水果是潜在的保护性因素。其他的因素如人体特征因素与骨髓瘤也是相关联的。身体质量指数［BMI（kg/m²）］超过 30 增加患骨髓瘤的风险，其相关系数为 1.1～2.0，其他的身体指数如腰臀比也得出了类似的结论，相关性系数同其他肿瘤相似。这些信息提示了控制体重可以预防疾病，而且肥胖与多发性骨髓瘤之间的关系也有一些生物学方面的研究，包括对生长因子通路的影响如提高胰岛素生长因子的生物利用度，以及对炎症过程的影响如 IL-6 水平的升高，其具体的机制还有待进一步研究。关于体力活动对骨髓瘤的影响，目前研究结果尚无结论，有研究发现每天步行时间超过 30 分钟相比步行时间少于 30 分钟的人群，多发性骨髓瘤的发生率减低。而对于其他的实体瘤，适当增加运动可以延长生存，因为低氧的环境更容易产生耐药，有氧运动可以减少肿瘤耐药的概率。

一些研究分析了骨髓瘤和物理因素及化学因素暴露之间的关系，尤其是电离辐射及各种有机化合物。电离辐射包括天然辐射与人造辐射，它具有致突变性，但是低剂量的暴露如核电厂和医疗技术（如 X 线）的不良反应仍然具有争议性。对于多发性骨髓瘤，目前并没有相关的证据表明辐射剂量暴露与多发性骨髓瘤之间的关系。同样，也没有相关的证据能证实多发性骨髓瘤与有机磷农药之间的联系。

三、总结

目前多发性骨髓瘤是一种难以治愈的疾病，在西方国家占血液系统恶性肿瘤的 10%。它是一个高度异质性的疾病，临床表现、生物学特性和治疗反应等方面均体现出异质性。很多研究之间的结论不一致，多发性骨髓瘤流行病学还有待进一步研究，目前认为的高危因素包括年龄老年化、男性、MGUS 病史、家族史（浆细胞疾病）、非洲种族等（表 1-1）。

表1-1 危险因素与多发性骨髓瘤的关系

特征因素	相关性范围	比较
确定的风险因素		
年龄	12～16	>65 岁 vs. <65 岁
性别	1.5	男性 vs. 女性
种族	2～3	黑色人种 vs. 白色人种
家族史	1.5～5	有骨髓瘤家族史 vs. 无
MGUS	25+	有 MGUS vs. 无 MGUS
可能的风险因素		
肥胖	1.2～2	肥胖（BMI≥25）vs. 正常范围（BMI<25）
鱼肉摄入量	1.2～1.7	低摄入 vs. 高摄入
蔬菜摄入量	1.1～2.5	低摄入 vs. 高摄入
AIDS	4～12	有 vs. 无
带状疱疹	1.2～2.6	有 vs. 无
染发剂使用	0.8～1.5	有 vs. 无
浅色染发	0.9～1.3	有 vs. 无
深色染发	1.3～3	有 vs. 无
农民	1.1～1.2	农民 vs. 非农民
木屑	0.7～2.6	有接触 vs. 无接触
疫苗接种	0.7～2	有接种 vs. 无接种
自身免疫病	0.7～2	有 vs. 无
风湿性关节炎	0.7～2.3	有 vs. 无
吸烟	0.8～1.3	有 vs. 无
饮酒	0.4～1.5	有 vs. 无
农药	0.8～1.4	有接触 vs. 无接触
有机溶剂	0.6～1.5	有接触 vs. 无接触
苯	0.7～1.4	有接触 vs. 无接触
三氯乙烯	0.8～1.4	有接触 vs. 无接触
放射	0.7～1.1	有接触 vs. 无接触
石棉	0.5～3	有接触 vs. 无接触

（朱梦媛）

第二节　多发性骨髓瘤和相关浆细胞疾病的诊断

一、引言

多发性骨髓瘤和相关浆细胞疾病的诊断是一项重要的临床工作，只有正确的诊断，才能够进行正确的治疗，只有精准的诊断，才能够进行个体化治疗。下面就多发性骨髓瘤和相关浆细胞疾病的诊断进行简单的阐述。

二、形态

多发性骨髓瘤诊断的核心是单克隆浆细胞是否侵入骨髓。一般来说，超过10%的骨髓浆细胞（bone marrow plasma cell，BMPC）是诊断的重要依据，尽管少部分患者在少于10%的情况下也会出现多发性骨髓瘤症状。虽然10%的阈值是区分多发性骨髓瘤和MGUS的重要依据，但两种疾病的浆细胞占比的界限并不清晰，10%是一个主观选择，因此，也需要考虑其他临床特征。骨髓活检能够为骨髓侵犯的状况提供更为精确的分析，相比之下，骨髓穿刺涂片通常低估骨髓侵犯的严重程度。此外，骨髓活检能够在骨髓穿刺涂片质量得不到保障的情况下确保诊断的准确性。根据浆细胞的形态诊断多发性骨髓瘤效果常常不尽如人意，一些基于形态学的分类体系缺乏可重复性，因此细胞形态和相关参数主要被国际分期系统（international stage system，ISS）用于预诊。

三、浆细胞的免疫表型的临床应用

（一）诊断

众所周知，不论是流式细胞学或者免疫组化，免疫表型对于急性和慢性白血病及非霍奇金淋巴瘤的正确诊断都至关重要。多发性骨髓瘤则缺乏系统的免疫表型的研究。其原因很大程度是因为多发性骨髓瘤的确诊严重依赖一些临床和实验室检查，如免疫球蛋白的量，以及器官是否出现损伤。肿瘤浆细胞和正常骨髓浆细胞的免疫表型显著不同，这一特性可以作为常规诊断的重要依据。肿瘤浆细胞特点为CD19、CD27、CD38、和CD45低表达，以及CD56、CD117、CD20、PAX5、cyclin D1等抗原的异常表达。流式细胞术是检测细胞免疫表型中最为有效的实验方法，该实验方法在欧洲已经达成了广泛共识。CD38、CD138、CD45可以用于确认浆细胞，以CD38、CD138阳性的细胞设门，以CD38、CD138设定初始程序，异常浆细胞和正常浆细胞可以根据CD19、CD56、CD117、CD27、CD20和其他抗原的表达加以区分。在常规检查中，并非所有抗原都需要检测，因为超过95%的多发性骨髓瘤可以通过CD19和CD56的异常表型诊断出来。流式细胞检测采用六色或者八色法。这些分析如果能够包含在常规诊断中，可以有效减少对于骨髓穿刺活检的需求，这不仅降低医疗成本，也缩短诊断时间。kappa和lambda的克隆性分析也可以和上述分析结合在一起，但并非必要，因为表型异常的浆细胞已经被证明是单克隆型。

除了骨髓穿刺和骨髓活检，多发性骨髓瘤的确诊尚需要明确浆细胞的表型是否为单克隆型。流式细胞术不应该被正式用于骨髓侵犯的程度，因为穿刺的第一批骨髓用于形态分析，第二批的样本才用于流式细胞术、细胞遗传学分析、荧光原位杂交（fluorescence in situ hybridization，FISH）。但是相比形态学分析，流式细胞计数的可重复性更好，因此后者对多发性骨髓瘤的预测分析更为有效。

流式细胞分析的主要优势是同一样本中的正常和肿瘤浆细胞可以被计数和分析。在常规检测中，这一特点可以用来区分多发性骨髓瘤和MGUS，对比多发性骨髓瘤患者的异常浆细胞，大多数MGUS患者会保留一些正常的浆细胞。需要注意的是，最终的确诊还需要根据骨髓侵犯的程度及相关临床特征。一些淋巴组织增生的疾病如边缘区淋巴瘤

（marginal zone lymphoma，MZL）、华氏巨球蛋白血症（waldenstrom macroglobulinemia，WM）和多发性骨髓瘤在浆细胞数目上有着显著不同。IgM 骨髓瘤和髓外浆细胞瘤（extramedullary plasmacytoma，EMP）也可以通过浆细胞数目加以区分。BMPC 的分析对 AL 型淀粉样变性和孤立性浆细胞瘤的患者也有帮助（详见第七章、第八章）。

浆细胞的表型分析可以通过对骨髓（及其他组织）活检的免疫组化完成。最有效确认浆细胞的抗体莫过于 CD138 及 MUM1/IRF4，它们在骨髓中只存在于浆细胞。CD138 在非造血组织肿瘤中广泛表达，CD138 和 MUM1/IRF4 结合使用诊断效果最好，其他非特异性抗体有 CD38、VS38c（p63）和 COX2。异常的表型可以通过 CD19、CD20、CD27、CD117 等抗体确认。

免疫组化的另一大优势是可以确认 PAX5 和 cyclin D1 是否异常，这是流式细胞术不能做到的，因为 cyclin D1 只在 50% 的多发性骨髓瘤中表达，但不仅仅局限于 t（11；14），而与 CCND1 的复制数目相关。

（二）预后评估

浆细胞表型能提供有效的预后信息。例如，骨髓瘤患者的浆细胞表型异常通常占全部 BMPC 的 95% 以上。正常和肿瘤浆细胞的比例提供了显著的预后价值。在多发性骨髓瘤和 MGUS 无症状患者中，大于 95% 的异常浆细胞预示着疾病进展的概率更高，而大于 5% 的正常浆细胞则表示较低概率的细胞遗传异常，并且预示化疗效果较好。BMPC 的流式细胞分析对诊断骨孤立性骨髓瘤、AL 型淀粉样变，以及微小残留病（MRD）都有帮助（表 1-2）。

表 1-2　MGUS、SMM、MM 的诊断标准

MGUS	SMM	MM
血清 M 蛋白<30g/L 骨髓瘤细胞<10% 无终末器官损害	血清 M 蛋白≥30g/L 和（或）骨髓瘤细胞≥10% 无终末器官损害	血清和（或）尿中存在 M 蛋白 克隆骨髓浆细胞≥10% 和 （或）骨髓活检证实为浆细胞瘤 有终末器官损害（包括骨破坏）

依据免疫表型实验结果，在一些恶性血液系统肿瘤中，基因型和免疫表型呈现明显正相关。例如，急性粒细胞白血病，t（15；17），t（8；21）及 inv（16）为明显的免疫表型异常。但是在多发性骨髓瘤中尚未发现类似相关性。Mateo 等在 915 例患者中发现了部分统计关联。非超二倍体的多发性骨髓瘤有更高的 CD28 和 CD20 表达，以及 CD56 和 CD117 低表达。t（11；14）和 CD20 呈正相关，但和 CD56、CD117 则缺乏相关性，后两者的表达和 IGH 的易位关联度更高。这些关联尽管具有统计学意义，但患者的基因型却不能直接由其免疫表型推断。因此，免疫表型的检测不能取代细胞遗传检测。预后分析和免疫表型的相关度分析：CD19 和 CD28 的存在和 CD117 的缺失都代表预后差。Mateo 等提出了一个包含 CD28 和 CD117 的预后分层模型，但是由于与一些预后不良的基因如 t（4；14）和 t（14；16）和 del（17p）有着较强的相关性，这个模型的适用性存疑。一些小规模的研究结果认为 CD27 和一些预后不好的临床特征有相关性。

（三）微小残留病灶检测

多发性骨髓瘤的治疗效果主要体现在免疫球蛋白和（或）轻链的变化，以及贫血症状和肾功能是否改善。重复骨髓检查主要被用于判断是否完全缓解（complete remission，CR），或者用于检测非分泌型患者，因后者无法获取血液和尿液的单克隆蛋白。但是，骨髓检查可以为微小残留病灶（minimal residual disease，MRD）的分析提供很多信息。流式细胞学检测作为常规检查的一个环节，也可以用于分析治疗后的样本，区分异常和正常浆细胞。

通过免疫组化手段对骨髓活检 kappa 和 lambda 的标记，给予的信息有限。流式细胞术被视为多发性骨髓瘤检测 MRD 的首选，因为其适用性广（超过90%的患者），以及敏感性高（0.01%），有利于实时医疗决策。虽然 Allele-PCR 类检测技法也可以达到更高的敏感度（0.001%），这一数值的高低在实际上却取决于患者本身，部分患者缺乏相应的标记。除此之外，这项技术操作繁复，不适宜用于常规实验室检测。在测序技术的高性价比，以及医疗进步的大背景下，分子生物学技术有着取代流式细胞术的潜力。

MRD 的预后对干细胞移植的患者尤其重要。通过流式细胞术，一些团队已经证实，40%的患者在接受了同源干细胞移植的100天，并未出现骨髓疾病，结果显示无进展生存（progression free survival，PFS）和总生存（overall survival，OS）都有明显改善。在诱导化疗后和高剂量疗法（high dose therapy）之后，如果患者没有明显的骨髓（BM）症状，通常预示着较好的治疗结果。另一方面，骨髓免疫组化阴性 CR 患者有 1/3 具有 MRD，预示着较差的治疗结果。MRD 的预后意义对于标危的患者尤其重要。

在接受含硼替佐米（万珂）的联合疗法的患者中，很大一部分人会出现 MRD 阴性反应。尽管这一比例小于采取高剂量疗法的人群，最近研究显示 MRD 阴性对于非移植患者的预后意义更大。

BM 的定期评估为序贯多疗程治疗（包含干细胞移植）的效果提供有效的信息。通过诱导缓解后的分析可以为比较诱导疗法优劣提供更详细的信息，相比之下，免疫球蛋白如 IgG 亚型的下降速度较慢，导致传统的免疫球蛋白分析很容易低估 CR 率。MRD 的评估对于干细胞移植后的维持和巩固阶段也有重要意义，这也是免疫球蛋白分析难以做到的。

（四）靶向治疗

单克隆抗体如利妥昔单抗（Rituximab，美罗华）和阿仑单抗（Alemtuzumab）被广泛用于治疗 B 细胞淋巴增生性疾病，但是很少用于多发性骨髓瘤和相关疾病。免疫表型研究结果表明，部分骨髓瘤患者中有不同程度的 CD20 表达，临床结果显示，即使在 CD20 抗原存在的情况下，利妥昔单抗的治疗效果仍不明显。利妥昔单抗也许在减少克隆 B 细胞形成中发挥作用，但是这仍然存疑。CD52，作为阿仑单抗的靶蛋白，在多发性骨髓瘤浆细胞中表达量较低。利妥昔单抗可以在 WM 患者体内有效清除 B 细胞，对多发性骨髓瘤浆细胞则无类似效果。

一些单克隆抗体被研制出来，用于多发性骨髓瘤的不同阶段。例如，Elotuzumab，其靶向 CS1 抗原（CD319）在健康和异常的浆细胞中都有很高的表达量。一些针对其他抗体的抗原，如 CD38、CD138、CD56 正在研发过程中，但显然还需要对正常和异常多发性骨髓瘤浆细胞免疫表型进行深入研究。

四、特殊类型骨髓瘤

（一）浆细胞白血病

浆细胞白血病（plasma cell leukemia，PCL）是一种恶性疾病，传统的定义为血液中≥20%的浆细胞，或者绝对值大于$2×10^9/L$。PCL可以单独出现，也可能由多发性骨髓瘤发展而来。通过PCR或者流式细胞术都可以检测大多数骨髓瘤患者中血液循环的浆细胞，20%的定义有待商榷。一些临床病理相关分析表明，一些患者CD56的表达在PCL中比在BMPC低。一些报告也表明PCL患者中，t（11；14），t（14；16）的存在频率更高，同时 *TP53* 和 *MYC* 表达异常。

详尽的形态学及免疫表型的研究对PCL的诊断非常重要。在血液中多克隆浆细胞数量高的情况下，PCL有可能被诊断为其他血液系统肿瘤，如T细胞血管免疫母细胞性淋巴瘤或其他自身免疫病等。

（二）t（11；14）骨髓瘤

t（11；14）存在于20%的多发性骨髓瘤患者，参与调控cyclin D1，因 *IGH* 的易位，可导致其对cyclin D1的调控失衡。大多数研究表明，小细胞（small cell）也就是淋巴浆细胞（lymphoplasmacytoid）和CD20的表达，可以导致患者被误诊为淋巴瘤。2/3的t（11；14）患者同时存在CD20的表达，组织cyclin D1蛋白的核表达，以及PAX5蛋白和CD23的异常表达。同时，CD56和CD117的表达降低。需要注意的是，cyclin D1并不仅仅出现在t（11；14）多发性骨髓瘤，cyclin D1也出现在超二倍体细胞多发性骨髓瘤中，也许是CCN D1无限复制的结果。因此，cyclin D1的免疫组化法不应该作为识别t（11；14）的常规检测。相比之下，蛋白SOX11作为识别套细胞淋巴瘤的重要标记，免疫组化法可以作为常规检测手段。t（11；14）其他一些临床特征包括免疫球蛋白浓度低于10g/L、AL型淀粉样变、浆细胞白血病，以及IgM多发性骨髓瘤。

（三）IgM骨髓瘤

骨髓瘤是一种可分泌免疫球蛋白的浆细胞疾病。在少数情况下，部分骨髓瘤分泌IgM，约占所有骨髓瘤的0.3%，而且在采取干细胞移植和化疗的角度，IgM骨髓瘤和其他类别的骨髓瘤相比，存活率更低。采取形态学和免疫表型方法也可以鉴别诊断IgM和WM。WM是由淋巴浆细胞淋巴瘤浸润至骨髓所导致，即使在浆细胞占绝大多数的情况中，单克隆B细胞和单克隆浆细胞也可以通过流式细胞术或免疫组化等方法鉴别。单克隆B细胞在IgM骨髓瘤中检测不到，IgM骨髓瘤主要含分泌IgM的浆细胞，这种浆细胞有着明显异常的表型。IgM骨髓瘤的免疫表型和其他骨髓瘤有所不同，如CD56的表达明显更低，可以用来区分WM，WM显示出正常的CD19、CD45、CD56的表达。另外，相比WM，t（11；14）染色体易位现象在IgM骨髓瘤中更为普遍。

（四）意义未明的单克隆免疫球蛋白血症

意义未明的单克隆免疫球蛋白血症（monoclonal gammopathy of undetermined significance，

MGUS）是临床上常见的单克隆免疫球蛋白病，是以浆细胞克隆性增殖并产生 M 蛋白为特征的疾病，MGUS 的临床特点是血清 M 蛋白含量<30g/L，骨髓中浆细胞<10%，尿中没有或少量 M 蛋白，临床上没有贫血、骨质破坏、高钙血症和肾功能损害等并发症。IgG 和 IgA MGUS 应该和 IgM MGUS 区别开来，因为 IgM MGUS 被认为是 WM 和其他淋巴细胞增殖性疾病的前期阶段，而并不是多发性骨髓瘤。IgM MGUS 在本书的其他部分会详细阐述。

骨髓评估在 MGUS 中是存在争议的，但大部分的国际指南推荐，中高危者如 M 蛋白>15g/L、异常 IgA 水平和异常血清游离轻链比，或伴有可疑临床特征和淀粉样变性的患者应行骨髓评估。当进行骨髓评估时，推荐同时行骨髓穿刺和骨髓活检，因为后者能更好地评估骨髓浸润程度，特别是当骨髓穿刺结果不理想时。骨髓穿刺浆细胞计数要低于总体的浆细胞浸润水平。MGUS 骨髓中浆细胞<10%，临床上诊断 MGUS 应与临床特征和实验室检查相结合，浸润程度还可以通过 CD138 免疫组化染色进一步精确。流式细胞学检测也可提供有用的诊断信息，在大部分 MGUS 患者中浆细胞有异常的免疫表型，其抗原谱和骨髓瘤有相似之处。研究显示 MGUS 患者中异常免疫表型的浆细胞占骨髓浆细胞总数的比例>95%的患者具有较高的进展风险，约20%的 MGUS 患者属于此类，中位进展时间为107 个月，5 年累积进展风险为25%，而那些异常免疫表型的浆细胞占骨髓浆细胞总数的比例≤95%的患者的中位进展时间未达到，5 年累积进展风险为5%。流式细胞学检测还可以用来预测低危患者的疾病进展，定义疾病进展风险对于在今后的临床试验中及时进行治疗干预具有重要意义。

MGUS 恶性转化的一些预测指标：诊断时 M 蛋白水平对于预测 MGUS 恶性变有重要意义。有研究显示 M 蛋白 15g/L 的患者其危险度为 5g/L 患者的两倍，25g/L 患者是 5g/L 患者的 4.6 倍。IgM 和 IgA 型 MGUS 较 IgG 型更容易恶变。骨髓浆细胞>5%是 MGUS 进展的独立预后因素。血清游离轻链比值异常的 MGUS 具有较高的恶变倾向。这些预测疾病进展的指标在今后的临床实验中可能成为临床干预的指标。

（五）骨孤立性骨髓瘤

骨孤立性骨髓瘤（solitary plasmacytoma of bone，SPB）是指单克隆的浆细胞浸润仅累及某一处（偶可两处）的骨骼，患者其他部位 X 线检查正常，且骨髓涂片中浆细胞比例低于10%。SPB 通常侵犯躯干骨，而四肢骨骼较少见。建议行骨组织活检来确诊，因为细针穿刺活检具有局限性。对于有骨破坏缺损的怀疑 SPB 的患者并不能通过血清中的 M 蛋白来判断，建议行骨组织活检。SPB 以单克隆浆细胞浸润为特征，伴或不伴有炎症反应。CD138 和 MUM1/IRF4 是最有用的标志，尽管 CD38 和 VS38c（p63）也同样有用。CD138 广泛表达于非造血组织肿瘤，CD45 在浆细胞中并不表达。SPB 中特异性免疫表型非常有限，但 CD19、CD56、CD117 和 cyclin D1 都是有用的标志。

30%～70%的患者在中位时间 18～24 个月时会进展，复发通常认为是诊断时通过标准检查未发现的微小病灶所引起的，SPB 患者中位生存时间大于 10 年，但该病可进展为多发性骨损害甚至侵犯重要器官，更多见的是转化为多发性骨髓瘤，需要进行全身性治疗。由于该病发病年龄、性别、临床表现、病程、预后与多发性骨髓瘤不同，因此认为该病仍是可治愈性肿瘤，是与多发性骨髓瘤不同的另一种疾病。

（六）髓外浆细胞瘤

髓外浆细胞瘤（extramedullary plasmacytoma，EMP）是指发生于骨髓造血组织以外软组织的浆细胞肿瘤，是恶性单克隆浆细胞病变中较为罕见的一种，占所有浆细胞肿瘤的1.9%~2.8%。

EMP是比较罕见的肿瘤，主要发生在软组织，没有局部骨破坏或者多发性骨髓瘤征兆。常发生在呼吸及消化道，也有报道在其他解剖学部位包括淋巴结、胃肠道和皮肤。因为是局部的，对局部治疗反应较好，且很少进展为多发性骨髓瘤，所以有些认为EMP不属于浆细胞疾病的范畴，可能是结外边缘区淋巴瘤的一种形式。最近研究数据显示，EMP的免疫表型和基因表型符合骨髓瘤标准。>90%的EMP患者的浆细胞有异常的免疫表型，这对鉴别诊断EMP和结外边缘区淋巴瘤（ENMZL）是非常有利的。已有研究者发现EMP异常表达CD19、CD56、CD117、CD27、CD20和cyclin D1，其中CD56不常表达，cyclin D1表达阴性。

同样，最近一些细胞遗传学数据显示13号染色体缺失，超二倍体和免疫球蛋白重链重排，包括t（11；14）（q13；q32）和t（4；14）（p16；q32）的发生率都比较高，而没有证据显示发生了MALT1、PAX5、FOXP1或BCL6重排。

通过外科细针穿刺活检结果即可诊断EMP，CD138和MUM1/IRF4是鉴定浆细胞最有用的抗体，CD38和VS38c有时也要用到。伴随小B细胞成分，CD20染色阳性，如果浆细胞CD20表达异常需加做PAX5。同样，EMP中CD19、CD56、CD117、CD27、CD20和cyclin D1表达异常。EMP也可出现局部淀粉样蛋白沉淀，在有些患者可出现大块肿瘤。

（七）原发性系统性淀粉样变性

原发性系统性淀粉样变性是淀粉样变性中最常见的类型，约占所有淀粉样变性的70%，其淀粉样物质由免疫球蛋白的轻链组成，因此又称AL型淀粉样变性［amyloid liqht-chain（AL）amyloidosis，或immunoglobulin light chain amyloidosis］。该型的产生主要与B细胞或浆细胞的异常增生有关，发病原因至今不明确。

原发性系统性淀粉样变性的诊断需符合以下标准：①存在淀粉样变相关的系统症状（如肾、肝、心、胃肠道及周围神经受累）。②伴活检组织（如脂肪、骨髓或器官）刚果红染色阳性。③证实淀粉样变与轻链相关（如免疫过氧化物酶染色、直接测序等）。④有单克隆浆细胞增殖性疾病的证据（如血清或尿M蛋白、异常游离轻链比例及骨髓出现克隆性浆细胞）。2%~3%的AL淀粉样变患者达不到单克隆浆细胞疾病的标准，这些患者诊断AL淀粉样变性时需慎重。

骨髓评估是确诊或疑诊AL型淀粉样变性的必要手段。建议同时行骨髓穿刺和骨髓活检，后者能对浆细胞的浸润程度进行更好的评估。流式细胞学检测也能提供有用的信息，>95%的患者有异常浆细胞表型，而这些在其他类型淀粉样变性中不表达。从敏感性来说，流式检测浆细胞的克隆性更灵敏。AL型淀粉样变性中骨髓浆细胞的表型大大覆盖了骨髓瘤浆细胞。

AL型淀粉样变性患者只有很一小部分骨髓浆细胞大于10%，最近研究显示，>1%BMPC患者2年总生存率为44%，<1%BMPC患者2年总生存率为99%。骨髓中>95%异常表型的浆细胞 2 年总生存率为 37%，<95% 的 2 年总生存率为 88%。流式也可以作为治疗后的一个辅助评估手段。细胞遗传学研究显示 13 号染色体缺失，*IGH* 易位，t（11；14）都是 AL 型淀粉样变性不良预后指标。

（八）POEMS 综合征

POEMS 综合征是一种与浆细胞病有关的多系统病变，临床上以多发性周围神经病、器官肿大、内分泌障碍、M 蛋白血症和皮肤病变为特征。临床上诊断标准为存在单克隆浆细胞疾病、周围神经病变，以及下列 7 项表现中至少一项：硬化性骨髓瘤、Castleman 病、器官肿大、内分泌病变（除外糖尿病和甲状腺功能减退症）、水肿、典型的皮肤改变及视盘水肿。

POEMS 综合征的病因尚不明确，由于 POEMS 中 λ 轻链的出现率极高（>95%），提示该型轻链的出现与疾病的发生存在一定的相关性。但对受累器官及神经进行的组织病理学回顾分析结果并未提供存在该型轻链沉积性病变的证据。POEMS 综合征的诊断依靠骨髓检查，有单克隆蛋白的存在，主要是 λ 型，2/3 的患者可检测到单克隆浆细胞，尽管总的浆细胞负荷比较低（中位<5%）。许多患者可见 T 淋巴细胞和 B 淋巴细胞混合的淋巴样聚合物。小部分患者表现 Castleman 样特征。也有患者出现骨髓增殖性特征包括巨核细胞增生，细胞形态不典型，细胞异常聚集，尽管未有 *JAK2*（*V617F*）突变。骨髓纤维化和新骨生成在一小部分患者也可见。POEMS 综合征的细胞遗传学资料非常有限，1/3 患者出现 13 号染色单体，一些患者为 t（11；14），但超二倍体发生率低。

（九）原发性巨球蛋白血症

1. 形态学和免疫表型

WM 是一种原因未明的 B 淋巴细胞起源的恶性增殖性疾病，以具有合成和分泌 IgM 能力的淋巴细胞样浆细胞骨髓浸润为特征。

目前仍是一种难以治愈的疾病，其发病率近年来不断上升。WM 的诊断需符合以下标准：①单克隆 IgM 增高（无论 M 蛋白多少）。②伴骨髓淋巴样浆细胞≥10%（常见于骨小梁间隙），小淋巴细胞呈浆样分化。所以 WM 的诊断往往需要骨髓活检、流式和细胞组织化学免疫分型。90% 的 WM 患者的淋巴样浆细胞表面表达 CD19、CD20、CD22、CD25，还有 10% 的患者表达 CD5、CD10、CD23，后一部分患者需要除外慢性淋巴细胞白血病及套细胞淋巴瘤方能诊断 WM。例如，慢性淋巴细胞白血病、套细胞淋巴瘤等的免疫表型：SIgM+、CD5+/-、CD10-、CD19+、CD20+、CD23-。

IgM 免疫球蛋白并不是诊断 WM 的依据，因为它可能出现在所有 B 淋巴细胞恶性增殖性疾病，如需确诊 WM，需要进一步行形态学和免疫表型分析。在骨髓穿刺的基础上加做骨髓活检，对总体评估骨髓浸润程度具有重要价值。淋巴浆细胞淋巴瘤（LPL）是淋巴细胞样浆细胞恶性增殖，通过骨髓活检的吉姆萨染色和 HE 染色可鉴别，或者可以进一步通过免疫组化检测浆细胞表面抗体如 CD138、MUM1/IRF4 的表达来确定。浸润形式主要是间质的、结节的、弥漫浸润，单纯的小梁旁结节较少见，需和套细胞淋巴瘤相鉴别。还有一些形态学特点，如存在反应性肥大细胞或者高表达 CD117、肥大细胞类胰蛋白酶，胞核和胞质内存在免疫球蛋白，分别可见 Dutcher 小体和 Russell 小体。

不同患者间浆细胞的分化程度是不同的，主要是看免疫球蛋白的量，而不是浆细胞骨髓浸润程度。20%的患者浆细胞占主要，IgM骨髓瘤患者浆细胞呈分化状。

免疫表型研究对于明确诊断WM非常重要，可通过流式或者免疫组化检测免疫表型，其中前者对于抗原决定簇范围的检测更广。在WM中可同时存在单克隆B淋巴细胞和单克隆浆细胞。这类疾病普遍表达B淋巴细胞抗原CD19、CD20和CD79，少数表达CD5和CD23。区分WM和CLL并不难，但对于一些套细胞淋巴瘤，CD5表达强阳性需与之相鉴别，可以行cyclin D1染色或t（11；14）FISH实验。不常表达生发中心相关抗原CD10和BCL6，但大部分患者表达记忆B细胞标记CD27和CD52。WM与边缘区淋巴瘤鉴别较困难，尽管CD22、CD25和CD103的表达可以帮助鉴别，WM可表达CD25、弱表达CD22、不表达CD103，而边缘区淋巴瘤可表达CD22、不表达CD25、CD103阳性，所以临床上需明确诊断。

关于WM中浆细胞免疫表型的研究数据比较有限，已发表的研究数据表明骨髓瘤浆细胞抗原CD19⁻CD45⁻CD56⁺并没有出现在WM浆细胞。对于那些浆细胞占主要的WM，浆细胞免疫表型可以用来区分WM和非常罕见的一部分IgM骨髓瘤。一部分LPL患者分泌IgG和IgA免疫球蛋白，缺乏临床病理特征，它和WM之间的联系并不清楚。

2. 细胞遗传学

常规的核型分析在WM的应用比较局限，获得肿瘤分裂中期的细胞比较困难，因为细胞增殖率低。免疫球蛋白IGH重链位于14q32比较少见，这正好和IgM骨髓瘤相反，IgM骨髓瘤*IGH*易位和t（11；14）发生率高。染色体6q缺失是WM最常见的细胞遗传学异常，发生在约50%的患者，其与临床症状和实验室检查呈负相关，但对于总生存的影响并不清楚。一小部分患者出现*TP53*缺失，这些患者预后差。

3. IgM MGUS 的区分

区分IgG、IgA MGUS和IgM MGUS非常重要。前者是骨髓瘤的前期阶段，后者是WM或者B细胞恶性增殖性疾病的前期阶段。IgM MGUS被定义为存在IgM单克隆免疫球蛋白，没有骨髓浸润或潜在的淋巴瘤相关特征如淋巴结肿大等。有一部分患者可见克隆B淋巴细胞但骨髓中没有形态学证据，还不清楚这类患者进展为有症状的骨髓瘤的比例。无症状骨髓瘤骨髓评估标准还未制定，在一些指南中截点值为10g/L。对于那些IgM低，特别是怀疑IgM相关症状如外周神经病变、冷凝集素病或者是AL淀粉样变性，最好进一步行骨髓检查。如行骨髓检查，在骨髓穿刺的同时行骨髓活检非常重要，流式可以鉴别克隆性B细胞群。关于IgM MGUS的细胞遗传学数据非常有限，但最近研究并没有证实6q缺失是Ig MGUS/WM的继发性异常而非初始异常。

4. 骨髓反应的评估

对于WM治疗反应的评估主要还是看血清中IgM蛋白的变化，然而，越来越清楚血清IgM的变化和骨髓的变化是有差异的。在嘌呤类似物和单克隆抗体免疫治疗下IgM变化慢，这些药物特异性清除CD20⁺B细胞及相关复合物，但并没有清除CD138⁺浆细胞。在这种情况下，可以明显看到骨髓中B淋巴细胞减少，而IgM的变化并非最优的评估方式。一部分患者在接受以氟达拉滨为基础的完整治疗后，中位随访6个月，其IgM评估可以达到满意的效果。包含硼替佐米的方案及一些新药如mTOR抑制剂依维莫司（RAD-001）治疗WM，IgM评估较骨髓评估效果好。

反复的骨髓评估可以为患者的常规治疗提供重要的信息，为了详细评估骨髓残留病灶，建议同时行骨髓穿刺和骨髓活检，并常规增加流式细胞学检测和免疫组化检查。CD138、MUM1/IRF5 标记浆细胞，CD20 标记 B 淋巴细胞，PAX5 标记用于应用利妥昔单抗治疗的患者在治疗后表面抗原封闭的情况。对于 WM 微小残留病灶的研究数据也非常有限，但微小残留病灶与治疗策略改善和提高患者完全缓解率密切相关。

5. 组织学转变

惰性淋巴细胞恶性增殖性疾病向弥漫大 B 细胞淋巴瘤转变较常见。有报道 5%～10% 的 WM 发生慢性淋巴细胞白血病。组织学转变的病理学原因可能是原始 B 细胞克隆发生一些遗传学改变。最近研究数据表明，EB 病毒（EBV）引起的组织学转变各不相同，包括 EBV 阳性但和弥漫大 B 细胞淋巴瘤非同源相关和 EBV 阳性的皮肤黏膜溃疡。

五、总结

多发性骨髓瘤和相关浆细胞疾病的诊断是包含着众多检查手段的医疗过程，各种检查手段相辅相成，构成了多发性骨髓瘤的精准诊断系统，使诊断更加精细化，并为临床的治疗提供了重要保证。

（刘成成）

第三节　骨髓瘤的影像学表现

一、引言

多发性骨髓瘤及其相关疾病系浆细胞恶性增生并伴血清或尿中出现单克隆免疫球蛋白的疾病，常弥漫性累及全身骨骼。该病起病隐袭，临床表现复杂多样，临床误诊、漏诊率极高。多发性骨髓瘤诊断及治疗措施的制定大部分依赖于临床及实验室诊断，而影像学检查也发挥着重要作用。在临床上和实验室检查异常怀疑有骨髓瘤者，应及时做影像学多部位检查，因多发性骨髓瘤为血液系统疾病，故所有检查多采用全身成像。

X 线片、CT 扫描为多发性骨髓瘤的常规影像学诊断方法，近年来 MRI 的广泛应用使多发性骨髓瘤的影像诊断水平得到进一步提高，随着核素及标记物分子代谢影像学的发展，尤其是 PET/CT 的出现，使解剖影像学与功能影像学完美地结合，为临床多发性骨髓瘤的早期诊断提供了更多的依据。此外，影像学检查在多发性骨髓瘤分期、疗效评价、复发监测及预后评估等方面均起重大作用。

本文旨在对骨髓瘤的多种影像学检查方法及其表现进行综述，为临床及放射科医生的工作提供更多参考及依据。

二、影像学表现

（一）X 线

X 线在 1895 年被德国物理学家伦琴发现后不久即用于人体的检查，形成了 X 线诊断学，从而奠定了医学影像学的基础。在 CT 及 MRI 出现之前，X 线检查是骨髓瘤的主要影像学检查手段。骨髓瘤的 X 线表现复杂多样，可为全身性的骨质疏松、单一骨质损害、多发的溶骨性病变、骨质硬化和软组织肿块。根据上述表现不同，X 线片上一般分为 5 型（或 6 型）①骨质正常型：骨骼未见明显异常 X 线表现。②骨质疏松型：普遍性骨质疏松为主要 X 线表现，椎体呈双凹变形。③骨质破坏型（以肋骨、骨盆为明显）：穿凿样改变（颅骨）或大片溶骨样破坏（四肢长管骨）。④骨质破坏伴软组织肿块：尽管骨髓瘤病变起源于髓质，但随着病情进展，可侵犯骨皮质，甚至侵犯骨周围软组织，形成软组织肿块，常见于椎旁、椎管硬膜外、肋骨皮下软组织等。⑤骨硬化型：表现为单纯性弥漫性密度增高或在骨质破坏周边出现骨硬化征象，较少见。⑥单发型：病变好发于长骨的干骺端，呈现囊状或多房性骨破坏，可伴有骨旁肿块或病理性骨折，骨膜反应少见。以上 X 线表现以溶骨性损害及骨质疏松发生率最高，大多表现为在骨质疏松的基础上出现多发的点片状骨密度减低区及边界较清晰的虫蚀样和穿凿样骨破坏，这种骨质缺损是由于肿瘤与骨髓微环境相互作用，使破骨细胞活跃、成骨细胞功能受到抑制。但是除颅骨 X 线片对显示病灶较敏感外，大多数部位的 X 线检查缺乏特异性表现，易导致误诊。

骨髓瘤发展的不同阶段 X 线征象也有不同的表现。早期，骨髓瘤仅累及髓腔内骨髓，未累及骨皮质，最初的溶骨性破坏多发生于骨皮质与骨髓接触面上，骨小梁未发生明显的变化，因此不能引起 X 线影像学的改变。随着病情进展，骨质密度减低，骨小梁变稀、变细，骨皮质受累变薄，X 线表现为骨质疏松，继而发展为骨质破坏，且互相融合成多发片状骨质缺损。

骨髓瘤病变好发于含有红骨髓的骨，以肋骨、颅骨、椎骨、骨盆、股骨、锁骨等不规则骨为好发部位。根据骨髓瘤发病部位不同，骨质破坏也有不同的表现：颅骨破坏常表现为多发性点片状、虫蚀状、穿凿样改变，边界一般较清楚，多无硬化边缘及骨膜反应，早期病变仅限于板障，随病变进展，则侵犯内外板，病变较大可合并软组织肿块（图 1-2A）；肋骨骨质破坏常表现为皂泡状或膨胀性低密度，常合并软组织肿块及引起病理性骨折；脊椎侵犯常以下部胸椎及腰椎多见，多为多椎体病变，因常合并有骨质疏松故多引起病变椎体的压缩性骨折，但椎间隙多正常，椎间盘多不受侵犯；骨盆及锁骨、肩胛骨的骨质破坏则常为泡沫状、鼠咬状、斑片状及穿凿状改变；四肢长骨多呈虫蚀状、鼠咬状溶骨破坏，少数可见皂泡状或蜂窝状膨胀破坏，由于骨广泛破坏，常发生病理性骨折（图 1-2B）。总之，穿凿状多发生于颅骨、肋骨、髂前上棘、耻骨、坐骨等扁骨；蜂窝状及斑点状多发生于椎体、髂骨、胸骨等较厚骨质；鼠咬状则多发生于骨髓与骨质交界区。另外，骨髓瘤的好发部位以肋骨、脊柱和骨盆等中轴骨为多见，四肢骨病变则多发于近心端。由于 X 线检查是基于骨髓瘤细胞侵犯骨组织后的骨骼改变，对于未累及骨骼组织时的病灶 X 线则难以发现；而当 X 线发现骨质改变时，骨髓瘤多已非早期。

完整的骨骼检查包括颅骨、胸部、颈椎、胸椎、腰椎、骨盆、肱骨、股骨及其他有症状的部位。

骨髓瘤 X 线片检查的鉴别诊断主要包括骨转移癌（表现为局部或多处的溶骨性病变）及骨质疏松症（表现为广泛的骨质缺乏）。通过骨骼检查鉴别这些疾病是困难的，因此还需联合骨髓瘤的其他检查手段做出综合判断。

X 线检查因价格低廉、患者接受辐射小而应用广泛，但也有很多局限性。因局灶性病

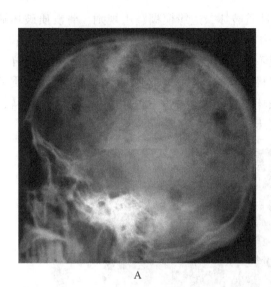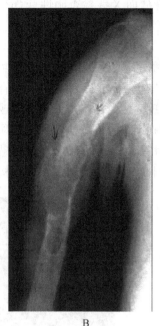

A   B

图 1-2 多发性骨髓瘤的 X 线表现
颅骨（A）和肱骨（B）的多发溶骨性改变

变常被重叠的骨骼、气体、实性器官或肠道内容物等混杂密度遮盖而影响判断，所以不同部位病变的敏感性及特异性有一定差异。另外，与其他影像学技术相比，X 线难以检测到髓内及髓外病变，尽管可以体现疾病进展或其他恶性病变，但无法监测治疗效果。

（二）计算机体层摄影术

1970 年初 Godfrey Hounsfield 发明了以 X 线为放射源的计算机体层摄影术（computed tomography，简称 CT）。普通 X 线摄影是将三维的人体投影到胶片上形成二维的图像，这样被摄部位人体前后器官的阴影都叠加在一张胶片上。CT 成像方法是用高度准直的扇形 X 线束围绕身体某一部位做一个断面的扫描，只有薄层组织接受 X 线曝光，在被选层面内没有前后的重叠。经历 40 余年的发展更新，CT 设备无论在硬件还是在软件方面均得到了完善。1989 年螺旋 CT（spiral/helical CT scanning，SCT）扫描的出现将 CT 技术推上了又一个新的水平，并在临床应用中得到迅速推广和发展。螺旋 CT 采集数据的方式和图像重建方法与常规 CT 不同。检查床以恒速通过 CT 机架做连续线性运动，X 线球管和探测器同步连续旋转曝光和采集数据，这样采集的扫描数据分布在一个连续的螺旋形空间内，所以螺旋 CT 扫描亦称容积 CT 扫描（volume CT scanning）。为了满足实时 3D 和 CTA 的重建要求，工作站方式被广泛采用，它极大地增加了螺旋 CT 的并行处理能力。

CT 扫描以独特的高密度分辨率和清晰的横断面图像显示了它的优越性。它能清晰显示病变的内部结构和周围软组织情况、病变范围及扩展情况、髓腔内外的侵犯程度及腰椎椎管内硬膜囊和神经根受压情况等，使检查的特异性和敏感性都大大提高。在骨髓瘤病例，骨质破坏出现稍晚的骨皮质在 X 线片上可掩盖髓腔内病变的显示，因此

CT 对有骨痛而 X 线检查阴性或病变不明确的患者尤有价值。因 CT 具有较高的密度分辨率，且为横断成像，加上可重建，故能发现较小的不典型病灶，可作为 X 线片检查的补充。

　　骨髓瘤的主要 CT 表现为溶骨性骨质破坏，边缘模糊、不规则，骨皮质破坏缺损，有时伴骨膜增生、局部软组织肿块。脊椎侵犯率依次为腰、胸、颈和骶椎，椎体病变常侵犯附件，表现为多发性圆形、卵圆形或不规则形破坏，呈皂泡样、蜂窝样或空洞样，残留骨小梁不规则增粗，部分骨皮质中断伴椎旁软组织肿块（图 1-3）。椎体边缘骨质呈波浪状隆起是一特征性表现。膨胀性骨质破坏多见于肋骨，呈密度均匀、边缘清晰的软组织影，膨胀程度非常明显，可造成邻近结构压迫性改变。

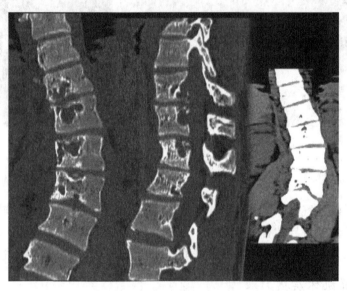

图 1-3　多发性骨髓瘤的 CT 表现
椎骨多发骨质破坏

　　CT 检查简便、速度快、时间短，数秒即可完成全身扫描，且不需多次变换体位，因此对于合并重度疼痛的患者是良好的选择。而 MRI 及 PET/CT 检查通常需要半小时，有些患者是难以承受的。另外在 CT 扫描时，调节适当的窗宽和窗位，有利于发现细微的病变。除诊断方面的价值，CT 检查也是引导经皮软组织或骨病变的细针穿刺活检的重要工具。近年来 CT 引导下穿刺活检已成影像科医生的常规技术之一，能准确地显示出软组织肿块，并可直接穿刺活检做病理诊断，对影像及临床诊断意义重大。此外，CT 也是制定放射治疗计划的基础。

　　虽然 CT 检查有很多优势，但辐射量也大为增加，限制了其在疑似骨髓瘤患者中筛查骨病变方面的广泛应用。此外，骨髓瘤患者疾病进程中要多次行影像学检查，因此辐射累积剂量通常是很大的，且增强 CT 检查中应用的对比剂会诱导或加剧肾损伤。

（三）磁共振成像

　　磁共振成像（magnetic resonance imaging，MRI）的原理不同于其他的影像学技术，在疾病的诊断上有其独特的优势。核磁共振（nuclear magnetic resonance，NMR）是交变磁场与物质相互作用的一种物理现象，最早于 1946 年被美国斯坦福大学的 Bloch 和哈佛大学的 Purcell 等用实验所证实。在外磁场的作用下，处于进动状态的含有奇数中子或质子的原子核（如氢原子核），会发出一定频率的无线电波。用适当的无线电波对进动的原子核进行激励，可以使其进动角度增大；在外加的无线电波关闭后，进动的原子核又会逐渐恢复到原来的位置，并发出与激励无线电波频率相同的射频信号，这一现象被称为核磁共振现象。核磁共振的发现具有十分重要的意义，不仅为量子力学的基本原理提供了直接的验证，而且为多个学科领域的研究提供了一种不可或缺的分析与测量手段。他们二人由于这项重大发现，共同分享了 1952 年的诺贝尔物理奖。1972 年化学家 Lauterbur 提出应用核磁共振信号可以建立图像，为核磁共振成像技术的出现和发展揭开了序幕。此后很多学者对核磁共振的成像方法进行了广泛的研究，至 20 世纪 80 年代初期核磁共振成像已从实验室进入临床。近年来核磁共振成像作为医学影像学的一个重要部分发展非常迅速，得到了广泛应用。为与使用放射性核素的核医学相区别，以及强调这一检查技术不使用电离辐射的优点，1984 年美国放射学会正式将核磁共振成像称为磁共振成像（MR 或 MRI）。

与 CT 相比，MRI 没有电离辐射。MRI 成像参数多，成像方法也多，比 CT 依靠单一的 X 线衰减值成像获得的信息丰富得多。MRI 没有骨伪影的干扰，多平面直接成像可以从各种断面上直观地了解病变的部位、起源和侵犯范围。MRI 的组织分辨率和空间分辨率高，图像直观易于理解。由于上述优点，MRI 在肿瘤的定位、定性、随访和评估预后等方面都有十分重要的意义。

MRI 检查可直接反映骨髓内的病变，比 X 线及 CT 检查更敏感。对于临床可疑或确诊骨髓瘤的患者，X 线和 CT 检查未发现病变时，MRI 检查可在骨质结构破坏前显示出髓腔的肿瘤浸润，而成为最佳的影像检查方法。病灶在 T_1WI 上骨破坏或骨髓浸润区在骨髓脂肪高信号的衬托下呈边界清楚的低信号；在 T_2WI 上，尽管肿瘤也呈高信号，但由于与骨髓脂肪信号间缺乏对比，常常导致病变显示不清楚（图 1-4），在 STIR 序列及脂肪抑制 T_2WI 上，由于脂肪信号得到抑制，病变高信号显示明显。

正常骨髓的 MRI 具有短 T_1、中等 T_2 的信号特点，产生这种信号的结构是脂肪和水，其中脂肪是产生信号的主要结构。人体骨髓在不同年龄红髓和黄髓含量不一样，因而信号强度可以不同。一般而言，骨髓受浸润时，骨髓内的脂肪细胞被肿瘤组织所取代，出现 T_1WI 低信号，T_2WI 高信号，但病变表现形式多样。1996 年 Stabler 等将未治疗骨髓瘤的 MRI 表现进行分型：正常型、灶型、弥漫型、弥漫型加灶型、盐和胡椒型（salt and pepper sign）。其结果表明：当骨髓内少量浆细胞浸润、脂肪细胞数量正常或轻微增多、脂肪/水比例无变化、MRI 信号无异常改变时，属正常型；弥漫型、灶型或弥漫型加灶型系骨髓内脂肪细胞被广泛替代或瘤细胞聚集成结节，T_1WI 呈弥漫性和结节状低信号，脂肪抑制 T_2WI 和 STIR 像呈明显高信号；盐和胡椒型骨髓浸润的病理基础为骨髓中脂肪细胞、弥漫性不均匀颗粒状瘤细胞灶与红骨髓混合，在 T_1WI 上呈弥漫性、黑白相间、点状或小颗粒状混合信号影，在脂肪抑制 T_2WI 及 STIR 像上，脂肪信号被抑制呈低信号，瘤细胞灶及红骨髓表现为弥漫不均匀点状高信号影，呈"椒盐状"改变。其中灶型和弥漫型是骨髓瘤 MRI 表现中的两种常见类型。上述骨髓瘤的 MRI 分型有助于全面观察骨髓的异常状况，许多研究表明，MRI 的表现类型可反应肿瘤负荷，如正常型及盐和胡椒型表示其骨髓浸润程度较轻，见于Ⅰ期骨髓瘤，其他类型则见于Ⅱ、Ⅲ期。另外，MRI 尤其

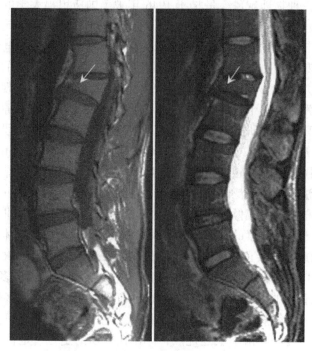

图 1-4　多发性骨髓瘤的 MRI 表现

T_1WI（A）、T_2WI（B）示第 1 腰椎呈楔形改变

是增强扫描有助于观察多发性骨髓瘤的椎体病变对治疗的反应，治疗缓解者则骨髓异常信号消失，或虽然病灶存在但病灶无增强或仅边缘强化。若原来是弥漫型转化为局灶型或斑驳型，则提示对治疗仅部分缓解。此外，各种类型的 MRI 表现与预后也有一定的联系。

　　由于 MRI 成像的优势，MRI 成为目前评价骨髓病变的一种最佳的影像学检查方法。它能够无创伤性地观察全身骨髓变化，克服了骨髓抽吸和（或）活检的某些局限性，且 MRI 能指导穿刺部位，判断椎体压缩的危险性和原因，以及有无脊髓或神经根的压迫。与[18]FDG-PET／CT 检查相比，MRI 检查具有以下优势：在诊断多发性骨髓瘤或骨转移瘤时传统 MRI 的敏感性及特异性均高于[18]FDG-PET/CT；MRI 相对于[18]FDG-PET／CT 具有较高的空间分辨率及对比度，1.5T MRI 的分辨率为 2mm，而当前 PET-CT 的 PET 的分辨率为 5～8mm；与其他恶性肿瘤一样，[18]FDG-PET／CT 会因为转移性肿瘤治疗后短暂的代谢抑制而表现为假阴性，而 MRI 在这一条件下则不会受此限制；MRI 对于缺血性坏死的诊断也优于包括[18]FDG-PET／CT 在内的其他检查方法。

　　医学影像设备导向是完成介入性诊疗技术的关键。以往介入性诊疗技术多在 X 线、超声或 CT 引导下进行，现已发展到用 MRI 引导介入手术。在所有的成像技术中，MRI 有最好的软组织分辨能力，且可以多平面成像、可以描述流动及对温度敏感，因此是一种理想的介入导向工具。

　　MRI 检查的优越性已得到充分的显示，且已在临床各科得到了广泛应用，但同时也存在许多劣势使其应用受到一定的限制。例如，MRI 扫描过程复杂、检查时间过长，根据检查范围，通常需要至少 15～20 分钟，长至 1 小时，以致常发生运动伪影。另外，由于强磁场及射频磁场对铁磁性物质和金属物体的作用和对电子设备的影响，体内有铁磁性异物、心脏起搏器、除颤器、胰岛素泵的患者不能进入 MRI 检查室。此外，由于 MRI 设备造型及噪声的问题，许多患有幽闭恐惧症的患者无法耐受此项检查。与 X 线片及 CT 检查相比，MRI 检查较高的费用也限制了其普及。

(四) 放射性核素显像

20 世纪 60 年代回旋加速器和放射性核素发生器的发明，以及随之而来的 γ 闪烁相机的问世，锝-99m (^{99m}Tc) 标记的显像剂、镓-67 (^{67}Ga) 用于肿瘤显像等的市场化，使得核医学在临床上得以广泛应用。进入 20 世纪 70 ~ 80 年代，肿瘤核素影像诊断学在核医学的地位日益突出。近年来，随着分子生物技术、计算机及网络技术的迅猛发展，以及 SPECT 和 PET 自身的不断完善，同时，同其他学科互相渗透、互相促进，肿瘤核医学得以飞速发展。

放射性核素显像是将放射性药物作为"示踪剂"引入人体，以正常组织与病变组织之间对放射性药物摄取的差别为基础，利用显像仪器获得病变的影像。常用的放射性同位素有 ^{99m}Tc 和氟-18 (^{18}F)。

SPECT 全身骨显像在多发性骨髓瘤诊断中有重要的应用价值，作为一种高敏感性显像，其原理是：^{99m}Tc 标记的磷或膦酸盐化合物通过化学吸附方式与晶体表面和有机质 (骨胶质) 结合，而沉积在骨骼内使骨组织聚集放射性而显像。在骨转移瘤或原发性恶性肿瘤等病变时，由于代谢旺盛，局部血流增加，病灶内较正常骨组织聚集更多的放射性药物，显像图上出现异常放射性药物浓聚区。SPECT 全身骨显像敏感性高，可早期发现病变 (较 X 线片发现病变提前 3 ~ 6 个月)，且与其他显像方法比较，SPECT 可以通过一次显像观察全身骨骼的情况。目前，临床用于多发性骨髓瘤的 SPECT 显像剂主要有 2 种，均为 ^{99m}Tc 标记，一种是亚甲基二膦酸盐 (MDP)，另一种为甲氧基异丁基异腈 (MIBI)。MDP 骨显像能检测多发性骨髓瘤所伴有的骨质破坏，但不能反映其瘤细胞的负荷量及活性，MIBI 显像能有效评估多发性骨髓瘤肿瘤负荷量及其活性程度，可用于多发性骨髓瘤的临床分期及病情监测。骨显像对骨恶性肿瘤具有高敏感性，但其特异性较差，因而在做出骨髓瘤诊断时，必须结合临床、实验室检查和骨髓穿刺检查等资料而做出综合判断。

^{18}F 标记的脱氧葡萄糖 (^{18}F-fluorodeox-yglucose，^{18}F-FDG) 为显像剂的正电子发射计算机断层显像 (positron emission computer tomography，PET/CT) 一体机是将 PET 扫描机与 CT 扫描机安装在同一个机架上，在一次扫描过程中就可以获得 PET 图像与 CT 图像，且可以通过计算机软件将两种图像在同一层面准确地融合起来。因此，PET/CT 检查图像可以同时观察 PET 的代谢图像与 CT 的解剖图像。PET 显像常用的显像剂为 ^{18}F-FDG，FDG 是葡萄糖的结构类似物，经静脉注射后通过与葡萄糖相同的转运载体进入细胞，参与葡萄糖的代谢过程，在葡萄糖代谢旺盛的肿瘤组织细胞内，PET 显像表现为放射性浓聚灶，因此 PET/CT 作为功能性检查手段可以直观地显示高代谢活性病变 (图 1-5)。利用 PET 还可计算肿瘤标准化摄取值 (standardized uptake value，SUV)，对肿瘤葡萄糖代谢进行定量分析。SUV 值越高，恶性病变的可能性越大，以此鉴别肿瘤的良恶性。肿瘤细胞的代谢性改变往往早于形态学改变，如在多发性骨髓瘤早期，如果肿瘤细胞浸润局部骨组织，当病灶内瘤细胞增殖的数量尚未达到使 CT 显示明显可见的骨质破坏灶时，PET 即可出现 ^{18}F-FDG 不同程度的摄取，表现为浓淡不均的轻度放射性异常摄取，提示 PET 可探

查尚未发生形态学改变的早期病变，因此，PET/CT 能够更早地发现肿瘤病变。在肿瘤临床及研究中，肿瘤代谢显像主要用于：肿瘤良恶性的鉴别诊断，具有较高的诊断准确率，可应用于人体各种组织的肿瘤；肿瘤转移灶尤其软组织、淋巴结转移灶的发现及定位，为评价肿瘤恶性程度及肿瘤分期提供帮助；肿瘤治疗效果的监测，尤其早期评估化疗效果，有助于及时调整治疗方案；肿瘤复发、术后残留灶、治疗后坏死及瘢痕的鉴别。

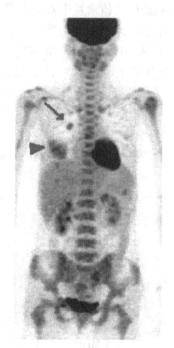

图 1-5　多发性骨髓瘤的 PET/CT 表现

全身骨骼见多发灶状、条状高代谢病灶，中轴骨尤重，箭头指第 2 前肋及第 4 前肋病灶

与其他肿瘤相比，多发性骨髓瘤的 PET 影像学有一定的特征性表现：在同一名患者的不同骨骼瘤灶，代谢可以表现高低不等；在同一名患者同一块骨骼上，多处不同的病灶 FDG 代谢可以高低不等；在同一名患者同一块骨骼的同一个病灶上，不同区域的 FDG 代谢也可以存在差异。骨髓瘤病灶代谢高低不同的原理目前尚不完全清楚，可能与骨质破坏区内瘤细胞的数量及细胞活跃程度不同有关。骨髓瘤早期瘤细胞含量较丰富且活性较高，PET 表现为高代谢，随着病情的发展，骨质破坏增加，溶骨性破坏区内瘤活性细胞较少，PET 则表现为代谢程度逐渐降低，以至无代谢。

多发性骨髓瘤骨质破坏区的 PET/CT 表现与骨转移瘤有诸多不同，首先研究发现肿瘤骨转移灶在 PET 图像中以 FDG 高代谢灶为主要表现，而多发性骨髓瘤病灶在 PET 影像上可以表现为高代谢灶，也可以表现为低代谢灶或无代谢灶。其次，在骨质破坏方面，根据原发病灶的病理学类型不同，骨转移瘤可以表现为溶骨、成骨性或混合性骨质破坏，而多发性骨髓瘤则表现为溶骨性破坏。再次，转移瘤以破坏椎体为中心向外发展，而骨髓瘤骨质破坏合并的软组织肿块则多围绕椎管。

多发性骨髓瘤患者常常合并病理性骨折，以肋骨和脊柱多发，表现为局部骨皮质中断（或椎体压缩变扁）、骨皮质变薄、髓腔扩大，病程中可有修复反应，骨折处葡萄糖代谢程度往往略高于周边其他骨髓瘤病灶。由于病理性骨折的修复需要时间较长，治疗过程中骨髓瘤病灶获得缓解或代谢恢复正常时，病理性骨折处代谢可持续轻度增高，此时应注意避免和病灶复发或疗效欠佳相混淆。

通过对髓腔密度变化、骨质破坏、病理性骨折、是否并存其他肿瘤病灶、多处骨病灶的代谢水平等征象综合分析，可为临床多发性骨髓瘤的诊断和鉴别诊断提供全面而可靠的信息，特别是对于治疗后随访病例，PET 所反映的代谢变化要早于 CT 所见的形态学改变，能够为临床提供更早期的疗效评价，及时为临床诊治提供参考依据。因此，PET/CT 对于多发性骨髓瘤的鉴别诊断及疗效评估具有重要的临床应用价值，已越来越受临床医患双方的欢迎。

PET/CT 检查一次性覆盖了全身几乎所有重要器官，利于了解全身病灶分布，因此可检出或者排除其他器官的原发性肿瘤及转移灶。PET/CT 作为功能性检查手段可以直观地显示高代谢活性病变，对多发性骨髓瘤的敏感性及特异性相对 X 线或 CT 明显增高，但由于人体自身代谢所致，PET/CT 上会有一些^{18}F-FDG 局灶性高摄取区域（如颅脑、膀胱等），可能导致结果的假阳性，也可能因为患者自身高代谢或本底异常而发生漏诊，所以 PET/CT 对环境及患者基础代谢等条件要求较高。另外，PET 解剖学分辨力较差，具有辐射性，且价格昂贵，而多发性骨髓瘤患者需要反复定期随诊复查，PET/CT 显然不能为多发性骨髓瘤患者常规使用。

PET/MRI 检查是将 PET 的分子成像功能与 MRI 的软组织对比功能结合起来的一种新技术。其最显著的优势是通过一次检查即可获得患者的 PET 显像和 MRI 显像。虽然 PET/MRI 检查已经显示了强大的生命力，但其在临床和科研中的应用仍处在起步阶段，尤其是临床应用方面需要进一步验证。

放射性核素治疗早在核医学初始阶段即得到应用，如应用放射性核素^{131}I 治疗甲状腺癌、^{32}P 治疗血液病等。放射性核素治疗主要利用核素发射的电离射线选择性地作用于组织细胞，产生电离辐射生物效应，导致肿瘤细胞凋亡而达到治疗目的。相对于正常组织，肿瘤细胞分裂代谢更为旺盛，摄取放射性核素的能力更强，肿瘤组织受到的辐射剂量较大，因而产生的辐射效应也强，而正常组织受到有限的辐射，不至于产生严重影响。近年来，国内外在癌性骨痛的治疗等方面取得了较大进展。

虽然近年来肿瘤核素影像诊断及治疗取得了许多进展，为肿瘤的实验与临床提供了科学、灵敏、特异的研究手段，但是，这些方法目前尚存在许多问题，探讨如何解决这些问题将是未来的主要研究方向。

三、鉴别诊断

多发性骨髓瘤的影像学表现应注意与转移性骨肿瘤、骨质疏松症、甲状旁腺功能亢进症及其他弥漫性骨髓病变（如白血病）等相鉴别。孤立性骨髓瘤应与转移性骨肿瘤、骨巨细胞瘤等相鉴别。转移性骨肿瘤多为在正常骨中的溶骨性破坏，边缘模糊，瘤内无残存的骨小梁，周围无骨质疏松改变。脊柱转移瘤最早发生于椎体，并向后侵犯椎弓根，可合并椎旁软组织肿块。骨巨细胞瘤骨质破坏较强，能引起椎体皮质完全破坏，且无明显的骨性边缘，骨质膨胀较明显，其内一般无钙化灶。髓外骨髓瘤在影像上很难判断，应结合实验室检查加以鉴别。骨质疏松症的 X 线及 CT 表现为骨皮质完整，无骨小梁缺损区；MRI

表现为中短 T_1 及中等 T_2 信号，信号细乱不均，STIR 呈中低信号，随访异常信号可消失。甲状旁腺功能亢进症好发于青壮年，常有全身骨质疏松、骨膜下骨质吸收，常并发尿路结石，化验检查有高血钙低血磷，尿中无 M 蛋白。各种原因所致的全身骨髓细胞增生活跃，如各种贫血、白血病等，全身骨髓出现代偿性或病理性造血，可表现为弥漫性骨髓密度增高，髓腔内弥漫性代谢轻度增高，此时易与多发性骨髓瘤（特别是骨质破坏不明显的多发性骨髓瘤）相混淆。PET/CT 检查有助于发现导致贫血的原发肿瘤并对之鉴别诊断；如未见其他原发性肿瘤灶，则仔细分析骨病灶的破坏情况，有助于多发性骨髓瘤或其他恶性病变的骨髓浸润的鉴别诊断，同时根据骨病灶的表现可指导骨髓活检部位。

四、总结

用于基线或再分期的经典 Durie-Salmon 分期系统于 1975 年确立，2003 年，基于影像学检查在多发性骨髓瘤诊断及预后评价中的重要作用，该系统纳入了以解剖为基础的检查方法及诸多功能学成像，包括 X 线、CT、MRI、核素扫描及 ^{18}F-FDG PET/CT 等，发展为 Durie-Salmon 补充系统。

影像学检查在骨髓瘤及其相关疾病的诊治中发挥重要作用，目前临床上有多种影像学检查方法可供选择。X 线对骨髓瘤的检查有重要作用，颅骨穿凿样破坏、椎体多灶性破坏、长骨溶骨性破坏等对本病有重要的诊断价值，X 线片检查仍是可经时间考验的主要检查手段，其他检查方法为其提供补充。CT 对本病的骨质破坏、软组织侵犯等观察优于 X 线。MRI 对骨髓瘤侵犯性破坏所致的早期骨质改变，以及发现骨髓的早期侵犯优于 X 线和 CT。新的检查技术，如 ^{18}F-FDG PET/CT、PET/MRI 等富有应用前景但仍需进一步验证。最佳的检查方法的选择还需考虑当地的影像学技术及可行性。

尽管骨髓瘤病变具有一定的影像学特征，但典型和特征性表现的出现率并不是很高，只有将临床、实验室、影像及病理诊断相结合，才可全面提高对骨髓瘤的诊断水平。

（王惊华）

参 考 文 献

邱录贵. 2006. 多发性骨髓瘤发病与国人特点. 中国实用内科杂志, 26（12）：886-888.

Agool A, Schot BW, Jager PL, et al. 2006. 18F-FLT PET in hematologic disorders: a novel technique to analyze the bone marrow compartment. J Nucl Med, 47（10）：1592-1598.

Angtuaco EJ, Fassas AB, Walker R, et al. 2004. Multiple myeloma: clinical review and diagnostic imaging. Radiology, 231（1）：11-23.

Atanackovic D, Arfsten J, Cao Y, et al. 2007. Cancer-testis antigens are commonly expressed in multiple myeloma and induce systemic immunity following allogeneic stem cell transplantation. Blood, 109（3）：1103-1112.

Avet-Loiseau H, Garand R, Lode L, et al. 2003. Translocation t（11；14）（q13；q32）is the hallmark of IgM, IgE, and nonsecretory multiple myeloma variants. Blood, 101：1570, 1571.

Baur-Melnyk A, Buhmann S, Durr HR, et al. 2005. Role of MRI for the diagnosis and prognosis of multiple myeloma. Eur J Radiol, 55（1）：56-63.

Bianchi G, Munshi NC. 2015. Pathogenesis beyond the cancer clone（s）in multiple myeloma. Blood, 125：3049-3058.

Bird JM, Owen RG, D'Sa S, et al. 2011. Guidelines for the diagnosis and management of multiple myeloma

2011. Br J Haematol, 154: 32-75.

Boyd KD, Ross FM, Chiecchio L, et al. 2011. Gender disparities in the tumor genetics and clinical outcome of multiple myeloma. Cancer Epidemiol Biomarkers Prev, 20 (8): 1703-1707.

Breyer RR, Mulligan ME, Smith SE, et al. 2006. Comparison of imaging with FDG PET/CT with other imaging modalities in myeloma. Skeletal Radiol, 35 (9): 632-640.

Broderick P, Chubb D, Johnson DC, et al. 2011. Common variation at 3p22. 1 and 7p15. 3 influences multiple myeloma risk. Nat Genet, 44 (1): 58-61.

Brown LM, Gridley G, Check D, et al. 2008. Risk of multiple myeloma and monoclonal gammopathy of undetermined significance among white and black male United States veterans with prior autoimmune, infectious, inflammatory, and allergic disorders. Blood, 111 (7): 3388-3394.

Bryce AH, Ketterling RP, Gertz MA, et al. 2009. Translocation t (11; 14) and survival of patients with light chain (AL) amyloidosis. Haematologica, 94: 380-386.

Buonaccorsi JN, Kroft SH, Harrington AM, et al. 2011. Clinicopathologic analysis of the impact of CD23 expression in plasma cell myeloma with t (11; 14) (q13; q32). Ann Diagn Pathol, 15: 385-388.

Calcinotto A, Ponzoni M, Ria R, et al. 2015. Modifications of the mouse bone marrow microenvironment favor angiogenesis and correlate with disease progression from asymptomatic to symptomatic multiple myeloma. Oncoimmunology, 4: e1008850.

Cardis E, Vrijheid M, Blettner M, et al. 2007. The 15-country collaborative study of cancer risk among radiation workers in the nuclear industry: estimates of radiation-related cancer risks. Radiat Res, 167 (4): 396-416.

Collins CD. 2004. Multiple myeloma. Cancer Imaging, 4 (Spec No A): S47-S53.

Corre J, Munshi N, Avet-Loiseau H. 2015. Genetics of multiple myeloma: another heterogeneity level? Blood, 125 (12): 1870-1876.

Dammacco F, Rubini G, Ferrari C, et al. 2015. 18F-FDG PET/CT: a review of diagnostic and prognostic features in multiple myeloma and related disorders. Clin Exp Med, 15: 1-18.

Dankerl A, Liebisch P, Glatting G, et al. 2007. Multiple myeloma: molecular imaging with 11C-methionine PET/CT--initial experience. Radiology, 242 (2): 498-508.

De Tute RM, Jack AS, Child JA, et al. 2007. A single-tube six-colour flow cytometry screening assay for the detection of minimal residual disease in myeloma. Leukemia, 21: 2046-2049.

Dictor M, Ek S, Sundberg M, et al. 2009. Strong lymphoid nuclear expression of SOX11 transcription factor defines lymphoblastic neoplasms, mantle cell lymphoma and Burkitt's lymphoma. Haematologica, 94: 1563-1568.

Dimopoulos M, Terpos E, Comenzo RL, et al. 2009. International myeloma working group consensus statement and guidelines regarding the current role of imaging techniques in the diagnosis and monitoring of multiple Myeloma. Leukemia, 23 (9): 1545-1556.

Dimopoulos MA, Moulopoulos LA, Datseris I, et al. 2000. Imaging of myeloma bone disease--implications for staging, prognosis and follow-up. Acta Oncol, 39 (7): 823-827.

Durie BG. 2006. The role of anatomic and functional staging in myeloma: description of Durie/Salmon plus staging system. Eur J Cancer, 42 (11): 1539-1543.

D'Sa S, Abildgaard N, Tighe J, et al. 2007. Guidelines for the use of imaging in the management of myeloma. Br J Haematol, 137 (1): 49-63.

Even-Sapir E, Mishani E, Flusser G, et al. 2007. 18F- Fluoride positron emission tomography and positron emission tomography/computed tomography. Semin Nucl Med, 37 (6): 462-469.

Ferlay J, Shin H, Bray F, et al. 2010. Estimates of worldwide burden of cancer in 2008: GLOBOCAN 2008. Int

J Cancer, 127 (12): 2893-2917.

Ferlay J, Shin HR, Bray F, et al. 2010. Estimates of worldwidle burden of cancer in 2008: GLOBOCAN 2008. Int J Cancer, 127 (12): 2893-2917.

Ferraro R, Agarwal A, Martin-Macintosh EL, et al. 2015. MR imaging and PET/CT in diagnosis and management of multiple myeloma. Radiographics, 35: 438-454.

Fonseca R, Blood EA, Oken MM, et al. 2002. Myeloma and the t (11; 14) (q13; q32); evidence for a biologically defined unique subset of patients. Blood, 99: 3735-3741.

Fonti R, Pace L, Cerchione C, et al. 2015. 18F-FDG PET/CT, 99mTc-MIBI, and MRI in the prediction of outcome of patients with multiple myeloma: a comparative study. Clin Nucl Med, 40: 303-308.

Fujii K, Aoyama T, Yamauchi-Kawaura C, et al. 2009. Radiation dose evaluation in 64-slice CT examinations with adult and paediatric anthropomorphic phantoms. Br J Radiol, 82 (984): 1010-1018.

Galbraith D, Gross SA, Paustenbach D. 2010. Benzene and human health: A historical review and appraisal of associations with various diseases. Crit Rev Toxicol, 40 Suppl 2: 1-46.

Garand R, Avet-Loiseau H, Accard F, et al. 2003. t (11; 14) and t (4; 14) translocations correlated with mature lymphoplasmacytoid and immature morphology, respectively, in multiple myeloma. Leukemia, 17: 2032-2035.

Garcia-Sanz R, Orfao A, Gonzalez M, et al. 1999. Primary plasma cell leukemia: clinical, immunophenotypic, DNA ploidy, and cytogenetic characteristics. Blood, 93: 1032-1037.

Ghanem N, Uhl M, Brink I, et al. 2005. Diagnostic value of MRI in comparison to scintigraphy, PET, MS-CT and PET/CT for the detection of metastases of bone. Eur J Radiol, 55 (1): 41-55.

Goldin LR, Landgren O. 2009. Autoimmunity and lymphomagenesis. Int J Cancer, 124 (7): 1497-1502.

Greenberg AJ, Vachon CM, Rajkumar SV. 2012. Disparities in the prevalence, pathogenesis and progression of monoclonal gammopathy of undetermined significance and multiple myeloma between blacks and whites. Leukemia, 26 (4): 609-614.

Greipp PR, Leong T, Bennett JM, et al. 1998. Plasmablastic morphology--an independent prognostic factor with clinical and laboratory correlates: Eastern Cooperative Oncology Group (ECOG) myeloma trial E9486 report by the ECOG Myeloma Laboratory Group. Blood, 91: 2501-2507.

Greipp PR, Raymond NM, Kyle RA, et al. 1985. Multiple myeloma: significance of plasmablastic subtype in morphological classification. Blood, 65: 305-310.

Harvey AE, Lashinger LM, Hursting SD. 2011. The growing challenge of obesity and cancer: an inflammatory issue. Ann N Y Acad Sci, 1229: 45-52.

Hayman SR, Bailey RJ, Jalal SM, et al. 2001. Translocations involving the immunoglobulin heavy-chain locus are possible early genetic events in patients with primary systemic amyloidosis. Blood, 98: 2266-2268.

Horger M, Kanz L, Denecke B, et al. 2007. The benefit of using whole-body, low-dose, nonenhanced, multidetector computed tomography for follow-up and therapy response monitoring in patients with multiple myeloma. Cancer, 109 (8): 1617-1626.

Hsi ED, Steinle R, Balasa B, et al. 2008. CS1, a potential new therapeutic antibody target for the treatment of multiple myeloma. Clin Cancer Res, 14: 2775-2784.

Iwanaga M, Tagawa M, Tsukasaki K, et al. 2007. Prevalence of monoclonal gammopathy of undetermined significance: study of 52, 802 persons in Nagasaki City, Japan. Mayo Clin Proc, 82 (12): 1474-1479.

Jemal A, Siegel R, Xu J, et al. 2010. Cancer statistics, 2010. CA Cancer J Clin, 60 (5): 277-300.

Kanda J, Matsuo K, Inoue M, et al. 2010. Association of anthropometric characteristics with the risk of malignant lymphoma and plasma cell myeloma in a Japanese population: a population-based cohort study. Cancer

Epidemiol Biomarkers Prev, 19 (6): 1623-1631.

Katsuya T, Inoue T, Ishizaka H, et al. 2000. Dynamic contrast-enhanced MR imaging of the water fraction of normal bone marrow and diffuse bone marrow disease. Radiat Med, 18 (5): 291-297.

Kaya H, Peressini B, Jawed I, et al. 2012. Impact of age, race and decade of treatment on overall survival in a critical population analysis of 40000 multiple myeloma patients. Int J Hematol, 95 (1): 64-70.

Kraj M, Kopec-Szlezak J, Poglod R, et al. 2011. Flow cytometric immunophenotypic characteristics of 36 cases of plasma cell leukemia. Leuk Res, 35: 169-176.

Kristinsson SY, Björkholm M, Goldin LR, et al. 2009. Patterns of hematologic malignancies and solid tumors among 37, 838 first-degree relatives of 13, 896 patients with multiple myeloma in Sweden. Int J Cancer, 125 (9): 2147-2150.

Kumar SK, Rajkumar SV, Dispenzieri A, et al. 2008. Improved survival in multiple myeloma and the impact of novel therapies. Blood, 111 (5): 2516-2520.

Kyle RA, Rajkumar SV. 2009. Criteria for diagnosis, staging, risk stratification and response assessment of multiple myeloma. Leukemia, 23 (1): 3-9.

Kyle RA, Therneau TM, Rajkumar SV, et al. 2004. Incidence of multiple myeloma in Olmsted County, Minnesota: Trend over 6 decades. Cancer, 101 (11): 2667-2674.

Ladetto M, Pagliano G, Ferrero S, et al. 2010. Major tumor shrinking and persistent molecular remissions after consolidation with bortezomib, thalidomide, and dexamethasone in patients with autografted myeloma. J Clin Oncol, 28: 2077-2084.

Landgren O, Katzmann JA, Hsing AW, et al. 2007. Prevalence of monoclonal gammopathy of undetermined significance among men in Ghana. Mayo Clin Proc, 82 (12): 1468-1473.

Landgren O, Kristinsson SY, Goldin LR, et al. 2009. Risk of plasma cell and lymphoproliferative disorders among 14621 first-degree relatives of 4458 patients with monoclonal gammopathy of undetermined significance in Sweden. Blood, 114 (4): 791-795.

Landgren O, Rajkumar SV, Pfeiffer RM, et al. 2010. Obesity is associated with an increased risk of monoclonal gammopathy of undetermined significance among black and white women. Blood, 116 (7): 1056-1059.

Landgren O, Weiss BM. 2009. Patterns of monoclonal gammopathy of undetermined significance and multiple myeloma in various ethnic/racial groups: support for genetic factors in pathogenesis. Leukemia, 23 (10): 1691-1697.

Levi F, Lucchini F, Negri E, et al. 2004. Cancer mortality in Europe, 1995-1999, and an overview of trends since 1960. Int J Cancer, 110 (2): 155-169.

Lichtman MA. 2010. Obesity and the risk for a hematological malignancy: leukemia, lymphoma, or myeloma. Oncologist, 15 (10): 1083-1101.

Luthra K, Bhave A, Lele RD. 2014. [99m]Tc Sestamibi Scanning in Multiple Myeloma--a New look with SPECT-CT. J Assoc Physicians India, 62: 801-812.

Martino A, Campa D, Buda G, et al. 2012. Polymorphisms in xenobiotic transporters ABCB1, ABCG2, ABCC2, ABCC1, ABCC3 and multiple myeloma risk: a case-control study in the context of the International Multiple Myeloma rESEarch (IMMEnSE) consortium. Leukemia, 26 (6): 1419-1422.

Mateo G, Castellanos M, Rasillo A, et al. 2005. Genetic abnormalities and patterns of antigenic expression in multiple myeloma. Clin Cancer Res, 11: 3661-3667.

Matsui W, Huff CA, Wang Q, et al. 2004. Characterization of clonogenic multiple myeloma cells. Blood, 103 (6): 2332-2336.

Merhi M, Raynal H, Cahuzac E, et al. 2007. Occupational exposure to pesticides and risk of hematopoietic cancers: meta-analysis of case-control studies. Cancer Causes Control, 18 (10): 1209-1226.

Mihailovic J, Goldsmith SJ. 2015. Multiple myeloma: 18F-FDG-PET/CT and diagnostic imaging. Semin Nucl Med, 45: 16-31.

Morice WG, Hanson CA, Kumar S, et al. 2007. Novel multi-parameter flow cytometry sensitively detects phenotypically distinct plasma cell subsets in plasma cell proliferative disorders. Leukemia, 21: 2043-2046.

Morris C, Drake M, Apperley J, et al. 2010. Efficacy and outcome of autologous transplantation in rare myelomas. Haematologica, 95: 2126-2133.

Mozos A, Royo C, Hartmann E, et al. 2009. SOX11 expression is highly specific for mantle cell lymphoma and identifies the cyclin D1-negative subtype. Haematologica, 94: 1555-1562.

Nanni C, Zamagni E, Farsad M, et al. 2006. Role of 18F-FDG PET/CT in the assessment of bone involvement in newly diagnosed multiple myeloma: preliminary results. Eur J Nucl Med Mol Imaging, 33 (5): 525-531.

Ng AP, Wei A, Bhurani D, et al. 2006. The sensitivity of CD138 immunostaining of bone marrow trephine specimens for quantifying marrow involvement in MGUS and myeloma, including samples with a low percentage of plasma cells. Haematologica, 91: 972-975.

Noll JE, Williams SA, Tong CM, et al. 2014. Myeloma plasma cells alter the bone marrow microenvironment by stimulating the proliferation of mesenchymal stromal cells. Haematologica, 99: 163-171.

Owen RG, O'Connor SJ, Bond LR, et al. 2011. Translocation t (14; 16) in IgM multiple myeloma. Br J Haematol, 155: 402, 403.

Padhani AR, Gogbashian A. 2011. Bony metastases: assessing response to therapy with whole-body diffusion MRI. Cancer Imaging, 11 (Spec No A): S129-S145.

Paiva B, Almeida J, Perez-Andres M, et al. 2010. Utility of flow cytometry immunophenotyping in multiple myeloma and other clonal plasma cell-related disorders. Cytometry B Clin Cytom, 78: 239-252.

Paiva B, Vidriales MB, Mateo G, et al. 2009. The persistence of immunophenotypically normal residual bone marrow plasma cells at diagnosis identifies a good prognostic subgroup of symptomatic multiple myeloma patients. Blood, 114: 4369-4372.

Paiva B, Vidriales MB, Perez JJ, et al. 2011. The clinical utility and prognostic value of multiparameter flow cytometry immunophenotyping in light-chain amyloidosis. Blood, 117: 3613-3616.

Perez-Persona E, Mateo G, Garcia-Sanz R, et al. 2010. Risk of progression in smouldering myeloma and monoclonal gammopathies of unknown significance: comparative analysis of the evolution of monoclonal component and multiparameter flow cytometry of bone marrow plasma cells. Br J Haematol, 148: 110-114.

Phekoo KJ, Schey SA, Richards MA, et al. 2004. A population study to define the incidence and survival of multiple myeloma in a NationalHealth Service Region in UK. Br J Haematol, 127 (3): 299-304.

Pulte D, Gondos A, Brenner H. 2011. Improvement in survival of older adults with multiple myeloma: results of an updated period analysis of SEER data. Oncologist, 16 (11): 1600-1603.

Purdue MP, Lan Q, Menashe I, et al. 2011. Variation in innate immunity genes and risk of multiple myeloma. Hematol Oncol, 29 (1): 42-46.

Raab MS, Podar K, Breitkreutz I, et al. 2009. Multiple myeloma. Lancet, 374 (9686): 324-339.

Rajkumar SV, Gahrton G, Bergsagel PL. 2011. Approach to the treatment of multiple myeloma: a clash of philosophies. Blood, 118 (12): 3205-3211.

Rajkumar SV, Gertz MA, Kyle RA, et al. 2002. Current therapy for multiple myeloma. Mayo Clin Proc, 77 (8): 813-822.

Rajkumar SV, Landgren O, Mateos MV. 2015. Smoldering multiple myeloma. Blood, 125: 3069-3075.

Rawstron AC, Child JA, de Tute RM, et al. 2013. Minimal residual disease assessed by multiparameter flow cytometry in multiple myeloma: impact on outcome in the Medical Research Council Myeloma IX Study. J Clin Oncol, 31: 2540-2547.

Rawstron AC, Davies FE, DasGupta R, et al. 2002. Flow cytometric disease monitoring in multiple myeloma: the relationship between normal and neoplastic plasma cells predicts outcome after transplantation. Blood, 100: 3095-3100.

Rawstron AC, Orfao A, Beksac M, et al. 2008. Report of the European Myeloma Network on multiparametric flow cytometry in multiple myeloma and related disorders. Haematologica, 93: 431-438.

Renshaw C, Ketley N, Møller H, et al. 2010. Trends in the incidence and survival of multiple myeloma in South East England 1985-2004. BMC Cancer, 10: 74.

Robillard N, Avet-Loiseau H, Garand R, et al. 2003. CD20 is associated with a small mature plasma cell morphology and t (11; 14) in multiple myeloma. Blood, 102: 1070, 1071.

Roman E, Smith AG. 2011. Epidemiology of lymphomas. Histopathology, 58 (1): 4-14.

Sachpekidis C, Hillengass J, Goldschmidt H, et al. 2015. Comparison of (18) F-FDG PET/CT and PET/MRI in patients with multiple myeloma. Am J Nucl Med Mol Imaging, 5: 469-478.

San MJ, Garcia-Sanz R. 2005. Prognostic features of multiple myeloma. Best Pract Res Clin Haematol, 18 (4): 569-583.

Sant M, Allemani C, Santaquilani M, et al. 2009. EUROCARE-4. Survival of cancer patients diagnosed in 1995-1999. Results and commentary. Eur J Cancer, 45 (6): 931-991.

Sarasquete ME, Garcia-Sanz R, Gonzalez D, et al. 2005. Minimal residual disease monitoring in multiple myeloma: a comparison between allelic-specific oligonucleotide real-time quantitative polymerase chain reaction and flow cytometry. Haematologica, 90: 1365-1372.

Schmidt GP, Schoenberg SO, Reiser MF, et al. 2005. Whole-body MR imaging of bone marrow. Eur J Radiol, 55 (1): 33-40.

Schuster SR, Rajkumar SV, Dispenzieri A, et al. 2010. IgM multiple myeloma: disease definition, prognosis, and differentiation from Waldenstrom's macroglobulinemia. Am J Hematol, 85: 853-855.

Shiels MS, Cole SR, Kirk GD, et al. 2009. A meta-analysis of the incidence of non-AIDS cancers in HIV-infected individuals. J Acquir Immune Defic Syndr, 52 (5): 611-622.

Siegel R, Naishadham D, Jemal A. 2012. Cancer statistics, 2012. CA Cancer J Clin, 62 (1): 10-29.

Smith A, Howell D, Patmore R, et al. 2011. Incidence of haematological malignancy by sub-type: a report from the Haematological Malignancy Research Network. Br J Cancer, 105 (11): 1684-1692.

Smith A, Roman E, Howell D, et al. 2010. The Haematological Malignancy Research Network (HMRN): a new information strategy for population based epidemiology and health service research. Br J Haematol, 148 (5): 739-753.

Smith L, McCourt O, Henrich M, et al. 2015. Multiple myeloma and physical activity: a scoping review. BMJ Open, 5 (11): e009576.

Tan E, Weiss BM, Mena E, et al. 2011. Current and future imaging modalities for multiple myeloma and its precursor states. Leuk Lymphoma, 52 (9): 1630-1640.

Tatsas AD, Jagasia MH, Chen H, et al. 2010. Monitoring residual myeloma: high-resolution serum/urine electrophoresis or marrow biopsy with immunohistochemical analysis? Am J Clin Pathol, 134: 139-144.

Tiedemann RE, Gonzalez-Paz N, Kyle RA, et al. 2008. Genetic aberrations and survival in plasma cell leukemia. Leukemia, 22: 1044-1052.

Tirumani SH, Sakellis C, Jacene H, et al. 2016. Role of FDG-PET/CT in extramedullary multiple myeloma: correlation of FDG-PET/CT findings with clinical outcome. Clin Nucl Med, 41: e7-e13.

Turesson I, Velez R, Kristinsson SY, et al. 2010. Patterns of multiple myeloma during the past 5 decades: stable incidence rates for all age groups in the population but rapidly changing age distribution in the Clinic. Mayo Clin Proc, 85 (3): 225-230.

Vachon CM, Kyle RA, Therneau TM, et al. 2009. Increased risk of monoclonal gammopathy in first-degree relatives of patients with multiple myeloma or monoclonal gammopathy of undetermined significance. Blood, 114 (4): 785-790.

Vangsted A, Klausen TW, Vogel U. 2012. Genetic variations in multiple myeloma I: effect on risk of multiple myeloma. Eur J Haematol, 88 (1): 8-30.

Wadhera RK, Rajkumar SV. 2010. Prevalence of monoclonal gammopathy of undetermined significance: a systematic review. Mayo Clin Proc, 85 (10): 933-942.

Walker BA, Wardell CP, Melchor L, et al. 2014. Intraclonal heterogeneity is a critical early event in the development of myeloma and precedes the development of clinical symptoms. Leukemia, 28: 384-390.

Wallin A, Larsson SC. 2011. Body mass index and risk of multiple myeloma: a meta-analysis of prospective studies. Eur J Cancer, 47 (11): 1606-1615.

Waxman AJ, Mink PJ, Devesa SS, et al. 2010. Racial disparities in incidence and outcome in multiple myeloma: a population-based study. Blood, 116 (25): 5501-5506.

第二章　多发性骨髓瘤的生物学特性和靶向治疗

第一节　细胞周期调控和骨髓瘤前体细胞

一、引言

不同于终末分化的浆细胞，多发性骨髓瘤细胞具有自我更新和增殖能力。多发性骨髓瘤（multiple myeloma，MM）遗传学对细胞周期蛋白（cyclin）的表达和功能的直接影响为为肿瘤浆细胞如何绕过细胞周期出口而不进入浆细胞终末分化的研究提供了起点。目前有很多关于肿瘤起源的"干"或者"祖"细胞的研究。MM 的癌前阶段，起源于记忆 B 细胞，之前被称为疾病的平台期，为研究测试这一群细胞提供了机会。这一节介绍关于 MM 细胞周期调控及骨髓瘤前体细胞的存在和可能性的最新研究。

二、细胞周期调控

细胞周期是细胞生命活动的基本过程，DNA 合成和细胞分裂是细胞周期的两个主要事件，是指从细胞分裂结束开始，到下一次细胞分裂结束为止的过程。在自然进化过程中，细胞建立了一系列的严谨的自我调控机制，以确保细胞周期各时期依次有序变更和严格有序地交替。细胞的调控机制主要以蛋白质的相互作用为基础，以信号传递引起一系列级联反应为主要过程，以对整个过程的监督和控制为主要表现形式。哺乳动物细胞周期是通过很多的关键点调控来保证细胞完整地进入 S 期。cyclin 是一类随细胞周期变化周而复始出现和消失的蛋白质。不同的 cyclin 在细胞周期中表达的时期不同，执行的功能各异。各种 cyclin 之间有共同的结构特点，含有一段约 100 个氨基酸残基的保守序列，为周期蛋白框，周期蛋白框介导 cyclin 与周期蛋白依赖性蛋白激酶（cyclin dependent kinases，CDK）的结合，不同的周期蛋白框识别不同的 CDK，组成不同的 cyclin-CDK 复合体，表现不同的 CDK 活性。CDK 有三个重要的功能域，其中一个功能域结合 cyclin，和 cyclin 相互作用，是细胞周期调控过程中的重要组成因子。CDK 和 cyclin 结合形成异二聚体，其中 CDK 为催化亚基，cyclin 为调节亚基，不同的 cyclin-CDK 复合物，通过 CDK 活性调节不同底物磷酸化，从而实现对细胞周期的调控。在细胞周期中，CDK 的活性受到多种因素的综合调节。cyclin 与 CDK 的结合是 CDK 活性的必要条件和先决条件，但并不是充分条件。从 G1 期至 S 期的调控主要是通过 G1 cyclin，cyclin D 和 CDK。三种类型 D 型蛋白（D1、D2 和 D3）调控周期的开始，且被有丝分裂原（如微环境细胞因子）诱导。cyclin D 可以结合并激活 CDK4 和 CDK6，这些复合物磷酸化视网膜细胞瘤蛋白（pRb），释放可以调控 DNA 合成基因的转录因子 E2F 进入 S 期。CDK2 和 cyclin E 结合磷酸化 pRb 促进 G1-S期的进程。cyclin D-CDK4/6 复合物结合 $P21^{Cip1}$ 和 $P27^{Kip1}$ 即可激活 cyclin E/CDK2 复合物。一些细胞周期蛋白依赖性激酶抑制因子（CKIS）可以通过抑制 CDK 的活性，对细胞周期起负调控作用。G1-S 期进程也同样被 CKIS 进一步调控。INK4 家族蛋白（P25^{INK4a}，P16^{INK4b}，P18^{INK4c}，P19^{INK4d}）是 CKIS 蛋白的一种，可以负性调控 cyclin D-CDK 复合物。CKIS 蛋白 WAF/CIP 家族（P21^{Cip1}，P27^{Kip1}，P57^{Kip2}）可以调控 G1 后期 cyclin E 和 CDK2 的活性。CKIS 也可能通过稳定 cyclin-CDK 复合物而促进周期的进展。细胞在增殖、分化和凋亡方面的异常都参与了肿瘤的发生和发展，其中细胞周期紊乱是肿瘤最主要的发生机制。在细胞周期的调控中，各类分子的异常都有可能引起肿瘤的发生。细胞周期是一个高度有序的运转过程。如上所述，它的正确运转是在适宜的环境中通过对 cyclin-CDK 复合物的活性进行精确调控来实现的。cyclin、CDK 的异常表达、CKIS 的缺失等都将使细胞周期发生紊乱，细胞的增殖失控，最终发生癌变。

（一）多发性骨髓瘤中细胞周期失调

MM 是一个低增生性的惰性肿瘤。两大组的 MM 患者基因表达研究提示几乎所有的患者 cyclin D 都是高表达的。这些研究结论也部分解释了 1/5 的 IgH 易位定位于 14q32（IgH/TCs）且发生在 40% ~50% 的 MM 患者。IgH 易位发生在生发中心 B 淋巴细胞成熟过程中。IgH/TCs 易位导致了周期失调或者增加了 cyclin D 基因的表达。同易位相关的其他基因 cyclin D1 或者 D3（分别是 11q13 或者 6p21）位于增强免疫球蛋白基因附近，这些基因编码 C-maf（16q23）和 B-maf（20q11）转录因子，并靶向作用于 cyclin D2 基因或者 FGR3/MMSET（4p16）。近年来，染色体 12p13 上的 cyclin D2 基因和 8q24.3 上的 MAF-A 基因的易位也有报道，提示可能有其他的机制导致 cyclin D 的过表达。因为这些机制不同于正常浆细胞的生物学特性，这些易位有可能是导致来源于生发中心的 B 淋巴细胞癌变的关键因素。

（二）遗传改变对周期蛋白的影响

1. IgH 易位

60% ~70% MM 存在 IgH 易位，而免疫球蛋白轻链如 IgL 的易位只有不到 20%。临床上检测方法有细胞遗传学、SKY 分析、中期 FISH 分析及 RT-PCR 等。最常见的重现性易位的伴随染色体为 11q13（cyclin D1）、4p16（MMSET 和 FGFR3）、6p21（cyclin D3）、16q23（C-maf）和 20q11（MAFB）。MM 可分为 5 种亚型：①无 IgH 易位；②cyclin D1 和（或）cyclin D3 型；③成纤维细胞生长因子配体的酪蛋白激酶受体（FGFR3）型；④c-maf 或 B-maf 型；⑤其他 IgH 易位。多个研究均证实几乎所有的 MM 患者都有 cyclin D 高表达，cyclin D1，D2，D3 及 CDK4/6 和磷酸化 pRb 蛋白相互作用保证原始骨髓瘤细胞的周期进行。然而，IgH/TCs 易位是否是 MM 周期进程所必须有待进一步证实，尽管体外实验已经证实这种可能性。例如，当 KMS12BM 骨髓瘤细胞转染后过表达 c-maf，导致 cyclin D2 和 B7 整合素基因高表达，表明过表达 c-maf 促进了骨髓瘤细胞增殖，并且改变了 MM 细胞与微环境之间整合素介导的相互作用。这些结论同样被 t（14；16）转基因鼠模型证实，此模型也增加了 cyclin D2 和 B7 整合素基因的表达。最新的研究通过质谱等方法发现 c-maf 与 E3 连接酶 HERC4 相互作用，并催化其自身的泛素化及蛋白酶体降解，但是此泛素化可以被 USP5 酶阻止。在正常骨髓组织 HERC4 的表达高，而在骨髓瘤患者骨髓中表达降低，这说明 HERC4 在骨髓瘤患者中发挥了重要的作用。异常高表达 HERC4 体内体外均可抑制骨髓瘤的增殖，因此靶向 HERC4 调控 *c-maf* 的泛素化可能是一个新的靶向治疗方法。

cyclin D1 的过表达与 t（11；14）易位之间的关系还不明确。siRNA 介导的 cyclin D1 敲除阻止了 t（11；14）易位的 KMS12BM 骨髓瘤细胞的周期进程，证实了当存在 t（11；14）易位时，cyclin D1 对 MM 细胞周期起着关键的作用。另一方面，转基因鼠 cyclin D1 过表达没有出现淋巴系统肿瘤，可能需要协同其他基因如 *Myc* 和 *RAS* 才能发挥肿瘤驱动作用。实际上，t（11；14）易位患者中处于 S 期的 MM 细胞比例比其他类型的 MM 少，表明仅仅 cyclin D1 过表达并不能促进增殖，进一步说明 t（11；14）易位是 MM 中一个独特的生物学类型。其他的研究证实 cyclin D1 通过作用于 STAT-3 和甲状腺受体的转录，对细胞周期 G1 期或者 DNA 修复起着关键的作用。例如，伴有 t（6；14）或 t（11；14）和 D 型 cyclin 失调者使用周期蛋白依赖性激酶抑制剂。

15% 的 MM 患者存在 t（4；14）易位，伴 t（4；14）患者使用 FGFR3 酪氨酸激酶抑制剂。此易位使 *MMSET* 和成纤维生长因子受体-3（*FGFR-3*）基因过表达。然后 30% 的 t（4；14）患者 *MMSET* 高表达没有同时出现 *FGFR-3* 基因的表达增加，提示 *MMSET* 基因在 MM 中有着关键作用。*MMSET* 会在 DNA 损伤时表达增加，并且敲除 *MMSET* 基因可以增强对放疗的敏感性，所以可能在 DNA 损伤应答中起作用。这些也解释了为什么 t（4；14）患者对烷化剂的治疗不敏感。另一方面，*FGFR-3* 基因对 MM 肿瘤驱动的研究提示 *FGFR-3* 协同 *MYC* 基因可以促进过表达 *FGFR-3* 和 *MYC* 基因小鼠 B 淋巴细胞肿瘤的发展。

2. CKIS 失调

尽管有很多研究是针对促进肿瘤细胞周期的积极调控因素，但也有一些研究是关于 *CKIS* 基因表达失调的。一个最新的研究利用单核苷酸多态性（SNP）分析研究，发现 *CDKN2C* 基因（编码 p18）在 4.5% MGUS 患者和 15% MM 患者是缺失的。*CDKN2C* 缺失的负效应表明 *p18* 对 MM 细胞周期有个关键的作用。近 40% MM 患者可以出现等位基因 *p18* 缺失，可能与疾病的进展及促进增殖相关。而另一个独立的研究发现 60% 高增殖性的 MM 患者 *p18* 表达升高，可能部分 MM 患者对 *p18* 的抗增殖性不敏感。p27 和 p21（p27^{Kip1}，p21$^{Waf/Cip1}$）与 cyclin D，E 和 A 的复合物相互作用，调控 G1-S 期的 CDK 的活性。p27 发挥作用依赖于单个 MM 细胞所在的骨髓微环境。例如，诱导细胞耐药过程伴随着黏附细胞外基质蛋白如纤维黏连蛋白及 p27 的高表达。*17pdel* 或者 *p53* 突变的 MM 患者预后较差，提示 p21 蛋白对 MM 细胞非常重要。最新的研究认为 p21 可能作为一个新的抗 MM 试剂抑制 G1-S 期的进程，而且 p27 的表达不会发生改变。诱导 p21 的表达及组蛋白去乙酰化抑制剂已经作为治疗 MM 细胞的一种方式被研究。

3. 1q 获得及 CKS1B 的过表达

越来越多的研究认为 30% 新确诊的 MM 患者中存在染色体 1q21 区域放大（1q21 获得），可能 MM 促进周期的发展。更重要的是，MGUS 患者中并不存在 1q21 获得，冒烟型 MM 有部分存在，并认为是冒烟型 MM 疾病早期进展及预后差的一个危险因素。CKS1B 是 Cks/Sucl 家族中的一个蛋白，并结合到 CDKS 的催化部位发挥作用，还可以作为 Skp-Cul-F-box 蛋白 SKP2（SCF^{Skp2}）泛素连接酶的辅助蛋白参与蛋白代谢。曾有研究认为 CKSIB 表达增加可以增加 p27 蛋白的降解，从而促进周期的发展。与此假说相一致的研究是在三个不同的 HMCLS 中敲除 *CKS1B* 基因，可以使 p27 蛋白更稳定，同时导致周期阻滞和凋亡加快。

（三）MM 中细胞周期进展

原代 MM 细胞的培养难度使细胞周期实验具有挑战性，只有少数的研究是关于原代 MM 细胞 cyclin D 及周期调控蛋白功能的。Ludwig 等曾报道干扰素（IFN）掺入胸苷酸体外刺激原代 MM 细胞在少数样本中可以明显促进增殖，表明在体外细胞因子的刺激下，部分原代 MM 细胞可以进入 S 期。MM 细胞株对 IFN-α 和白细胞介素 6（IL-6）的刺激反应不同，在 IFN 的作用下，细胞株中 cyclin D2 及 CDK2-4 蛋白表达增加。Glassford 等研究胰岛素样生长因子 I（IGF-I）刺激原代 MM 细胞后，可以促进周期进展，cyclin D2，CDK4，CDK6，以及磷酸化 pRb 表达上调。近期也有研究表明增殖诱导配体（APRIL）作用于原代 MM 细胞，可以增加细胞 S/G2/M 期的比例，同时上调 cyclin D2，CDK4，CDK6 及磷酸化 pRb 的表达。以上这些周期应答只会出现在表达 cyclin D2，伴有 t（14；16）或者 t（4；14）易位的 MM 细胞中，而表达 cyclin D1 伴有 t（11；14）易位的细胞株对这些生长因子刺激并不反应。这些研究说明 t（11；14）易位的细胞株细胞周期很少依赖生长因子如 IGF-I 这样的有丝分裂原，机制不明。在正常的 B 系细胞中，cyclin D2 在丝裂原的作用下表达上调进入细胞周期。所以在 cyclin D2 表达升高伴有 t（14；16）或者 t（4；14）易位的原代 MM 细胞中，cyclin D2 在其自然启动子的调控下对生长因子刺激敏感。

（四）多发性骨髓瘤的靶向周期蛋白

cyclin D 及其他的周期调控蛋白均是潜在的 MM 治疗靶点。正常组织三种类型 cyclin D 均表达，且功能上可以互换作用，原代 MM 细胞中一般有一种 cyclin D 失调。这种特点也使得 MM 细胞对过表达的某一种 cyclin D 的靶向更敏感。Tiedemann 及他的同伴利用 shRNA 介导的基因敲除某一类型的 cyclin D，当沉默 cyclin D1 或者 D2 时，体外培养都可以导致细胞周期阻滞和细胞毒性。在化学库里面查找一种化合物可以一直激活 cyclin D2，他们发现了核苷激动素（合成细胞分裂素）可以抑制 cyclin D1 和 D2 的表达，使 MM 细胞株 G1 期阻滞并诱导原代 MM 细胞凋亡，在转移瘤模型中可以抑制肿瘤的生长。而靶向 cyclin D 也表现出它的复杂性，尤其是在套细胞淋巴瘤（MCL），伴有 t（11；14）易位及 cyclin D1 的过表达。Klier 等用 shRNA 沉默 MCL 中的 cyclin D1，可以观察到 S 期细胞比例减少及 p27（Kip1）的过表达，也引起了 cyclin D2 的代偿性升高，同时抑制 cyclin D2 及 D1 并不比单独敲除 cyclin D1 效应增强。在 U266 MM 细胞株中沉默 cyclin D1 可以减少 S 期细胞比例，但对细胞生存并不影响，可能是因为有 cyclin D2 的代偿。综上所有研究，在 MM 或者 MCL 中靶向 cyclin D1 治疗并没有很重要的临床意义。

这些结论也促使其他人把研究靶点转向了 CDK4 和 CDK6，他们是与三种类型 cyclin D 组成复合物的部分。在体外实验研究中，用特异性高效 CDK4 和 CDK6 的抑制剂 PD0332991 处理原代 MM 细胞，可以出现 G1 期阻滞，同时在体内转移瘤模型中可以抑制肿瘤的生长。在接下来的研究中，这个化合物与硼替佐米联合治疗可以增强单一药物的治疗效果。这种增敏硼替佐米诱导的细胞死亡与诱导促凋亡蛋白 BIM 及胰岛素反应因子-4（IRF-4）的丢失相关。另一个 CDK 抑制剂（P276-00）可以靶向作用于 CDK9、CDK1 和 CDK4，能够诱导 MM 细胞的周期阻滞和细胞毒性。总而言之，MM 中靶向 CDK 及 cyclin D 的治疗还处于研究的早期阶段，CDK4/6 的抑制剂的早期临床研究结果也是大家很期待的。

三、多发性骨髓瘤前体细胞

越来越多的研究表明 MM 的复发与肿瘤干细胞相关。平台期的复发机制还不太清楚，可能是因为肿瘤干细胞假说，少数肿瘤细胞的亚群具有肿瘤干细胞自我更新和分化及肿瘤耐药的特点，最终导致复发可能。19 世纪末就有学说提出肿瘤起源于干细胞这一概念，这些细胞具有自我更新和分化的能力，在无血清的培养基中可以形成肿瘤球，在软琼脂上可以形成单克隆，在免疫缺陷小鼠体内可以接种成瘤。这些肿瘤干细胞已经在急性粒细胞白血病（AML）、乳腺癌、前列腺癌和黑色素瘤中得到了发现。今年来也有很多致力于 MM 干细胞的鉴定及特点的研究。许多相对独立的研究均鉴定了 MM 干细胞及其特性，但是其细胞表型及比例仍然是争论的热点，有待进一步研究。

（一）克隆性 B 细胞

这一部分亚群细胞可能不同于终末分化的浆细胞，部分可能是"MM 克隆"，通过 PCR 检测得出，MM 细胞表达免疫球蛋白重链基因，在疾病的过程中保持恒定，且是后生发中心 B 细胞来源。以 PCR 为基础，很多的研究都证实部分来源于 MM 患者的 B 淋巴细胞具有与肿瘤相关的克隆性，如恶性浆细胞有特异性的免疫球蛋白基因重排。这一部分细胞移植到 NOD/SCID 小鼠，可以形成浆细胞肿瘤。Pilarski 等将 MM 患者外周血中采集的表达 CD19 不表达 CD18 的细胞植入 NOD/SCID 小鼠，结果生成了同时表达 CD19 和 CD138 的细胞，由此推测骨髓瘤前体细胞可能为克隆性 B 细胞。

（二）细胞表面标志物表达

MM 细胞大多数表达成熟浆细胞的表面抗原如 CD138 等，MM 前体细胞属于前浆细胞来源，表达 B 淋巴细胞表面的标志物如 CD20、CD19 和 CD27，但是不表达 CD138。Matsui 组研究了很多 CD138 阴性的 MM 细胞。他们首次提出了克隆性的 MM 细胞表达 CD138 缺失，少部分（2%~5%）的 CD138⁻细胞在 H929 及 RPMI8226 的 MM 细胞株中与 CD138⁺细胞相比具有很强的克隆性，且表达 CD20、CD19 和 Ki67。骨髓来源的 CD138 和 CD34 阴性的细胞包含有部分具有克隆性的成熟的浆细胞，而 CD138⁺细胞没有。预处理 MM 骨髓细胞，缺失表达 CD45，CD22 和 CD19 可以抑制 MM 的克隆性增殖，表明 MM 祖细胞具有 B 淋巴细胞表型。同样的研究组把从 RPMI8226 及 H929 细胞系来源的 CD138⁻细胞，通过 DNA 结合染料 Hoechst 33342，药物耐药性，乙醛脱氢酶（ALDH），致瘤性等试验证明具有干细胞特性。最后，从 MM 患者外周血中分离的与克隆性相关的 CD19⁺CD27⁺细胞注射到 NOD/SCID 小鼠中，可以形成浆细胞肿瘤并具有 MM 表型。而 CD138⁺细胞并不能形成。三维立体培养系统提供了一些功能性的试验证据来支持 MM 祖细胞来源于克隆性 B 淋巴细胞这一假说。这些细胞带有干细胞及 B 淋巴细胞表型特征，含有与浆细胞肿瘤相同的免疫球蛋白重链基因序列，具有耐药性，能够产生表达 CD138⁺细胞。

然而近年来研究发现，CD138⁺MM 细胞也具有集落形成及干细胞特征。Yaccoby 等将人胚胎骨片移植到 SCID 小鼠，形成人源化的 SCID-hu 小鼠，从 MM 患者骨髓中直接获取的标本注射至 SCID-hu 小鼠的人骨片中，结果小鼠出现了外周循环血 M 蛋白增高、高钙血症及骨骼吸收破坏，而去除 CD138⁺CD45⁻浆细胞，则不能产生上述现象，说明 SCID-hu

小鼠人骨片中生长的细胞为 CD138$^+$CD45$^-$浆细胞，说明 CD138$^+$CD45$^-$的浆细胞可能诱发骨髓瘤。虽然 Matsui 等将 CD138$^-$CD34$^-$的细胞在 NOD/SCID 小鼠中已经成功构建出了骨髓瘤模型，但是，Pilarski 等从用 G-GSFD 动员后的 MM 患者外周血单个核细胞中分离出 CD34$^+$细胞，RT-PCR 法检测克隆性 IgH 重排的方法来计算 CD34$^+$细胞中骨髓瘤前体细胞的所占比例，将 CD34$^+$细胞注射到 NOD/SCID 小鼠中观察成瘤，结果克隆性细胞所占 CD34$^+$CD45^{low}细胞比例为 31%±15%，而且在小鼠中能克隆性的成瘤，18% 的小鼠脾及股骨骨髓中可以检测到 IgH 基因转录，76% 的小鼠表现出了溶骨性损害，由此推测可能存在一种骨髓瘤前体细胞，其表型为 CD34$^+$CD45^{low}，与正常的造血干细胞表型类似，缺乏 B 细胞抗原 CD19。这种 MM 前体细胞与造血干细胞表达相似表型的行为可能是一种归巢及大量克隆增殖的适应性分化。Svachova 的研究在一定程度上证实了 Pilarski 等的研究，他们发现 MM 患者中 CD138$^+$CD38$^+$细胞抗原表达 nestin 蛋白，而 CD138$^-$的细胞则不能表达此蛋白，nestin 蛋白被认为是一种干细胞的特征表达蛋白。表达 nestin 的蛋白具有多潜能增殖分化的能力。从 MM 患者提取的 CD138$^+$MM 细胞注射在兔骨上，再植入 SCID 小鼠，81% 的模型移植成功，并伴有 MM 的溶骨性病变及球蛋白血症。MM 细胞株及原始 MM 细胞中的侧群（SP）细胞具有干细胞特性，并表达 CD138。从浆细胞白血病（PCL）纯化的 CD138$^+$细胞可以形成集落，而 CD138$^-$细胞不能形成。5T33MM 小鼠模型中的 CD138 阳性或者阴性的细胞在 c57BIKaLwRIJ 小鼠中均能形成肿瘤，CD138$^-$细胞成瘤更慢，并且对硼替佐米的治疗更耐药。另一个研究认为这些从骨髓分离出来具有集落形成能力的细胞并不表达 CD19，CD19$^+$细胞并不能在 SCID 兔模型上植入。另外一个使用相同体内模型的研究也证实，能够形成肿瘤的是 CD138$^+$CD19$^-$细胞。目前针对骨髓瘤前体细胞的免疫表型还存在争议，更多的学者倾向于 Matsui 等的研究结论。Yaccoby 的研究中小鼠外周血及其他器官均未检测到骨髓瘤细胞，可能是因为人骨片适宜浆细胞的生长，SCID-hu 小鼠并不适宜 B 细胞生长。Pilarski 等的研究可能是富集的细胞中掺杂有少量骨髓前体细胞，研究者所采用的分离方法和分离纯度有待验证。

（三）骨髓前体细胞和侧群细胞的关系

SP 细胞是利用 DNA 荧光染料 Hoechst 33342 和流式细胞术发现的特殊细胞群，这一部分细胞可以将进入细胞内的荧光染料排除，这些细胞会聚集在细胞群的一侧，所以称之为侧群细胞（SP 细胞）。随后也发现 SP 细胞还存在于正常的心及肝组织中，具有自我更新分化的能力，具有干细胞特征。已有研究从各个骨髓瘤细胞系中分离出了 SP 细胞，将 RPMI8226 和 KMS-11 细胞中的 SP 细胞及非 SP 细胞进行基因芯片检测，发现了 RHAMM 基因和 Apollon 基因表达上调。比较 RPMI8226 中 SP 细胞及非 SP 细胞的分化能力，连续培养 8 天对 SP 细胞的比例进行检测，结果 24 小时内 SP 细胞几乎均转化为非 SP 细胞，但到第 8 天 SP 细胞比例从 1.6% 升至 39.4%，这说明 SP 细胞在培养条件下可能发生了非对称分裂。Matsui 等从 RPMI8226 和 NCI-H929 细胞系中分离出了 SP 细胞，所占比例为 0.8% ~ 1.9%，并且 97% 的 SP 细胞为 CD138$^-$。从 MM 患者的外周血中分离出的 CD19$^+$的 B 淋巴细胞中也存在少量的 SP 细胞，其中大多数 SP 细胞表面表达记忆 B 细胞表面 CD27 及与 MM 患者相一致的克隆性免疫球蛋白单链，以上研究进一步提示 CD138$^-$CD27$^+$CD19$^+$ 的细胞可能为前体细胞。目前关于 SP 细胞和前体细胞之间的关系仍存在争议，是否只有

CD138⁻CD27⁺CD19⁺的 SP 细胞才是骨髓瘤前体细胞，是否非 SP 细胞也具有干细胞性需进一步证实。因为在不同的培养条件和培养时间下，SP 细胞和非 SP 细胞之间的比例可以相互变化，用 SP 细胞来研究前体细胞，就会受到一些实验因素的限制，如分选技术、培养条件、细胞密度等因素。两者的关系可以被认为是 SP 细胞与前体细胞之间有一些共性，但是 SP 细胞又有异质性，SP 细胞中可能含有部分前体细胞，但两者并不完全相同。

四、总结

很多研究组研究结果证实 MM 细胞中含有具有干细胞特点的细胞，但是其免疫表型及功能特点有待进一步阐明。不同的研究结果并不相同，可能是因为培养方法、动物模型等不同，所研究肿瘤细胞也是不同的。从分子水平上对肿瘤的异质性已经有了很好的认识。所研究的细胞来源很重要，很多研究的细胞来源于外周血的克隆性的 CD19⁺B 淋巴细胞，而部分研究是来源于骨髓的 CD138⁺细胞。外周血循环中 MM 前体克隆性 B 淋巴细胞可以发生肿瘤转移，但是在骨髓中的这一群细胞可以分化成更成熟的肿瘤细胞。如果可以靶向这些细胞，未来对细胞特征研究也许可以不局限于细胞表面的免疫表型。实际上很多研究证实干细胞可能具有"可塑性"，这也是为什么不同的研究组之间研究结论具有差异性。总而言之，关于MM 干细胞的研究一直具有争议性，需要更多这一领域的研究结果进一步阐述论证。

（朱梦媛）

第二节　骨髓瘤生物学特性和相关的基因
及表观遗传学调控机制

一、引言

多发性骨髓瘤是骨髓中浆细胞克隆性扩增，且与骨髓微环境中其他细胞相互作用的结果，其临床表现是多种多样的，许多研究主要目的就是为了明确其高度异质性的原因。不同的患者临床预后差异很大，如超高危的患者中位生存期小于 2 年，而有些患者却能维持多年的持续缓解，新的治疗策略明显改善了总生存，使得中位总生存达到 5 ~ 9 年。然而，多发性骨髓瘤因其容易产生复发和耐药而成为一种不可治愈的疾病。

尽管多发性骨髓瘤的生物学特性并不完全相同，但如今治疗主要根据患者的年龄、临床表现来决定，因此更好地了解多发性骨髓瘤的生物学特性及表观遗传学调控有助于针对不同的患者制定不同的靶向治疗策略，但这些都需要一系列的临床试验来指导，根据一些治疗和预后的生物学标记将患者分组，评估疗效。

在这一节，基于现在我们对多发性骨髓瘤遗传学改变、肿瘤的生物学特性及患者预后的了解，呈现了多发性骨髓瘤的一个病理模型。此外，还简要概述了多发性骨髓瘤的表观遗传学修饰对生物学特性及治疗的影响。

二、多发性骨髓瘤病理模型

多发性骨髓瘤是基因和表观遗传学累积作用的结果，使得良性浆细胞向骨髓瘤细胞转变，是一个多阶段发生的疾病。意义未明的单克隆免疫球蛋白病（monoclonal gammopathy of undetermined significance，MGUS）为最早期的一个阶段，MGUS 没有任何临床症状，小于 2% 患者年龄大于 50 岁，平均每年有 1% 进展为有症状的骨髓瘤。冒烟型多发性骨髓瘤患者骨髓浆细胞大于 10%，进展为有症状骨髓瘤的可能性很大。骨髓中骨髓瘤细胞进一步扩增可导致不可逆的终末器官损害，最后进展为浆细胞白血病（plasma cell leukemia，PCL），骨髓瘤细胞获得了一些遗传学改变使其可以在髓外增殖。DNA 突变和表观遗传学修饰在骨髓瘤发展的不同阶段起着重要作用（图 2-1）。

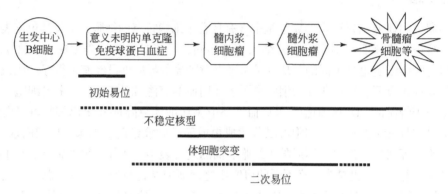

图 2-1　多发性骨髓瘤的发病机制

三、染色体异常

（一）多发性骨髓瘤初始遗传学异常

多发性骨髓瘤的遗传学改变非常复杂，包括染色体增加或缺失，非随机的染色体易位，亚染色体的扩增、缺失和点突变。尽管一些遗传学异常在骨髓瘤中发生率很高，但关于为何会出现这些遗传学异常，以及它是怎样引起多发性骨髓瘤的病理过程尚不清楚。基于某些突变和骨髓瘤的生物学特性及预后特征对骨髓瘤进行分子学分型的方案被提出。多发性骨髓瘤可分为两个基因组：超二倍体和非超二倍体。

超二倍体骨髓瘤特征是在浆细胞克隆中奇数号染色体（3、5、7、9、11、15、19 及女性的 X 染色体）扩增，结果产生 48 ~ 72 条染色体。超二倍体占全部骨髓瘤的 55%，男性发生率高，约占 68%，超二倍体的比例随着诊断年龄的增加而上升。

（二）多发性骨髓瘤继发遗传学异常

继发的遗传学异常是指在骨髓瘤疾病进展过程中发生的突变，它是恶性浆细胞克隆多阶段发展的中期或后期事件。继发遗传学异常具体发生机制及生物学意义尚不十分清楚。有研究对骨髓瘤样本进行了高通量 SNP 芯片测序，这项研究结合染色体增加或缺失和 mRNA 表达水平来确定基因遗传学异常。研究特别提出拷贝数异常（copy number alterations，CNAs）与骨髓瘤的预后相关，如 1p 缺失、1q 扩增、17p 缺失、5q 扩增和 12p 缺失。

多发性骨髓瘤的遗传学改变多为同时包含数量和结构改变的复杂核型异常，所有 24 条染色体均可受累。染色体异常主要涉及 3、5、7、9、11、15、19 和 21 号三体及 8、13、

16、17、22 和 Y 单体；结构异常主要包括 14q32 异位和 13q14、1p21、6q、11q、7p 缺失及 1q21 扩增等（图 2-2）。

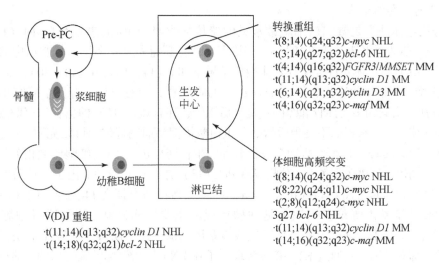

图 2-2 多发性骨髓瘤中的染色体异位

1. MYC 易位

c-MYC 易位是典型的复杂突变，包括三种染色体异常，重复、扩增和转位。通常不靶向 14q32。*c-MYC* 易位很少发生在 MGUS，但骨髓瘤中发生率为 15%。疾病进展时发生率上升到 44%，接近 90% 的骨髓瘤细胞系发生 *c-MYC* 易位。

继发遗传学异常可能对于 MGUS 向骨髓瘤的转变发挥重要的作用，降低了骨髓龛依赖的肿瘤克隆，诱导期向 PCL 转变。采用高通量 SNP 测序对 CNA 分析可以确定基因突变及其位点，包括染色体的缺失、扩增及单亲二倍体（uniparented disomy，UPD）。

2. 1 号染色体异常

1 号染色体异常在骨髓瘤中也较常见，30% 为 1p 缺失，约 80% 的 1p 缺失位于 1p13–1p22 区域。UPD 形式，有的是整个染色体缺失，4 个最低缺失区域，1p32.3 缺失的患者总生存期（OS）为 34.5 个月，没有 1p32.3 缺失的患者 OS 为 70 个月，Mayo Clinic 的一项研究采用比较基因组杂交技术（array comparative genomic hybridization，aCGH）也鉴定出 1p32.3-p32.1 和 1p31.1 存在高频率缺失，是预后不良的因素。1p32.2 的缺失下调该区域两个抑癌基因 *CDKN2C* 和 *FAF1*。细胞周期调控基因 *CDKN2C*（又称 *p18* 或者 *INK4c*）调控细胞 G1/S 期转变，*CDKN2C* 的失活和细胞增殖加快相关。*FAF1* 抑制蛋白分子伴侣 HSC70 和 HSP70 的功能及泛素–蛋白酶体途径。*FAF1* 下调通过增加 IκB 激酶复合体的活性激活了 NF-κB（nuclear factor kappa-light-chain-enhancer of activated B cells）途径。

另外一个高频缺失区域为 1p12，17% 为半合子缺失，纯合子缺失位于 1p12 的 *FAM46C* 基因区域，可能是预后不良因素，全基因组测序分析发现 13% 骨髓瘤患者有 *FAM46C* 基因突变，进一步证实了该基因的重要性。

还有 39% 患者伴有 1q 扩增，特别是 t（4；14）和 t（14；16）的患者中 70% 存在 1q 扩增。1q21 扩增的患者 OS 为 52 个月，比没有 1q21 扩增的患者 OS（70 个月）短，与

1q21. 1-q23. 3 区域的 ANP32E 基因上调有关。该区域另一个基因为 CKS1B，其与肿瘤细胞的增殖和侵袭行为相关。总之，1q21 扩增是预后不良因素。

3. 13 号染色体缺失

13 号染色体缺失是骨髓瘤细胞最常见的遗传学改变，50% 的患者存在 del（13）。del（13）是一早期基因事件，其在 MGUS、初诊多发性骨髓瘤和复发多发性骨髓瘤中的发生率基本相同。13 号染色体异常常伴有其他遗传学异常如 t（14；16），t（14；20），del（17p）或者 1q 扩增，如果排除这些病例，del（13）的临床意义尚有争议，有多个研究小组采用 FISH 的方法证实其为多发性骨髓瘤的不良预后因子，伴有 del（13）的患者生存期短，是传统化疗和自体干细胞移植的不良预后指数。蛋白酶体抑制剂硼替佐米可以克服 del（13）所致的不良预后。Zojer 等的研究表明多发性骨髓瘤生存期与 del（13）细胞比例相关，缺失比例高者生存期短。IFM99 经多因素分析发现 del（13）并非独立的预后因子，预后差是因为与 t（4；14）和 del（17p）高度相关。Avet-Loiseau 等的研究证实 14q32 与 del（13）明显相关。肿瘤抑制基因等位基因缺失是肿瘤形成的主要发病机制。视网膜母细胞瘤基因（RB1）位于 13q14 区，del（13q14）可造成该基因的缺失，早期研究认为 RB1 是多发性骨髓瘤的潜在抑癌基因，它通过 E2F 家族转录因子在 DNA 损伤引起的细胞周期阻滞中起了重要的作用。后来研究发现 RB1 的纯合性缺失少见，而杂合性缺失并不影响 RB1 蛋白的表达，因此推测除了 RB1 基因外，13 号染色体存在其他与多发性骨髓瘤发病有重要关系的抑癌基因。

4. 17p 缺失

10% 骨髓瘤患者发生 17 号染色体短臂缺失 del（17p），TP53 为 17p 上的抑癌基因。17p 缺失导致抑癌基因 P53 缺失，P53 基因参与细胞凋亡的过程，它的缺失使患者对化疗不敏感，预后极差。有研究采用 FISH 技术分析了 1080 例患者，发现 17p 缺失的患者中位 OS 为 27 个月，没有 17p 缺失的患者为 49 个月。

5. 其他染色体异常

33% 患者存在 6q 缺失，常见缺失区域为 6q25. 3，该区域包含 32 个基因和 FRA6E 的脆性位点。6q 缺失引起 IGF2R、TFB1M、WTAP 三个基因明显下调。

16q 缺失发生于 43% 的患者，常为 16 号染色体整个长臂缺失。抑癌基因 WWOX 位于 16q23 区域 FRA16D 的脆性位点，16q 缺失下调 FRA16D 基因的表达，16q 缺失时位于 16q 区域的其他三个基因 CHD9、MAF、CDH1 不表达。16q12. 1 包含 CYLD 基因，16q 缺失时 CYLD 下调。CYLD 是 NF-κB 的负性调控分子，而肿瘤的形成依赖 NF-κB 信号通路的激活，16q 缺失的骨髓瘤患者中检测到 CYLD 突变失活，明确了 CYLD 的抑癌基因作用。

四、骨髓瘤的基因突变

现如今，二代测序的应用使得将患者骨髓瘤样本进行全基因组测序和全外显子测序成为可能，研究分析发现平均每一个样本存在 35 个点突变，引起所编码蛋白的氨基酸序列改变。研究发现了之前报道的骨髓瘤常见基因突变如 K-RAS、N-RAS 和 TP53，还有一些之前在骨髓瘤中未发现的突变如 BRAF、FAM46C、DIS3 和组蛋白修饰酶，以下将重点介绍一些对肿瘤生物学或治疗方式有重要影响的基因突变。

（一）RAS 基因激活和 BRAF 基因突变

KRAS 激活和 NRAS 突变主要存在于 MGUS 患者，但是 30% ~50% 初诊多发性骨髓瘤患者也可发生。有猜测 *RAS* 基因在浆细胞克隆恶性转变中起着重要作用。*RAS* 突变主要存在于 t（11；14）患者，t（4；14）或者 del（17p）较少发生。*RAS* 突变是不良预后因素。*RAS* 编码 GTP 酶家族蛋白，可以激活 RAS/RAF/MEK/ERK 途径。*RAS* 突变所引起的相关生物学改变目前仍不清楚，主要是由于缺少 *RAS* 特异的抑制剂。

BRAF 突变最初是在骨髓瘤全基因组测序分析结果发现的，发生于 5% 的患者。最主要的突变为 *V600E*，是黑色素瘤中最常见的 *BRAF* 突变，引起 *K601N* 和 *G469A* 基因的替换。如果 BRAF 抑制剂在临床上能改善携带 *V600E BRAF* 突变的黑色素瘤患者的生存，这个发现将具有重大意义。

（二）*TP53* 基因突变

TP53 位于 17p13，是骨髓瘤的不良预后因素。17p 缺失的患者，*TP53* 基因突变的概率为 20% ~40%，*TP53* 是 G1 期向 S 期过渡的检查点，参与细胞周期调控，具有负性调控细胞增殖、维持基因组 DNA 可塑性和介导细胞死亡的功能。当 DNA 受损时，野生型 *TP53* 基因表达使细胞周期停滞于 G1 期，DNA 得以修复。如 DNA 损伤严重无法修复，野生型 *TP53* 持续高表达，诱导细胞凋亡。突变型 *TP53* 不能阻止细胞增殖，影响 DNA 修复，最终导致细胞癌变。*TP53* 突变主要集中于第 5 ~8 外显子 4 个高度进化的保守区。*TP53* 突变是晚期基因事件，常预示疾病进展。

（三）NF-κB 相关基因突变

NF-κB 通路参与了正常浆细胞发育过程，通过骨髓基质细胞（bone marrow stromal cells，BMSCs）分泌的外来配体激活。基因表达谱结果显示骨髓瘤细胞表达 NF-κB 靶基因信号，进一步研究发现 NF-κB 通路的一些组成部分在不同的骨髓瘤细胞中是有突变的，占 15% 的。常见突变包括 NF-κB 的抑制基因，如 *TRAF* 和 *CYLD*，这些突变通过失活骨髓瘤细胞的经典和非经典 NF-κB 途径来改善患者的生存。一些 NF-κB 抑制剂正在研发中，最近一项研究报道显示多重激酶抑制剂能抑制 *CYLD* 缺失的骨髓瘤细胞的增殖，如来他替尼。

（四）其他基因突变

染色体异位常常导致一些基因的过表达，如 *CCND1*、*CCND3*、*FGFR3*、*MMSET*、*MAF* 和 *MAFB*。还有一些基因过表达是因为染色体易位引起的下游基因表达变化，如 t（14；16）的 *ITGB7*、*CX3CR*、t（4；14）的 *DSG2*，这些效应基因使骨髓瘤表现出特殊的生物学特性。*CCND1* 主要参与细胞周期调控，在细胞增殖和分化中具有重要的作用。*CCND1* 基因扩增、染色体异位及 *CCND1* 基因多态性是肿瘤发生过程中较常见的改变。17% ~50% 的多发性骨髓瘤患者 *CCND1* 高表达，近期有研究认为，*CCND1* 高表达提示预后良好。*FGFR3* 是成纤维细胞生长因子受体家族成员之一，定位于 4p16.3，是一种具有自身磷酸化活性的跨膜酪氨酸激酶受体，具有调节细胞增殖、分化、血管生成、伤口愈合、骨骼形成等重要功能。约 25% 的多发性骨髓瘤患者发生 t（4；14）（p16.3；q32.3），引起 *FGFR3* 持续高表达。研究显示 *FGFR3* 高表达患者生存期较短，是预后不良因素。

五、骨髓瘤的基因和 microRNA 表达谱

2001 年 De Vos 等首先对多发性骨髓瘤细胞株进行小规模的基因表达谱研究（GEP），确定了恶性浆细胞关键的信号通路。研究明确了多发性骨髓瘤分子表达谱与 FISH 检测的核型异常是高度相关的，*CCND1*、*CCND3* 和 *FGFR3/MMSET* 的高表达反映了 14q32 染色体易位位置，确定了 120 个正常浆细胞向骨髓瘤细胞转变的相关基因，由此可以将正常浆细胞和骨髓瘤细胞区分。

有研究组根据基因表达谱确定了多发性骨髓瘤 7 个不同的遗传学亚型：HY、CD-1、CD-2、LB、PR、MS 和 MF。HY 组主要为超二倍体核型，即 3、5、7、9、11、15、19 和 21 三体，*GNG11*、*TRAIL*、*FRZB*、*DKK1*、*CR5* 及 IFN 诱导基因 *OSA2*、*IFI27* 和 *IFI35* 在此组患者过表达，而 CD52 和定位于 1 号染色体长臂上的基因 *TAGLN2*、*CKS1B* 和 *OPN3* 显著低表达；CD-1 组伴有 t（11；14）（q13；q32），*CCND1* 高表达；CD-2 组伴有 t（6；14）（p21；q32），*CCND3* 过表达；LB 组 MRI 显示骨损害较轻，*END1* 表达增高，*END1* 能负性调控 *DKK1*、*CCR2* 及凋亡诱导基因：*BIK*、*HES5*、*HIF1A* 和 *SMAD1*，与 HY 组相反，IFN 诱导基因 *IFI27*、*IFI35*、*IFIT5*、*STAT1* 和 *STAT2* 及 WNT 信号通路拮抗因子 *FRZB* 和 *DKK1* 低表达，IL6R 表达增高；PR 组的增殖指数最高，此组与细胞周期和增殖相关的基因 *CCNB2*、*CCNB1*、*MCM2*、*CDCA2*、*BUB1*、*CDC2*、*TYMS* 及肿瘤睾丸抗原基因 *MAGEA6*、*MEGEA3*、*GAGE1*、*GAGE4* 过表达；MS 组伴有 t（4；14）（p16；q32），原癌基因 *FGFR3* 和 *MMSET* 过表达；MF 组主要伴有 t（14；16）（q32；q23）和 t（14；20）（q32；q31），*c-MAF* 和 *MAF* 原癌基因过表达。HY、CD-1、CD-2 和 LB 亚组的无病生存率（EFS）和 OS 优于 PR、MS 和 MF 亚组，前四组为低危组，后三组为高危组。多因素分析显示基因组分型、异常核型、血清 β_2-MG 和 LDH 增高是预测多发性骨髓瘤生存期的独立预后因子。

MicroRNA 是含 17~25 个碱基对的小 RNA，本身不编码蛋白，但可以通过诱导降解或者抑制转录调控其他蛋白编码 RNAs。MicroRNA 是基因表达网络中有效的调控分子，因其能够特异的结合或抑制一些 mRNA 靶标。一些 MicroRNA 与疾病的发病机制、基因突变和患者的预后有关。例如，miR-32 和 miR-17-92 在有症状的骨髓瘤中表达要高于 MGUS。miR-17-92 与 *MYC* 基因调节异常有关，提示 miR 在浆细胞恶性转变中发挥了一定的作用。不同的 miR 通常与不同的染色体异位相关联，如在 t（14；16）中 miR-1 和 miR-133a 高表达，在超二倍体中 miR-24、miR-152、miR-425 不表达。研究还发现 miR 参与调控 MDM2/P53 和 STAT3 信号通路。在骨髓瘤中 miR 整体表达上升提示预后不良，调控 miR 的 EIF2C2/AGO2 增加。miR 对于骨髓瘤的生物学特性究竟有何影响需要进一步研究探索。然而，miR 的多种功能与突变的 RNA 编码基因 *DIS3*、*FAM46C* 的作用相结合对于骨髓瘤转录后 RNA 编译有重要意义。

六、骨髓瘤的表观遗传学

表观遗传学修饰是染色质动态的共价改变或者不改变其原有的序列。这些改变在细胞分裂和细胞系特殊的遗传学模式中是持续存在的。肿瘤中两类经典的表观遗传学异常：组蛋白修饰和 DNA 甲基化。这些在组织特异性细胞分裂广泛存在，且参与了转录活性的调

控。组蛋白修饰蛋白如组蛋白甲基化转移酶和 DNA 甲基化转移酶直接相互作用，提示组蛋白修饰可以诱导 DNA 甲基化改变，DNA 甲基化也可促使组蛋白修饰。这种协同效应在调控 mRNA 转录中发挥作用。组蛋白是染色质结构的主要蛋白组分，可以被乙酰化、甲基化、磷酸化、泛素化和 SUMO 化修饰。其中最主要的是组蛋白的乙酰化修饰和甲基化修饰。

（一）组蛋白乙酰化

组蛋白乙酰化通常发生在组蛋白赖氨酸残基，使得组蛋白复合物和超螺旋 DNA 分子的亲和性下降，DNA 与转录因子和聚合酶的亲和性增加，转录活性增加。组蛋白乙酰化被两组蛋白调控：组蛋白乙酰化转移酶（histone acetyltransferases, HATs）和组蛋白去乙酰化酶（histone deacetylase, HDACs），这两种酶如果作用失衡就会引起肿瘤的发生。不同 HDACs 过表达会引起抑癌基因的转录沉默，如乳腺癌、结直肠癌和食管癌。血液肿瘤中染色体异位产生的融合蛋白，如白血病中 PML-RARA 和 AML1-ETO，通过招募 HDACs，来沉默相关抑癌基因。

到目前为止，由于技术的限制，全基因组组蛋白乙酰化研究并没有应用到多发性骨髓瘤中。对于表观遗传学修饰的认识大部分是通过药物抑制 HDACs 的功能实现的。一些有效的 HDAC 抑制剂如 Vorinostat、Panobinostat 现已开发出来。这些 HDAC 抑制剂都是广谱的，对于不同的 HDAC 亚型均有抑制作用。在骨髓瘤中 HDAC 抑制剂应用导致组蛋白高度乙酰化和细胞周期调控蛋白 p21 上调，引起细胞周期阻滞和细胞凋亡。HDAC 抑制剂在骨髓瘤中的应用有一些前期的临床研究，Ⅲ期临床研究也即将进行。HDAC 抑制剂对肿瘤生物学特性的影响不仅仅是组蛋白的超乙酰化和抑癌基因的激活，其对于 HATs 和 HDACs 的靶向作用强于组蛋白分子，最近研究发现 3600 个乙酰化位点存在于不同的功能蛋白，如转录分子（如 MYC）、细胞周期调控分子（如 p53）和热休克蛋白（如 HSP90）。HDAC 抑制剂还能干扰 DNA 的复制，导致双链断裂增加，具体机制尚不清楚。进一步研究骨髓瘤中表观遗传学乙酰化形式及其功能效应是非常必要的，更多的 HDAC 抑制剂将会应用于骨髓瘤的临床治疗中。

（二）组蛋白甲基化

异常的组蛋白甲基化修饰被认为是骨髓瘤中重要的病理生理机制，有可能应用于临床的治疗。一些研究数据支持骨髓瘤中存在异常的组蛋白甲基化，t（4；14）易位导致 MMSET 的过表达，MMSET 具有组蛋白甲基化活性，提示 MMSET 在骨髓瘤异常的表观遗传学修饰中的潜在作用。骨髓瘤细胞系 EZH2 过表达被认为与 H3K27me3 相关，加快了增殖，提高了与外界生长因子的非依赖性。全基因组测序检测到一些组蛋白甲基化转移酶的突变，MMSET、MLL、MLL2、MLL3 和 UTX 在骨髓瘤中存在突变，尽管发生率不高。MLL 基因编码 DNA 结合蛋白 H3K4，促进了基因的转录。MLL 融合蛋白导致组蛋白甲基化转移酶的缺失，在急性白血病的发生中起到了一定的作用，但 MLL 突变在骨髓瘤中的意义尚不清楚。

在 t（4；14）骨髓瘤细胞系中下调 MMSET 会引起增殖减慢，细胞周期阻滞和细胞凋亡。目前有个假设，MMSET 过表达引起 H3K36 三甲基化增多，H3K27 甲基化减少，起到了转录激活因子的作用。*MMSET* 修饰 DNA 甲基化的机制并不清楚，但与抑制组蛋白甲基化与 DNA 甲基化转移酶有关，在 t（4；14）骨髓瘤中 SET 域和其甲基化转移酶可以改变染色质的结构，提示 *MMSET* 的 SET 域可能是未来靶向治疗中一个特殊的靶点。

（三）DNA 甲基化

DNA 甲基化是指在 DNA 甲基化转移酶的作用下，以 SAM 为供体，将甲基转移到胞嘧啶的 5' 位置上，启动子区域的甲基化对基因的表达有明显的抑制作用，主要发生于在 CpG 岛，CpG 岛甲基化导致相关基因沉默，影响肿瘤的发生和发展过程。近期研究发现超甲基化骨髓瘤样本中 *VHL*、*IRF8*、*TP53*、*DAPK*、*CDH1*、*PTGS2*、*DCC*、*CCND*、*TGFBR2*、*CDKN2A* 和 *CDKN2B* 基因异常，其中，*CDKN2A* 和 *TGFBR2* 的高甲基化和骨髓瘤患者的预后有关。研究骨髓瘤疾病进展和甲基化改变的关系，分析正常浆细胞、MGUS、骨髓瘤、浆细胞白血病样本的差异，结果发现与正常浆细胞、MGUS 相比，恶性表型的浆细胞（如骨髓瘤和浆细胞白血病）甲基化水平普遍上升，说明从 MGUS 向骨髓瘤转变过程中伴随着甲基化的增加，有研究发现从 MGUS 向骨髓瘤转变时 77 个基因发生超甲基化。DNA 甲基化影响着疾病的发展、细胞周期和转录调控过程。从骨髓瘤向浆细胞白血病转变的过程中也包含一些相关基因的超甲基化，并没有进一步去甲基化。研究发现在浆细胞白血病中 1803 个基因存在超甲基化，这些和 PCL 的生物学特性是一致的。

七、总结

目前一些新的细胞分子遗传学技术已应用于临床上多发性骨髓瘤的检测，如 FISH、GEP、aCGH、SNP 等，这使得我们可以从更精细的分子基因水平进行疾病危险度分层，同时为探讨发病机制、临床特点、靶向治疗等提供新思路。尤其对于研发针对特定基因的靶向药物，开发更多的治疗途径，改善携带不良遗传学标志患者的预后，有广阔的研究前景。

（刘成成）

第三节 骨髓瘤骨髓微环境和生存信号通路

一、引言

骨髓微环境是由骨髓间充质细胞、成骨细胞、破骨细胞、血管内皮细胞、淋巴细胞、细胞外基质蛋白及各种细胞因子共同构成的一个具有多重功能的复杂的细胞分子网络结构，是维持正常造血功能的关键因素。研究表明，骨髓瘤细胞的生长，存活及耐药的产生与骨髓微环境密切相关。

一系列影响因素在骨髓瘤细胞与骨髓微环境的相互作用中发挥重要作用（表 2-1）。其中可溶性因子可介导瘤细胞迁移及归巢至骨髓、通过上调抗凋亡途径致肿瘤耐药、调节免疫反应、发挥分裂素的作用诱导瘤细胞的自我更新及克隆性生长，并且可在自分泌和旁分泌途径中发挥作用以维持瘤细胞生存、生成血管及导致骨破坏。骨髓瘤细胞与骨髓中其他细胞如成骨细胞、破骨细胞、基质细胞及内皮细胞的相互作用可通过可溶性因子介导，也可通过依赖细胞间接触的机制如黏附分子所介导。细胞接触对与细胞外基质蛋白的相互作用也很重要，可产生抗凋亡信号从而导致耐药。本节拟对这些因素在多发性骨髓瘤发病机制中的作用做一详细介绍，并对介导多发性骨髓瘤细胞耐药的生化途径做一详细分析。

表 2-1　介导多发性骨髓瘤细胞与骨髓微环境相互作用的影响因素

可溶性因子	细胞类型	细胞表面受体	细胞外基质
白细胞介素 6（IL-6）	成骨细胞	整合素	胶原
胰岛素样生长因子 I（IGF- I）	破骨细胞	淋巴细胞功能相关抗原 1（LFA-1）	层粘连蛋白
血管内皮生长因子（VEGF）	内皮细胞	人迟现抗原（4VLA-4）	纤维结合素
肝细胞生长因子（HGF）	间充质细胞（MSC）	整合素 β7	
巨噬细胞炎性蛋白 1α（MIP-1α）	T 淋巴细胞	CD44	
肿瘤坏死因子 α（TNF-α）	树突状细胞	CXCR4	
基质细胞衍生因子 1（SDF-1）	单核/巨噬细胞	CCR2，7	
增殖诱导配体（APRIL）		N-钙黏蛋白和 E-钙黏蛋白	
B 细胞激活因子（BAFF）			
基质金属蛋白酶 2，7，9（MMP2，7，9）			

二、骨髓微环境中各种细胞因子的作用

可促进骨髓瘤细胞存活的细胞因子包括白细胞介素 6（interleukin-6，IL-6）、胰岛素样生长因子 I（insulin- like growth factor- I，IGF- I）、增殖诱导配体（a proliferation-inducing ligand，APRIL）、B 细胞激活因子（B cell activating factor，BAFF）、血管内皮生长因子（vascular endothelial growth factor，VEGF）、肝细胞生长因子（hepatocyte growth factor，HGF）及基质细胞衍生因子 1（stromal cell-derived factor-1，SDF-1）等。以下叙述的这些关键的可溶性因子已被证明在多发性骨髓瘤的发病机制中发挥重要作用，主要基于这几方面研究：①体外实验证实它们能促进骨髓瘤细胞的生存；②有研究报道多发性骨髓瘤患者血清中的这些可溶性因子表达增多，且伴随骨髓瘤细胞的细胞因子受体表达增多；③体外及部分体内实验中的封锁效应。

（一）白细胞介素 6

白细胞介素 6（IL-6）一直被认为是一个主要的促进细胞增殖和存活的细胞因子依赖的驱动因素，是多发性骨髓瘤最主要的通过自分泌和旁分泌产生的细胞因子。作为对瘤细胞生存必需的因子，IL-6 既可由瘤细胞也可由 BMSCs 分泌产生。已证实表达 IL-6 的骨髓瘤细胞恶性程度更高，增殖更快，并产生耐药性。但骨髓微环境中的 IL-6 更多的来自 BMSCs，骨髓瘤细胞一方面通过黏附分子与基质细胞直接接触，另一方面通过分泌 TGF-β、TNF-α、VEGF、IL-1 等细胞因子共同促进基质细胞合成和分泌 IL-6，同时 IGF- I、VEGF 表达增

多，这些细胞因子又进一步促进了骨髓瘤细胞合成和分泌 VEGF、碱性成纤维细胞生长因子（basic fibroblast growth factor，bFGF），TNF-α 和 TGF-β 增多，从而形成相互作用的循环。另外，众多研究结果显示，这些细胞因子中 IL-6、IGF-1 和 VEGF 可通过 Ras/Raf/MEK/ERK 通路促进骨髓瘤细胞增殖，IL-6、VEGF 也可刺激 JAK/STAT3，促进骨髓瘤细胞生存，IL-6、IGF-1 和 VEGF 可激活 PI3K/Akt 信号通路，从而抑制地塞米松和其他放化疗所致的细胞凋亡。IL-11 因其与 IL-6 共享信号转导链 gp130，从而具有与 IL-6 相似的功能。

临床方面，研究显示骨髓瘤患者血清中升高的 IL-6 及 IL-6R 与其高度恶性表型、高度抗药物诱导的凋亡作用及较差的预后相关，如 Bataille 等报道 IL-6 的水平与骨髓瘤患者骨损害的出现及疾病的严重性相关，Alsina 等报道 IL-6 可诱导瘤细胞中 MIP-1α 的表达，在瘤细胞对化疗的抗拒中起作用，而 MIP-1α 的表达同时也有利于 IL-6 的分泌。此外，IL-6 在刺激破骨细胞形成、促进 B 淋巴细胞向正常浆细胞分化过程中发挥的重要作用进一步说明 IL-6 是骨髓瘤细胞生物学效应的重要调控因子。因此，开发阻断 IL-6 信号通路的药物已成为重要的研究方向。

（二）胰岛素样生长因子 I

骨髓微环境局部有高浓度的 IGF-1，其是由 BMSCs、成骨细胞、内皮细胞产生的一种多肽生长因子，主要由 BMSCs 产生，通常在细胞增生、分化和类胰岛素代谢反应中起作用。多项研究发现 IGF-1 可刺激瘤细胞的增殖。不同于 IL-6，IGF-1 主要通过启动 PI3K/Akt 和 MAPK 信号通路发挥作用，而不启动 JAK/STAT 通路。体外实验显示 IGF-1 可抑制地塞米松诱导的瘤细胞的凋亡，增强 SCID 鼠模型中 OPM-6 瘤细胞亚群的生长，进一步支持了 IGF-1 在骨髓瘤病理生理中的作用。对于多发性骨髓瘤患者，IGF-1 受体的表达率为 30% ~50%，且与不良预后相关，尤其对于合并（4；14）染色体易位的患者预后更差。目前，靶向于 IGF-IR 激酶结构域的小分子抑制剂（NVP-ADW742）在临床前实验中显示出了良好的应用前景，期待临床实验中也能取得良好疗效。

（三）增殖诱导配体、B-细胞激活因子

APRIL 和 BAFF 是肿瘤坏死因子超家族成员，其在正常 B 淋巴细胞和浆细胞的发展过程中起关键作用，同时也与自身免疫病及其他恶性疾病的发生相关。APRIL 在正常免疫功能的发挥过程中的重要性可通过 APRIL 缺乏小鼠虽有正常的 B 淋巴细胞和 T 淋巴细胞而 IgA 水平仍显著减少来证明，与此相比，过表达 APRIL 的转基因小鼠可发生淋巴结增大及肝肾组织的淋巴浸润。APRIL 和 BAFF 有共同的两种受体：B 细胞成熟抗原（B-cell maturation antigen，BCMA）和跨膜激活剂及钙调亲环素配体相互作用分子（transmembrane activator and CAML interactor，TACI）。越来越多的证据表明 APRIL 及 BAFF 对多发性骨髓瘤的发病起重要作用。APRIL 能阻止药物诱导的骨髓瘤细胞凋亡，有利于骨髓瘤细胞的存活。骨髓瘤患者 BMSCs 是 BAFF 的主要来源，特别是当 BMSCs 与骨髓瘤细胞黏附后进一步触发了 BAFF 的分泌，同时 BAFF 通过活化 NF-κB 及 PI3K/Akt 信号途径介导了骨髓瘤细胞和 BMSCs 的黏附。

现已通过引入 TACI-Fc 开发出了 APRIL 阻断剂，即包含 TACI 胞外段区域及人 IgG1 的融合蛋白。TACI-Fc 能克服地塞米松存在时 APRIL 介导的抗凋亡作用，而且证实在小鼠

模型中可抑制 TACI 高表达的骨髓瘤细胞的增殖。

（四）血管内皮生长因子

恶性肿瘤伴有明显的血管新生是一个普遍现象，血管新生程度不但与肿瘤的生长、转移有关，还与患者的预后密切相关，对于多发性骨髓瘤亦不例外，已有证据表明新生血管的形成对骨髓瘤细胞的生长和存活起重要作用。瘤细胞和 BMSCs 结合后两者均可产生VEGF，并且两者的结合可使 VEGF 分泌量增加。VEGF 是目前发现的作用最强、特异性最高的促血管生成因子。作为一个强力的新血管形成的诱导者，VEGF 既是瘤细胞的生长因子，同时还可增加破骨细胞的形成，促进骨髓微环境中瘤细胞的生长。大量研究结果表明，骨髓瘤细胞与 BMSCs 的黏附可使 BMSCs 及骨髓瘤细胞的 VEGF 表达上调。VEGF 可通过激活 MAPK 通路促进骨髓瘤细胞的增殖。另也有研究提示了多发性骨髓瘤在进展过程中伴随着骨髓血管的新生及 VEGF 水平的升高。目前，临床上应用的治疗多发性骨髓瘤的药物——沙利度胺，其疗效机制之一就是抑制由 VEGF 介导的新生血管形成。

（五）肝细胞生长因子

类似于 VEGF，骨髓瘤细胞和 BMSCs 均可分泌 HGF 至多发性骨髓瘤的骨髓微环境中，研究发现多发性骨髓瘤患者的血清中有较高的 HGF 浓度，且较高的浓度提示较差的预后。HGF 与其受体 c-Met 结合后可与 IL-6 共同作用促进骨髓瘤细胞的生长。

除以上叙述的细胞因子，还有其他一些细胞因子被证实在多发性骨髓瘤的骨髓微环境中含量上升，可促进骨髓瘤细胞的存活。这些细胞因子包括 TNF-α、IL-4、IL-10、TGF-β、成纤维细胞生长因子（FGF）等。把这些细胞因子按重要性做一等级划分是困难的，但总的说来，IL-6 和 IGF-I 仍被认为是最主要的骨髓瘤细胞生长因子。

（六）黏附分子及其受体

黏附分子是由细胞产生的、存在于细胞表面、介导细胞与细胞间或细胞与基质间相互接触和结合的一类分子。黏附分子大多为糖蛋白，少数为糖脂，可分为整合素家族、免疫球蛋白超家族、选择素家族和钙离子依赖的细胞黏附分子家族等几类。黏附分子以配基-受体相对应的形式发挥作用，参与细胞的信号转导与活化，调控细胞的生长与分化，在炎症、血栓形成、肿瘤转移、创伤愈合等病理生理过程中起重要作用。

骨髓瘤细胞表面表达一系列黏附分子受体，包括 CD29、CD44、CD49d（VLA-4）、CD54、CD138、CD134，部分表达 CD49e（VLA-5）、CD11a 及 CD18。骨髓瘤细胞黏附分子的异常表达介导了骨髓瘤细胞与骨髓细胞外基质成分的相互作用。骨髓瘤细胞可通过黏附分子与细胞外基质蛋白及 BMSCs 黏附，促进 IL-6 的旁分泌，而 IL-6 又可进一步促进和维持骨髓瘤细胞的增殖和存活。骨髓微环境中细胞外基质包括胶原、层纤连蛋白、纤维结合素、透明质酸（hyaluronan，HA）等。HA 参与了多发性骨髓瘤的病理生理过程，HA是骨髓瘤细胞表面黏附分子 CD44 的配体，两者结合可调控骨髓瘤细胞的生长和存活。已知骨髓瘤细胞上的黏附分子在恶性浆细胞归巢入骨髓的过程中起作用，另有研究发现骨髓瘤细胞与 BMSCs 通过 VLA-4/VCAM、LFA-A/ICAM-1 黏附可导致骨髓瘤细胞的原发性耐药，此外，BMSCs 与肿瘤细胞间的黏附作用，可诱导肿瘤细胞产生一些抗凋亡及耐药相关蛋白，如多药耐药蛋白（Pgp）、p21Cip1/Waf1、bcl-xL、CIK 因子等，并通过某些信号转导机制调控细胞周期蛋白的表达，从而影响细胞周期，并使肿瘤细胞群体表现为耐药。

（七）肿瘤坏死因子-α

肿瘤坏死因子-α（TNF-α）虽不显著促进肿瘤细胞的生长和产生耐药，但可通过 NF-κB 通路，调节一系列蛋白的表达，包括细胞因子、趋化因子、黏附分子和一些抗凋亡蛋白，具有较 VEGF 或 TGF-β 更强的促进 BMSCs 分泌 IL-6 的作用。另外，TNF-α 可上调骨髓瘤细胞和 BMSCs 表达细胞间黏附分子-1（intercellular cell adhesion molecule-1，ICAM-1）和血管细胞黏附分子-1（vascular cell adhesion molecule-1，VCAM-1），促进骨髓瘤细胞和基质细胞间的接触，使 IL-6 等细胞因子表达增加，并产生黏附分子介导的细胞耐药（celladhesionmediateddrugresistance，CAM-DR）。

三、细胞间相互作用

（一）骨髓基质细胞

目前认为，多发性骨髓瘤细胞与骨髓间质细胞间的相互作用是肿瘤细胞与骨髓微环境间相互作用的最重要组成部分。在体外研究中，BMSCs 可以支持正常造血细胞的生长，而在病理状态下，BMSCs 能通过细胞-细胞间相互作用或通过分泌可溶性因子影响多发性骨髓瘤细胞的生长、存活、迁移和耐药。由各种黏附因子（如 VLA-4、ICAM-1）介导的骨髓瘤细胞对 BMSCs 的黏附作用可激活细胞内各种功能信号途径，或通过旁分泌和自分泌方式分泌对药物诱导凋亡起保护作用的生长因子，从而导致骨髓瘤细胞的生长及存活。

（二）骨髓间充质干细胞

骨髓间充质干细胞是一种具有很强的体外增殖和多向分化潜能的干细胞，在不同的诱导条件下可以向成骨细胞、软骨细胞、脂肪细胞、肌细胞、神经细胞及网状成纤维细胞等多种细胞分化。近年研究发现，骨髓瘤患者间充质干细胞在细胞形态上与正常人间充质干细胞相似，仍有多向分化能力，但在骨髓瘤的发生、发展过程中，逐渐表现出支持并促进骨髓瘤发生和进展的特性，在生长特性、基因表达、细胞因子分泌谱及成骨细胞分化潜能等多方面发生改变，与正常间充质干细胞存在显著差异。骨髓瘤患者的间充质干细胞参与构建骨髓微环境，可促进多发性骨髓瘤细胞的生长及骨破坏的发生；同时，骨髓瘤细胞可促进骨髓微环境重塑，使其成为适合骨髓瘤细胞生存和增殖的场所。骨髓间充质干细胞也是 BMSCs 的前体细胞，BMSCs 中的间充质干细胞数量是很少的，约占细胞总数的 1/10 万。间充质干细胞和 BMSCs 可分泌 G-CSF、GM-CSF、VEGF、SCF 及 IL-6 等多种细胞因子，这些因子相互影响，形成网络调节骨髓瘤细胞的生物学特性，促进骨髓瘤细胞增殖和存活。间充质干细胞在多发性骨髓瘤骨髓中只占极少部分，但在支持或抑制肿瘤细胞生长、参与肿瘤代谢、促进肿瘤细胞存活或诱导其凋亡、促进肿瘤细胞在骨髓定植及逃避免疫监视的过程中发挥多重作用。研究骨髓间充质干细胞功能变化与肿瘤进展的关系将为多发性骨髓瘤治疗提供更好的选择、并提高多发性骨髓瘤患者生存期及生存质量。

（三）成骨细胞和破骨细胞

成骨细胞和破骨细胞功能的失衡及与骨髓瘤细胞的相互作用是多发性骨髓瘤发病及病情进展的重要机制。在骨髓瘤患者体内，破骨细胞和 BMSCs 通过黏附分子相互作用或与骨髓瘤细胞作用，可分泌 IL-1β、IL-3、IL-6、IL-11、TNF-α、HGF、MIP-1α、SDF-1α 等多种细胞因子，增强破骨细胞的活性，导致骨重吸收增加，而大量骨质溶解和重吸收将导致细胞外基质释放多种细胞因子，进一步促进骨髓瘤细胞生长，从而在骨髓瘤骨质破坏的进展中形成恶性循环。另外，骨髓瘤细胞可诱导破骨细胞分化，导致溶骨性骨破坏的发生，破骨细胞又可支持骨髓瘤细胞的增殖及生存。骨髓瘤骨病的一个显著特点是骨生成受抑，即使骨髓瘤达到临床缓解，其骨质破坏仍在进行，成骨仍然受抑，这一特点与其他实体肿瘤骨转移不同，后者在骨破坏的同时伴随新骨形成。骨髓瘤细胞也可分泌可溶性 Frizzled 相关蛋白，作为 Wnt 通路抑制因子发挥作用，在体外可阻断成骨细胞的分化。

四、介导多发性骨髓瘤细胞与其微环境相互作用的信号传导通路

肿瘤的发生与发展是一个多因素作用、多基因参与、经过多个阶段才最终形成的极其复杂的生物学现象。通过一系列细胞间或非细胞间的相互作用可促进骨髓瘤细胞的生存及化疗耐药，除以上叙述的可溶性因素及黏附分子的作用，一些介导信号传导通路的配体也发挥了重要作用。此外，细胞内在特征的改变如染色体易位或癌基因激活也可影响肿瘤细胞与微环境之间的相互作用。例如，原癌基因 c-Maf 的过度表达可促进骨髓瘤细胞的生存、转移及化疗耐药。目前对于骨髓瘤治疗研究的目标之一即是确定可判定治疗敏感性的生物标记物。

虽然调节骨髓瘤细胞生长及生存的外部因素间的相互作用机制仍不甚清楚，但可激活一些共同的信号传导通路，包括 PI3K/Akt/mTOR，IKK-α/NF-κB，Ras/Raf/MEK 和 JAK/STAT，这些途径的激活又引起随后的下游效应。这部分将详细介绍已知的介导骨髓瘤细胞生长、生存及耐药的生化途径，这将为早晚期骨髓瘤的治疗提供新的治疗手段。

（一）PI3K/Akt/mTOR

PI3K/Akt/mTOR 信号传导通路是影响细胞能量代谢、细胞周期、细胞增殖及凋亡的重要信号通路。目前，靶向此信号通路的研究受到了广泛关注。磷脂酰肌醇 3-激酶（phosphoinositide3-kinases，PI3Ks）可催化磷酸化磷酸肌醇的肌糖环的 D3 位点从而调控细胞增殖或生存等功能。哺乳动物细胞中已发现三种 PI3K 同工酶，其中研究最广泛的是能被细胞表面受体所激活的 PI3K-Ⅰ型，PI3K-Ⅰ型催化亚基又分为ⅠA 和ⅠB 两个亚型，它们分别从酪氨酸激酶连接受体和 G 蛋白偶联受体传递信号。PI3K-ⅠA 可催化产生 PIP3，PIP3 作为细胞内的第二信使，是 Akt 转位于胞膜并被活化所必需。Akt 是一种丝/苏氨酸蛋白激酶，能够磷酸化其下游数种蛋白，主要的效应蛋白是哺乳动物西罗莫司靶体蛋白（the mammalian target of rapamycin，mTOR），从而调控细胞增殖及代谢。

骨髓微环境中多种与多发性骨髓瘤病理生理过程相关的生长因子可激活 PI3K/Akt 信号通路，包括 IGF-1、IL-6、BAFF、APRIL 等，另外 PI3K/Akt 也可通过整合素与纤维结

合素或胶原等配体的结合来激活。Akt 激活主要磷酸化下游 FOXO 和 mTOR 蛋白。mTOR 下游主要有两个靶蛋白,即核糖体 p70S6 激酶(p70S6K1)和 4E-BP1,控制编码细胞周期 G 期和 S 期必需蛋白的 mRNA 翻译,所以抑制 mTOR 信号通路会引起细胞周期 G 期的延缓或者阻滞(图 2-3)。

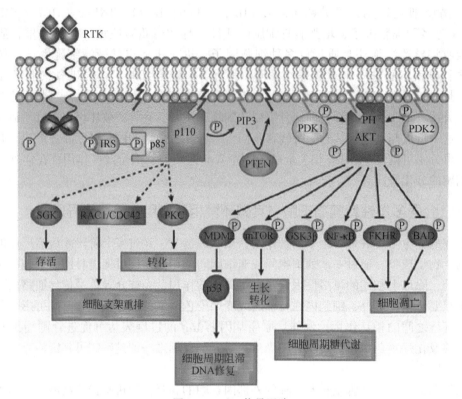

图 2-3　PI3K 信号通路

RTK,受体酪氨酸激酶;IRS,胰岛素受体底物蛋白;PDK,磷酸肌醇依赖性激酶;PTEN,10号染色体上缺失的磷酸酶与张力蛋白同源物基因;SGK,血清/糖皮质激素调节激酶;RAC1/CDC42:Ras 相关的 C3 肉毒素底物 1/3 细胞分裂周期蛋白 42;PKC,蛋白激酶 C;MDM2,鼠双微基因 2;GSK3β,糖原合成酶激酶 3β;FKHR,叉头转录因子;BAD,促凋亡蛋白

近年一系列靶向 PI3K、Akt、mTOR 信号传导通路的药物已经被开发出来,如 PI3K 阻断剂 Wortmannin、Akt 阻断剂 Perifosine、mTOR 阻断剂西罗莫司等,事实证明靶向此信号通路的治疗,以及联合其他药物是很有前景的治疗方法。

(二) NF-κB

NF-κB 是重要的转录激活因子,介导一系列基因产生的转录产物,可在免疫和炎症反应中发挥重要作用。在肿瘤方面,NF-κB 已证实可调节瘤细胞增殖、生存、转移及肿瘤血管生成。

NF-κB 激活可通过两条重要途径:经典途径和非经典途径(图 2-4)。B 细胞受体信号和一些 TNF 细胞因子通过经典途径诱导 NF-κB 激活,p50 和 p65 形成的异二聚体在细胞质中与 IκB 结合,IκB 是经典 NF-κB 通路的抑制分子,阻止 p50 和 p65 形成异二聚体入核启动下游靶基因的转录。另外 NF-κB 也能被非经典途径激活,p52 的前体蛋白 p100 与 RelB 形成异二聚体，当非经典 NF-κB 通路被激活后，磷酸化 IKKα 促进前体蛋白 p100 经由蛋白酶体剪切成为活化形式 p52，p52 和 RelB 形成异二聚体，并入核启动下游靶基因的转录。NF-κB 是骨髓瘤细胞在骨髓微环境中生长和存活的关键调节因子。多数效应因子通过 NF-κB 信号通路发挥作用，受到多环节多层次的网络调控。例如，NF-κB 可调节多发性骨髓瘤细胞生长相关因子 IL-6、GM-CSF、BAFF、MIP-1α 的表达。另研究发现 NF-κB 通路激活时，VEGF、成纤维生长因子等血管生存因子会发生持续活化。这些因子通过直接作用引起肿瘤细胞反应和间接修饰肿瘤微环境而诱导多发性骨髓瘤发病，并且骨髓瘤细胞和骨髓微环境的交互作用可以使骨髓瘤细胞增殖并诱导产生化疗药物的耐药。

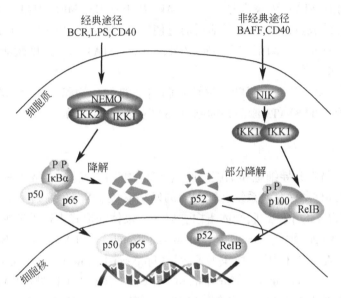

图 2-4　NF-κB 通路激活的两条重要途径
经典途径和非经典途径

BCR，B 细胞受体；LPS，脂多糖；BAFF，B 细胞活化因子；NEMO，也称 IKK-γ，是 IKK 的一个调节亚单位；IKK，IKBS 激酶；NIK，NF-κB 诱导激酶

蛋白酶体抑制剂即是靶向于 NF-κB 通路的抗肿瘤药物，代表药为硼替佐米。在骨髓瘤细胞中，蛋白酶体受到抑制后，NF-κB 的抑制因子 IkB 降解受阻，IkB 与 NF-κB 结合使 NF-κB 处于失活状态，不能与细胞 DNA 结合，从而抑制细胞增殖相关基因表达。此外，硼替佐米可抑制骨髓瘤细胞与宿主 BMSCs 间的相互作用，进而阻断 BMSCs 分泌其生长所必需的 IL-6 等生长因子。另外还有数据表明，硼替佐米不仅可以作用于骨髓瘤细胞，还可以影响骨代谢等进程。作为第一个进入临床应用的蛋白酶体抑制剂，硼替佐米治疗多发性骨髓瘤取得了良好疗效，且相关研究显示其在白血病、淋巴瘤等恶性疾病中也具有广泛的应用前景。

（三）Ras/Raf/MEK

Ras 信号通路在肿瘤的病理生理过程中发挥重要作用，20% ~35% 的骨髓瘤病例可检测出 *NRAS* 或 *KRAS* 基因突变。*Ras* 基因突变在多发性骨髓瘤中可通过影响多个肿瘤生长相关的信号通路从而影响骨髓瘤的进展及对药物治疗的反应性，其中最重要的下游通路是介导瘤细胞增殖及生存的 Raf/MEK/MAPK 通路。Ras 通路可被多个刺激物激活，包括 IL-6、MIP1α、SDF-1、IGF-1、bFGF、HGF 及 VEGF。对 Ras 基因突变的分析对多发性骨髓瘤的药物治疗策略选择、临床病程转归及预后判断具有重要实用价值，靶向 Ras/Raf/MEK 通路的治疗方法也为多发性骨髓瘤的治疗提供了新的策略。

（四）JAK/STAT

目前发现的哺乳动物 JAK 家族有 JAK1、JAK2、JAK3 和 TYK2，与细胞因子受体相关，受体与配体结合发生磷酸化而活化，活化后进一步激活下游信号，其中对瘤细胞生存及增殖最重要的有 STAT 转录因子、PI3K/Akt 及 Ras/Raf/MEK/MAPK 通路。STAT3 是STAT 家族最重要的成员，被 IL-6 激活后通过使抗凋亡基因（MCL1、BCL2、BCL-XL）的过度表达或上调 cyclin D1 基因而调节细胞生长。JAK-STAT 途径过度激活与多种恶性肿瘤的发生发展有密切联系。

已经有一系列研究致力于阻断多发性骨髓瘤中的 JAK 通路，如羟基吡啶 JAK 抑制剂P6 可抑制 IL-6 介导的 STAT3 激活并抑制 IL-6 依赖性细胞的增殖。

（五）Notch

Notch 信号通路是介导细胞和细胞之间直接接触的主要信号通路之一，可调控细胞凋亡、增殖和分化，与多种血液系统恶性肿瘤的发病有关。Notch 编码一个高度保守的分子质量为 300~350kDa 的单链跨膜受体蛋白，以异二聚体的形式表达于细胞膜上。在哺乳动物中存在着四种 Notch 受体：Notch-1、Notch-2、Notch-3 和 Notch-4。Notch 受体胞外区含有连接配体的表皮生长因子样重复序列（epidermal growth factor receptor，EGF-R），Notch 受体胞内区（Notch intracellular domain，NICD）含有以下区域：RAM 区域、锚蛋白重复序列、2 个核定位信号区、1 个激活区和 1 个富含脯氨酸、谷氨酸、丝氨酸及苏氨酸残基的多肽区。NICD 是 Notch 受体蛋白的活性形式，RAM 区域和锚蛋白重复序列是蛋白-蛋白相互作用区域，通过结合 C 启动子结合因子-1/重组信号结合蛋白-Jκ（CBF-1/RBP-Jκ）而起调节作用。Notch 受体的 EGF-R 通过与相应配体结合激活 Notch 信号，Notch 通过调节目的基因的转录从而调控细胞的凋亡、增殖和分化，Notch 还通过与 NF-κB、C-myc 等相互作用调节细胞的增殖。研究表明骨髓瘤细胞和骨髓瘤基质细胞分别表达大量的Notch 受体和配体。由于 Notch 信号在多发性骨髓瘤细胞的异常激活可导致瘤细胞增殖、凋亡抑制及化疗耐药，因此抑制 Notch 信号通路的活化可能是治疗骨髓瘤的一种策略。

五、总结

多发性骨髓瘤的瘤细胞与骨髓微环境间的相互作用见图 2-5。总而言之，多发性骨髓瘤细胞通过对骨髓微环境的影响，破坏细胞外基质成分及 BMSCs 的稳态，通过直接的或间接的信号传导，促进多发性骨髓瘤细胞的增殖、存活、迁移和耐药，以及肿瘤血管新生和骨吸收活性的增加。同其他恶性肿瘤一样，骨髓瘤的发生发展是一个涉及多种因素参与的、由量变到质变的复杂的病理生理过程。近年来越来越多的研究者致力于多发性骨髓瘤与骨髓微环境的研究，且随着肿瘤基础理论研究的深入发展，有关相应领域的知识不断积

累，针对信号传导通路中某些特定的靶分子所设计的一些药物（单克隆抗体、小分子化
合物等）也不断涌现，应用于临床，尽管多发性骨髓瘤目前尚不可治愈，这些研究能为
多发性骨髓瘤的治疗提供相应的治疗策略。

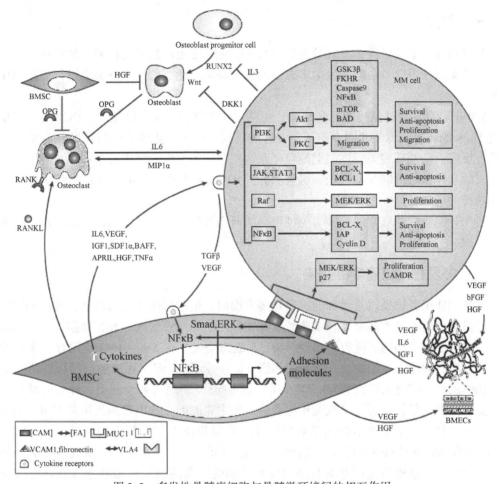

图 2-5　多发性骨髓瘤细胞与骨髓微环境间的相互作用

骨髓瘤细胞与 BMSCs 间的黏附作用诱导了细胞因子介导的瘤细胞的生长、生存、耐药和迁移。多发性
骨髓瘤细胞和 BMSCs 结合上调了瘤细胞和 BMSCs 的细胞因子分泌。这些细胞因子激活了以下重要的信
号传导通路：PI3K/Akt/mTOR，IKK-α/NF-κB，Ras/Raf/MEK 和 JAK/STAT。这些传导通路的下游靶点
包括：细胞因子，如 IL-6、IGF-I、VEGF；抗凋亡蛋白，如 BCL-X、凋亡抑制因子（IAPs）、髓细胞白
血病 1（MCL1）；细胞周期调节蛋白（cyclin D）。细胞间黏附作用介导的 NF-κB 通路激活上调了骨髓瘤
细胞和 BMSCs 黏附分子的分泌，如细胞内黏附分子 1（ICAM1）、血管细胞黏附分子 1（VCAM1），因
而进一步促进了骨髓瘤细胞与 BMSCs 的黏附作用（BMSCs 细胞核里的绿色盒子代表目的基因启动子区
域的 NF-κB 结合序列）。骨髓瘤细胞和 BMSCs 分泌的促血管生成因子，如 VEGF、FGF 及 HGF 促进了
新生血管的形成。BMSCs 产生的受体活化因子配基（RANKL）及骨髓瘤细胞分泌的巨噬细胞炎性蛋白-
1α（MIP-1α）可刺激破骨细胞的生成，而成骨细胞和 BMSCs 分泌的骨保护素（OPG）可抑制破骨细胞
的生成。骨髓瘤细胞分泌的 IL-3 和 Dickkopf（DKK1）、BMSCs 分泌的 HGF 可抑制成骨细胞的生成。破
骨细胞激活及成骨细胞受抑导致了骨溶解。RUNX2：成骨特异性转录因子 2；CAMDR：细胞黏附介导
耐药；Adhesion molecules：黏附分子；Cytokine receptors：细胞因子受体

（王惊华）

第四节　多发性骨髓瘤的免疫调节及功能紊乱

一、引言

免疫功能低下是导致多发性骨髓瘤（MM）发病及死亡的重要因素。MM 及不明意义的单克隆免疫球蛋白血症均可发生多方面的免疫缺陷。免疫低下及感染也可以促使 MM 的进展。

MM 患者存在免疫系统的复杂缺陷，包括 T 淋巴细胞、B 淋巴细胞、DC 细胞、NK 细胞及 Tregs 细胞等，可能共同参与了免疫逃逸机制。对于 MM 的表面抗原的自身细胞及体液免疫反应，已经有相关报道，但是免疫系统在 MM 的发生发展中控制和阻止骨髓瘤细胞的生长的具体作用机制并不明确。尽管如此，MM 的免疫环境紊乱，免疫治疗仍然是一种治疗选择的趋势。

对于骨髓瘤的免疫监视及肿瘤免疫机制的研究及认识是提高患者治疗效果的一个重要理论基础。

二、多发性骨髓瘤中的感染

导致 MM 患者感染风险增加的因素是多方面的，包括低丙球蛋白血症，淋巴细胞功能受损，激素相关的免疫抑制，粒细胞减少及物理因素如导管置入、黏膜破损等。有活动性病变及粒细胞减少的患者更容易出现感染。3 级感染发生在 5% ~ 15% 使用含有来那度胺或者沙利度胺和地塞米松的化疗方案的患者中。一个 3107 例 MM 患者的回顾性研究分析中，10% 的患者在进入研究的 60 天内死亡，其中 45% 的患者死于感染。肺炎链球菌、流感嗜血杆菌及大肠杆菌等是导致 MM 患者感染的主要原因。抗生素的预防对于 MM 患者的获益并不清楚，一个小样本的随机对照研究表明预防使用复方新诺明可以获益，而一个 212 例患者的随机对照研究比较了环丙沙星、复方新诺明和安慰剂，三者之间并无明显差异。硼替佐米为基础的化疗方案与细胞免疫功能受损及高的水痘带状疱疹病毒感染率相关。因此，在这些患者中建议使用阿昔洛韦预防治疗。疫苗接种及免疫球蛋白的输注，这些预防效益并不明确。预防性的免疫球蛋白输注可以降低感染率，但是缺少证据证明可以改善生存。

MM 患者的感染可以通过病原体相关分子模式（PAMP）促进微环境中 Toll 样受体（TLR）的激活进而刺激骨髓瘤细胞的生长和促进生存。近些年来肺炎治疗的发展也使得 MM 及 MUGS 患者的死亡率下降，其主要死亡原因是细菌感染。研究也表明 MGUS 期更容易出现感染，需要更多的研究来证实感染因素在骨髓瘤发生发展中的作用。

三、免疫微环境

骨髓瘤细胞和骨髓微环境之间的相互作用对疾病的发生发展起到关键的作用。肿瘤细胞和基质细胞之间通过黏附分子及细胞因子网络相互作用促使肿瘤细胞生长、肿瘤药物耐药、血管生成及骨代谢紊乱。免疫活性化合物如 TGF-β、IL-10、IL-6、VEGF、FAS 配体、

Muc-1、环氧化酶2（COX-2）、相关的前列腺素、基质金属蛋白酶、APRIL和BAFF在骨髓瘤免疫微环境中发挥了重要作用。

四、细胞免疫

MM中CD19$^+$B细胞及CD4$^+$CD8$^+$T细胞减少的患者预后较差。在外周血造血干细胞移植中淋巴细胞输注量及淋巴细胞的早期恢复可以改善临床预后，因此免疫系统的细胞成分与疾病的进展相关。树突状细胞（DC）是一种抗原呈递细胞（APC），是维持机体的免疫应答的关键环节。MM中DC在数量、表型及功能上均有缺陷。DC数减少，功能降低，表型不成熟，低表达共刺激分子如HLA-DR、CD40、CD80，并降低T细胞的增殖活性。如图2-6，骨髓的DC通过CD91介导骨髓瘤细胞的凋亡，然后呈递Ⅰ类HLA抗原并激活CD8$^+$T细胞。同时DC通过CD80/CD86识别高表达CD28的骨髓瘤细胞，和非凋亡的骨髓瘤细胞相互作用，导致蛋白酶体的降解，影响其修复肿瘤抗原的功能，从而使得T细胞识别和杀伤肿瘤的功能受到限制。DC的功能缺陷主要表现在对CD40配体（CD40L）的刺激，无法上调共刺激分子CD80的表达，不能递呈患者特异性抗原给自身T细胞。DC的免疫缺陷可能与一些细胞因子的过表达有关，如恶性浆细胞产生的TGF-β1和IL-10抑制了DC的成熟，导致DC无法上调CD80和CD86，而此缺陷可以被抗TGF-β抗体逆转。IL-6抑制了CD34$^+$祖细胞向DC的分化及其本身在体内的不成熟到活化状态的转变，同时降低了DC的趋化性，同样用IL-6抗体可以纠正这一现象。Muc-1是一种高分子量Ⅰ型糖蛋白，在恶性浆细胞表面高表达，可以作为一种潜在的相关抗原（TAA）用于免疫治疗。Muc-1可以下调DC共刺激分子、抗原呈递分子及其分子标记的表达，从而增加不成熟的表面标记的表达，这些DC在自体或者异体的环境中诱导免疫应答的能力均缺陷。高浓度的β2微球蛋白能够减少DC的数量，抑制HLA-ABC、CD1a和CD80的表达，减低其激活T细胞并产生Th1型免疫应答的能力。IL-12和IFN-γ也可以逆转DC的功能缺陷，IL-12不改变DC1/DC2的比值，不会使Th1型免疫应答转变为Th2型免疫应答。在骨髓瘤中发现浆细胞样DC增多，而且能促使肿瘤细胞的增殖与生存，降低T淋巴细胞的免疫应答能力。骨髓瘤患者中的T淋巴细胞数目及功能均有异常。CD4/CD8和Th1/Th2细胞比例异常，CD8 T细胞功能也异常，其具体机制不明，可能与骨髓微环境相关。γδT淋巴细胞占外周血T淋巴细胞的1%～5%，他们对骨髓瘤细胞具有细胞毒性作用，双膦酸盐和类异戊二烯中间体通过激活NKG2D受体可以刺激γδT淋巴细胞的增殖。MM患者中的调节性T细胞中CD4、CD25及FOXP3的表达上调，外周血中细胞数目减少，骨髓中活化的CD4$^+$CD25$^+$T淋巴细胞缺少肿瘤抑制功能。Th17细胞数及其分泌的细胞因子如IL-17、IL-21、IL-22和IL-23在MM患者外周血及骨髓中增加，并促进肿瘤细胞的增殖活性，导致破骨细胞成熟引起骨病。MM中多克隆性免疫球蛋白明显减少，低丙球蛋白血症说明了CD19$^+$B淋巴细胞功能被抑制，正常B淋巴细胞分化障碍。自然杀伤细胞对肿瘤细胞的杀伤作用不依赖于MHC及抗体，在MM中，NK细胞可以杀伤MM细胞，沙利度胺等免疫调节药物的免疫效应也论证了这一点。MM中的免疫逃逸机制可能下调NK细胞表面受体如2B4/CD244、CD16、NCAM140等。从MGUS往骨髓瘤转变的过程中也伴随着NK细胞的激活与抑制的改变。PD1/PDL1信号通路的异常也可以使NK细胞的免疫活性下降，抑制PD-1可以增强NK细胞的抗MM细胞的效应。自然杀伤T细胞（NKT）表达CD1b，其获得性的功能损伤在进展性的 MM 中是可逆的，而在 MGUS 及非进展性的 MM 中是不可逆。骨髓瘤骨髓中的浆细胞在体内可能是 APC，在体内发挥作用的机制不明。这群细胞表达 HLA-DR、MHC-Ⅰ、CD40、CD28 及 CD80，但是这些分子的表达都很弱，在 IFN-γ 及 TNF-α 的作用下其表达可以上调。MM 的抗原处理过程中，这些复合物表达减少，降低了 CD8⁺T 淋巴细胞的抗原识别能力。在人骨髓瘤细胞中转染并表达共刺激分子 B7-1 和 4-1BB，使得细胞在体内具有抗原递呈的功能，肿瘤特异性的细胞毒性 T 淋巴细胞活性增强。

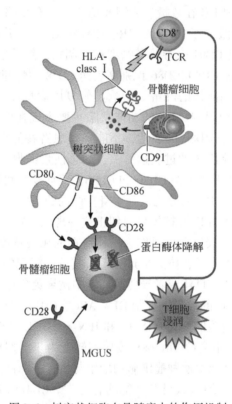

图 2-6　树突状细胞在骨髓瘤中的作用机制

五、肿瘤特异性免疫应答

对肿瘤相关抗原的 T 淋巴细胞的免疫应答的认识是肿瘤免疫的一个主要任务，骨髓瘤对睾丸肿瘤抗原（CTAgs）免疫作用已经有了相应的报道，相应的肿瘤抗原有 Muc-1 及其他独特型蛋白（Id）。具有细胞毒性及抑制肿瘤进展的肿瘤效应性 T 细胞在大部分的骨髓瘤患者中数量减少。睾丸肿瘤抗原是表达于睾丸的一个蛋白家族，可以激活很多免疫反应，在很多肿瘤中包括大多数的 MM 患者表达异常。CD8⁺T 淋巴细胞对骨髓瘤睾丸癌抗原的免疫反应与肿瘤负荷有关，可以提高患者的生存。免疫球蛋白 Id 是克隆性 B 淋巴细胞所特有的，也是 B 淋巴细胞相关的免疫反应的靶向蛋白，相应的抗体及 T 淋巴细胞抗 Id 的研究已有报道。Id 抗原被 DC 细胞摄取、加工递呈给淋巴细胞产生相应的抗肿瘤的免疫应答，Th1 细胞抗 Id 的免疫应答可以杀伤肿瘤细胞，而 Id 特异性的 Th2 细胞可以促进肿瘤细胞的增殖，产生免疫耐受。还有研究表明 MM 患者中很多 T 淋巴细胞表面抗原如

CD28、CD152 和 CD3f 等与细胞内信号通路转导分子如 p56lck、p59fyn、p13-k 和 Zap70 等明显下调，说明 MM 患者 T 淋巴细胞存在协同刺激信号的缺失，由此导致 T 淋巴细胞免疫耐受阻碍了免疫特异性抗肿瘤应答。另外有研究发现骨髓瘤患者骨髓和外周血中普遍存在 B7[+]T 淋巴细胞，但并不是 T 淋巴细胞表达上调所致，而是由于长期暴露于高水平抗原，与 APC 抗原呈递相互作用，从 APC 膜表面获取而来，是一种慢性抗原递呈获得性标志蛋白。B7[+]T 淋巴细胞可以通过表达 CD80 抗原，与其附近细胞或者本身的细胞毒性 T 淋巴细胞相关抗原 4（CTLA4）即 CD152 相结合，导致 B7[+]T 淋巴细胞凋亡，产生免疫耐受。B7[+]T 淋巴细胞可能是骨髓瘤患者 T 淋巴细胞免疫耐受的一个新的机制。

　　Tregs 是 T 淋巴细胞中的一个特殊亚群，在免疫调节的负调控及诱导自身免疫耐受方面发挥重要作用。目前研究最为广泛的是 CD4[+]CD25[+]Tregs 细胞，占外周血 CD4[+]T 淋巴细胞的 5%~10%，CD25 的表达是连续的，只有高表达 CD25 的 CD4[+]Tregs 细胞才具有免疫抑制性或者免疫无能性。CD4[+]CD25[+]Tregs 细胞可以广泛抑制许多免疫细胞（如 CD4[+]T 淋巴细胞、CD8[+]T 淋巴细胞、DC 细胞、B 淋巴细胞、NK 细胞和单核/巨噬细胞）的增殖，从而产生免疫抑制作用。已经在很多肿瘤中发现了 CD4[+]CD25[+]Tregs 细胞，如结肠癌、慢性淋巴细胞白血病、B 细胞淋巴瘤、卵巢癌和肺癌等。Beyer 等的研究表明 CD4[+]CD25[+]Tregs 细胞在 MGUS 和 MM 患者中明显扩增并且功能正常，而 Prabhala 等的研究发现 CD4[+]CD25[+]Tregs 细胞在 MGUS 和 MM 患者中数量减少并出现功能障碍，无法抑制抗 CD3 抗体介导的 T 淋巴细胞增殖。缺乏 CD28 表达的 CD8[+]CD28[-] 的 T 淋巴细胞即抑制性的 T 淋巴细胞也是 Tregs 细胞的一个重要群体，可能是一群终末细胞。由 CD8[+]CD28[+]T 淋巴细胞分化而来，但是 CD8[+]CD28[-] 的 T 淋巴细胞缺乏共刺激信号，对丝裂原刺激的增殖反应不敏感，能够抑制 T 淋巴细胞及 B 淋巴细胞的活性，从而抑制抗体的产生，抑制效应 T 淋巴细胞的增殖活性及其毒性。CD4[+]CD25[+]Tregs 细胞和 CD8[+]CD28[-]Tregs 细胞可能协同作用产生更强的肿瘤免疫抑制作用，关于 CD8[+]CD28[-]Tregs 细胞在 MM 中的研究相对少。目前关于 Tregs 细胞在 MM 免疫中的作用尚存在争议，有待进一步研究。

六、MGUS 向骨髓瘤转变的免疫因素

　　MGUS 向多发性骨髓瘤转变的具体机制还不明确，两者之间的基因表达谱是相似的。如果免疫监视起到了限制疾病进展的作用，那么 MGUS 患者体内可能存在很强的免疫应答。Dhodapker 的研究表明 MGUS 患者存在很强的 T 淋巴细胞对肿瘤前期的浆细胞的免疫应答，而在 MM 患者中没有。通过对 cDNA 表达文库的分析发现了在 MGUS 患者中有 10 种特异性的肿瘤抗原及相对应的肿瘤抗原抗体反应。另外的研究在骨髓瘤中也发现了类似的肿瘤抗原抗体，SOX2 胚胎干细胞抗原特异性表达于 MGUS 患者中。同 MM 患者相比，MGUS 患者的浆细胞都高表达免疫共刺激分子且参与抗原递呈的过程中。MHC-I 相关的蛋白 A（MICA）及 NKG2D 配体是抗肿瘤 γδT 细胞的重要刺激因素，有研究表明在 MGUS 患者中 MICA 是高表达，而在骨髓瘤中没有高表达 MICA，而是高表达与游离 MICA（sMICA）相关的二硫键异构酶 ERp5。sMICA 存在于骨髓瘤患者外周血循环中而非 MGUS 患者中，可以减少 NKG2D 的表达，减弱淋巴细胞细胞毒性。然而，在 MGUS 患者中存在高浓度的抗 MICA 的抗体，减弱 MICA 的抑制效应。这些研究均表明自身免疫系统在阻止 MGUS 转变为 MM 的过程中起到很重要的作用。

七、MM 的免疫治疗

沙利度胺是第一个用于骨髓瘤的免疫调节药物，同时具有抗血管生成和调节骨髓微环境中细胞因子生成的作用。在体外，沙利度胺通过 B7-CD28 通路对 NK 细胞及 T 淋巴细胞均有刺激效应。来那度胺及泊马度胺的免疫调节潜力超过沙利度胺，他们可以共刺激 CD4$^+$T 淋巴细胞、CD8$^+$T 淋巴细胞及 NK T 淋巴细胞。他们可以减少 T 淋巴细胞中调节 IL-2、IFN-γ 和 IL-6 表达的抑制细胞因子信号蛋白的表达，可以增强人源化的 CD40 单抗对 NK 细胞的活性刺激。来那度胺及泊马度胺可以逆转 T 淋巴细胞的减少及体液免疫功能，在裸鼠模型中，他们可以调节 Rho GTP 酶活性促使 T 淋巴细胞及单核细胞的细胞骨架形成。在 Paiva 的研究中临床发现高危冒烟型 MM 接受来那度胺和地塞米松治疗之后，比较了治疗前后的免疫状态，发现治疗后 Th1 细胞（CD195／IFN-γ／TNF-α／IL-2）的表达减少，增殖相关的标记如 CD119／CD120b 表达减少，诱导 T 淋巴细胞和 NK 细胞表型正常化表达，说明来那度胺可以调节受损的免疫系统重新激活，发挥正常功能。这些药物在慢性淋巴细胞白血病（CLL）中可以看到类似的免疫调节反应，但是如何同免疫抑制药物相对独立使用，以及如何同其他的免疫治疗方法相结合使用是需要进一步探讨的。Hsu 等研究提示地塞米松可以抑制 MM 中来那度胺对 NK 细胞的免疫调节反应。硼替佐米也有免疫调节效应，增强淋巴细胞及 DC 的免疫功能。蛋白酶体抑制剂抑制抗原肽呈递给 T 淋巴细胞，它的应用开启了独立于肿瘤特异性的 CTL 表位的免疫靶向蛋白酶体的可能性。

随着支持治疗的改善，异基因造血干细胞移植（allo-PBSCT）的广泛开展，以及对预处理方案的调整降低了化疗强度，从而使患者总生存期和无病生存得以改善，使 allo-PBSCT 治疗 MM 的广泛应用成为可能。移植后联合应用供者淋巴细胞回输达到了减少肿瘤负荷又保持了移植物抗骨髓瘤效应，具有低治疗相关死亡率和高完全缓解率，具有良好的应用前景。非清髓性异基因干细胞移植提供了一种非肿瘤干细胞源，在产生移植物抗骨髓瘤效应的同时也会产生移植相关死亡率。少部分的多发性骨髓瘤患者在 PBST 治疗之后可以获得移植物抗骨髓瘤效应（graft versus myeloma，GVM），从而获得长期的无病生存。但是 all-PBSCT 治疗伴随着高的致残率或者致死率，治疗风险高，降低非清髓的化疗方案强度可以使生存获益。但是 GVM 是否与移植物抗宿主（GVHD）相关还不清楚。自体骨髓移植支持下的大剂量化疗作为年轻患者的一线治疗在全世界范围内进行推荐，自体干细胞移植支持下的大剂量化疗是新诊断 65 岁以下 MM 患者的一线标准疗法之一。自体移植在 MM 中可以改善预后，可能与移植物抗骨髓瘤作用相关，这也说明了自身免疫抗骨髓瘤机制的可能。序贯自体移植使完全缓解率提高，中位无病生存期明显延长。多个国家正在进行自体序贯移植和自体/异基因序贯移植前瞻性多中心试验，临床记录数据显示两种方法在无事件生存期和总体生存期上没有显著差别（随访 18 个月），13q 缺失者非清髓性异基因移植后预后不佳，13q 缺失患者具有较低的两年无事件生存率（18% vs. 42%）和总体生存率（18% vs. 47%）。

大多数的疫苗研究是使用 DNA 疫苗或者纯化的 Id 蛋白靶向肿瘤来源的 Id 蛋白。但是 Id 相关的研究在动物实验及临床实验均不理想。CTAGs 在黑色素瘤中已经是免疫靶向蛋白，同样也是 MM 潜在的免疫靶蛋白。用去甲基化剂 5-氮杂胞苷和组蛋白去乙酰化抑制剂进行表观遗传的治疗，可以增加 CTAGs 的表达。一些其他的免疫治疗靶蛋白也被发现，如 WT1、Muc-1、hTERT、RHAMM-R3、DKK1、Survivin、PAK2、CDKN1A、Hsp70、PRD1-BF1 和 XBP-1 等。DC 可以用来负载 MM 特异性的抗原如 Id 蛋白，或者采用杂交瘤技术与肿瘤细胞融合形成杂合细胞。

二代和三代蛋白酶体移植剂和免疫调节药物的应用使得 MM 的治疗效果有了显著的改进，已经大大地提高了患者的反应率及生存率。尽管有这些巨大的进步，这种疾病仍然是无法治愈的，allo-PBSCT 可能在 MM 的治疗中发挥作用。免疫治疗已经成为最有希望治愈这种疾病的方式。虽然有超过了 20 年的研究，但是在临床中这种疾病的生存率仍然很低。在过去的二十年中，已经尝试过了不同的免疫治疗方案，成功的很少。抗骨髓瘤的单克隆抗体的研究一直并不理想，如 CD138 单抗和 HM1.24 单抗等。不过近两年临床研究发现 CD38 单抗在复发难治的患者中已经取得了初步的疗效，anti-SLAMF7 单抗 Elotuzumab 和来那度胺、地塞米松或者硼替佐米等药物联合对复发难治的患者可以明显改善疗效，且不增加治疗相关毒性。其他恶性肿瘤的很多单克隆抗体都在进行早期的临床研究，如 CS1 单抗（HuLuc63）、IL-6 单抗（Siltuximab）及 CD40 单抗（SGN-40）等。一些已经存在或者正在发展中的技术，如采用 all-PBSCT 作为一种新的细胞免疫治疗，新型单克隆抗体，嵌合抗原受体修饰的 T 淋巴细胞过继移植技术，NK 细胞治疗技术等，可能提高 MM 的治疗效果。我们认为 allo-PBSCT 在 MM 治疗中具有一定的地位，在控制好的情况下，对于高危患者具有治愈的潜在可能。新型的治疗方案如 CAR-T 技术也许会打开新的治疗途径，是一个潜在的治疗途径。

（朱梦媛）

第五节　多发性骨髓瘤骨病的病理机制和治疗策略

一、引言

骨髓瘤骨病常引起骨质疏松或局部溶骨性病变，易合并病理性骨折、椎体变扁、高钙血症，出现疼痛、脊髓压迫、运动障碍等临床症状，也是导致患者死亡的主要原因。影像学表现如图 2-7。5% 骨髓瘤患者以骨病继发的神经压迫综合征（如脊髓压迫）而急诊就医，大约 67% 患者因骨痛就诊，90% 患者在疾病的某一阶段出现骨病。多年来，骨髓微环境被认为是骨髓瘤及其他血液系统恶性疾病发生与发展、实体肿瘤转移扩散（如乳腺癌、前列腺癌）的良好场所。骨髓瘤表现为独特的进展性、破坏性溶骨性病变。骨屏障被破坏加速肿瘤生长及扩散到髓外部位，患者将于短期内迅速死亡。

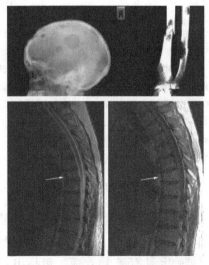

图 2-7　骨髓瘤骨病的影像学表现

二、多发性骨髓瘤骨病的病理生理机制

破骨细胞增加引起骨吸收增加，成骨细胞减少引起骨形成减少。由破骨细胞介导的骨吸收与成骨细胞介导的骨形成之间的平衡状态被打破阻碍生理性骨重建，导致骨髓瘤骨病。此过程由促进破骨形成和抑制成骨形成的许多分泌性因子，以及细胞与细胞间接触活化的通路介导。骨髓瘤骨病病理生理机制见图2-8。

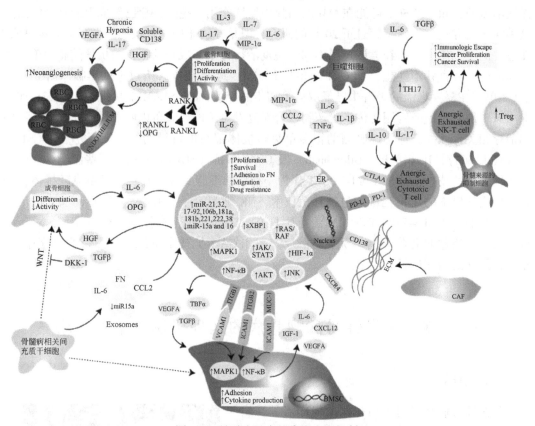

图 2-8　骨髓瘤骨病的病理生理机制

VEGF，血管内皮生长因子；IGF-I，胰岛素样生长因子-I；SDF-1α，基质细胞衍生因子-1；BAFF，B-细胞激活因子；APRIL，增殖诱导配体；HGF，肝细胞生长因子；TNFα，肿瘤坏死因子α；TGF-β，转化生长因子β；PI3K，磷脂酰肌醇3-激酶；JAK/STAT3，Janus激酶/信号转导及转录激活因子3；Akt，蛋白激酶B；PKC，蛋白激酶C；GSK3β，糖原合成酶激酶3；FKHR，叉头转录因子；Caspase9，含半胱氨酸的天冬氨酸蛋白水解酶；mTOR，哺乳动物雷帕霉素靶蛋白；BAD，Bcl-2和Bcl-xL相关促凋亡基因；Migration，迁移；Survival，生存，Anti-apoptosis，抗凋亡；Proliferation，增殖；MCL1，髓系白血病基因1；ERK，胞外信号调控激酶；Cyclin D，细胞周期蛋白D；Adhesin molecules，黏附分子；bFGF，成纤维细胞生长因子；BMECs，微血管内皮细胞

(一) 破骨细胞活化因子

30年前，研究者曾指出，分泌性破骨细胞活化因子（osteoclast activating factors，OAFs）增加了破骨细胞的生成。组织学和生化检测已确认骨吸收增加与肿瘤浸润相关。既往许多因子已被确定具有破骨效应，包括 IL-1β、IL-6、IL-11，TNF-α、巨噬细胞炎性蛋白1α（MIP1-α）、HGF。研究表明，这些因子通过 NF-κB 配体的受体激活剂（receptor activator of nuclear factor kappa B ligand, RANKL）/骨保护素（osteoprotegerin, OPG）通路发挥作用。

（二）RANKL/RANK 信号通路

RANKL/RANK 信号通路是介导破骨细胞诱导骨吸收的主要因素，在骨重建中发挥关键作用。RANKL 是一种跨膜蛋白，属于 TNF 超家族的一个成员，能以可溶性形式存在。它与 RANK 结合后激活 TRAF1-6，并通过下游信号激活破骨细胞。OPG 是 RANKL 的天然诱饵受体，阻止 RANKL 与 RANK 结合。迄今为止，已证实多发性骨髓瘤出现溶骨性病变的主要机制是 RANKL 与 OPG 的比例失衡。在多发性骨髓瘤中，骨髓基质 RANKL 表达增加；而 OPG 在骨髓和血清中表达减少。循环中可溶性 RANKL/OPG 的水平与骨病严重程度及预后相关。骨髓基质与骨髓瘤细胞相互作用可产生 RANKL。虽然有研究报道骨髓瘤细胞表达 RANKL，而其他研究未能证明两者的关系。因此，尚不清楚是否骨髓瘤细胞也表达 RANKL。RANKL 的潜在来源是骨髓中的 T 淋巴细胞。OPG 水平下降与几个因素相关。OPG 与 CD138、syndecan-1 结合，并在骨髓瘤细胞的作用下内化并降解，是循环中水平较低的原因。此外，骨髓瘤细胞通过与 BMSCs 作用减少了 OPG 的表达。

（三）MIP-1α

MIP-1α 是 CC 化学因子家族的一个成员，与细胞黏附及迁移功能相关。单核细胞和单核样细胞，包括前体破骨细胞，具有 MIP-1α 趋化性。它由骨髓瘤细胞产生，与破骨细胞表达的 CCR1、CCR5 结合，剂量依赖性直接刺激破骨细胞生成和分化。分离多发性骨髓瘤患者的骨髓，并与 MIP-1α 中和抗体共培养，阻断了 MIP-1α 诱导的破骨形成。在多发性骨髓瘤细胞中可检测到 MIP-1α mRNA，在患者骨髓中也发现 MIP-1α 蛋白水平升高。此外，血清 MIP-1α 水平与骨病严重程度及预后相关。体内、外实验发现 MIP-1α 也能刺激浆细胞增殖、迁移和生存。另外，MIP-1α 增加多发性骨髓瘤细胞与 BMSCs 的黏附交互作用，促进 IL-6 和 RANKL 的表达，从而增加骨破坏和肿瘤负荷。

（四）其他的破骨激活因子

IL-6 是人破骨形成的潜在诱导剂。多发性骨髓瘤患者血清 IL-6 及其受体（IL-6R）水平升高，它们与疾病分期、活性及无病生存时间相关。在鼠模型中，IL-6 增加了 MIP-1α、IL-3 和 RANKL 的破骨形成作用，并通过鼠基质细胞诱导 RANKL 的表达。然而，IL-6 在破骨形成中的确切作用仍需进一步阐明。IL-3 是人破骨形成的诱导因子。在多发性骨髓瘤患者骨髓中，IL-3 mRNA 和蛋白水平均升高。此外，同仅用 MIP-1α 或 RANKL 相比，IL-3 联合 MIP-1α 或 RANKL 显著提高了人破骨细胞生成和骨吸收。IL-4 能不依赖于 IL-6 促进多发性骨髓瘤细胞的生长。这些结果提示，IL-3 促进骨破坏和肿瘤生长。IL-1β 具有潜在的 OAF 活性，增加黏附分子的表达，诱导 IL-6 旁分泌，导致溶骨病变。多发性骨髓瘤细胞培养液上清及患者血浆中，IL-1β 水平增加。多发性骨髓瘤患者浆细胞培养液上清中发现 TNF-α 水平高。TNF-α 通过加速 I-κB（NF-κB 的抑制剂）的蛋白水解，激活 NF-κB，上调 IL-6 基因的转录，促进骨吸收。

（五）成骨抑制因子

除外破骨细胞的招募和活性的增加，成骨活性也被抑制。组织形态学的研究表明，疾病早期阶段，破骨细胞和成骨细胞招募均增加。也有许多研究显示多发性骨髓瘤骨病表现为骨硬化型。二十年前，研究已证明，前体成骨细胞分泌大量 IL-6。促进自身招募增加是多发性骨髓瘤发病的关键环节。不仅 IL-6 是一种重要的溶骨激活因子，而且也是潜在的骨髓瘤细胞生长因子。也有研究者认为前体成骨细胞的招募由骨髓瘤细胞脱落的可溶性 IL-6R 介导。他们认为，从骨髓瘤细胞表面脱落的可溶性 IL-6R 与由间充质干细胞/前体成骨细胞分泌的 IL-6 结合，该复合体再结合前体成骨细胞表面 gp130，活化 IL-6 通路，导致成骨细胞招募及分化。

因此，早期成骨细胞招募增加，并经 IL-6 途径促进骨髓瘤细胞生存。然而，随着疾病进展，成骨细胞数量减少，破骨活性增加，总的结果是导致溶骨病变。成骨细胞数量下降和功能受抑制的分子机制仍有待进一步研究。通过对骨代谢生化标记物的分析，发现骨髓瘤中有一种未明的因子与后期阶段成骨细胞分化和功能受抑制相关，导致成骨和破骨活性的失衡，以及溶骨性病变。

（六）Dickkopf-1 的作用

越来越多的证据表明，Wnt/β-catenin 信号通路抑制因子 Dickkopf-1（Dkk-1）抑制成骨细胞分化，在驱动溶骨性病变中发挥重要作用。Dkk-1 最初在一项上调骨髓瘤基因的研究中被发现。在这项多发性骨髓瘤研究中，研究者监测影像学证实的溶骨性患者与影像学无溶骨性病变患者，以及华氏巨球蛋白血症患者和意义未明的单克隆丙种球蛋白患者，发现与骨髓瘤溶骨病变相关的四种基因高表达，其中一种基因编码 Dkk-1 蛋白。这些基因的表达与不同组患者骨髓 Dkk-1 蛋白水平密切相关。重组 Dkk-1 蛋白抑制鼠源性前体成骨细胞的分化，而抗 Dkk-1 单抗可逆转此效应。随后，其他研究者也证明血清 Dkk-1 水平与溶骨病变相关。此后，许多体内研究证明，靶向鼠骨髓瘤 Dkk-1 可阻止骨髓瘤骨病的发生。

（七）Wnt/β-catenin 信号通路其他抑制因子的作用

近期研究指出，Wnt/β-catenin 信号通路的其他抑制因子，包括可溶性 frizzle 相关蛋白 2、3，wise 和 sclerostin，在减少成骨细胞数量和抑制成骨功能等方面发挥作用，从而提供了潜在的治疗靶点。Sclerostin 由骨细胞表达，以类似于 Dkk-1 的方式，结合 Lrp5，使得它与 frizzle 和随后的下游 Wnt/β-catenin 信号分离。最近，从骨髓瘤患者骨髓分离的浆细胞也显示过表达 sclerostin。此外，在晚期骨髓瘤患者中发现血清 sclerostin 水平升高。Sclerostin 已证明是治疗骨髓瘤骨病的一种潜在靶点。

（八）骨髓瘤骨病中其他可能的成骨细胞抑制因子

1. IL-7

IL-7 可能具有抑制成骨细胞的作用。证据源自体外研究，骨髓瘤细胞系与前体成骨细胞培养减少了成骨细胞分化的标记物（如集落形成检测），这种效应可被抗 IL-7 抗体逆转，并且也观察到 IL-7 与 VLA-4 黏附分子相互作用的接触依赖效应。在这个体系中，下调转录因子 Runx2/Cbfa1 介导成骨细胞分化受抑制。IL-7 由 T 淋巴细胞分泌，已知上调 RANKL 促进溶骨活性。IL-7 的作用不依赖 Wnt 通路。

2. HGF

HGF 由破骨细胞产生，通过自分泌方式或在调节成骨细胞中通过旁分泌方式发挥作用。在骨髓瘤细胞系中，也有 HGF 高表达报道。原代骨髓瘤细胞也表达 HGF。在人间充质干细胞和鼠前体成骨细胞系 C2C12 中，HGF 抑制骨形态发生蛋白诱导的碱性磷酸酶的表达。

3. IL-3

同样，近期研究也暗示 IL-3 在骨髓瘤骨病的发生中发挥双重作用（促进肿瘤生长和破骨形成）。最近，研究表明，同健康对照相比，骨髓瘤患者骨髓 IL-3 水平显著升高，IL-3 也抑制基础状态下骨形态发生蛋白诱导的成骨分化。

4. TGF-β 调节成骨细胞分化

由于抑制成骨在骨髓瘤骨病的发生中具有重要作用，研究者已将注意力集中在其他调节成骨形成的通路上。TGF-β 是其中的通路之一。TGF-β 超家族细胞因子由 TGF-βs、骨形态发生蛋白和 activin/inhibin 系统组成，属于高度保守的家族，生物学功能广泛，包括调节胚胎发生、生殖及广泛的组织稳态。在骨髓瘤中，研究者发现，骨髓瘤驱动的破骨吸收增加促使骨矿基质释放 TGF-β，抑制基质成骨分化。近期研究亦表明，抑制鼠 TGF-βI型受体对骨具有代谢效应和抗代谢效应，可增加成骨分化和骨形成，减少破骨细胞分化和骨吸收。

5. Activin-A 调节骨表型

近期研究也发现 activin-A 是骨表型的重要调节因子。Activins 属于 TGF-β 超家族成员，与它们天然的拮抗剂 inhibins 密切相关。Inhibins 由一个 α 亚单位和 1～2 个 β 亚单位偶联而成，即 inhibin-A（αβA）或 inhibin-B（αβB）。Activins 是 β 亚单位的同源或异源二聚体。最常见的类型是 βA 和 βB，从而组成同源二聚体 activin-A（βAβA），activin-B（βAβB）。最初认为 activins 和 inhibins 是垂体卵泡刺激素释放的重要调节因子。后续研究表明 activins 在不同组织中均有表达，在胚胎学、创伤愈合和组织稳态中发挥作用。

许多研究者已发现 activin/inhibin 系统是骨形成的重要调节因素。Activin-A 在骨中含量极高。然而，在骨中未检测到 activin-B 及 activin-AB。关于 activin-A 在骨中的作用有争议。体外研究发现它具有抑制和刺激成骨细胞形成的双重作用。在体内，activin-A 增加骨矿密度，然而，inhibin-A 过表达阻止 activin-A 和其他 TGF-β 家族成员，也增加骨质量。也有研究者指出，可溶性 ActRIIA. muFc 融合蛋白阻断 activin-A 信号通路，从而增加骨质量及强度。ACE-011 是人 activin II 型受体胞外区的可溶性物质，被嵌合到人 IgG-Fc 片段，也显示可增加健康者和绝经后妇女骨形成，减少骨吸收标记物水平。

三、抗骨髓瘤骨病的治疗策略

（一）双膦酸盐

骨髓瘤中破骨细胞活性明显增加为临床应用双膦酸盐提供了合理的依据，因为该类药是破骨细胞的潜在抑制剂。在骨髓瘤中，三个最常应用的双膦酸盐是可口服、每日给药的氯膦酸二钠，每月静脉输注 1 次的帕米膦酸二钠和唑来膦酸。

对于有症状的骨髓瘤患者，氯膦酸二钠减少新的溶骨性病变、椎体和非椎体骨折的数目，降低高钙血症及骨痛的程度。对于有骨病证据的患者，帕米膦酸二钠减少骨相关事件，改善疼痛评分及生活质量。虽然帕米膦酸二钠的标准剂量是每月 90mg，但在一项研究中，比较了初诊有症状的患者 30mg 与 90mg 的疗效差异，结果显示两组在中位至骨相关事件时间和中位骨相关事件生存时间并无差别。一项大型研究采用非劣效性设计，在骨髓瘤中对比唑来膦酸和帕米膦酸二钠的疗效，结果表明两者均同等程度减少了骨相关事件，减轻骨痛及放疗需求，尽管唑来膦酸在转移性乳腺癌患者中获益明显。骨髓瘤Ⅸ临床研究显示，在初诊、症状性骨髓瘤患者中（$n=1960$），同氯膦酸二钠相比，唑来膦酸显著减少了骨相关事件发生率。中位随访 3.7 年，唑来膦酸组和氯膦酸二钠组一次骨相关事件的发生率分别是 27%、35%（$P=0.0004$）。在症状性多发性骨髓瘤中，双膦酸盐的获益毋庸置疑。双膦酸不推荐用于单克隆免疫球蛋白增多症或无症状多发性骨髓瘤。在一项Ⅲ期研究中，对于无症状的骨髓瘤患者，唑来膦酸减少了疾病进展时骨相关事件的次数，但对其他方面的指标或患者生存并无影响。除临床研究之外，不推荐双膦酸盐用于无症状的骨髓瘤患者。

关于双膦酸盐治疗症状性骨髓瘤有几个问题仍有待阐述清楚。

1. 双膦酸盐有抗骨髓瘤作用吗

16 年前，体外和动物研究均表明双膦酸盐有抗肿瘤效应。MRC 骨髓瘤Ⅸ临床研究是证实双膦酸盐在骨髓瘤中具有明显的抗肿瘤效应的第一项随机、对照研究，并且这种作用与是否采用自体干细胞移植巩固治疗或初诊时是否存在骨病无关。然而，尽管有这些令人振奋的结果，这类药抗肿瘤的机制仍未完全阐述清楚。

许多不同的机制被认为与双膦酸盐抗骨髓瘤的作用有关，包括相对简单的机制与复杂的相互作用。最简单的机制便是这类药减少骨破坏，从而减少了肿瘤扩展的容积，保护骨屏障的完整性。例如，肿瘤突破自身的位置、扩展及转移的可能性下降。同样，骨髓微环境经常被视为肿瘤生长的良好场所，特别是在骨吸收过程中骨基质释放大量生长因子如 TGF-β、ILGF，也就是所谓的"种子与土壤"概念。由于双膦酸盐抑制骨吸收，使得骨髓这种良好的环境处于相对"惰性"的状态。研究表明，双膦酸盐能抑制肿瘤细胞黏附至矿物质表面。另外，类似于药物对破骨细胞的作用，双膦酸盐也显示出对骨髓瘤细胞具有促凋亡和抗增殖作用。部分研究者认为双膦酸盐也有抗血管生成效应。更复杂的相互作用也被认为是其发挥作用的机制之一，如双膦酸盐增强了 γδT 淋巴细胞介导的免疫监视作用。

多项研究报道了双膦酸盐与化疗药物（包括多柔比星、紫杉醇和环磷酰胺等）具有协同效应。最近的一项研究显示，多柔比星给药 24 小时之后再行唑来膦酸治疗，减少了鼠乳腺癌的肿瘤负荷。作者认为这是由于促凋亡因子上调、细胞周期蛋白减少等复杂的相互作用所致。进一步阐述这些机制意义重大。许多研究认为双膦酸盐抗肿瘤效应归结于焦磷酸合成酶受抑制，阻止类异戊二烯的生成，而后者是异戊烯化所必需的。这些化学物质的减少影响细胞功能，增加凋亡，也减少功能性细胞周期蛋白浓度，抑制增殖。因此，双膦酸盐不仅对破骨细胞具有促凋亡和抗增殖作用，而且对肿瘤细胞亦有同样的作用。

其他的非直接抗肿瘤机制：如已知破骨细胞分泌许多肿瘤生长因子（如 IL-6、骨桥蛋白、BAFF 和 APRIL），由于双膦酸盐减少了破骨细胞的数目，从而可能减少了这些促进肿瘤生长因子的含量。

2. 双膦酸盐的不良反应

双膦酸盐潜在的不良反应包括胃肠道反应（口服给药），急性期反应（静脉给药）和低钙血症。下颌骨坏死和肾功能损伤是罕见的、但严重的潜在不良反应。下颌骨坏死与给药时间、患者年龄及拔牙等相关。支持疗法仍然是治疗的基石，然而外科手术对少数患者亦有帮助。在前瞻性骨髓瘤研究IX中，下颌骨坏死率在移植患者中为3.8%，在非移植患者中为3.3%（中位随访3.7年）。预防性措施包括治疗前行全面口腔检查，保持良好的口腔卫生，以及双膦酸盐治疗期间避免口腔手术。一旦下颌骨坏死，需立即停止应用双膦酸盐，直到骨坏死已痊愈。重新应用双膦酸应个体化，虽然这类药物潜在的获益大。在骨髓瘤IX研究中，唑来膦酸和氯膦酸二钠在肾功能损伤方面无差异，检查血清肌酐有助于早期诊断肾功能不全。

3. 双膦酸盐应用的最佳治疗时间和剂量

几大指南推荐双膦酸盐治疗的时间为2年。2年后的治疗取决于不同内科医师的意见。然而，基于骨髓瘤IX研究，双膦酸盐使用的时间将来可能会改变，因为唑来膦酸应用至疾病进展时，持续发挥抗肿瘤效应的时间亦增加，促使许多临床医师考虑长期治疗。唑来膦酸具有生存获益，因而应用广泛。研究者指出，在非英国国家，替代唑来膦酸的双膦酸盐是帕米膦酸二钠，该药比唑来膦酸便宜1/10，未降低患者生存率，并且下颌骨坏死发生率更低。尚不清楚初诊时无骨疾病的患者应用双膦酸盐是否有效。

（二）抑制破骨形成的新的治疗方法

Denosumab是全人源单抗，以高亲和力和特异性结合到RANKL，抑制破骨形成。在晚期实体肿瘤及骨髓瘤患者中，Denosumab推迟第1次骨相关事件的发生时间优于唑来膦酸，Denosumab改善总生存期劣于唑来膦酸。

（三）靶向骨形成的治疗方法

1. 靶向Dkk-1

虽然双膦酸盐和其他治疗已显示出对骨髓瘤骨病有保护作用，并能减少后续的骨相关事件，但是，这种保护作用是有限的，存在的骨病灶并不能愈合。因此，研究者已将注意力转向代谢方向，即通过增加骨形成来提高对溶骨病变的保护作用，阻止已存在的溶骨病变继续进展，并最终刺激骨修复。Dkk-1作为代谢靶点，具有良好的应用前景。一项大型多中心II期研究已在不能耐受双膦酸盐的骨髓瘤患者中探索抗Dkk-1全人源化抗体的疗效。

2. 靶向activin-A

近来，两项鼠骨髓瘤动物研究显示靶向activin-A对溶骨病变有显著的保护作用。特别地是，在5T2MM和5T33MM鼠骨髓瘤模型中发现靶向activin-A不仅能阻止溶骨性病变，而且也有生存获益。基于这些有前景的结果，靶向activin-A信号对骨髓瘤骨病将大有裨益。ActRIIA.muFc联合传统化疗治疗骨髓瘤的研究正在进行中。鉴于ActRIIA.muFc对溶骨性病变作用大，这些研究将有利于探索骨髓瘤治疗的新方法。

3. 靶向骨代谢也能抑制肿瘤生长

近年，多项研究已表明靶向骨形成可以发挥抗肿瘤作用，其机制是在骨形成过程中，成骨细胞释放大量骨生成基质因子、核心蛋白多糖，这些因子具有抗血管、抗肿瘤及抗破骨形成效应。此外，其他两种骨代谢治疗方法（甲状旁腺激素和间质干细胞治疗）已显示不仅是有效的骨代谢治疗方法，而且也具有抗肿瘤特性。

4. 新的抗骨髓瘤药物亦具有骨保护效应

许多新的抗骨髓瘤药物也具有直接的骨保护效应，如蛋白酶体抑制剂。蛋白酶体通过靶向 β-catenin 抑制 Wnt 信号通路。蛋白酶体抑制剂增加 β-catenin 的稳定性，允许它转位至胞核，以及促进成骨生成基因的转录，激活 Wnt 信号通路。临床观察到接受硼替佐米治疗的患者总碱性磷酸酶和骨特异碱性磷酸酶水平均增加。此外，研究者也发现，硼替佐米上调了成骨生成关键的转录因子 Runx2 和骨形成标记物。体外应用细胞接触共培养方法发现，沙利度胺和来那度胺减少了由骨前体细胞产生的 RANKL，进而减少破骨细胞生成。这些作用也与一些重要的黏附分子（如 CD49d，CD102 等）的下调有关。

四、小结

随着骨髓瘤预后的总体改善，特别是新治疗方法的出现，控制骨髓瘤骨疾病将仍然是临床关注的重点。结合骨髓瘤骨疾病的病理生理机制，以骨吸收增加和骨生成减少过程的关键信号分子为靶点是合理的。抗骨吸收的治疗方法已较为成熟，如何成功应用骨代谢剂将是未来进一步研究的重点。

（刘成成）

第六节　骨髓瘤靶向信号通路治疗

一、引言

药物治疗是癌症治疗的三大疗法之一，新型抗肿瘤药物的不断发现及深入研究已使肿瘤化学治疗成为科学并促使了肿瘤内科学的诞生。然而，抗肿瘤药物的研究仍面临严峻的挑战，许多抗肿瘤药在临床应用过程中产生耐药性，且不少抗肿瘤药还存在着严重的不良反应。究其原因，第一，抗肿瘤药物对肿瘤细胞的特异性不强，在杀伤肿瘤细胞的同时，对正常的组织细胞也有损伤作用，因此产生了毒副作用，成为化学治疗限制剂量使用的阻碍；第二，肿瘤细胞产生的抗药性，尤其是多药抗药性，是肿瘤内科治疗失败的主要原因，也是肿瘤内科特别是药物治疗亟需解决的难题。因此，新型抗肿瘤药物的研究势在必行。近年来，随着科学技术的迅猛发展及分子肿瘤学、细胞分子生物学技术的进步，新型抗肿瘤药物尤其靶向治疗药物的不断涌现，使抗肿瘤药物的研究与开发已进入一个崭新的阶段。靶向药物治疗可选择性导向药物到肿瘤细胞，因此能弥补常规治疗的缺陷，明显增强抗肿瘤活性，并减少对正常组织的毒性。靶向药物治疗已经有很长的历史。1985 年，Hericourt 和 Richet 报告用人类的肿瘤免疫动物并用其血清治疗患者，有一定的效果，自此开始了抗体的靶向治疗。另一种靶向治疗是依靠肿瘤组织器官的特异性，如 40 年代用 ^{131}I 治疗甲状腺癌。

多发性骨髓瘤仍然是不可治愈的老年性疾病，采用常规化疗，多数患者出现复发、耐药性或不能耐受强烈化疗，为提高疗效需要寻找更新、更好的治疗方案。在治疗过程中既要针对骨髓瘤细胞（杀伤肿瘤细胞、抑制其生长、诱导其凋亡），又要充分考虑到肿瘤细胞生长生存的骨髓微环境，骨髓微环境能够保护及促进骨髓瘤细胞的增殖、生存、耐药等，是骨髓瘤细胞赖以生存的必要条件。骨髓瘤发病过程中存在多条信号转导通路的异常活化，因此，靶向于骨髓微环境、骨髓瘤细胞内信号通路及两者间交互作用的治疗手段，为提高疗效及减少耐药性开辟了新的方向。目前靶向治疗的新药已经广泛应用于临床，作用于多发性骨髓瘤微环境的靶向药物治疗大致可分为以下几种类型：①干扰骨髓瘤细胞与骨髓微环境相互作用的药物，如沙利度胺及其类似物、三氧化二砷、核因子（NF-κB）蛋白酶体抑制剂（典型代表药物是硼替佐米）；②针对骨髓微环境，如有丝分裂原活化蛋白p38（p38 Mitogen activated protein, p38MAP）激酶抑制剂、TGFβ 受体抑制剂、热休克蛋白90抑制剂等；③抑制骨髓瘤细胞增殖和存活的新药，包括法尼基转移酶抑制剂（FTI3）、VEGF 受体抑制剂、组蛋白去乙酰基转移酶抑制剂 ITF2357 等。靶向治疗为骨髓瘤的治疗提供了新的手段，使骨髓瘤的治疗获得了突破性进展，无论是对复发与耐药的骨髓瘤还是对初治的骨髓瘤均有明显疗效。现就靶向骨髓微环境的治疗近况做一介绍。

二、靶向信号通路的治疗

（一）PI3K/Akt/mTOR 信号通路

PI3K/Akt/mTOR 信号传导通路是影响细胞能量代谢、细胞周期、细胞增殖及凋亡的重要信号通路。目前，靶向此信号通路的研究受到了广泛关注。

IL-6 受体家族及其他酪氨酸受体（EGFR 家族、VEGFR、IGFR）下游的 MAPK/ERK1/2 通路可介导细胞增殖、分化及生存。PI3K/Akt/mTOR 通路可被骨髓瘤细胞生长因子激活，且通常与 MAPK/ERK1/2 通路发生交互作用。*PIK3CA* 基因编码 PI3K 激活亚单位p110α，在多种癌症中 *PIK3CA* 可发生突变，进而导致 PI3K/Akt/mTOR 通路的异常激活。这种突变作用导致了乳腺癌治疗中对抗 HER2 单克隆抗体曲妥珠单抗的耐药。另一方面，当肿瘤抑制基因 *PTEN* 发生低表达或缺失，也会导致 PI3K/Akt/mTOR 通路的激活。因此，靶向 PI3K 通路的治疗方法成为了肿瘤治疗热点，近年一系列靶向 PI3K、Akt、mTOR 信号传导通路的药物已经被开发出来，如 PI3K 阻断剂 Wortmannin、Akt 阻断剂 Perifosine、mTOR 阻断剂西罗莫司等，新型的通路抑制剂已进入临床试验。事实证明靶向此信号通路的治疗是很有前景的治疗方法，然而，单独应用这些药物的疗效仍有限，可与硼替佐米或地塞米松等药物联用以进一步提高疗效。

（二）JAK/STAT 信号通路

目前发现的哺乳动物 JAK 家族有 JAK1、JAK2、JAK3 和 TYK2，与细胞因子受体相关，受体与配体结合发生磷酸化而活化，活化后进一步激活下游信号，其中对瘤细胞生存及增殖最重要的有 STAT 转录因子、PI3K/Akt 及 Ras/Raf/MEK/MAPK 通路。STAT3 是STAT 家族最重要的成员，被 IL-6 激活后通过使抗凋亡基因（*MCL1*、*BCL2*、*BCL-XL*）的过度表达或上调 *cyclin D1* 基因而调节细胞生长。JAK-STAT 途径的过度激活与多种恶性肿瘤的发生发展有密切联系。

已经有一系列研究致力于阻断多发性骨髓瘤中的 JAK 通路，如羟基吡啶 JAK 抑制剂P6，可抑制 IL-6 介导的 STAT3 激活并抑制 IL-6 依赖性细胞的增殖。

（三）Wnt/β-联蛋白信号转导通路的靶向治疗

Wnt 信号通路的异常是许多肿瘤发生的标志，研究证实此通路与多发性骨髓瘤的发病也有密切联系。骨髓瘤细胞中，N 端未磷酸化的 β-联蛋白（β-catenin）水平过高，刺激 Wnt3A 信号蛋白并增加 β-联蛋白在核内的积累，激活 Wnt/β-联蛋白通路并最终导致骨髓瘤细胞的增殖和扩散。甲基化异常能沉默 Wnt 信号拮抗基因，使 Wnt 信号通路得以激活，而去甲基化能使 Wnt 抑制基因重新获得抑制功能并下调 Wnt 信号，降低骨髓瘤细胞的增殖速率。近期通过酶联免疫吸附快速筛选法确定的小分子物质 PKF115-584，能有效地阻止 β-联蛋白/TCF（ternary complex factor）转录复合体的形成，从而阻止能诱导细胞毒性作用的 Wnt 信号靶基因的表达。其他靶向 Wnt 信号途径的方法包括利用能抑制 β-联蛋白与核转录因子 CREB（cAMP response element binding protein）相互作用的各种小分子抑制剂，以及能特异性抑制 Wnt 通路的多种 siRNA 和各种抗体等。

（四）RANK/RANKL/OPG 信号转导通路的靶向治疗

核因子 κB 受体活化因子/核因子 κB 受体活化因子配体（receptor activator of NF-κB/RANK ligand，RANK/RANKL）信号转导通路是骨重塑作用的关键通路，可介导破骨细胞诱导骨吸收。RANK 是肿瘤坏死因子受体超家族的一个跨膜信号受体，其同源配体 RANKL 只专一性地在骨髓基质细胞内表达，介导骨的吸收。RANK 和 RANKL 的相互作用对破骨细胞的形成、生存和骨吸收功能十分关键。护骨蛋白（osteoprotegerin，OPG）是由成骨细胞分泌的肿瘤坏死因子受体超家族成员，能阻断 RANKL 与 RANK 的作用从而抑制破骨细胞的生成。因此，OPG 和 RANKL 的比例决定了破骨细胞生成速率和骨吸收水平。多发性骨髓瘤患者骨髓基质中 OPG 明显降低，而血清中 RANKL 明显升高，OPG 与 RANKL 的比例失调与骨髓瘤患者骨病变有密切关系。多发性骨髓瘤动物模型实验表明，重组 OPG 能抑制肿瘤诱导的破骨细胞形成，并阻止溶骨性病变，且重组 OPG-Fc 能降低多发性骨髓瘤的肿瘤负荷，并显著延长动物模型的生存时间；另外，抑制 RANKL 可以防止骨髓瘤细胞引发骨质破坏，且对骨髓瘤有一定的抗肿瘤效果。

（五）细胞凋亡信号通路

凋亡——细胞程序化死亡通路的调节异常在肿瘤发生及抗肿瘤治疗的抵抗中发挥重要作用。这条通路也受复杂的基因调节网络的控制。靶向于细胞凋亡的治疗机制包括抑制 Bcl-2 蛋白家族成员如 Bcl-2 或 Mcl1 的过表达，进而逆转肿瘤耐药。事实上，大部分作用于传导通路的药物都是直接或间接作用于细胞凋亡通路而诱导细胞死亡的。

（六）热休克蛋白信号通路

热休克蛋白（heat shock proteins，Hsp）90 是一个分子伴侣，可防止蛋白质被意外降解，保持蛋白质分子的空间构象而发挥正常的生理功能。在许多肿瘤细胞中 Hsp90 水平可升高 2 ~ 10 倍，并且与肿瘤相关激酶伴随存在，包括 HER2、SRC、CRAF、CDK4 及 WEE1 等。因此，选择性 Hsp90 抑制剂具有抑制肿瘤细胞增殖和诱导肿瘤细胞凋亡的作用，可逆转肿瘤耐药。目前已有多种 Hsp90 抑制剂应用于临床实验，但还尚未获食品药品监督管理局（FDA）批准。

（七）肿瘤血管生成通路

早在 20 世纪初，Goldman 就观察到血管围绕肿瘤周围生成的现象。1968 年，Greenblatt 和 Shubik 提出了肿瘤可产生促血管生成物质的假设。1971 年，Folkman 依据前人的研究及他本人的工作，提出了肿瘤生长和转移是血管依赖性的，阻断血管生成是遏制肿瘤生长的有效策略这一学说，主要内容包括：①大部分实体瘤可长期处于无血管形成的休眠状态，在无血管状态下，肿瘤依靠简单被动扩散获得营养，最大生长直径为 1~2mm；②在一定状态下，周围血管通过芽生方式生成新的血管并进入肿瘤组织；③肿瘤细胞产生的肿瘤血管生长因子（tumor angiogenesis factor，TAF）能触发肿瘤的血管形成；④通过抑制 TAF 的产生或直接作用于新生血管的内皮细胞等策略阻断血管形成，有可能抑制肿瘤生长；⑤抗血管生成只能使肿瘤停止生长或缩小至直径为 1~2mm 的无血管状态，而并非能彻底根除全部肿瘤细胞。1976 年，Gullion 研究显示，癌前组织细胞在变成癌的过程中获得了血管生成的能力，但有关该领域的研究直到 Folkman 在 1987 年从肿瘤细胞分离获得第一个 TAF 即碱性成纤维细胞生长因子（basic fibroblast growth factor，bFGF）后才引起了学术界的广泛关注，尤其近 20 年来，人们对肿瘤血管的形成机制进行了广泛深入的研究，数种内源性的促血管生成分子（pro-angiogenic molecules）和抗血管生成分子（anti-angiogenic molecules）已被分离鉴定，由两者间平衡状态所决定的"血管生成开关"（angiogenic switch）系统已被广泛接受。由于肿瘤的生长、浸润和转移与肿瘤血管有密切的关系，人们对针对肿瘤血管形成的分子机制所设计的抗血管生成治疗策略寄予了极大的关注，尤其是 Boehm 等用 endostatin 在荷瘤小鼠中证明抗血管生成策略不易产生耐药这一特点以后，更提升了抗血管生成药物的研发热潮。近年来这方面的研究有了较大进展，为肿瘤治疗带来了新希望。

常规化疗药治疗存在以下弊端：①目前用于肿瘤治疗的药物大多缺乏肿瘤细胞靶向性，在杀伤肿瘤细胞的同时，也杀伤大量的骨髓细胞及其他增殖旺盛的细胞，产生严重的毒副作用，使患者难以承受；②由于肿瘤细胞的不均一性及肿瘤细胞基因组的高度不稳定性，使得少数耐药细胞得以生存，还有些肿瘤细胞会在治疗中获得耐药性，继而对进一步的治疗产生临床耐药现象；③肿瘤组织血管结构异常及间质压力的升高，使药物从血管进入间质进而到达肿瘤细胞的传递非常有限，药物的局部浓度较低，从而影响了疗效。相对以上常规化疗的弊端，抗血管生成的肿瘤治疗策略有以下潜在优势：①血管内皮细胞的基因组较稳定，针对血管内皮细胞的治疗不易获得耐药性；②正常成熟组织毛细血管内皮细胞处于静止状态，而肿瘤血管内皮细胞增殖活跃，有许多相对特异的标记分子，如 VEGF 受体、Tie 受体、E-selectin 等，它们的表达较正常静止期的内皮细胞高 50 倍以上，是潜在的抗肿瘤血管生成的靶向分子，也避免了对正常血管内皮细胞的杀伤；③由于肿瘤血管本身是药物的靶部位，因此，药物易于到达并在局部形成较高浓度；④肿瘤血管生成的血管依赖性是包括实体肿瘤和血液系统非实体肿瘤在内所有肿瘤共有的，因此，针对肿瘤血管的治疗策略具有抗瘤"广谱性"，理论上适合各种类型肿瘤的治疗。

肿瘤血管生成是分子与分子、细胞与细胞和细胞与基质间相互作用的复杂过程，涉及到基质降解、内皮细胞迁移、增殖等多个步骤。因此，阻断其中任何环节在理论上均能阻断肿瘤血管的生成。目前的血管生成抑制剂主要是通过抑制内皮细胞的迁移和吸附、抑制内皮细胞的活化和增殖，或直接针对肿瘤血管靶分子等不同策略，以达到抑制血管生成的目的。

多发性骨髓瘤细胞和骨髓基质细胞可分泌 VEGF，VEGF 不仅可促进新生血管的形成，还介导 MAPK 的活性，促进骨髓瘤细胞的生长。骨髓内新生血管的增加又进一步增加了 VEGF 的分泌。多项研究均表明，多发性骨髓瘤的新生血管明显增加。研究还表明，骨髓血管的密度有重要的预后意义。沙利度胺可抑制 VEGF 和 bFGF 诱导的血管新生，削弱 VEGF 诱导的 MAPK 信号通路。

20 世纪 50 年代，沙利度胺首次进入欧洲市场。沙利度胺属于一种镇静剂，曾经在孕妇妊娠呕吐的治疗中得到了一定的应用，但是由于其会引发严重的并发症，如胎儿畸形等，因此逐渐退出了市场，1962 年此药被禁止使用。目前，沙利度胺作为免疫调节剂应用于多种疾病，如慢性移植物抗宿主疾病、系统性红斑狼疮、结节病、获得性免疫缺陷综合征（AIDS）等消耗性疾病，多发性骨髓瘤也是其适应证。Singhal 等医学学者在 1999 年对沙利度胺在复发及难治性多发性骨髓瘤中的良好临床疗效进行了首次报道，发现沙利度胺能够通过抑制 VEGF 的分泌，对新生血管的生成进行有效的抵抗，此外，沙利度胺的抗肿瘤作用机制还包括以下几个方面：①沙利度胺能够对细胞表面黏附因子进行有效的调节，同时对其相互间的作用有着深远的影响；②干扰骨髓瘤细胞及骨髓基质细胞的多种细胞因子的分泌，如 IL-6、TNF-α 等，改变其生物活性；③沙利度胺可通过包括 INF-γ 和 IL-2 分泌 Th1 T 淋巴细胞介导的免疫调节机制作用于骨髓瘤细胞，从而促进宿主免疫杀伤骨髓瘤细胞的作用。对于复发难治性多发性骨髓瘤，研究表明，沙利度胺单药（每日 100 ~ 600mg）治疗的有效率为 30% ~ 70%（有效的判定标准为 M 蛋白下降≥25%），中位反应时间为 3 ~ 8 周。沙利度胺+氧芬胺（马法兰）或沙利度胺+氧芬胺+地塞米松治疗复发性难治性多发性骨髓瘤的有效率为 82%，但骨髓毒性也随之增加，分别有 82% 和 62% 的患者出现了粒细胞减少。联合多柔比星脂质体、长春新碱和地塞米松治疗复发性难治性多发性骨髓瘤的临床研究显示，总有效率为 74%，但中性粒细胞减少、感染、深静脉血栓等不良反应发生率均有所增加，因此有待进一步研究以改进治疗方案。此外，Mayo 医院 Ⅱ期临床研究提示，沙利度胺治疗初发多发性骨髓瘤同样安全有效。该研究中患者接受沙利度胺每日 200mg，联合地塞米松每日 40mg（第 1 ~ 4，9 ~ 12，17 ~ 20 日，每单周期）和 40mg（第 1 ~ 4 日，每个周期），结果，血清或尿中 M 蛋白下降 50% 及以上者达 64%。常见的不良反应包括深静脉血栓（12%）、便秘（8%）、皮疹（6%）和呼吸困难（4%）。ECOG Ⅲ 期随机临床研究显示，初发多发性骨髓瘤患者接受沙利度胺每日 200mg 联合地塞米松 40mg 或地塞米松单用，共 4 个疗程（28 天为 1 周期），沙利度胺和地塞米松联用组总有效率为 80%（判定标准为血清和尿 M 蛋白下降≥50%），显著高于单用地塞米松组（53%）。虽然沙利度胺在治疗多发性骨髓瘤方面展示出良好疗效，但它的使用与嗜睡、便秘、神经病变、血栓栓塞、海豹肢畸形等毒副作用相伴。在多发性骨髓瘤的治疗中，沙利度胺的衍生物（如来那度胺）取得了令人满意的疗效。

尽管抗血管生成的肿瘤治疗研究呈现出诱人的应用前景，但仍有不少问题有待解决：①目前的抗血管生成实验结果几乎均来自实验动物，其肿瘤生长模式、肿瘤对药物的反应性等与人体有较大差异，需建立更好的动物模型使其能更客观地反映临床实际；②由于抗血管生长药物显效较慢，这点不同于直接杀死增殖期肿瘤细胞的化疗药物，因此，对其临床应用的有效性进行合理评价尚存在一定困难；③抗血管生成药的临床应用可能主要在预防肿瘤复发和转移方面，需要较长的用药周期，那么其长期用药的毒副作用如何？④由于血管生成的网络状调节机制，只针对单一靶点的治疗难以奏效，因此需寻求理想的用药配伍，同时需探索抗血管生成药同常规化疗药的配伍应用效果。

（八）泛素-蛋白酶体途径

NF-κB 是重要的转录激活因子，介导一系列基因的转录，可在免疫和炎症反应中发挥重要作用。在肿瘤方面，NF-κB 已证实可调节瘤细胞增殖、生存、转移及肿瘤血管生成。

蛋白酶体是存在于真核细胞中的蛋白酶复合体，具有多个催化活性位点，负责细胞内大多数（超过 80%）蛋白质的降解，包括细胞周期调控与细胞凋亡调节蛋白（如细胞周期蛋白 bl、P53、p27 等）。在泛素-蛋白酶体通路中，需要被降解的蛋白质在酶的作用下被泛素标记成为泛素化的蛋白质，然后被 26S 蛋白酶体所识别，进入蛋白酶体后被降解为氨基酸，同时泛素被释放。泛素-蛋白酶体途径在几乎所有细胞事件中均发挥重要作用，包括调控细胞周期、转录、DNA 修复、信号传导及免疫反应。细胞内蛋白质通过泛素-蛋白酶体途径选择性降解，对维持细胞稳态具有十分重要的意义。因此，应用蛋白酶体抑制剂可促使凋亡前蛋白质的积聚，从而诱导细胞死亡。

第一个进入临床研究的蛋白酶体抑制剂硼替佐米，2003 年获 FDA 批准用于治疗复发难治性多发性骨髓瘤。它可特异性抑制蛋白酶体 26S 亚基，减少 NF-κB 降解，抑制 NF-κB 活性，NF-κB 的抑制作用也产生了许多影响，包括使 IL-6、黏附分子表达降低等，从而介导肿瘤细胞死亡。硼替佐米可直接作用于骨髓瘤细胞并诱导耐药骨髓瘤细胞的凋亡，克服 IL-6 对骨髓瘤细胞的保护，并可增强地塞米松的抗骨髓瘤活性。当蛋白酶体被抑制后，正常细胞处于 G0 期，而肿瘤细胞处于细胞周期，因此硼替佐米对骨髓瘤细胞具有选择性杀伤作用。研究证实，恶性细胞株对蛋白酶体抑制剂的敏感性比非恶性细胞株高 100~1000 倍。此外，研究证实，硼替佐米可抑制骨髓微环境中骨髓瘤细胞与骨髓基质细胞间的黏附，因此抑制了其他信号通路，如可克服 IL-6 的转录与分泌，以及可抑制骨髓新生血管的形成。通过减少骨髓瘤细胞黏附到骨髓基质细胞和相关的依赖 NF-κB 途径介导的骨髓基质细胞中 IL-6 的分泌，硼替佐米阻断了骨髓瘤细胞的旁分泌，并且残存的黏附骨髓瘤细胞的增殖和 MAPK 生长信号也受到抑制。

硼替佐米是第一个成功治疗多发性骨髓瘤的靶向药物，现在复发难治骨髓瘤中被推荐为一线用药。单独应用硼替佐米治疗难治多发性骨髓瘤的反应率达到了 31%，Thomas 等研究认为联合地塞米松及表柔比星的总反应率可达到 78%，联合沙利度胺或来那度胺的总反应率可达到 89%，联合氧芬肿及泼尼松的总反应率可达到 60%~75%，联合氧芬肿、泼尼松及脂质体多柔比星的有效率可达到 94.7%，联合环磷酰胺及地塞米松的有效率可达到 81%，联合环磷酰胺、沙利度胺及地塞米松的有效率达 92.5%。在初发多发性骨髓瘤的治疗中，单药硼替佐米可达到 40%~50% 的缓解率，而硼替佐米+氧芬肿+泼尼松、硼替佐米+沙利度胺+地塞米松，以及其他以硼替佐米为基础的联合方案获得的缓解率都会显著提高，能够达到 70%~90% 的缓解率。硼替佐米治疗多发性骨髓瘤及其他血液系统肿瘤如套细胞淋巴瘤取得的显著疗效，也提示靶向蛋白酶体的治疗是一项很有前景的肿瘤治疗手段。

硼替佐米常见的毒副作用在临床上用标准方法和（或）减量处理大多是可以控制的，它引起的血小板减少是暂时的，一般休息 10 天左右即可恢复。Ⅱ期临床试验结果报告，患者出现周围神经病变占 35%，但主要为Ⅰ～Ⅱ度，通常是下肢感觉异常，对于严重的感觉迟钝、麻木等，可给予轻度减量，而出现Ⅱ度毒性伴疼痛或≥Ⅲ度的毒性反应则应停药直至恢复。在 SUMMIT 和 CREST 两个Ⅱ期临床试验中，采用硼替佐米 $1.3mg/m^2$ 治疗 228 例多发性骨髓瘤患者，毒性反应大多为 1～2 级，3 级或以上的不良事件主要反应在血小板减少、周围神经病变及部分消化道反应，因不良反应减量者占 12%，停药者占 5%，多数情况下中断治疗后症状可得到缓解或改善。Berenson 等应用硼替佐米治疗复发或难治的多发性骨髓瘤，剂量为 $1.0mg/m^2$ 或 $1.3mg/m^2$，每 21 天为 1 周期，共 8 周期，可加地塞米松（20mg），中位治疗 41.5 周，75% 的患者应用了地塞米松，目前没有发现累积毒性，最常见的Ⅲ～Ⅳ度毒性反应是血小板减少（29%）、腹泻（11%）、贫血（11%）及中性粒细胞减少（10%），周围神经病变少见。因此，硼替佐米±地塞米松治疗复发或难治的多发性骨髓瘤，6 周期以上是安全的，毒副作用是可控的。日本有报道称硼替佐米可引起严重的肺损伤，而欧美国家报道肺毒性低，但仍值得警惕。关于周围神经病变，大约 1/3 的多发性骨髓瘤患者由于疾病本身的原因存在一定程度的周围神经病变，而多数在既往治疗中应用了沙利度胺、长春新碱等药物也具有一定的神经毒性，因此，多发性骨髓瘤患者中周围神经病变的发生率较高。硼替佐米治疗相关的周围神经病变通常表现为感觉异常、麻木、迟钝、烧灼感或伴有疼痛，尽早和及时地评估周围神经病变程度，并依据剂量调整方案进行处理，将有利于降低严重的周围神经病变的发生率。

硼替佐米在多发性骨髓瘤的治疗中取得了显著疗效，但在实体瘤中的结果却不尽人意。另外，剂量限制性毒性、耐药的发生及与其他药物的相互作用均阻碍了其在临床的广泛应用。这些发现也促使研究者致力于优化硼替佐米的临床应用，以及开发新的蛋白酶体抑制剂。令人欣喜的是，二代蛋白酶体抑制剂卡非佐米已于 2012 年获 FDA 批准使用。卡非佐米能结合并抑制 20S 蛋白酶体的活性，具有良好的抗肿瘤作用及安全性，可用于硼替佐米耐药的多发性骨髓瘤患者。除此以外，其他作用于泛素-蛋白酶体途径的治疗药物也涌现出来，且将作用于泛素-蛋白酶体途径的药物与作用于其他途径的药物联用，也获得了良好的疗效。

（九）IL-6 抑制剂

IL-6 一直被认为是一个主要的促进细胞增殖和存活的细胞因子依赖的驱动因素，是多发性骨髓瘤最主要的通过自分泌和旁分泌产生的细胞因子。作为瘤细胞生存必需的因子，IL-6 既可由瘤细胞也可由骨髓基质细胞分泌产生。已证实表达 IL-6 的骨髓瘤细胞恶性程度更高，增殖更快，并易产生耐药性。但骨髓微环境中的 IL-6 更多的来自骨髓基质细胞，骨髓瘤细胞一方面通过黏附分子与基质细胞直接接触，另一方面通过分泌 TGF-β、TNF-α、VEGF、IL-1 等细胞因子共同促进基质细胞合成和分泌 IL-6，同时胰岛素样生长因子 1（IGF-1）、VEGF 表达增多，这些细胞因子又进一步促进了骨髓瘤细胞合成和分泌 VEGF、bFGF、TNF-α 和 TGF-β，从而形成相互作用的循环。另外，众多研究结果显示，这些细胞因子中 IL-6、IGF-1 和 VEGF 可通过 Ras/Raf/MEK/ERK 通路促进骨髓瘤细胞增殖，IL-6、VEGF 也可通过刺激 JAK/STAT3 通路促进骨髓瘤细胞生存，IL-6、IGF-1 和 VEGF 可激活 PI3K/Akt 信号通路的活化，从而抑制地塞米松和其他放化疗所致的细胞凋亡。骨髓瘤中的 IL-6 通过识别靶细胞表面的低亲和力受体 IL-6R，而与其高亲和力受体 gp130 相结合形成三聚体复合物，激活胞内信号途径而发挥多种生物学效应。IL-11 与 IL-6 共享信号转导链 gp130，从而具有与 IL-6 相似的功能。

临床方面，研究显示骨髓瘤患者血清中升高的 IL-6 及 IL-6R 与其高度恶性表型、高度抗药物诱导的凋亡作用及较差的预后相关，如 Bataille 等报道 IL-6 的水平与骨髓瘤患者骨损害的出现及疾病的严重性相关，Alsina 等报道 IL-6 可诱导瘤细胞中 MIP-1α 的表达，在瘤细胞对化疗的耐药中起作用，而 MIP-1α 的表达同时也有利于 IL-6 的分泌。此外，IL-6 在刺激破骨细胞形成、促进 B 淋巴细胞向正常浆细胞分化过程中发挥的重要作用，进一步说明 IL-6 是骨髓瘤细胞生物学效应的重要调控因子。因此，开发阻断 IL-6 信号通路的药物已成为重要的研究方向。

针对 IL-6 的靶向治疗策略基本上分为两个方面，一是阻断或干扰胞外异六聚体的形成和相互作用；二是阻断胞内的信号转导路径。靶向胞外 IL-6 和受体复合物的研究，主要是干扰或阻遏胞外异六聚体复合物的形成。而拮抗剂则包括 3 种：其一是能同 IL-6 竞争结合 IL-6R，但不能激活 gp130 的 IL-6 的突变体分子；其二是能同 IL-6R 竞争结合 IL-6，但不能同 gp130 相互作用的 sIL-6R 的突变体分子；再者是可溶 gp130 分子。而对胞内信号转导途径的研究，主要是靶向 JAK/STAT 和靶向 MAPK 的药物开发及抗 RAS 治疗等方面。靶向信号转导通路下游的因子则可以阻遏多种因素引发的信号转导，如 CYT387 使骨髓瘤 IL-6 信号转导途径的 JAK/STAT 途径受抑，从而诱导骨髓瘤细胞的凋亡；Isoliquirtigenin（ISL）、Siltuximab 和塔西单抗（Tocilizumab）通过阻断 IL-6 信号通路亦可作为治疗多发性骨髓瘤的有效选择。抗 IL-6 单克隆抗体 1339 可抑制 STAT3 磷酸化及细胞外信号转导激酶 1/2 和 AKT，从而显著抑制骨髓瘤细胞的生长。许多 IL-6 单克隆抗体和 IL-6 下游蛋白小分子抑制剂正进行第 Ⅰ 和第 Ⅱ 阶段临床试验，这将为多发性骨髓瘤抗 IL-6 治疗提供更多的选择。另外，研究显示 IL-6 信号途径的抑制剂 CNTO328 可增强硼替佐米介导的 caspase-8、caspase-9 及 caspase-3 的活化，减弱硼替佐米介导的抗凋亡 Hsp-70 的诱导生成，抑制硼替佐米介导的对骨髓瘤细胞的聚集作用，因此 CNTO328 可增强硼替佐米的活性。分别在 IL-6 存在和不存在的情况下，应用单克隆抗体 CNTO328 与骨髓瘤细胞系孵育，均可增强硼替佐米的细胞毒作用。在骨髓基质细胞和对硼替佐米相对耐药的 CD138⁺瘤细胞存在的情况下，这种细胞毒作用依然存在。这些研究为临床联合应用硼替佐米和 CNTO328 治疗多发性骨髓瘤提供了强有力的证据。

（十）单克隆抗体治疗

抗体有复杂的抗原结合区和潜在的巨大的结构多样性。他们对恶性细胞的特异蛋白或糖类有高度的亲和力。单克隆抗体药物如针对 B 细胞淋巴瘤表达的 CD20 抗原的利妥昔单抗和针对抗 c-erbB2 生长因子受体的曲妥珠单抗，通过特异地结合肿瘤抗原，起到抗肿瘤作用，而且它们连接上毒素或放射性物质能提高疗效，但它们的长期效果仍需进一步评估。近年来还有一些针对其他恶性肿瘤如乳腺癌、大肠癌、头颈癌、卵巢癌、黑色素瘤、白血病等较有前途的单克隆抗体药物也正在进行临床试验和评价它们的临床效益。

虽然一系列靶向治疗中的单克隆抗体已经被批准用于实体瘤及血液系统肿瘤治疗，尚未有批准用于多发性骨髓瘤治疗的单克隆抗体。然而，许多有潜力的人源单抗或连接细胞毒药物的单抗当前正是研究热点。这些单抗靶向于骨髓瘤细胞表面受体，或骨髓微环境中介导瘤细胞生长、存活及迁移的配体。连接细胞毒药物的单克隆抗体主要有 huN901-DM1（CD56）、BT062（CD138）、Milatuzumab-DOX（CD74），它们可靶向肿瘤细胞而不损害周围正常细胞，作用原理类似于第一个获批的治疗 CD30[+] 霍奇金淋巴瘤的抗体偶联药物 Brentuximab。还有一些单抗治疗是靶向于骨髓瘤中重要的信号传导通路，如 Siltuximab（CNTO328）和 NRI（一种抗 IL-6 受体的人源化单抗），可抑制 IL-6 介导的 ERK1/2、STAT1、STAT3 的磷酸化。1997 年 11 月美国批准了 CD20 单克隆抗体即利妥昔单抗（美罗华）的临床应用，治疗 B 细胞滤泡性淋巴瘤获得成功。1999 年利妥昔单抗开始用于多发性骨髓瘤的治疗，然而由于只有 20% 左右的骨髓瘤细胞表达 CD20，且大都表达于骨髓瘤前体细胞，故疗效欠佳。我们知道，多发性骨髓瘤中骨破坏的发生与破骨细胞的过度活化及成骨细胞的严重抑制有关。破骨细胞主要由 RANKL 调控，FDA 批准的治疗骨质疏松症的人源化抗 RANKL 单抗 Denosumab，也可以用于治疗骨髓瘤相关骨溶解。针对 BAFF（LY 2127399）及 activin A（RAP-011）的单克隆抗体，临床前实验中也证实可抑制破骨细胞活性、促进骨形成。另外，作用于骨髓瘤相关黏附分子的单克隆抗体也正在研究中，这些单抗可干扰骨髓瘤细胞与骨髓微环境的结合。其他针对 CD38、CD54、CD40、syndecan-1 等的单克隆抗体正逐步进入临床试验阶段。

目前单克隆抗体治疗的适应证仍比较局限，如何结合化疗或放疗提高疗效，为一非常重要的课题。

（十一）法尼基转移酶抑制剂

近年来，许多学者对 *RAS* 癌基因及所编码的 RAS 蛋白进行了广泛深入的研究，其焦点主要集中在 *RAS* 癌基因、RAS 蛋白与细胞转化的病理生理和人类肿瘤发生的关系。哺乳动物细胞中的 *RAS* 基因编码一种由 188～189 个氨基酸组成的 GTP 结合蛋白，其第 12、13 或 61 位密码子处的点突变常发生在许多人体肿瘤中，30%～40% 人肺腺癌，>50% 的人结肠癌和 >90% 的人胰腺癌均表明有 *RAS* 基因的点突变。这些都表明了 *RAS* 在细胞的信号传递和人体肿瘤发病过程中的重要性，并促进了与 *RAS* 致癌过程有关的抗癌药物的研究。

最初在细胞质中合成的 RAS 蛋白前体，经过一系列翻译后修饰过程，最终定位在细胞膜内表面的一侧。这一系列反应中的第一步也是必需的一步，是通过法尼基蛋白转移酶的作用在 RAS 蛋白羧基端的 CAAX 结构中的半胱氨酸残基上加上一个类异戊二烯基——法尼基团，结果这种修饰的蛋白与细胞的信号传递或肿瘤的发生有关。异戊二烯化和羧甲基化赋予 RAS 蛋白疏水特性，有利于蛋白质与膜的结合。既然 RAS 蛋白的功能与异戊二烯化修饰密切相关，所以应试图寻找某些化合物来抑制突变 RAS 蛋白的异戊二烯化修饰和功能，以达到治疗对 RAS 突变有关的肿瘤的目的。而抑制法尼基蛋白转移酶，则可阻止 RAS 蛋白的法尼基化、裂解和羧甲基化修饰，RAS 蛋白就失去转化细胞的功能，甚至细胞停止分裂。因此，法尼基蛋白转移酶抑制剂可能成为一类有前途的抗肿瘤药物。法尼基蛋白转移酶抑制剂的作用是使肿瘤细胞停止生长，而不是杀灭肿瘤细胞，其不具有现用抗癌药的多种毒性，因此可以作为抗癌治疗较好的辅助用药，在这方面的基础研究也已证明了这一点。

Ras 信号通路在肿瘤的病理生理过程中发挥重要作用，在多发性骨髓瘤中亦如此，20%～35%的骨髓瘤病例可检测出 NRAS 或 KRAS 基因突变。Ras 基因突变在多发性骨髓瘤中可通过影响多个肿瘤生长相关的信号通路从而影响骨髓瘤的进展及对药物治疗的反应性，其中最重要的下游通路是介导瘤细胞增殖及生存的 RAF/MEK/MAPK 通路。Ras 通路可被多个刺激物激活，包括 IL-6、MIP1α、SDF-1、IGF-1、bFGF、HGF 及 VEGF。对 RAS 基因突变的分析将为多发性骨髓瘤的药物治疗策略选择、临床病程转归及预后判断提供重要的实用价值，靶向 Ras/Raf/MEK 通路的治疗方法也为多发性骨髓瘤的治疗提供了新的策略。具有 Ras 突变的多发性骨髓瘤患者对传统化疗反应不佳，生存期短，因此，以 Ras 为靶向的法尼基转移酶抑制剂可能成为治疗多发性骨髓瘤的新型药物。

FTI-277 可诱导对经典的细胞毒药物如多柔比星和氧芬肿选择性耐药的骨髓瘤细胞株凋亡。FTER 11577（Zarnestra）可介导骨髓瘤细胞株生长抑制及诱导其凋亡，且具有剂量和时间依赖性。Zarnestra 的适应证包括难治性复发性骨髓瘤，ECOG 表现状况≤3，肾功能正常和可评估疾病。Zarnestra 的用法用量：300mg，口服，一日两次，给药 3 个星期，每 4 星期重复。治疗 2 个周期后评估疗效，对于有反应的继续给予治疗，疾病的改善和稳定按 SWOG 规则。43 个患者进入了临床研究，中位年龄为 62 岁（33～82 岁），进入研究前平均接受过 3.7 次化疗，44%的患者先前用过沙利度胺或高剂量化疗或骨髓移植，半数患者进入研究前最近一次治疗时表现出耐药。研究结果提示，最常见的不良反应是疲劳，66%患者其他的不良反应有腹泻、恶心、神经症状、贫血、血小板减少，其中 62%患者单克隆免疫球蛋白减少 50%，与疾病的稳定期相一致。

（十二）组蛋白去乙酰化酶抑制剂

血液系统肿瘤中某些染色体易位如急性髓系白血病中的 t（15；17）、t（8；21），能够招募组蛋白去乙酰化酶/转录共抑制因子复合体，抑制与造血细胞发育分化相关的靶基因的转录。而组蛋白去乙酰化酶抑制剂能够重新激活表达受阻的基因而诱导分化，且可通过其他多种途径促进肿瘤细胞凋亡。已经有一系列组蛋白去乙酰化酶抑制剂的出现，正进行临床前期或临床期试验，有临床前研究证实其与蛋白酶体抑制剂硼替佐米或雷利度胺具有协同抗骨髓瘤作用，是一种富有前景的抗肿瘤药物。

三、总结

过去十年间，癌症治疗已经从相对非特异的细胞毒性药物发展至靶向治疗，靶向治疗新药可以根据患者特异的基因改变情况进行个体化治疗。基因芯片和蛋白组学将有助于推动药物敏感性、耐药机制和药物选择性治疗的研究进展。癌基因和抑癌基因及其产物、各种生长因子及受体、信号传导通路、法尼基蛋白转移酶、端粒及端粒酶、DNA 拓扑异构酶等都是可利用的抗癌药物作用靶点。由于多发性骨髓瘤发病机制复杂，细胞因子分泌异常、癌基因突变、瘤细胞表面某些重要的膜受体变异、信号通路异常，以及多种致病因素的相互作用，均可导致多发性骨髓瘤的发病。作用于单个通路难以达到理想水平，同时靶向两条或多条通路可以提高疗效及减少耐药性。未来的研究重点应着力于如何将靶向治疗与传统治疗联合，以及确立最佳的给药时间和联合用药方案。相信多发性骨髓瘤的靶向治疗将成为未来的发展趋势和热点，为治愈这种疾病带来曙光。

（王惊华）

参 考 文 献

Abe M. 2011. Targeting the interplay between myeloma cells and the bone marrow microenvironment in myeloma. Int J Hematol, 94 (4): 334-343.

Abe M. 2013. Development of the therapies targeting the interaction of myeloma cells with its bone marrow microenvironment. Rinsho Ketsueki, 54: 522-532.

Abraham RT. 2002. Identification of TOR signaling complexes: more TORC for the cell growth engine. CELL, 111 (1): 9-12.

Abroun S, Ishikawa H, Tsuyama N, et al. 2004. Receptor synergy of interleukin-6 (IL-6) and insulin-like growth factor-I in myeloma cells that highly express IL-6 receptor alpha. Blood, 103 (6): 2291-2298.

Adams J. 2004. The proteasome: a suitable antineoplastic target. Nat Rev Cancer, 4 (5): 349-360.

Anderson KC. 2012. The 39th David A. Karnofsky Lecture: bench-to-bedside translation of targeted therapies in multiple myeloma. J Clin Oncol, 30 (4): 445-452.

Andrews SW, Kabrah S, May JE, et al. 2013. Multiple myeloma: the bone marrow microenvironment and its relation to treatment. Br J Biomed Sci, 70: 110-120.

Arnulf B, Lecourt S, Soulier J, et al. 2007. Phenotypic and functional characterization of bone marrow mesenchymal stem cells derived from patients with multiple myeloma. Leukemia, 21 (1): 158-163.

Arora T, Jelinek DF. 1998. Differential myeloma cell responsiveness to interferon-alpha correlates with differential induction of p19 (INK4d) and cyclin D2 expression. J Biol Chem, 273 (19): 11799-11805.

Asosingh K, Gunthert U, De Raeve H, et al. 2001. A unique pathway in the homing of murine multiple myeloma cells: CD44v10 mediates binding to bone marrow endothelium. Cancer Res, 61 (7): 2862-2865.

Atanackovic D, Arfsten J, Cao Y, et al. 2007. Cancer-testis antigens are commonly expressed in multiple myeloma and induce systemic immunity following allogeneic stem cell transplantation. Blood, 109 (3): 1103-1112.

Augustson BM, Begum G, Dunn JA, et al. 2005. Early mortality after diagnosis of multiple myeloma: analysis of patients entered onto the United kingdom Medical Research Council trials between 1980 and 2002-Medical Research Council Adult Leukaemia Working Party. J Clin Oncol, 23 (36): 9219-9226.

Baughn LB, Di Liberto M, Wu K, et al. 2006. A novel orally active small molecule potently induces G1 arrest in primary myeloma cells and prevents tumor growth by specific inhibition of cyclin-dependent kinase 4/6. Cancer Res, 66 (15): 7661-7667.

Baumann P, Mandl-Weber S, Oduncu F, et al. 2009. The novel orally bioavailable inhibitor of phosphoinositol-3-kinase and mammalian target of rapamycin, NVP-BEZ235, inhibits growth and proliferation in multiple myeloma. Exp Cell Res, 315 (3): 485-497.

Beleaguer PL, Kuehl WM. 2001. Chromosome translocations in multiple myeloma. Oncogene, 20 (40): 5611-5622.

Benson DM Jr, Bakan CE, Mishra A, et al. 2010. The PD-1/PD-L1 axis modulates the natural killer cell versus multiple myeloma effect: a therapeutic target for CT-011, a novel monoclonal anti-PD-1 antibody. Blood, 116 (13): 2286-2294.

Berenson JR, Rosen LS, Howell A, et al. 2001. Zoledronic acid reduces skeletal-related events in patients with osteolytic metastases. Cancer, 91: 1191-1200.

Bergsagel PL, Kuehl WM, Zhan F, et al. 2005. Cyclin D dysregulation: an early and unifying pathogenic event in multiple myeloma. Blood, 106 (1): 296-303.

Bergsagel PL, Smith AM, Szczepek A, et al. 1995. In multiple myeloma, clonotypic B lymphocytes are detectable among CD19⁺ peripheral blood cells expressing CD38, CD56, and monotypic Ig light chain. Blood, 85 (2): 436-447.

Beyer M, Kochanek M, Giese T, et al. 2006. In vivo peripheral expansion of naive CD4+CD25high FoxP3+ regulatory T cells in patients with multiple myeloma. Blood, 107 (10): 3940-3949.

Bisping G, Leo R, Wenning D, et al. 2003. Paracrine interactions of basic fibroblast growth factor and interleukin-6 in multiple myeloma. Blood, 101 (7): 2775-2783.

Bolomsky A, Schreder M, Meissner T, et al. 2014. Immunomodulatory drugs thalidomide and lenalidomide affect osteoblast differentiation of human bone marrow stromal cells in vitro. Exp Hematol, 42: 516-525.

Borset M, Hjorth-Hansen H, Seidel C, et al. 1996. Hepatocyte growth factor and its receptor c-met in multiple myeloma. Blood, 88 (10): 3998-4004.

Bossen C, Schneider P. 2006. BAFF, APRIL and their receptors: structure, function and signaling. Semin Immunol, 18 (5): 263-275.

Brennan SK, Matsui W. 2009. Cancer stem cells: controversies in multiple myeloma. J Mol Med (Berl), 87 (11): 1079-1085.

Burton JD, Ely S, Reddy PK, et al. 2004. CD74 is expressed by multiple myeloma and is a promising target for therapy. Clin Cancer Res, 10 (19): 6606-6611.

Carbone E, Neri P, Mesuraca M, et al. 2005. HLA class I, NKG2D, and natural cytotoxicity receptors regulate multiple myeloma cell recognition by natural killer cells. Blood, 105 (1): 251-258.

Carlo-Stella C, Guidetti A, Di Nicola M, et al. 2007. IFN-gamma enhances the antimyeloma activity of the fully human anti-human leukocyte antigen-DR monoclonal antibody 1D09C3. Cancer Res, 67 (7): 3269-3275.

Chang JT, Green L, Beitz J. 2003. Renal failure with the use of zoledronic acid. N Engl J Med, 349: 1676-1679.

Chauhan D, Singh AV, Brahmandam M, et al. 2009. Functional interaction of plasmacytoid dendritic cells with multiple myeloma cells: a therapeutic target. Cancer Cell, 16 (4): 309-323.

Chauhan D, Tian Z, Nicholson B, et al. 2012. A small molecule inhibitor of ubiquitin-specific protease-7 induces apoptosis in multiple myeloma cells and overcomes bortezomib resistance. Cancer Cell, 22 (3): 345-358.

Cheng M, Olivier P, Diehl JA, et al. 1999. The p21 (Cip1) and p27 (Kip1) CDK inhibitors' are essential activators of cyclin D-dependent kinases in murine fibroblasts. EMBO J, 18 (6): 1571-1583.

Chiron D, Surget S, Maïga S, et al. 2012. The peripheral CD138⁺ population but not the CD138⁻ population contains myeloma clonogenic cells in plasma cell leukaemia patients. Br J Haematol, 156 (5): 679-683.

Choi SJ, Cruz JC, Craig F, et al. 2000. Macrophage inflammatory protein 1-alpha is a potential osteoclast stimulatory factor in multiple myeloma. Blood, 96: 671-675.

Coleman RE. 1997. Skeletal complications of malignancy. Cancer, 80: 1588-1594.

Colombo M, Galletti S, Garavelli S, et al. 2015. Notch signaling deregulation in multiple myeloma: A rational molecular target. Oncotarget, 6: 26826-26840.

Condomines M, Veyrune JL, Larroque M, et al. 2010. Increased plasma-immune cytokines throughout the high-dose melphalan-induced lymphodepletion in patients with multiple myeloma: a window for adoptive immunotherapy. J Immunol, 184 (2): 1079-1084.

Damiano JS, Cress AE, Hazlehurst LA, et al. 1999. Cell adhesion mediated drug resistance (CAM-DR): role of integrins and resistance to apoptosis in human myeloma cell lines. Blood, 93 (5): 1658-1667.

Davies FE, Raje N, Hideshima T, et al. 2001. Thalidomide and immunomodulatory derivatives augment natural killer cell cytotoxicity in multiple myeloma. Blood, 98 (1): 210-216.

Dean M, Fojo T, Bates S. 2005. Tumour stem cells and drug resistance. Nat Rev Cancer, 5 (4): 275-284.

Dhodapkar KM, Barbuto S, Matthews P, et al. 2008. Dendritic cells mediate the induction of polyfunctional human IL17-producing cells (Th17-1 cells) enriched in the bone marrow of patients with myeloma. Blood, 112 (7): 2878-2885.

Dhodapkar MV, Geller MD, Chang DH, et al. 2003. A reversible defect in natural killer T cell function characterizes the progression of premalignant to malignant multiple myeloma. J Exp Med, 197 (12): 1667-1676.

Didonato JA, Mercurio F, Karin M. 2012. NF-kappaB and the link between inflammation and cancer. Immunol Rev, 246 (1): 379-400.

Ellis LM, Hicklin DJ. 2008. VEGF-targeted therapy: mechanisms of anti-tumour activity. Nat Rev Cancer, 8 (8): 579-591.

Ferrando AA. 2009. The role of NOTCH1 signaling in T-ALL. Hematology Am Soc Hematol Educ Program, 2009: 353-361.

Fiserova B, Kubiczkova L, Sevcikova S, et al. 2012. Implication of bone marrow microenvironment in pathogenesis of multiple myeloma. Klin Onkol, 25: 234-240.

Fonseca R, Blood EA, Oken MM, et al. 2002. Myeloma and the t (11; 14) (q13; q32); evidence for a biologically defined unique subset of patients. Blood, 99 (10): 3735-3741.

Frank DA. 2007. STAT3 as a central mediator of neoplastic cellular transformation. Cancer Lett, 251 (2): 199-210.

Gahrton G, Svensson H, Björkstrand B, et al. 1999. Syngeneic transplantation in multiple myeloma - a case-matched comparison with autologous and allogeneic transplantation. European Group for Blood and Marrow Transplantation. Bone Marrow Transplant, 24 (7): 741-745.

Ghali O, Chauveau C, Hardouin P, et al. 2010. TNF-alpha's effects on proliferation and apoptosis in human mesenchymal stem cells depend on RUNX2 expression. J Bone Miner Res, 25: 1616-1626.

Ghobrial IM, Weller E, Vij R, et al. 2011. Weekly bortezomib in combination with temsirolimus in relapsed or relapsed and refractory multiple myeloma: a multicentre, phase 1/2, open-label, dose-escalation study. Lancet Oncol, 12 (3): 263-272.

Girlanda S, Fortis C, Belloni D, et al. 2005. MICA expressed by multiple myeloma and monoclonal gammopathy of undetermined significance plasma cells Costimulates pamidronate-activated gammadelta lymphocytes. Cancer Res, 65 (16): 7502-7508.

Giuliani N, Bataille R, Mancini C, et al. 2001. Myeloma cells induce imbalance in the osteoprotegerin/osteoprotegerin ligand system in the human bone marrow environment. Blood, 98 (13): 3527-3533.

Giuliani N, Bataille R, Mancini C, et al. 2001. Myeloma cells induce imbalance in the osteoprotegerin/osteoprotegerin ligand system in the human bone marrow environment. Blood, 98: 3527-3533.

Glassford J, Rabin N, Lam EW, et al. 2007. Functional regulation of D-type cyclins by insulin-like growth factor-I and serum in multiple myeloma cells. Br J Haematol, 139 (2): 243-254.

Goldmacher VS, Bourret LA, Levine BA, et al. 1994. Anti-CD38-blocked ricin: an immunotoxin for the treatment of multiple myeloma. Blood, 84 (9): 3017-3025.

Goodyear OC, Pratt G, McLarnon A, et al. 2008. Differential pattern of CD4+ and CD8+ T-cell immunity to

MAGE-A1/A2/A3 in patients with monoclonal gammopathy of undetermined significance (MGUS) and multiple myeloma. Blood, 112 (8): 3362-3372.

Grivennikov SI, Greten FR, Karin M. 2010. Immunity, inflammation, and cancer. Cell, 140 (6): 883-899.

Görgün G, Calabrese E, Soydan E, et al. 2010. Immunomodulatory effects of lenalidomide and pomalidomide on interaction of tumor and bone marrow accessory cells in multiple myeloma. Blood, 116 (17): 3227-3237.

Hanamura I, Stewart JP, Huang Y, et al. 2006. Frequent gain of chromosome band 1q21 in plasma-cell dyscrasias detected by fluorescence in situ hybridization: incidence increases from MGUS to relapsed myeloma and is related to prognosis and disease progression following tandem stem-cell transplantation. Blood, 108 (5): 1724-1732.

Hecht M, von Metzler I, Sack K, et al. 2008. Interactions of myeloma cells with osteoclasts promote tumour expansion and bone degradation through activation of a complex signalling network and upregulation of cathepsin K, matrix metalloproteinases (MMPs) and urokinase plasminogen activator (uPA). Exp Cell Res, 314 (5): 1082-1093.

Heider U, Langelotz C, Jakob C, et al. 2003. Expression of receptor activator of nuclear factor kappaB ligand on bone marrow plasma cells correlates with osteolytic bone disease in patients with multiple myeloma. Clin Cancer Res, 9: 1436-1440.

Hengeveld PJ, Kersten MJ. 2015. B-cell activating factor in the pathophysiology of multiple myeloma: a target for therapy? Blood Cancer J, 5: e282.

Henry DH, Costa L, Goldwasser F, et al. 2011. Randomized, double-blind study of denosumab versus zoledronic acid in the treatment of bone metastases in patients with advanced cancer (excluding breast and prostate cancer) or multiple myeloma. J Clin Oncol, 29: 1125-1132.

Hideshima T, Mitsiades C, Tonon G, et al. 2007. Understanding multiple myeloma pathogenesis in the bone marrow to identify new therapeutic targets. Nat Rev Cancer, 7 (8): 585-598.

Hideshima T, Richardson PG, Anderson KC. 2011. Mechanism of action of proteasome inhibitors and deacetylase inhibitors and the biological basis of synergy in multiple myeloma. Mol Cancer Ther, 10 (11): 2034-2042.

Hong S, Qian J, Yang J, et al. 2008. Roles of idiotype-specific t cells in myeloma cell growth and survival: Th1 and CTL cells are tumoricidal while Th2 cells promote tumor growth. Cancer Res, 68 (20): 8456-8464.

Hose D, Moreaux J, Meissner T, et al. 2009. Induction of angiogenesis by normal and malignant plasma cells. Blood, 114 (1): 128-143.

Hosen N, Matsuoka Y, Kishida S, et al. 2012. CD138⁻ negative clonogenic cells are plasma cells but not B cells in some multiple myeloma patients. Leukemia, 26 (9): 2135-2141.

Houde C, Li Y, Song L, et al. 2004. Overexpression of the NOTCH ligand JAG2 in malignant plasma cells from multiple myeloma patients and cell lines. Blood, 104 (12): 3697-3704.

Hsu AK, Quach H, Tai T, et al. 2011. The immunostimulatory effect of lenalidomide on NK-cell function is profoundly inhibited by concurrent dexamethasone therapy. Blood, 117 (5): 1605-1613.

Huang X, Di Liberto M, Jayabalan D, et al. 2012. Prolonged early G (1) arrest by selective CDK4/CDK6 inhibition sensitizes myeloma cells to cytotoxic killing through cell cycle-coupled loss of IRF4. Blood, 120 (5): 1095-1106.

Huff CA, Matsui W. 2008. Multiple myeloma cancer stem cells. J Clin Oncol, 26 (17): 2895-2900.

Hurt EM, Wiestner A, Rosenwald A, et al. 2004. Overexpression of c-maf is a frequent oncogenic event in multiple myeloma that promotes proliferation and pathological interactions with bone marrow stroma. Cancer Cell, 5 (2): 191-199.

Iwasaki T, Sano H. 2003. Predicting treatment responses and disease progression in myeloma using serum vascular endothelial growth factor and hepatocyte growth factor levels. Leuk Lymphoma, 44 (8): 1347-1351.

Jirawatnotai S, Hu Y, Michowski W, et al. 2011. A function for cyclin D1 in DNA repair uncovered by protein interactome analyses in human cancers. Nature, 474 (7350): 230-234.

Jungbluth AA, Ely S, DiLiberto M, et al. 2005. The cancer-testis antigens CT7 (MAGE-C1) and MAGE-A3/6 are commonly expressed in multiple myeloma and correlate with plasma-cell proliferation. Blood, 106 (1): 167-174.

Jurczyszyn A, Gdula-Argasinska J, Kosmaczewska A, et al. 2015. The role of the bone marrow microenvironment in the pathogenesis of multiple myeloma. Postepy Hig Med Dosw, 69: 521-533.

Kaiser M, Mieth M, Liebisch P, et al. 2008. Serum concentrations of DKK-1 correlate with the extent of bone disease in patients with multiple myeloma. Eur J Haematol, 80: 490-494.

Kawano Y, Moschetta M, Manier S, et al. 2015. Targeting the bone marrow microenvironment in multiple myeloma. Immunol Rev, 263: 160-172.

Khwaja A, Rodriguez-Viciana P, Wennstrom S, et al. 1997. Matrix adhesion and Ras transformation both activate a phosphoinositide 3-OH kinase and protein kinase B/Akt cellular survival pathway. EMBO J, 16 (10): 2783-2793.

Kim D, Park CY, Medeiros BC, et al. 2012. CD19-CD45 low/- CD38 high/CD138$^+$ plasma cells enrich for human tumorigenic myeloma cells. Leukemia, 26 (12): 2530-2537.

Kirshner J, Thulien KJ, Martin LD, et al. 2008. A unique three-dimensional model for evaluating the impact of therapy on multiple myeloma. Blood, 112 (7): 2935-2945.

Klein B, Seckinger A, Moehler T, et al. 2011. Molecular pathogenesis of multiple myeloma: chromosomal aberrations, changes in gene expression, cytokine networks, and the bone marrow microenvironment. Recent Results Cancer Res, 183: 39-86.

Klier M, Anastasov N, Hermann A, et al. 2008. Specific lentiviral shRNA-mediated knockdown of cyclin D1 in mantle cell lymphoma has minimal effects on cell survival and reveals a regulatory circuit with cyclin D2. Leukemia, 22 (11): 2097-2105.

Kontzias A, Kotlyar A, Laurence A, et al. 2012. Jakinibs: a new class of kinase inhibitors in cancer and autoimmune disease. Curr Opin Pharmacol, 12 (4): 464-470.

Krupnik VE, Sharp JD, Jiang C, et al. 1999. Functional and structural diversity of the human Dickkopf gene family. Gene, 238: 301-313.

Kunzmann V, Bauer E, Feurle J, et al. 2000. Stimulation of gammadelta T cells by aminobisphosphonates and induction of antiplasma cell activity in multiple myeloma. Blood, 96: 384-392.

Lahti JM, Li H, Kidd VJ. 1997. Elimination of cyclin D1 in vertebrate cells leads to an altered cell cycle phenotype, which is rescued by overexpression of murine cyclins D1, D2, or D3 but not by a mutant cyclin D1. J Biol Chem, 272 (16): 10859-10869.

Lahtinen R, Laakso M, Palva I, et al. 1992. Randomised, placebo-controlled multicentre trial of clodronate in multiple myeloma. Finnish Leukaemia Group. Lancet, 340: 1049-1052.

Landowski TH, Olashaw NE, Agrawal D, et al. 2003. Cell adhesion-mediated drug resistance (CAM-DR) is associated with activation of NF-kappa B (RelB/p50) in myeloma cells. Oncogene, 22 (16): 2417-2421.

Laplante M, Sabatini DM. 2012. mTOR signaling in growth control and disease. Cell, 149 (2): 274-293.

Lauta VM. 2003. A review of the cytokine network in multiple myeloma: diagnostic, prognostic, and therapeutic implications. Cancer, 97 (10): 2440-2452.

Lee JW, Chung HY, Ehrlich LA, et al. 2004. IL-3 expression by myeloma cells increases both osteoclast formation and growth of myeloma cells. Blood, 103: 2308-2315.

Lentzsch S, Chatterjee M, Gries M, et al. 2004. PI3- K/AKT/FKHR and MAPK signaling cascades are redundantly stimulated by a variety of cytokines and contribute independently to proliferation and survival of multiple myeloma cells. Leukemia, 18 (11): 1883-1890.

Leone PE, Walker BA, Jenner MW, et al. 2008. Deletions of CDKN2C in multiple myeloma: biological and clinical implications. Clin Cancer Res, 14 (19): 6033-6041.

Libby E, Garcia D, Quintana D, et al. 2014. Disease- specific survival for patients with multiple myeloma: significant improvements over time in all age groups. Leuk Lymphoma, 55: 2850-2857.

Lonial S, Durie B, Palumbo A, et al. 2015. Monoclonal antibodies in the treatment of multiple myeloma: current status and future perspectives. Leukemia, 30 (3): 526-535.

Lu ZY, Condomines M, Tarte K, et al. 2007. B7-1 and 4-1BB ligand expression on a myeloma cell line makes it possible to expand autologous tumor-specific cytotoxic T cells in vitro. Exp Hematol, 35 (3): 443-453.

Lub S, Maes K, Menu E, et al. 2015. Novel strategies to target the ubiquitin proteasome system in multiple myeloma. Oncotarget, 7 (6): 6521-6537.

Luckey CJ, Marto JA, Partridge M, et al. 2001. Differences in the expression of human class I MHC alleles and their associated peptides in the presence of proteasome inhibitors. J Immunol, 167 (3): 1212-1221.

Maiso P, Ocio EM, Garayoa M, et al. 2008. The insulin- like growth factor- I receptor inhibitor NVP- AEW541 provokes cell cycle arrest and apoptosis in multiple myeloma cells. Br J Haematol, 141 (4): 470-482.

Manohar SM, Rathos MJ, Sonawane V, et al. 2011. Cyclin- dependent kinase inhibitor, P276- 00 induces apoptosis in multiple myeloma cells by inhibition of Cdk9- T1 and RNA polymerase II- dependent transcription. Leuk Res, 35 (6): 821-830.

Martinez-Garcia E, Popovic R, Min DJ, et al. 2011. The MMSET histone methyl transferase switches global histone methylation and alters gene expression in t (4; 14) multiple myeloma cells. Blood, 117 (1): 211-220.

Matsuda A, Suzuki Y, Honda G, et al. 2003. Large-scale identification and characterization of human genes that activate NF-kappaB and MAPK signaling pathways. Oncogene, 22 (21): 3307-3318.

Matsui W, Wang Q, Barber JP, et al. 2008. Clonogenic multiple myeloma progenitors, stem cell properties, and drug resistance. Cancer Res, 68 (1): 190-197.

Mcmillin DW, Jacobs HM, Delmore JE, et al. 2012. Molecular and cellular effects of NEDD8- activating enzyme inhibition in myeloma. Mol Cancer Ther, 11 (4): 942-951.

Menssen HD, Sakalova A, Fontana A, et al. 2002. Effects of long- term intravenous ibandronate therapy on skeletal-related events, survival, and bone resorption markers in patients with advanced multiple myeloma. J Clin Oncol, 20: 2353-2359.

Menu E, Garcia J, Huang X, et al. 2008. A novel therapeutic combination using PD 0332991 and bortezomib: study in the 5T33MM myeloma model. Cancer Res, 68 (14): 5519-5523.

Mitsiades CS, Mitsiades NS, Mcmullan CJ, et al. 2004. Inhibition of the insulin- like growth factor receptor-1 tyrosine kinase activity as a therapeutic strategy for multiple myeloma, other hematologic malignancies, and solid tumors. Cancer Cell, 5 (3): 221-230.

Mohammad KS, Chen CG, Balooch G, et al. 2009. Pharmacologic inhibition of the TGF- beta type I receptor kinase has anabolic and anti-catabolic effects on bone. PLoS One, 4: e5275.

Moreau P, Harousseau JL, Wijdenes J, et al. 2000. A combination of anti- interleukin 6 murine monoclonal antibody with dexamethasone and high- dose melphalan induces high complete response rates in advanced multiple myeloma. Br J Haematol, 109 (3): 661-664.

Moreaux J, Legouffe E, Jourdan E, et al. 2004. BAFF and APRIL protect myeloma cells from apoptosis induced by interleukin 6 deprivation and dexamethasone. Blood, 103 (8): 3148-3157.

Morgan GJ, Davies FE, Gregory WM, et al. 2010. First- line treatment with zoledronic acid as compared with clodronic acid in multiple myeloma (MRC Myeloma IX): a randomised controlled trial. Lancet, 376: 1989-1999.

Moss P, Gillespie G, Frodsham P, et al. 1996. Clonal populations of CD4$^+$ and CD8$^+$ T cells in patients with multiple myeloma and paraproteinemia. Blood, 87 (8): 3297-3306.

Mundy GR, Raisz LG, Cooper RA, et al. 1974. Evidence for the secretion of an osteoclast stimulating factor in myeloma. N Engl J Med, 291: 1041-1046.

Musto P, Petrucci MT, Bringhen S, et al. 2008. A multicenter, randomized clinical trial comparing zoledronic acid versus observation in patients with asymptomatic myeloma. Cancer, 113: 1588-1595.

Noll JE, Williams SA, Tong CM, et al. 2014. Myeloma plasma cells alter the bone marrow microenvironment by stimulating the proliferation of mesenchymal stromal cells. Haematologica, 99: 163-171.

Ocio EM, Mateos MV, Maiso P, et al. 2008. New drugs in multiple myeloma: mechanisms of action and phase I/II clinical findings. Lancet Oncol, 9 (12): 1157-1165.

Okawa Y, Hideshima T, Steed P, et al. 2009. SNX-2112, a selective Hsp90 inhibitor, potently inhibits tumor cell growth, angiogenesis, and osteoclastogenesis in multiple myeloma and other hematologic tumors by abrogating signaling via Akt and ERK. Blood, 113 (4): 846-855.

Oken MM, Pomeroy C, Weisdorf D, et al. 1996. Prophylactic antibiotics for the prevention of early infection in multiple myeloma. Am J Med, 100 (6): 624-628.

Osaki M, Oshimura M, Ito H. 2004. PI3K- Akt pathway: its functions and alterations in human cancer. Apoptosis, 9 (6): 667-676.

Oshima T, Abe M, Asano J, et al. 2005. Myeloma cells suppress bone formation by secreting a soluble Wnt inhibitor, sFRP-2. Blood, 106: 3160-3165.

Ottewell PD, Woodward JK, Lefley DV, et al. 2009. Anticancer mechanisms of doxorubicin and zoledronic acid in breast cancer tumor growth in bone. Mol Cancer Ther, 8: 2821-2832.

Paiva B, Mateos MV, Sanchez-Abarca LI, et al. 2015. Immune status of high- risk smoldering multiple myeloma patients and its therapeutic modulation under LenDex: a longitudinal analysis. Blood, 127 (9): 1151-1162.

Palumbo A, Rajkumar SV. 2009. Treatment of newly diagnosed myeloma. Leukemia, 23: 449-456.

Pedranzini L, Dechow T, Berishaj M, et al. 2006. Pyridone 6, a pan-Janus- activated kinase inhibitor, induces growth inhibition of multiple myeloma cells. Cancer Res, 66 (19): 9714-9721.

Pene F, Claessens YE, Muller O, et al. 2002. Role of the phosphatidylinositol 3-kinase/Akt and mTOR/P70S6- kinase pathways in the proliferation and apoptosis in multiple myeloma. Oncogene, 21 (43): 6587-6597.

Pilarski LM, Belch AR. 2002. Clonotypic myeloma cells able to xenograft myeloma to nonobese diabetic severe combined immunodeficient mice copurify with CD34 (+) hematopoietic progenitors. Clin Cancer Res, 8 (10): 3198-3204.

Planelles L, Carvalho-Pinto CE, Hardenberg G, et al. 2004. APRIL promotes B-1 cell- associated neoplasm. Cancer Cell, 6 (4): 399-408.

Podar K, Chauhan D, Anderson KC. 2009. Bone marrow microenvironment and the identification of new targets for myeloma therapy. Leukemia, 23 (1): 10-24.

Podar K, Raab MS, Zhang J, et al. 2007. Targeting PKC in multiple myeloma: in vitro and in vivo effects of the novel, orally available small- molecule inhibitor enzastaurin (LY317615. HCl). Blood, 109 (4): 1669-1677.

Prabhala RH, Neri P, Bae JE, et al. 2006. Dysfunctional T regulatory cells in multiple myeloma. Blood, 107

(1): 301-304.

Quinn J, Glassford J, Percy L, et al. 2011. APRIL promotes cell-cycle progression in primary multiple myeloma cells: influence of D-type cyclin group and translocation status. Blood, 117 (3): 890-901.

Racanelli V, Leone P, Frassanito MA, et al. 2010. Alterations in the antigen processing-presenting machinery of transformed plasma cells are associated with reduced recognition by CD8 + T cells and characterize the progression of MGUS to multiple myeloma. Blood, 115 (6): 1185-1193.

Raje N, Roodman GD. 2011. Advances in the biology and treatment of bone disease in multiple myeloma. Clin Cancer Res, 17 (6): 1278-1286.

Rapoport AP. 2015. Myeloma escape from immunity: an "inside" job. Blood, 126 (12): 1401-1403.

Ratta M, Fagnoni F, Curti A, et al. 2002. Dendritic cells are functionally defective in multiple myeloma: the role of interleukin-6. Blood, 100 (1): 230-237.

Rickert RC, Jellusova J, Miletic AV. 2011. Signaling by the tumor necrosis factor receptor superfamily in B-cell biology and disease. Immunol Rev, 244 (1): 115-133.

Rosen JM, Jordan CT. 2009. The increasing complexity of the cancer stem cell paradigm. Science, 324 (5935): 1670-1673.

Rosenblatt J, Vasir B, Uhl L, et al. 2011. Vaccination with dendritic cell/tumor fusion cells results in cellular and humoral antitumor immune responses in patients with multiple myeloma. Blood, 117 (2): 393-402.

Seidel C, Borset M, Hjertner O, et al. 2000. High levels of soluble syndecan-1 in myeloma-derived bone marrow: modulation of hepatocyte growth factor activity. Blood, 96 (9): 3139-3146.

Sezer O, Heider U, Jakob C, et al. 2002. Human bone marrow myeloma cells express RANKL. J Clin Oncol, 20: 353-354.

Shain KH, Yarde DN, Meads MB, et al. 2009. Beta1 integrin adhesion enhances IL-6-mediated STAT3 signaling in myeloma cells: implications for microenvironment influence on tumor survival and proliferation. Cancer Res, 69 (3): 1009-1015.

Sherr CJ, Roberts JM. 1999. CDK inhibitors: positive and negative regulators of G1-phase progression. Genes Dev, 13 (12): 1501-1512.

Song G, Ouyang G, Bao S. 2005. The activation of Akt/PKB signaling pathway and cell survival. J Cell Mol Med, 9 (1): 59-71.

Sprynski AC, Hose D, Caillot L, et al. 2009. The role of IGF-1 as a major growth factor for myeloma cell lines and the prognostic relevance of the expression of its receptor. Blood, 113 (19): 4614-4626.

Standal T, Seidel C, Hjertner O, et al. 2002. Osteoprotegerin is bound, internalized, and degraded by multiple myeloma cells. Blood, 100: 3002-3007.

Steinbrunn T, Stuhmer T, Gattenlohner S, et al. 2011. Mutated RAS and constitutively activated Akt delineate distinct oncogenic pathways, which independently contribute to multiple myeloma cell survival. Blood, 117 (6): 1998-2004.

Stessman HA, Mansoor A, Zhan F, et al. 2013. Bortezomib resistance can be reversed by induced expression of plasma cell maturation markers in a mouse in vitro model of multiple myeloma. PLoS One, 8 (10): e77608.

Stevenson GT. 2006. CD38 as a therapeutic target. Mol Med, 12 (11-12): 345, 346.

Sukhdeo K, Mani M, Zhang Y, et al. 2007. Targeting the beta-catenin/TCF transcriptional complex in the treatment of multiple myeloma. Proc Natl Acad Sci USA, 104 (18): 7516-7521.

Svachova H, Pour L, Sana J, et al. 2011. Stem cell marker nestin is expressed in plasma cells of multiple myeloma patients. Leuk Res, 1008-1013.

Tai YT, Li XF, Breitkreutz I, et al. 2006. Role of B-cell-activating factor in adhesion and growth of human multiple myeloma cells in the bone marrow microenvironment. Cancer Res, 66 (13): 6675-6682.

Tai YT, Podar K, Mitsiades N, et al. 2003. CD40 induces human multiple myeloma cell migration via phosphatidylinositol 3-kinase/AKT/NF-kappa B signaling. Blood, 101 (7): 2762-2769.

Tchakarska G, Le Lan-Leguen A, Roth L, et al. 2009. The targeting of the sole cyclin D1 is not adequate for mantle cell lymphoma and myeloma therapies. Haematologica, 94 (12): 1781, 1782.

Terpos E, Christoulas D, Katodritou E, et al. 2012. Elevated circulating sclerostin correlates with advanced disease features and abnormal bone remodeling in symptomatic myeloma: reduction post-bortezomib monotherapy. Int J Cancer, 131: 1466-1471.

Terpos E, Szydlo R, Apperley JF, et al. 2003. Soluble receptor activator of nuclear factor kappaB ligand-osteoprotegerin ratio predicts survival in multiple myeloma: proposal for a novel prognostic index. Blood, 102 (3): 1064-1069.

Tian E, Zhan F, Walker R, et al. 2003. The role of the Wnt-signaling antagonist DKK1 in the development of osteolytic lesions in multiple myeloma. N Engl J Med, 349: 2483-2494.

Tiedemann RE, Mao X, Shi CX, et al. 2008. Identification of kinetin riboside as a repressor of CCND1 and CCND2 with preclinical antimyeloma activity. J Clin Invest, 118 (5): 1750-1764.

Tully JE, Nolin JD, Guala AS, et al. 2012. Cooperation between classical and alternative NF-kappaB pathways regulates proinflammatory responses in epithelial cells. Am J Respir Cell Mol Biol, 47 (4): 497-508.

Urashima M, Chen BP, Chen S, et al. 1997. The development of a model for the homing of multiple myeloma cells to human bone marrow. Blood, 90 (2): 754-765.

Urashima M, Ogata A, Chauhan D, et al. 1996. Interleukin-6 promotes multiple myeloma cell growth via phosphorylation of retinoblastoma protein. Blood, 88: 2219-2227.

Van de Donk NW, Moreau P, Plesner T, et al. 2016. Clinical efficacy and management of monoclonal antibodies targeting CD38 and SLAMF7 in multiple myeloma. Blood, 127 (6): 681-695.

Vanderkerken K, Asosingh K, Braet F, et al. 1999. Insulin-like growth factor-1 acts as a chemoattractant factor for 5T2 multiple myeloma cells. Blood, 93 (1): 235-241.

Vesole DH, Oken MM, Heckler C, et al. 2012. Oral antibiotic prophylaxis of early infection in multiple myeloma: a URCC/ECOG randomized phase III study. Leukemia, 26 (12): 2517-2520.

Vogel CL, Yanagihara RH, Wood AJ, et al. 2004. Safety and pain palliation of zoledronic acid in patients with breast cancer, prostate cancer, or multiple myeloma who previously received bisphosphonate therapy. Oncologist, 9: 687-695.

Walker RE, Lawson MA, Buckle CH, et al. 2014. Myeloma bone disease: pathogenesis, current treatments and future targets. Br Med Bull, 111: 117-138.

Wang F, Zhang W, Guo L, et al. 2014. Gambogic acid suppresses hypoxia-induced hypoxia-inducible factor-1alpha/vascular endothelial growth factor expression via inhibiting phosphatidylinositol 3-kinase/Akt/mammalian target protein of rapamycin pathway in multiple myeloma cells. Cancer Sci, 105: 1063-1070.

Webb SL, Edwards CM. 2014. Novel therapeutic targets in myeloma bone disease. Br J Pharmacol, 171: 3765-3776.

Yaccoby S, Epstein J. 1999. The proliferative potential of myeloma plasma cells manifest in the SCID-hu host. Blood, 94 (10): 3576-3582.

Yaccoby S, Ling W, Zhan F, et al. 2007. Antibody-based inhibition of DKK1 suppresses tumor-induced bone resorption and multiple myeloma growth in vivo. Blood, 109: 2106-2111.

Yaccoby S, Pennisi A, Li X, et al. 2008. Atacicept (TACI-Ig) inhibits growth of TACI (high) primary myeloma cells in SCID-hu mice and in coculture with osteoclasts. Leukemia, 22 (2): 406-413.

Yaccoby S, Wezeman MJ, Henderson A, et al. 2004. Cancer and the microenvironment: myeloma-osteoclast interactions as a model. Cancer Res, 64 (6): 2016-2023.

Yata K, Yaccoby S. 2004. The SCID- rab model: a novel in vivo system for primary human myeloma demonstrating growth of CD138- expressing malignant cells. Leukemia, 18 (11): 1891-1897.

Yi Q, Dabadghao S, Osterborg A, et al. 1997. Myeloma bone marrow plasma cells: evidence for their capacity as antigen- presenting cells. Blood, 90 (5): 1960-1967.

Yi Q, Osterborg A, Bergenbrant S, et al. 1995. Idiotype- reactive T- cell subsets and tumor load in monoclonal gammopathies. Blood, 86 (8): 3043-3049.

Zhan F, Colla S, Wu X, et al. 2007. CKS1B, overexpressed in aggressive disease, regulates multiple myeloma growth and survival through SKP2- and p27Kip1-dependent and - independent mechanisms. Blood, 109 (11): 4995-5001.

Zhang Z, Tong J, Tang X, et al. 2016. The ubiquitin ligase HERC4 mediates c- Maf ubiquitination and delays the growth of multiple myeloma xenografts in nude mice. Blood, 127 (13): 1676-1686.

Zingone A, Cultraro CM, Shin DM, et al. 2010. Ectopic expression of wild-type FGFR3 cooperates with MYC to accelerate development of B-cell lineage neoplasms. Leukemia, 24 (6): 1171-1178.

Zollinger A, Stuhmer T, Chatterjee M, et al. 2008. Combined functional and molecular analysis of tumor cell signaling defines 2 distinct myeloma subgroups: Akt-dependent and Akt-independent multiple myeloma. Blood, 112 (8): 3403-3411.

第三章　多发性骨髓瘤的临床诊断

第一节　多发性骨髓瘤的病理改变与临床表现

一、引言

多发性骨髓瘤（MM）的病理改变具有其特殊性，由此导致了临床的一系列表现，了解其病理改变与临床表现，对于今后的临床工作具有重要意义。

二、病理改变

MM 的主要病理变化为骨髓腔内被灰白色的软胶状鱼肉样肿瘤组织充塞，骨小梁被破坏，癌组织穿破骨皮质后，可浸润骨膜及周围组织。在骨髓活检标本的显微镜观察中按瘤细胞多少及分布情况可分 4 类：①间质性，有少量散在的瘤细胞在骨髓间质中分布；②小片性；③结节性；④弥漫性，骨髓内大量瘤细胞充满髓腔。在以上 4 种类型中，以间质性为最常见，约占半数，预后最好，中位存活期在 3 年左右，多数为早期轻型病例；其次为结节性及小片性；瘤细胞布满髓腔者预后最差。瘤细胞在髓腔内的数量多少与临床表现、分期及预后均有关。在传统的诊断流程中通常骨髓中 30% 以上为浆细胞时，考虑诊断MM；不到 30% 的情况下，结合浆细胞团块分布取代正常骨髓组织的表现，亦可考虑诊断MM；但在目前国际骨髓瘤工作组（IMWG）2014 版指南中，对浆细胞比例的要求可以降至 10% 左右。CD138 染色通常用于鉴别浆细胞，而 κ 和 λ 轻链染色有助于鉴别克隆性。骨髓抽吸液涂片中，浆细胞数量可能从轻度增多到 90% 以上不等，形态亦可从大致正常的成熟浆细胞到不成熟、多形性、浆母样细胞不等。大约 5% 的病例可能浆细胞数目 <10%，可能与采样或浆细胞在骨髓内的不均匀分布有关，IMWG 指南建议在穿刺涂片和活检中选择浆细胞比例较高的数据采集。影像学指导下的骨病变处活检对于诊断病理有帮助。MM 的骨髓流式细胞学表现为浆细胞特征的 CD79a、CD138 和 CD38 的强表达。但与正常浆细胞的不同之处在于：CD19 通常为阴性，CD56 在 67%～79% 的病例中有异常表达。另外，其他常见的异常表达表型为 CD117、CD20、CD52 和 CD10。与 MM 不同的是，浆细胞白血病通常CD56 是阴性的（80%）。部分患者有周期蛋白 D1（cyclin D1，CCND1）阳性，这类患者通常伴有 t（11；14）（q13；q32）突变和淋巴浆样形态学改变。外周血中红细胞的缗钱状堆叠（rouleaux formation）较为常见，与 M 蛋白有关。部分 MM 患者因肾功能不全首诊，为肾内科所识别，其肾穿组织镜下可表现为肾小管管腔中嗜酸性物质沉积（本周蛋白）。

三、临床表现

MM 通常视骨髓瘤相关症状或脏器损伤的有无，分为症状性和无症状性两大类，主要包括 CRABO：高钙血症（hypercalcemia，C）、肾功能不全（renal dysfunction，R）、贫血（anemia，A）、骨病（bone disease，B）和其他骨髓瘤相关症状（O），如高黏滞血症、易感染等。无症状骨髓瘤又称冒烟型骨髓瘤，将在后续章节具体介绍，本章详述 MM 的临床表现，主要以症状性骨髓瘤为例。

常见的临床表现可归纳为三方面：

（1）恶性浆细胞大量浸润骨髓引起的表现

1）骨痛是本病的主要症状，多数发生在扁骨，最常发生在腰背部（脊椎）、胸廓（肋骨）及颅骨。初期可为隐痛、钝痛，往往因负重、咳嗽、喷嚏后突然发生脊椎或肋骨病理性骨折而致剧痛，进而引起胸廓变形、驼背及神经根压迫症状，甚至截瘫。

2）有时在扁骨局部可形成肿块，但并不常见。

3）大量骨质破坏时，可使血钙升高，产生一系列高钙血症相关的临床症状和体征。

4）因骨髓中为多量骨髓瘤细胞所浸润，可导致骨髓造血功能受抑制而出现一系列相应症状，如贫血、易感染、出血倾向等。

（2）血液和组织中异常球蛋白（M 蛋白）增高引起的表现

1）出凝血异常

A. 一方面异常球蛋白与凝血因子结合，阻碍凝血因子的功能，干扰凝血过程，易引起出血；另一方面，M 蛋白可能引起血液高黏滞综合征（hyper-viscosity syndrome），又易发生血栓栓塞事件。

B. 血液红细胞大量凝聚成缗钱状，一方面使血型检查发生困难，另一方面可阻塞小动脉或毛细血管而造成组织器官的循环障碍（如视网膜血管阻塞引起视力障碍；中枢神经系统供血不足可引起神经症状，甚至抽搐、昏迷）。

C. 可引起肢端发绀、雷诺综合征，产生获得性冷球蛋白血症，特异性地抑制纤维蛋白单体聚合。

2）M 蛋白从肾排泄，可导致肾小管阻塞，肾功能障碍。

3）M 蛋白在组织内沉积可使组织器官发生"淀粉样变性（amyloidosis）"，其临床表现包括但不仅限于以下几方面：

A. 心肌淀粉样变性引起心肌损害，心力衰竭。

B. 肝脾肿大。

C. 消化道淀粉样变性产生吸收功能障碍。

D. 舌淀粉样变性出现巨舌症。

（3）正常的免疫球蛋白生成减少，造成机体抵抗力下降，患者容易发生呼吸道、泌尿道等感染。

四、辅助检查

（一）实验室检查

（1）血常规：可有贫血，多数为正常细胞正常色素性贫血，也可为小细胞低色素性贫血。常有红细胞缗钱样形成，有时使血型检查及配血发生困难。白细胞及血小板多正常，亦可降低。

（2）红细胞沉降率：多明显增高。

（3）骨髓中可见浆细胞增多及异形性，但亦可能要做多次穿刺方能发现特征性改变。每次穿刺结果可能有很大差异，这是因为骨髓瘤细胞在骨髓中常呈不均匀浸润所致。如浆细胞数超过10%～20%，并整片出现，且具有骨髓瘤细胞的特征诊断多可确定：

1）瘤细胞常较一般浆细胞大。

2）核浆发育不一致，胞核往往比较幼稚。

3）染色质多较细致，有时可见核仁，多不像成熟浆细胞的染色质凝聚。

4）往往可见多核（双核、三核，甚至十几个核）。

5）核周带常缺如或不明显。

（4）血清蛋白电泳出现大量免疫球蛋白，表现为一个窄峰，称为M蛋白或M条带，但也有3%的不分泌型骨髓瘤病例血清中可以无M蛋白。应用免疫电泳可对骨髓瘤进一步分型：IgG型占骨髓瘤的50%；IgA型占20%；轻链型占20%；IgD型在国外文献报道占骨髓瘤的1%，而在国内占7%以上；其他少见的类型包括IgE型、IgM型、双克隆型，总计不到10%。

（5）骨髓瘤患者中40%～70%的尿中有本周蛋白。此蛋白在尿液酸化至pH 4.5～5.0后，加热至50～60℃，蛋白凝固出现沉淀，但继续加热至90℃以上时，蛋白又溶解，故又称凝溶蛋白。将尿液浓缩后用电泳检查可提高阳性率。

（6）血液生化检查：由于本周蛋白沉淀于肾小管上皮细胞，蛋白阻塞肾小管可导致肾功能受损。因此，血尿素氮和肌酐水平可增高，血钙多增高，血磷往往正常，碱性磷酸酶多正常，尿酸可增高。乳酸脱氢酶（LDH）常可增高，与肿瘤负荷有关。β_2-微球蛋白和C反应蛋白也是和肿瘤负荷有关的指标，其增高的水平和肿瘤的活动程度呈正比，与疾病的预后、疗效及病情进展有关。

（二）X线检查

常可在扁骨及长骨近端发现多发性溶骨性病灶，尤以颅骨多发性穿凿样虫蚀病灶最典型。有时可不见典型的溶骨性病灶，仅见到普遍性骨质疏松。不少患者可见病理性骨折，特别是椎骨压缩性骨折及肋骨骨折。

五、结论

MM的病理特点，决定其是一个全身病变的临床表现，从病理生理学角度出发，认识其临床表现，会使我们的临床工作上升至一个新的高度。

（王维达）

第二节 多发性骨髓瘤的诊断与鉴别诊断

一、引言

对多发性骨髓瘤（MM）典型病例做出诊断多无困难，主要根据骨髓或组织活检发现浆细胞瘤细胞（>10%）、X线检查有溶骨性病变及血清蛋白电泳或尿中发现M蛋白增高三方面可做出诊断。但复杂的病例需要结合临床表现和辅助检查进行系统分析和鉴别诊断才能得出正确诊断。

二、诊断

近 40 年来，随着诊断技术的不断进步，MM 的诊断工作标准也存在变迁。1972 年，慢性白血病-骨髓瘤小组提出的诊断建议为①存在血或尿 M 蛋白的前提下，满足以下一条或多条：骨髓异常浆细胞>5%（非反应性浆细胞）；组织活检证实有异常浆细胞；外周血异常浆细胞>500 个/mm³；无其他原因可解释的溶骨性骨损害。②不存在血或尿 M 蛋白时必须有溶骨性骨损害或明确肿瘤的放射学证据，并满足以下一条或多条：骨髓异常浆细胞>20%（非反应性浆细胞，来自两个骨髓穿刺部位）；组织活检证实有异常浆细胞。可以看到，这一版本的诊断建议中存在不少灰区，多年来广为使用的诊断标准为世界卫生组织（WHO）2001 年版。

（一）WHO 的 MM 诊断标准

主要标准：

Ⅰ组织活检证实为浆细胞瘤；

Ⅱ骨髓浆细胞增多，≥30%；

Ⅲ血清电泳出现单克隆球蛋白峰：IgG>3.5g/dl 或 IgA>2g/dl；尿轻链（κ 或 λ）>1.0g/24h，而尿中无其他蛋白。

次要标准：

a 骨髓浆细胞 10%～29%；

b 出现单克隆蛋白峰，但未达上述标准；

c 溶骨性损害（X 线）；

d 正常 Ig 含量减少，IgM<50mg/dl，IgA<100mg/dl，IgG<600mg/dl。

患者有症状时下面任何一项可建立本病的诊断：①Ⅰ+b/c/d；②Ⅱ+b/c/d；③Ⅲ+a/c/d；④a+b+c 或 a+b+d。

WHO 同时为相关浆细胞恶性疾病的诊断标准做了规范：

1. 意义未明的单克隆丙种球蛋白血症（MGUS）的诊断标准

（1）M 蛋白存在但水平低于 MM；

（2）骨髓浆细胞<10%；

（3）无溶骨性病变；

（4）无骨髓瘤相关症状。

2. 冒烟型骨髓瘤（SMM）的诊断标准

（1）血清 M 蛋白水平达到 MM 水平；

（2）骨髓浆细胞增多（10%～30%）；

（3）无溶骨性病变；

（4）无骨髓瘤相关症状。

3. 惰性骨髓瘤（IMM）的诊断标准

（1）骨髓中浆细胞比例≥30%，或活检证实的浆细胞瘤；

（2）M 蛋白 IgG<7g/dl，IgA<5g/dl；

（3）≤3 处溶骨性病变且无压缩性骨折；

（4）血红蛋白、血钙、肌酐水平正常；

（5）无感染。

上述 WHO 诊断标准中将浆细胞比例截值定在 30%，但是 MM 细胞在骨髓中的浸润与弥漫生长的白血病细胞不同，多是局灶生长。因此，单次单个部位随机骨穿并不能很好地发现灶性生长的骨髓瘤细胞，往往需要多部位骨穿。另外需要注意的是，浆细胞除了定量以外，形态也有重要意义，在没有普及进行免疫表型分析的时候，某些慢性疾病，如风湿性疾病、慢性结核感染、肾病、慢性肝病等，骨髓浆细胞比例可能>30%，此时的浆细胞一般为成熟的浆细胞，偶尔可能见到幼稚浆细胞，或轻度的核异型；但如果浆细胞呈现为细胞外形不规则、胞质染色不均匀、巨大的浆细胞伴核形不规则、葡萄状细胞或火焰状细胞，即使不到 30%，也应考虑 MM，进行 M 蛋白定量检测，结合 M 蛋白和溶骨性损害，也可以做出 MM 的诊断。

（二）IMWG 的 MM 诊断标准

IMWG 标准的诊断流程更为简洁，也更注重临床症状。

（1）有症状骨髓瘤的诊断标准：血清或尿中 M 蛋白检出（并不对 M 蛋白水平进行界定）；骨髓可见克隆性浆细胞或病理证实有浆细胞瘤（骨髓中单克隆性浆细胞通常超过 10%，但并不界定下限，因为约 5% 的有症状骨髓瘤患者可以不超过 10%）；相关脏器或组织受累（即前述的 CRAB 等）。三条标准中最重要的一条是终末脏器损伤，2003 年 IMWG 定义了骨髓瘤相关器官和脏器损伤（ROTI），包括贫血、高钙血症、溶骨性骨病、肾损伤、高黏滞血症、淀粉样变和反复感染，具体如下：

1）血钙水平：血清钙>正常上限 0.25mmol/L 或>2.75mmol/L；

2）肾功能不全：肌酐>173mmol/L；

3）贫血：血红蛋白<正常低限 2g/dl 或<10g/dl；

4）骨损害：溶骨性骨损害或合并压缩性骨折的骨质疏松；

5）其他：症状性高黏滞综合征、淀粉样变性、反复细菌感染（12 个月内发作>2 次）。

（2）无症状（冒烟型）骨髓瘤的诊断标准：骨髓瘤水平的 M 蛋白检出（一般>30g/L）；和（或）骨髓中 10% 或更多的克隆性浆细胞；同时没有任何骨髓瘤的相关症状。意义不明的单克隆丙种球蛋白增多症（MGUS）的诊断标准为血清 M 蛋白<30g/L；骨髓克隆性浆细胞比例<10% 且骨髓活检见低度浆细胞浸润；无溶骨性骨破坏；无骨髓瘤相关脏器或组织功能障碍；无其他 B 细胞增殖性疾病证据。

IMWG 的 2003 年版诊断指南也定义了其他类型的浆细胞瘤，具体如下：

（1）骨孤立浆细胞瘤

1）血或尿中无 M 蛋白（或低水平）；

2）单部位的浆细胞浸润引起的骨质破坏；

3）正常骨髓象；

4）其他部位正常的骨骼检查（脊椎或骨盆 MRI 检查）；

5）无相关的器官或组织损害（除孤立骨损害外，无终末器官损害）。

（2）髓外孤立浆细胞瘤

1）血或尿中无 M 蛋白（或低水平）；

2）髓外孤立性克隆性浆细胞肿瘤；

3）正常骨髓象；

4）正常的骨骼检查；

5）无相关的器官或组织损害（无终末器官损害，包括骨损害）。

（3）多发的孤立浆细胞瘤

1）血或尿中无 M 蛋白（或低水平）；

2）单部位的骨质破坏或髓外克隆性浆细胞肿瘤，可反复发作；

3）正常骨髓象；

4）正常的骨骼检查且包括脊椎或骨盆 MRI 检查；

5）无相关的器官或组织损害（除局部骨损害外，无终末器官损害）。

（三）我国在 2007 年制定的 MM 的诊断标准

（1）骨髓中浆细胞>15%并有异常浆细胞（骨髓瘤细胞）或组织活检证实为浆细胞瘤；

（2）血清中出现大量单克隆免疫球蛋白（M 蛋白）：IgG>35g/L，IgA>20g/L，IgD>2.0g/L，IgE>2.0g/L，IgM>15g/L；尿中单克隆免疫球蛋白轻链（本周蛋白）>1.0g/24h。

（3）广泛性骨质疏松和（或）溶骨病变。

符合（1）和（2）项即可诊断 MM。符合上述所有三项者为进展性 MM。诊断 IgM 型 MM 时，要求具备上述所有三项，并有其他 MM 相关的临床表现。符合（1）项和（3）项而缺少（2）项者，属不分泌型 MM，应注意除外骨髓转移癌，若有可能，应进一步鉴别属不合成亚型抑或合成而不分泌亚型。

可以看出，我国标准在 IMWG 10%和 WHO 30%的基础上又提出一个新的骨髓浆细胞比例（15%），这一点可能会对临床工作造成混淆。

（四）中国医师协会血液科医师分会 2008 年版的 MM 诊断标准

尽管国际上新的 MM 诊断标准不断被推出，我国仍在沿用旧的诊断标准，如恶性浆细胞与国际标准不同，同时还在沿用一些旧的名词诸如惰性骨髓瘤，无疑会引起临床执行上的混乱。为便于临床操作，又能与国际交流对话，中国医师协会血液科医师分会组织有关专家（中国多发性骨髓瘤工作组），经多次研讨制订了 2008 年版的 MM 诊断标准。其中，骨髓瘤相关器官和组织损害（ROTI）的诊断标准如下：

（1）血钙水平增高：校正血清钙高于正常上限值 0.25mmol/L（1mg/dl）以上或>2.8mmol/L（11.5mg/dl）；

（2）肾功能损害：血肌酐>176.8μmol/L（2mg/dl）；

（3）贫血：血红蛋白<100g/L 或低于正常值 20g/L 以上；

（4）骨质破坏：溶骨性损害或骨质疏松伴有压缩性骨折；

（5）其他：有症状的高黏滞血症、淀粉样变、反复细菌感染（≥2 次/年）。

（五）2008 年中国多发性骨髓瘤工作组的诊断标准

（1）主要标准

1）组织活检证明有浆细胞瘤或骨髓涂片检查：浆细胞>30%，常伴有形态改变；

2）单克隆免疫球蛋白（M 蛋白）：IgG>35g/L，IgA>20g/L，IgM>15g/L，IgD>2g/L，IgE>2g/L，尿中单克隆 κ 或 λ 轻链>1g/24h，并排除淀粉样变。

（2）次要标准

1）骨髓检查：浆细胞 10% ~30%；

2）单克隆免疫球蛋白或其片段的存在，但低于上述标准；

3）X 线检查有溶骨性损害和（或）广泛骨质疏松；

4）正常免疫球蛋白量降低：IgM<0.5g/L，IgA<1.0g/L，IgG<6.0g/L。

凡满足下列任一条件者可诊断为 MM：主要标准 1)+2)；或主要标准 1)+次要标准 2)\3)\4) 中之一；或主要标准 2)+次要标准 1)\3)\4) 中之一；或次要标准 1)\2)+次要标准 3)\4) 中之一。

（3）最低诊断标准（符合下列两项）

1）骨髓恶性浆细胞≥10% 或虽<10% 但证实为克隆性和（或）活检为浆细胞瘤，且血清和（或）尿中出现单克隆 M 蛋白；如未检测出 M 蛋白，则需骨髓恶性浆细胞≥30% 和（或）活检为浆细胞瘤；

2）骨髓瘤相关的器官功能损害（至少一项 ROTI）（其他类型的终末器官损害也偶可发生，并需要进行治疗。如证实这些脏器的损害与骨髓瘤相关则也可用于骨髓瘤的诊断）。

（4）有症状 MM 的定义：满足 MM 诊断；且至少一项 ROTI。

（5）无症状 MM 的定义：满足 MM 诊断；无任何 ROTI 征象。

三、鉴别诊断

本病误诊率很高，患者可因发热、尿改变、腰腿痛被误诊为呼吸系统感染、肾炎、骨病而延误病情，在诊治中应给予足够重视。

以下列出了易误诊的一些临床表现。

（一）感染

由于正常免疫球蛋白减少，异常免疫球蛋白增多但无免疫活性；白细胞减少、贫血及放化疗等影响正常免疫功能，故易于反复感染。患者可以发热作为首发症状而就诊。易发生上呼吸道感染、肺炎等呼吸道感染或泌尿系统感染，女性患者更易于发生泌尿系统感染。在病程晚期，感染是致死的主要原因之一。

故对于中老年患者反复发生感染，不应仅局限于抗感染治疗，应在抗感染治疗的同时，积极寻找是否有原发病。若患者合并有骨痛、贫血、出血等应考虑到本病的可能。

（二）骨病

骨痛和溶骨性骨质破坏是本病的突出临床表现。腰痛是 MM 的主要症状之一，常是患者求医的主诉之一，可能选择普通外科、骨科就诊。MM 常被误诊为"腰肌劳损"、"腰椎间盘突出"、"腰椎结核"、"骨质疏松"等疾病。当老年患者以腰痛为主诉就诊时，尤其腰痛呈持续性和活动后加重，局部有压痛，伴有贫血或红细胞沉降率显著增快时，尽管 X 线检查未见溶骨性病变或压缩性骨折，也应进行有关检查（骨髓穿刺、蛋白电泳、免疫电泳等），排除或肯定 MM 诊断。本病患者常有严重骨质疏松，因此，患者因骨痛或腰腿痛就诊于骨科时，需要鉴别骨质疏松导致的疼痛。骨质疏松的发病部位是人体中轴骨及四肢长骨骨干，疼痛是骨质疏松最常见的症状，以腰背痛多见。疼痛沿脊柱向两侧扩散，仰卧或坐位时疼痛减轻，直立时后伸或久立、久坐时疼痛加剧；日间疼痛轻，夜间和清晨醒来时加重；弯腰、肌肉运动、咳嗽、大便用力时加重。老年骨质疏松，椎体骨小梁萎缩、数量减少，椎体压缩变形，脊柱前屈，腰大肌为了纠正脊柱前屈，加倍收缩，肌肉疲劳甚至痉挛，产生疼痛。部分严重骨质疏松患者可发生病理性骨折，新近胸腰椎压缩性骨折，亦可产生急性疼痛，相应部位的脊柱棘突可有强烈压痛及叩击痛，一般 2 ~ 3 周后可逐渐减轻，部分患者可呈慢性腰痛。若压迫相应的脊神经可产生四肢放射痛、双下肢感觉运动障碍、肋间神经痛、胸骨后疼痛类似心绞痛，也可出现上腹痛类似急腹症；若压迫脊髓、马尾神经还会影响膀胱、直肠功能。

骨质疏松引起的骨痛，无固定的疼痛部位，休息后减轻。骨质疏松疼痛时无关节红肿、积液，四肢关节主动和被动活动均正常。骨质疏松骨痛与平时患者的负重活动量及气候、温度变化亦相关。骨质疏松最大的危害在于骨折，当有骨质疏松性骨折发生时，患者表现为急性疼痛，并且可能有局部肿痛等症状出现，但在此之前有一个很长的临床前期。期间最突出的表现就是骨痛，包括腰背及四肢关节酸痛乏力等。由此可见，单纯从临床症状和表现上来看，鉴别骨质疏松和骨髓瘤骨病是比较困难的，而且部分骨髓瘤患者本身也伴随比较严重的骨质疏松，在接诊以骨痛为主诉的患者时，建议完善影像学检查以明确诊断。影像学发现多发骨破坏、溶骨性病灶后也需鉴别以下疾病：

（1）骨转移癌：恶性肿瘤易发生骨转移，引起骨痛、溶骨性病变、贫血等临床表现，与 MM 有相似之处，需予以鉴别。一般血中无 M 蛋白，即使偶伴发单克隆免疫球蛋白增多，其增高水平也有限。骨髓穿刺或活检可见成堆转移癌细胞，该细胞形态及分布与骨髓瘤细胞显著不同，有其原发肿瘤的临床表现，多伴成骨形成，溶骨性缺损周围有骨密度增加，且血清碱性磷酸酶明显升高，有原发病灶存在。

（2）其他侵犯骨骼而需与 MM 鉴别的疾病：①淋巴瘤可侵犯骨骼形成骨骼肿物。骨髓中无骨髓瘤细胞；无广泛骨质疏松和多发性溶骨病变；需病理活检确诊。②甲状旁腺功能亢进。骨质改变特点是广泛脱钙、纤维囊性骨炎和骨囊肿形成；血和尿中无单克隆免疫球蛋白或其轻链，骨髓中无骨髓瘤细胞。

（三）肾病

肾脏病变为本病常见而重要的病变。临床表现以蛋白尿为最常见，其次为血尿。晚期可发展为慢性肾功能不全或尿毒症，为本病致死的主要原因之一。

国外研究发现，MM 肾病在病理上肾小球病变较轻，而小管-间质病变严重，故临床上很少出现高血压。

骨髓瘤肾病由多种因素所致，轻链蛋白尿对肾小管的损伤和轻链在肾小球的沉积引起的淀粉样变是主要原因。此外，骨髓瘤细胞浸润、高血钙、高尿酸血症等也参与发病。免疫分型与肾损害关系密切，轻链型肾损害率最高。诊断要点包括①年龄 40 岁以上；②贫血严重，贫血程度与肾功能损害程度不相称，常伴有中性粒细胞和血小板减少；③高尿酸血症；④高钙血症。怀疑 MM 时应及早反复骨髓检查，以便尽早明确诊断。部分患者由于肾脏损伤发生的隐匿性，起病时往往已经出现大量蛋白尿、低蛋白血症、高脂血症和水肿表现，以肾病综合征而就诊肾内科。以下为肾病综合征病因的常见鉴别诊断：

（1）紫癜肾炎：儿童多见，皮疹、紫癜、关节痛、腹痛及便血是其特点。儿童易合并肠套叠，并有血尿、蛋白尿及水肿等肾小球肾炎的特点，有时先出现肾炎的表现，后有皮疹或紫癜出现；或皮疹、紫癜过后一段时间方出现肾炎的表现，最长可间隔 3 个月，给诊断带来困难；易误诊为原发性肾病综合征。紫癜肾炎的临床经过不一，重者迅速发展成肾衰竭，轻者自愈。镜检：镜下血尿明显，肾活检可发现小血管炎，这一点具有一定的特征性。肾活检多为系膜增生性肾炎，且有 IgA 沉积在系膜区，半月体沉积在系膜区亦较常见。该病早期血清中 IgA 增高，皮损处做皮肤活检可见到毛细血管壁有 IgA 沉积，糖皮质激素对紫癜肾炎的疗效差。

（2）狼疮肾炎：多见于 20 ~ 40 岁女性，其中 20% ~ 50% 呈现肾病综合征。临床表现：患者多有发热、皮疹、关节痛，尤其面部蝶形红斑最据诊断价值。血清抗核抗体、抗双链 DNA（DS-DNA）及抗 Sm 抗体阳性。血中可找到狼疮抗凝物。血清蛋白电泳 α2 及 λ 球蛋白增高，免疫球蛋白检查主要是 IgG 增高，皮肤狼疮带试验阳性，皮肤活检真皮破坏是其特点。

（3）多发性肌炎和皮肌炎：是一种原因不明的结缔组织病，可单独存在肌炎。主要累及四肢近端，以横纹肌压痛、肌无力、肌肉萎缩表现为主。吞咽肌受累可吞咽困难、发音困难；呼吸肌受累可呼吸困难、发绀，甚至窒息。易出现雷诺现象。多发性肌炎同时累及皮肤称皮肌炎；皮炎可局限，呈弥漫性红斑、斑丘疹、脱屑性湿疹，甚至剥脱性皮炎；皮损易出现在眼睑、鼻梁、两颊、前额、手背及关节周围，皮肤呈暗紫色。多发性肌炎和皮肌炎易累及肾脏，部分病例呈肾病综合征形式，出现抗 pm-1 抗体和抗 J0-1 抗体。

（4）进行性系统性硬化症：是一种胶原性疾病，偶可并发肾病综合征。患者先有雷诺现象，继之面部及手指肿胀、僵硬、皮肤增厚、活动受限，吞咽困难等。血清 γ 球蛋白及 IgG 增高，抗核抗体阳性。

（5）Wegener 肉芽肿：有三大特征，即鼻及副鼻窦坏死性炎症、肺炎及坏死性肾小球肾炎。发病顺序为先鼻部病变，其次为肺部病变，继之出现肾脏损害。血清 λ 球蛋白高，IgG 及 IgA 增高。

（6）糖尿病性肾小球硬化症：又称糖尿病肾病。多发生在糖尿病病史 10 年以上的患者，尤其是胰岛素依赖型而血糖未得到满意控制的患者易出现糖尿病肾病。诊断要点：有糖尿病病史及血糖、尿糖、糖耐量异常，同时眼底多有微血管瘤，眼底病变的严重程度通常与肾损伤程度相平行。激素治疗效果差而且尿糖加重。多伴有持续性不同程度的高血压和肾功能损害，尿红细胞多不增加。

（7）淀粉样肾病：分原发和继发两类。后者多继发于慢性感染，如结核、麻风或慢性肺化脓症、肿瘤、MM 及类风湿关节炎。患者多数同时有心肌肥厚、心律失常及心力衰竭、肝脾肿大、巨舌、皮肤苔藓样黏液性水肿。早期仅有蛋白尿，一般1~5年出现肾病综合征，确诊依赖刚果红试验和肾活检。

（8）恶性肿瘤所致的肾病综合征：各种恶性肿瘤可通过免疫机制发生肾病综合征，所以肾病综合征患者必须认真进行全身检查，若发现淋巴结肿大、胸腹部肿块均应考虑肿瘤引起的肾病综合征，应积极证实原发肿瘤存在的部位以便及早明确诊断。

（四）M蛋白

血清蛋白电泳和免疫固定电泳检出血清M蛋白条带，是本病的特征性改变。但是M蛋白阳性也需要与其他疾病鉴别，如慢性感染、慢性肝病、自身免疫性疾病、恶性血液病（如淋巴瘤）、非恶性血液病、非血液系统恶性肿瘤（如结肠癌、前列腺癌、乳腺癌、肺癌等）、神经系统疾病、皮肤病、器官移植等，均可产生少量M蛋白，其原因推测为患者机体对抗原的异常免疫反应。这种单克隆免疫球蛋白增高水平有限，通常IgG<30g/L、IgA<20g/L、IgM<10g/L。本身不引起任何临床症状，其临床表现完全取决于原发病。骨髓穿刺无骨髓瘤细胞，X线检查无溶骨性病变。而MM级别的M蛋白水平也需要与非骨髓瘤系列的其他浆细胞恶性疾患鉴别。

（1）原发性系统性淀粉样变性：与MM同属恶性浆细胞范畴。MM可以伴发系统性淀粉样变性，两者在临床表现上也有相似之处，但治疗及预后却有不同之处。临床表现由淀粉样物（即免疫球蛋白的轻链）沉淀于组织器官中而引起。实验室检查可能（但并不一定）发现血清和（或）尿中有单克隆免疫球蛋白轻链，尿本周蛋白阳性，低白蛋白血症，肾功能不全（血尿素氮、肌酐升高）。骨髓中无骨髓瘤细胞浸润，骨骼无溶骨性病变，无高钙血症、高黏滞综合征。

（2）原发性巨球蛋白血症（Waldenström's macroglobulinemia，WM）：①血中IgM型免疫球蛋白呈单克隆性增高，同时其他免疫球蛋白正常或轻度受抑制。②影像学，X线摄片较少见骨质疏松，溶骨性病变极为罕见。③浆细胞形态，骨髓中以淋巴细胞及浆细胞样淋巴细胞多见。淋巴结、肝、脾活检提示本病是弥漫性分化好的或浆样淋巴细胞性淋巴瘤。④免疫表型，多为IgM+、IgD-、CD19+、CD20+、CD22+、CD5-、CD10-及CD23-。

（五）骨髓浆细胞增多

骨髓浆细胞参考值平均为1.3%，通常<2%，且不出现于外周血中。Hayhoe认为骨髓中浆细胞>2%、Sandherg提出>2.5%、Hoffmann则认为>4%为浆细胞增多的诊断标准。国内黄文照、吕联煌以>3%作为浆细胞增多的诊断标准。浆细胞增多可分为两大类：一类是恶性浆细胞病，临床表现由浆细胞恶性增生、浸润组织器官及其所分泌的单克隆免疫球蛋白引起，包括MM、华氏巨球蛋白血症、重链病及淀粉样变性；另一类为无明显临床表现的良性浆细胞病（即反应性浆细胞增多）。

（1）反应性浆细胞增多（RP）：可见于感染性疾病的恢复期、自身免疫性疾病（类风湿关节炎）、急性风湿热、播散性红斑狼疮、过敏反应及肝硬变等。病因尚未完全明了。病毒、细菌、肿瘤、自身抗原等可作为抗原刺激，导致单克隆B细胞浆细胞过度增生，并分泌单克隆免疫球蛋白，但此说并未得到证实。上述各种疾病出现浆细胞增多究竟是偶然巧合，抑或是两者有内在联系，目前尚无定论。此时，骨髓中浆细胞形态多正常，与骨瘤细胞的形态不同，数量一般不超过 10%，而且原发病治愈后恢复正常。

（2）恶性浆细胞增多的各个疾病：华氏巨球蛋白血症及淀粉样变性之前均已描述，故本段重点描述并鉴别重链病。重链病（heavy chain disease，HCD）是淋巴浆细胞的恶性肿瘤，以恶性增殖的单克隆淋巴浆细胞合成和分泌大量结构均一、分子结构不完整的单克隆免疫球蛋白为特征，该蛋白仅由重链组成而不含轻链。本病好发于 20 ～ 30 岁年轻人，仅有 5% >40 岁，男性略多于女性。依据重链抗原性的不同分为 α 重链病、γ 重链病、μ 重链病和 δ 重链病，ε 重链病尚未见报道。其中，α 重链病最多，γ 重链病次之，μ 重链病罕见，δ 重链病仅见个案报道。临床表现随类型的不同而不同。

1）α 重链病（Selingman 病）：认为可能与遗传基因和肠道内微生物慢性感染有关。本病好发于卫生条件较差的国家和地区。部分患者应用抗生素治疗有效，支持肠道内微生物如细菌、寄生虫感染是发病原因的观点。最常见的临床表现是严重吸收不良综合征的肠型，起病呈渐进性，早期呈间歇性腹泻，以后表现为持续性腹泻，伴有腹痛、脂肪泻，晚期可出现消瘦、脱水、肠梗阻、肠穿孔、腹水、腹部包块等，发热少见，肝、脾、淋巴结大多无肿大。少见的是表现为反复呼吸道感染的肺型，可有胸腔积液和纵隔淋巴结肿大。十二指肠和空肠的纤维内镜及活检是本病首选的诊断方法，确诊依赖血清免疫固定电泳。血清蛋白电泳在 α2 与 β 区之间可见一异常增大、较宽的区带。血清免疫电泳显示，与抗α 重链抗血清反应，而不与抗轻链血清反应。X 线钡餐检查可见十二指肠、空肠黏膜皱襞肥大和假息肉形成，可有管腔狭窄或充盈缺损、液平面。腹部 CT 显示，腹膜后淋巴结肿大。纤维内镜伴活检对 α 重链病的诊断意义颇大。内镜下可见 5 种基本形态：浸润型、结节型、溃疡型、马赛克型、单纯黏膜皱襞增厚型，以上 5 型可单独或联合出现，以浸润型最具特征性。病理活检可有 3 种表现：成熟的浆细胞和淋巴浆细胞浸润黏膜固有层、绒毛萎缩多变且不固定；不典型浆细胞或淋巴浆细胞和（或）不典型免疫母细胞样细胞至少深入到黏膜下；符合免疫母细胞淋巴瘤或者形成不连续的溃疡型肿瘤或者广泛的大片浸润，侵犯肠壁的全层。α 重链病常见染色体异常在 14q32 有基因重排。对于尚无淋巴瘤证据的患者，应首先试用抗生素治疗，如四环素（2g/d），也可用氨苄西林（氨苄青霉素）或甲硝唑。若 3 个月内不见效或患者已有免疫增殖性小肠病或伴有淋巴瘤时，应采用化疗。化疗方案与淋巴瘤相同，即 CHOP［环磷酰胺、多柔比星（阿霉素）、长春新碱、泼尼松］或 MOPP［氮芥、长春新碱、丙卡巴肼（甲基苄肼）、泼尼松］。化疗常可取得疗效。但处于病程晚期（病理Ⅲ期）已有淋巴瘤的患者在化疗取得缓解后易复发，对此类患者可考虑强烈化疗及放疗后，辅以自体骨髓移植治疗。

2）γ 重链病（Frankin 病）：是最早发现的重链病。病因方面约 14% 的 γ 重链病患者伴有类风湿关节炎、自身免疫性溶血性贫血、多关节炎、干燥综合征、红斑狼疮、免疫性血小板减少性紫癜和重症肌无力等自身免疫性疾病；某些病例曾有结核病，可能由于自身抗原的慢性刺激和其他抗原的长期刺激而产生非肿瘤性淋巴结病变，再转化为浆细胞的恶性增殖。其临床特征是患者血、尿中均可检测到单克隆的 γ 重链。由于本病的临床和病理表现变异较大，有人将本病分为三大类：①播散性淋巴增殖病变；②局部性淋巴增殖病变；③无明显淋巴增殖病变。本病的临床表现：①淋巴结肿大，多见于颈部、腋窝，也可见于锁骨上、颌下及腹股沟。疾病进展期可有全身浅表淋巴结肿大，肿大的淋巴结质坚，无粘连，无压痛。少数患者可仅有深部淋巴结大。咽淋巴环淋巴结肿大可引起上腭、腭垂水肿，造成呼吸困难。②肝脾肿大，50%～60%的病例可见肝或脾脏肿大。③其他症状，表现为发热、皮下结节的皮肤损害，1/3的病例可伴有自身免疫性疾病，如系统性红斑狼疮（SLE）、类风湿关节炎、溶血性贫血等，也有表现为甲状腺、腮腺等部位的髓外浆细胞瘤。确诊需靠血清、尿免疫电泳，血清免疫电泳在β与γ之间出现一非均质性的异常M蛋白，该蛋白能与抗γ重链和抗Fc抗血清起免疫沉淀反应，而不能与抗Fab、抗Fd、抗κ、抗λ血清反应。γ重链病染色体异常可表现为核型异常，非整倍体及复合染色体异常。γ重链病的淋巴结病理提示，38%表现为非霍奇金淋巴瘤的不同组织类型，36%有淋巴浆细胞增生。对无症状的患者可随诊观察。对出现症状的患者可用环磷酰胺、长春新碱、泼尼松联合化疗，或给予氧芬胂和泼尼松治疗，常可获得疗效。当咽部韦氏环受侵犯时，可加用局部放疗。

3）μ重链病：临床表现可有发热、贫血、肝脾肿大，少数可有骨髓破坏和病理性骨折。凡临床上有淋巴浆细胞的异常增殖及骨髓中浆细胞浆内有明显空泡的病例均需行血、尿免疫电泳。若尿本周蛋白阳性，血清蛋白电泳在α2区域α与β之间出现单株峰，血清免疫电泳显示快速移动的双弧曲线，与抗μ链血清起反应而与抗轻链血清不发生反应者可以确诊。本类型可伴发于慢性淋巴细胞白血病（简称漫淋）/小淋巴细胞淋巴瘤，因此，两者的鉴别也比较重要。①慢淋患者以外周血和骨髓成熟淋巴细胞明显升高为特征，而重链病患者仅见淋巴细胞或浆细胞轻度增高；②在淋巴结病理上慢淋淋巴结结构破坏代之以大量成熟的淋巴细胞浸润，后者淋巴结结构存在多表现为慢性炎症改变；③尽管部分慢淋患者血清中存在M蛋白，但大多数为完整的单克隆免疫球蛋白，而重链病患者的M蛋白为单克隆游离不完整重链；④对于血、尿中未发现M蛋白的患者，有时淋巴结或骨髓病理免疫组化检查是鉴别它们的根本手段。本类型预后差，中位生存仅24个月，目前无特别有效的方法，可采用COP或COP加柔红霉素或加卡莫司汀。

4）δ重链病：表现具有MM、肾衰竭的特点，颅骨有溶骨性损害，骨髓中有异常的浆细胞。血清蛋白电泳在β_2和γ之间可见一小段窄带，血清免疫电泳显示δ链，轻链缺如。

四、结论

实际医疗工作中，MM的诊断很多时候是一个复杂的过程，加上诊断标准的不断变化和多样性，常常给临床诊断工作带来很多困难。由于MM临床表现的复杂性，鉴别诊断是十分必要的。

（王维达）

第三节 多发性骨髓瘤的临床分期与预后分层

一、引言

为了正确地评价多发性骨髓瘤（MM）患者的病情，临床分期是十分重要的。了解临床分期系统的构成，将有利于临床医生的治疗工作。正确的预后分层，将为个体化精准治疗带来帮助。

二、临床分期

(一) Durie-Salmon 分期

多年来，MM 分期沿用 1975 年 Durie 和 Salmon 提出的分期标准。Durie-Salmon 分期系统如下：

Ⅰ期（瘤细胞数 $<0.6\times10^{12}/m^2$）：符合下述四个条件。

（1）血红蛋白 $>100g/L$；

（2）血清钙正常；

（3）X 线检查骨无破坏或只有孤立的破坏；

（4）M 蛋白合成率低：$IgG<50g/L$、$IgA<30g/L$、尿中轻链 $<4g/24h$（本周蛋白）。

Ⅱ期［瘤细胞数（0.6~1.2）$\times10^{12}/m^2$］：介于 Ⅰ 期和Ⅲ期之间。

Ⅲ期（瘤细胞数 $>1.2\times10^{12}/m^2$）：符合下述一项或一项以上者。

（1）血红蛋白 $<85g/L$；

（2）血清钙 $>2.982mmol/L$；

（3）严重的溶骨性损害；

（4）M 蛋白合成率高：$IgG>70g/L$、$IgA>50g/L$、尿中轻链 $>12g/24h$。

每期再分为 AB 两类：A 类，肾功能正常（血肌酐 $<177\mu mol/L$），B 类，肾功能不正常（血肌酐 $\geqslant177\mu mol/L$）。

(二) 国际分期系统 ISS 分期标准

因 Durie-Salmon 分期使用不方便、不利于推广，IMWG 提出了国际分期系统 ISS 分期标准，它是根据血清 β_2-微球蛋白和白蛋白水平划分的。一般认为这个分期系统可以较准确地提示患者的预后。

临床Ⅰ期：β_2-微球蛋白 $<35mg/L$，白蛋白 $\geqslant35g/L$。提示治疗反应佳，预后好。

临床Ⅱ期：β_2-微球蛋白 $<35mg/L$，白蛋白 $<35g/L$。或者 β_2 微球蛋白 $\geqslant35mg/L$，且 $<55mg/L$。

临床Ⅲ期：β_2 微球蛋白 $\geqslant55mg/L$。提示治疗反应不佳，预后不好。

三、预后分层

MM 的细胞遗传学异常检测对预后分层有重要意义。研究显示，ISS 分期Ⅰ或Ⅱ期，不伴有 t（4；14）、del（17p）或 1q21 扩增的患者（大约占 MM 患者的 20%）8 年生存率高达 75%；而存在高危细胞遗传学异常的患者中位 OS 仅 2~3 年，现有临床研究、新药及自体造血干细胞移植均很难克服。大部分预后和风险分层的数据来自新诊断 MM 的研究结果，但在复发、难治 MM 中也有价值。Mayo 诊所使用 FISH 和 GEP 方法对初治、复发 MM 进行风险分层，即 mSMART 分层系统（www. msmart. org）。

一些研究显示，FISH 提示存在 t（14；16）、t（14；20）、p53 基因缺失［del（17p）或 17 号单体］等异常中的一项或多项者为高危患者，但其中也有不少争议，如 t（14；16）通常与诊断时急性肾衰竭相关，而临床试验往往将肾衰竭患者排除在外，导致临床试验中可能不能显示出 t（14；16）的不良预后，在校正后肾衰竭后 t（14；16）的预后与其他标危亚组相当。最近的研究显示，del（1p）也是高危 MM 的标志，IFM 协作组的 1195 例患者数据显示，del（1p）尤其是 del（1p22）和 del（1p32）与无进展生存和总体生存缩短相关，该亚组患者即使接受标准诱导治疗和自体造血干细胞移植，OS 也仅有 27 个月，较无 del（1p）患者的 97 个月明显缩短。多因素分析证实，del（1p22）和 del（1p32）是独立于 t（4；14）、t（14；16）和 del（17p）的不良预后因素。

除了原发细胞遗传学异常外，del（17p）、del（1p）和 1q21 扩增等继发异常也明显影响预后。例如，在标危组细胞遗传学基础上出现 1q21 扩增将使得该患者分入中危组，而 del（17p）和 del（1p）异常的存在将使得患者直接分入高危组。另外，MYC 重排在 MM 中也具有临床意义（表 3-1）。

表 3-1　MM 以染色体核型为基础的预后分层

风险分层	细胞遗传学异常
标危	三体
	t（11；14）
	t（6，14）
中危	t（4；14）
	1q21 扩增
高危	Del（17p）
	t（14；16）
	t（14；20）
	Del（1p）

检出细胞遗传学异常的方法也可能对预后有影响。一般认为，间期细胞培养 G 显带方法所见的染色体异常增殖性更强，预后比 FISH 检出的异常差。因此，G 显带所见的复杂核型（≥3 个异常）、低二倍体、13 号单体、del（13q）或 17 号单体、del（17p）预后更加不良。另外，传统间期细胞遗传学检查异常所见也可能预示着继发性骨髓增生异常综合征的可能。而在 MGUS 或 SMM 中，如通过这种方式检测出异常，需警惕进展风险高、诊断错误或合并有其他造血系统疾病等。

四、结论

临床分期和预后分层在临床上是非常重要的，伴随着临床诊断技术的进展和治疗手段的提高，临床分期和预后分层的标准和方法也将不断发生变化，更加有利于临床的判定和治疗。

（王维达）

第四节　多发性骨髓瘤诊断的将来

一、引言

尽管目前多发性骨髓瘤（MM）的诊断不断更新，但仍然存在许多不足和问题。现在我们已经知道，MGUS、SMM 和 MM 在恶性浆细胞疾病谱系内，是一系列有共同基因背景、发病严重程度有差异的疾病。从自然病程上看，MGUS 始终以恒定的速率（每年1%）向 MM 转化，而 SMM 在诊断后前 5 年将以每年 10% 的速度进展，之后的 5 年为每年 3%，10 年后剩余的患者进展速率为与 MGUS 一样的 1%，这意味着 SMM 是一组异质性很大的疾病，进一步进行个体化诊断和更为精确的风险分层是十分必要的。

二、未来的 MM 诊断

（一）风险分层与生物标记

鉴于 MM 是一种异质性很大的疾病，为了将 SMM 进行进一步的进展风险分层，一系列生物标记可以鉴别：

（1）骨髓浆细胞比例（BMPC%）：以 60% 为界，高于此值的患者 80%～90% 将在 2 年内进展。

（2）血清游离轻链比值（FLC ratio）：以 100 为界，鉴于 FLC 的正常比值为 0.26～1.65，≥100 的患者 80% 会迅速进展，而且 25% 的首发症状为急性肾衰竭。

（3）局部骨病变数目≥1 个：指的是 MRI 等敏感影像学上所见，这类患者中位进展时间为 1.5 年左右。

（二）2014 年 IMWG 的 MM 诊断标准修订

鉴于上述三个生物标记，2014 年 IMWG 将 MM 的诊断标准做了修订，修订的原因有三个：第一个原因是，我们认识到冒烟型骨髓瘤不是一种疾病。冒烟型骨髓瘤本身不是一个独特的疾病。第二个原因是，我们一直恐惧治疗，Len/Dex 观察试验消除了该担忧。第三个理由是，我们确实有准确的生物标志物，它可以告诉我们，谁的疾病进展，谁不会进展。除了这些生物标志物，诊断标准做出的第二个大的变化是，允许利用先进的成像技术。在旧标准中，并不清楚仅基于 CT 扫描骨骼检查为发现病变是否可以被诊断 MM。现在已经清楚地阐明，除了骨骼检查，CT 扫描、低剂量全身 CT 扫描和 PET-CT 扫描可用于检查溶骨性骨病。对于不符合诊断标准的患者可以使用敏感的影像学检查进行随访。新诊断标准在 MM 诊断中对骨和肾脏疾病要求提出三个重要说明：第一，在没有出现溶骨性损伤的情况下出现骨质疏松、脊椎压缩性骨折或骨密度变化不是骨髓瘤骨病的充分证据。第二，只有疑似或证实的轻链型管型肾病才被认为是满足 CRAB 标准的肾脏病变。M 蛋白相关的肾脏疾病如轻链沉积性疾病、膜增生性肾小球肾炎和 AL 淀粉样变性被认为是独特的疾病，而不是 MM。第三，为满足 CRAB 标准，优先使用估算肾小球滤过率（GFR）<40ml/min 的标准，而不是血清肌酐浓度。

经过重新定义后，大部分 SMM 依然留在 SMM 范围内，但低危组每年进展风险仅为 5%，而高危组为每年 25%。一般使用的高危 SMM 指标为：BMPC≥10% 的基础上，加上以下任一指标：M 蛋白水平≥3g/dl；正常浆细胞比例<浆细胞的 5%；FLC 比值为 8～100；存在 17p-、t（4；14）、获得扩增（1q21）等；IgA 型；循环血浆细胞增加等。

（三）修订后的 IMWG 骨髓瘤诊断标准

克隆性骨髓浆细胞≥10% 或活检证实骨性或髓外浆细胞瘤及符合以下 MM 定义事件的一项或多项：

1. MM 定义事件

（1）可归因于潜在浆细胞增殖性疾病的终末器官损害的证据，尤其是高钙血症：血清钙高于正常上限超过 0.25mmol/L（>1mg/dl），或血清钙>2.75mmol/L（>11mg/dl）；肾功能损伤：肌酐清除率<40ml/min 或血清肌酐>177μmol/L（>2mg/dl）；贫血：血红蛋白值低于正常上限超过 20g/L，或血红蛋白<100g/L；骨质病变：骨骼放射检查、CT 或 PET/CT 显示一处或多处溶骨性病变。

（2）满足以下恶性肿瘤生物标志物的一项或多项：克隆性骨髓浆细胞百分比≥60%；单克隆/非单克隆的血清游离轻链比≥100（基于血清 Freelite 试验，且单克隆的游离轻链必须≥100mg/L）；MRI 研究显示>1 处局灶性病变，每处病灶需≥5mm。其中，克隆性应该由流式细胞术、免疫组化或免疫荧光显示的 κ/λ 轻链限制性来确定。骨髓浆细胞百分比最好应该从髓芯活检标本估算而来，在穿刺和髓芯活检不一致的情况下，应该采用较高的那个值；如果骨髓克隆性浆细胞<10%，则需要一处以上的骨质病变来区分孤立性浆细胞瘤与最低骨髓受累。

2. 冒烟型 MM 的定义

必须满足以下两个标准：

（1）血清单克隆蛋白（IgG 或 IgA）≥30g/L，或尿单克隆蛋白≥500mg/24h 和（或）克隆性骨髓浆细胞 10%~60%。

（2）缺乏骨髓瘤定义事件或淀粉样变性。

3. 其他浆细胞相关疾病的诊断标准和分类

（1）意义未明的非 IgM 单克隆丙种球蛋白病：血清单克隆蛋白（非 IgM）<30g/L，克隆性骨髓浆细胞<10%，缺乏可归因于浆细胞增殖性疾病的终末器官损害，如高钙血症、肾功能损害、贫血、骨质病变（CRAB）和淀粉样变性。本类患者每年进展率为 1%，主要进展事件为 MM、孤立性浆细胞瘤、免疫球蛋白相关淀粉样变性（AL、AHL、AH）等。

（2）意义未明的 IgM 单克隆丙种球蛋白病：血清单克隆蛋白（IgM）<30g/L，骨髓淋巴浆细胞<10%，缺乏可归因于淋巴细胞增殖性疾病的终末器官损害，如贫血、全身症状、高黏滞血症、淋巴结病、肝脾肿大或其他终末器官损害征象。本类患者每年进展率为 1.5%，主要进展事件为华氏巨球蛋白血症、免疫球蛋白相关淀粉样变性（AL、AHL、AH）等。

（3）意义未明的轻链单克隆丙种球蛋白病：异常 FLC 比（<0.26 或>1.65）；适当单克隆轻链水平增加（如 FLC 比>1.65 者 κFLC 增加，FLC 比<0.26 者 λFLC 增加）；免疫固定没有免疫球蛋白重链表达；缺乏可归因于浆细胞增殖性疾病的终末器官损害，如高钙血症、肾功能损害、贫血、骨质病变（CRAB）和淀粉样变性；克隆性骨髓浆细胞<10%；尿单克隆蛋白<500mg/24h。本类患者每年进展率为 0.3%，主要进展事件为轻链型 MM、免疫球蛋白轻链淀粉样变性等。

（4）孤立性浆细胞瘤：活检证实孤立性骨或软组织病变伴随克隆性浆细胞迹象；正常骨髓且无克隆性浆细胞迹象；正常骨检查及脊柱和骨盆 MRI（或 CT）（主要孤立病变除外）；缺乏可归因于淋巴浆细胞增殖性疾病的终末器官损害，如高钙血症、肾功能损害、贫血和骨质病变（CRAB）。本类患者每年进展率为 10%，主要进展事件为 MM。

（5）孤立性浆细胞瘤伴随最低骨髓受累：活检证实孤立性骨或软组织病变伴随克隆性浆细胞迹象；克隆性骨髓浆细胞<10%；正常骨检查及脊柱和骨盆 MRI（或 CT）（主要孤立病变除外）；缺乏可归因于淋巴浆细胞增殖性疾病的终末器官损害，如高钙血症、肾功能损害、贫血和骨质病变（CRAB）。本类患者骨受累者 3 年 60% 可进展，软组织受累患者稍低，为 3 年 20%，主要进展事件为 MM。克隆性浆细胞比例≥10% 的孤立性浆细胞瘤视为 MM。

（6）POEMS 综合征：多神经病；单克隆浆细胞增殖性疾病（几乎总是 λ）；满足以下另外 3 项主要标准之一：骨硬化骨质病变、Castleman 病、VEGFA（血管内皮生长因子 A）水平升高；满足以下 6 项次要标准之一：器官巨大症（脾肿大、肝肿大或淋巴结病）、血管外容量过度负荷（水肿、胸腔积液或腹水）、内分泌病（肾上腺、甲状腺、垂体、性腺、甲状旁腺、胰腺）、皮肤改变（色素沉着过度、多毛症、肾小球样血管瘤、多血症、手足发绀、脸红、白甲）、视神经盘水肿、血小板增多症/红细胞增多症。糖尿病和甲状腺功能减退不具有诊断意义，因为在普通人群中较常出现。

（7）系统性 AL 型淀粉样变性：出现淀粉样相关系统性综合征（如肾脏、肝脏、心脏、胃肠道或外周神经受累）；任何组织经刚果红染色显示淀粉样阳性（如脂肪穿刺、骨髓或器官活检）；利用质谱法蛋白质组分析对淀粉样进行直接检查，或免疫电子显微镜技术来确定该淀粉样是轻链相关证据，以及单克隆浆细胞增殖性疾病的证据（血清或尿单克隆蛋白，异常游离轻链比或骨髓单克隆浆细胞）。

更新的诊断标准使 MM 与其他恶性肿瘤一致，消除了需要有据可查的终末器官损害作为恶性肿瘤定义的强制要求。他们解决了术语上的一大缺点，也就是妨碍有明确恶性肿瘤和终末器官损害风险非常高的患者在这些损伤有临床表现之前接受治疗。多参数流式细胞术可有助于区分克隆性浆细胞和正常浆细胞，在 MGUS 患者中，相当比例的多克隆浆细胞存留，而在 MM 中几乎所有浆细胞（>95%）都是克隆性的。高水平的循环浆细胞和高增殖性的骨髓浆细胞可鉴别出具有超高进展风险的患者，需要利用灵敏和自动化的多参数流式细胞术获得临界点。特异细胞遗传学异常，如 t（4；14）转位、1q 获得、17p 缺失等，与冒烟型骨髓瘤进展风险升高有关，未来基因组标志物很可能被用于更准确地预测进展风险。在 6 个月内两次连续评估显示，血清单克隆蛋白水平增加至少 10%，给 SMM 带来 65% 的进展风险提高，但是西班牙高危冒烟型骨髓瘤试验观察组中，结果并非如此，单克隆蛋白升高组 2 年进展风险为 69%，对照组为 75%，即使把 10% 的截值升高到 50% 乃至 100% 也是如此，可见单克隆蛋白水平升高作为进展事件还需要更多的证据。

三、结论

随着基础研究的深入，MM 更像是一组细胞遗传学、分子学、增殖性与临床表现各异的疾病，预后好坏不等，风险分层和个体化治疗仍然有进一步完善的空间，不应只着眼于本章提到的细胞遗传学异常，也应考虑到患者因素、疾病分期及其他预后因素。

（王维达）

参 考 文 献

Avet-Loiseau H, Attal M, Campion L, et al. 2012. Long-term analysis of the IFM 99 trials for myeloma: cytogenetic abnormalities [t (4; 14), del (17p), 1q gains] play a major role in defining long-term survival. J Clin Oncol, 30: 1949-1952.

Cavo M, Galieni P, Grimaldi M, et al. 1989. Improvement of Durie & Salmon staging for multiple myeloma by adding platelet count as a stratifying variable: a multivariate regression analysis of 163 untreated patients. Eur J Haematol Suppl, 51: 99-104.

Chng WJ, Dispenzieri A, Chim CS, et al. 2014. IMWG consensus on risk stratification in multiple myeloma. Leukemia, 28 (2): 269-277.

Dimopoulos M, Terpos E, Comenzo RL, et al. 2009. International myeloma working group consensus statement and guidelines regarding the current role of imaging techniques in the diagnosis and monitoring of multiple Myeloma. Leukemia, 23 (9): 1545-1556.

Engelhardt MI, Terpos E, Kleber M, et al. 2014. European Myeloma Network recommendations on the evaluation and treatment of newly diagnosed patients with multiple myeloma. Haematologica, 99 (2): 232-242.

Kumar SK, Lee JH, Lahuerta JJ, et al. 2012. Risk of progression and survival in multiple myeloma relapsing after therapy with IMiDs and bortezomib: a multicenter International Myeloma Working Group study. Leukemia, 26: 149-157.

Kyrtsonis MC, Maltezas D, Tzenou T, et al. 2009. Staging systems and prognostic factors as a guide to therapeutic decisions in multiple myeloma. Semin Hematol, 46 (2): 110-117.

Mikhael JR, Dingli D, Roy V, et al. 2013. Management of newly diagnosed symptomatic multiple myeloma: updated Mayo Stratification of Myeloma and Risk-Adapted Therapy (mSMART) consensus guidelines 2013. Mayo Clin Proc, 88 (4): 360-376.

Palumbo A, Avet-Loiseau H, Oliva S, et al. 2015. Revised international staging system for multiple myeloma: a report from International Myeloma Working Group. J Clin Oncol, 33: 2863-2869.

Pandey S, Rajkumar SV, Kapoor P, et al. 2013. Impact of FISH Abnormalities on response to lenalidomide in patients with multiple myeloma. ASH Annu Meeting Abstr, 122: 3210.

Pratt G, Jenner M, Owen R, et al. 2014. Updates to the guidelines for the diagnosis and management of multiple myeloma. Br J Haematol, 167 (1): 131-133.

Qazilbash MH, Saliba RM, Ahmed B, et al. 2007. Deletion of the short arm of chromosome 1 (del 1p) is a strong predictor of poor outcome in myeloma patients undergoing an autotransplant. Biol Blood Marrow Transplant, 13: 1066-1072.

Rajkumar SV. 2013. Multiple myeloma: 2013 update on diagnosis, risk-stratification, and management. Am J Hematol, 88: 225-235.

第四章　初诊多发性骨髓瘤的治疗

第一节　多发性骨髓瘤治疗的历史演变

一、引言

多发性骨髓瘤（MM）的治疗近年来发生了许多喜人的变化，这些变化都是与 MM 治疗历史演变密切相关的。只有知道了 MM 的治疗历史演变过程，才能对其治疗方法有深入的理解。

二、历史演变

自 1844 年首次报道 MM 的病例后，近两个世纪 MM 的治疗有了很大的发展。19 世纪中期，临床上常用大黄、橘皮、奎宁及放血疗法等治疗 MM，尽管患者有短期的获益，但并未经过系统性的研究来验证其疗效。直至 1947 年，Alwall 等发现应用尿烷治疗 MM，可使患者的血清球蛋白显著降低，改善贫血，并且清除蛋白尿。因此，该药物被视为 MM 的标准治疗长达 15 年。1966 年，Holland 等将 83 名初治或复发的 MM 患者进行随机化分组，一组接受尿烷治疗，另外一组接受安慰剂治疗，结果发现两组之间在客观缓解方面及长期生存方面都没有显著差异。

Blokhin 等于 1958 年首次报道了氧芬肿在 MM 中的应用结果。随后的研究表明，氧芬肿单药治疗可使 78% 的患者取得某种程度上的缓解。此后，Maas 等通过随机双盲安慰剂对照研究表明，糖皮质激素可以显著降低血清球蛋白并改善患者的贫血状况，可惜的是，与安慰剂对比并不能显著改善患者的总体生存。1969 年，Alexanian 等将氧芬肿与泼尼松（MP 方案）联合应用于 183 名 MM 患者，研究表明，MP 较单用氧芬肿相比延长了患者生存时间（6 个月）。

1974 年，Lee 等采用卡莫司汀、氧芬肿、环磷酰胺、长春新碱及泼尼松（M-2 方案）治疗了 36 名 MM 患者，取得了 60% 的客观缓解率。之后，Case 等在 73 名患者中应用 M-2 方案取得了 87% 的缓解率。但是，一项大型的荟萃分析纳入了 20 项随机对照研究的 4930 名 MM 患者，比较 MP 与各种联合化疗方案的疗效，分析表明，缓解率在联合化疗方案中更高一些（60% : 53%；$P<0.001$），然而，各组之间的缓解持续时间及总生存方面均没有显著差异。因此，在持续数十年内，MP 方案仍为 MM 的标准治疗。

1983 年，McElwain 及 Powles 首次证实，大剂量氧芬肿 $100 \sim 140 \text{mg/m}^2$ 可以提高 MM 的疗效，但同时骨髓抑制极其严重，治疗相关死亡率高达 20%。1986 年，Barlogie 等首次在接受中-大剂量氧芬肿化疗的 MM 患者中应用回输自身造血干细胞进行支持的方法，明显减少了骨髓抑制等不良反应，同时减少了治疗相关死亡率，获得了理想的疗效。之后多项研究表明，大剂量化疗（high dose therapy，HDT）（氧芬胂140mg/m²）联合自体造血干细胞移植（autologous hematopoietic stem cell transplantation，ASCT）对化疗敏感的复发MM患者及原发耐药的MM患者是一种有效的挽救性治疗措施。欧洲IFM组织最早开展了HDT/ASCT与传统化疗随机对照的IFM90研究，发现ASCT组非常好的部分缓解（very good partial response，VGPR）率和完全缓解（complete response，CR）率、7年无事件生存（event free survival，EFS）和总生存（overall survival，OS）均明显高于传统化疗组。此外又有多个比较ASCT与传统化疗的临床研究发表，大多数研究结果的结论与IFM90类似。随后有荟萃分析对9个重要的临床研究结果进行分析，最终发现ASCT的PFS和OS均优于传统化疗组。基于这一系列的研究结果，大剂量氧芬胂治疗序贯ASCT逐渐发展成为新的MM治疗方案，并在20世纪90年代开始得到广泛应用。这是自MP方案以来骨髓瘤治疗取得的第二次飞跃。也因此，自1996年以来，HDT/ASCT开始作为适合移植患者的一线推荐治疗方案。

1984年，Barlogie在新英格兰杂志发表了应用VAD方案（vincristine、adriamycin、dexamethasone）治疗难治和复发性MM的临床研究结果。29例患者采用间断大剂量地塞米松联合长春新碱和多柔比星的为期4天的注射。>75%的患者出现快速的肿瘤缩小，其中14/20的患者耐烷化剂和3/9的患者是多柔比星耐药。研究结果显示，该方案远优于先前类似患者的临床试验。治疗敏感的患者生存显著优于治疗无反应的患者。1989年，Samson在柳叶刀杂志发表了32例初治MM患者接受长春新碱、多柔比星、地塞米松（VAD）作为一线治疗的临床研究结果：总有效率为84%，达到完全缓解的患者为28%。该方案反应迅速，治疗后迅速改善骨髓功能，达到最大有效率。平均反应持续时间为18个月，预计中位生存期为44个月，2年生存率为83%。因此，认为该方案具有迅速和较高的有效率及低毒性，优于其他诱导治疗。

鉴于对于老年患者MM治疗的多柔比星诱导心脏毒性，2000年Tsiara等应用VAD疗法的改进方案［DVD方案，包括应用脂质体多柔比星（CAELYX）、长春新碱和地塞米松］为12例MM患者（6例患者一线治疗，抢救治疗6例）进行了治疗。所有患者均表现出良好的对多柔比星脂质体的耐受性，没有严重的副作用。8例患者达到完全血液学缓解和3例患者部分缓解。相比于其他疗法，含有脂质体多柔比星改进的VAD方案可以更容易地应用到MM患者，没有严重的副作用，且其缓解率几乎与传统的VAD治疗相同。

进入20世纪末21世纪初，MM的治疗药物有了突破性进展，沙利度胺、硼替佐米及来那度胺的出现，显著改善了MM患者的预后。

沙利度胺于1957年上市后，主要用于镇静及孕吐反应，但其可导致海豹胎的产生。通过对其毒副反应的研究发现，沙利度胺可能具有抗癌作用。1994年，D'Amato等首次发现沙利度胺具有抗血管生成的作用。1997年后期，越来越多的基础研究表明，血管生成在癌症的发生发展过程中起很重要的作用，并且很多的证据表明MM也存在血管生成的显著增加。因此，Barlogie等首次在1999年应用沙利度胺治疗了84名MM患者。令人惊喜的是，有32%的患者对沙利度胺治疗有效，使得沙利度胺成为近30多年来首个治疗MM的新药。后续研究采用以沙利度胺为基础的方案治疗MM，均取得良好的效果。

NF-κB是一种重要的核转录因子，影响细胞的增殖、存活和耐药。蛋白酶体可调节其活性，而蛋白酶体本身又受到小分子抑制物硼替佐米的靶向调节。在随后进行的临床前期及大规模临床研究中，硼替佐米显示出良好的抗 MM 效应及耐受性，促使 FDA 于 2003 年批准硼替佐米应用于 MM 的治疗。之后的大型 Ⅲ 期前瞻性临床研究（IFM2005、HOVON、VISTA 等）均证实，以硼替佐米为基础的治疗方案显著改善了 MM 患者的缓解率及无疾病进展生存，部分研究还证实存在总生存的优势。

鉴于沙利度胺的致畸性，多种沙利度胺类似物被合成用于探索其机制。后期研发的来那度胺，也具有良好的抗 MM 效应并且副作用相对较少。临床前和临床研究结果显示，来那度胺不仅对常规化疗药物甚至对抗 MM 新药耐药的 MM 患者也具有较好的疗效，而且在一定程度上避免了沙利度胺的毒副反应，如神经病变、嗜睡、便秘等。目前，来那度胺联合小剂量地塞米松已经在 MM 一线治疗中取得了明显的疗效和生存优势，并且自体造血干细胞移植后的维持治疗更是改善了患者的无进展生存，部分研究还显示出了总生存的优势。

近 5 年来，在硼替佐米、来那度胺的基础上，又有了更新换代的药物，其抗 MM 的疗效更佳，应用更为方便，如卡非佐米、泊马度胺及口服的蛋白酶体抑制剂 Ixazomib 等。此外，随着对 MM 生物学行为及发病机制的深入了解，一些新的治疗策略也逐步出现，如针对浆细胞表面抗原的单克隆抗体靶向治疗（抗 CD38 单抗——Daratumumab；抗 CS1 单抗——Elotuzumab）已经在复发、难治 MM 中显示出较高的活性，将来有可能在一线治疗中联合其他治疗使得 MM 患者取得更深更长的缓解。近 2 年，重组自体 T 细胞特异性表达 CD19 嵌合抗原受体（chimeric antigen receptor-T cell，CAR-T）在 B 细胞肿瘤的治疗中拥有广阔的前景，治疗复发 B-ALL 可以取得 90% 的完全缓解率，并且数个研究中心已经有采用 CAR-T 治疗非霍奇金淋巴瘤或霍奇金淋巴瘤成功的案例报告。目前针对 MM 也开展了较多的研究，针对 CD138、CS1 及 λ 轻链的 CAR-T 在临床前研究中证实存在部分抗肿瘤活性，将来有望在临床研究中进行应用。总之，随着新技术的开展及新型药物的出现，MM 有可能从目前的不可治愈转变成可治愈的疾病。

三、结论

俗话说"温故而知新"，当我们了解了 MM 的治疗历史演变过程，就会对其未来的发展充满了希望，不远的将来，MM 也将会成为可治愈的肿瘤之一。

（王　亮　吕　跃）

第二节　多发性骨髓瘤治疗的药物分类与治疗机制

一、引言

治疗多发性骨髓瘤（MM）的药物很多，五花八门，让人眼花缭乱，但是从基本上可以分为两大类：传统化疗药物及新药。

（一）传统化疗药物

1. 氧芬胂

氧芬胂，英文为 Melphalan，别名有 L-苯丙氨酸氮芥、L-溶肉瘤素、癌克安、爱克兰、苯丙氨酸氮芥、瘤克安、马尔法兰、美法仑、米尔法兰、盐酸美法仑、左旋苯丙氨酸氮芥、左旋溶肉瘤素、左旋溶血瘤素。氧芬肿为左旋体苯丙氨酸氮芥，其作用机制与氮芥相同，为细胞周期非特异性的细胞毒药物。

2. 苯达莫司汀

苯达莫司汀，英文名为 Bendamustine，是一种双功能基烷化剂，具有抗肿瘤和杀细胞作用。19 世纪 60 年代初期由 Ozegowski 和其同事在德国耶拿的微生物试验协会研制。本品的抗肿瘤和杀细胞作用的主要机制为 DNA 单链和双联通过烷化作用交联，这打乱了 DNA 的功能和 DNA 的合成，也会使 DNA 和蛋白之间，以及蛋白和蛋白之间产生交联，从而发挥抗肿瘤作用。苯达莫司汀因其特异的作用模式及良好的毒性表现被认为是一种非常适合和硼替佐米或来那度胺联合使用的药物。苯达莫司汀有两种功能，是烷化剂的氮芥衍生物，又具有抗代谢物的活性。它缺少与其他癌症药物的交叉反应特性，可抑制有丝分裂检查点、下调 DNA 修复基因表达、激活前-凋亡基因、调控 *p53* 基因缺失细胞系对标准治疗的抵抗，与其他常用烷化剂药物相比，剂量相等时它不会导致对氧芬肿及其他毒性药物的交叉抵抗。相应的，苯达莫司汀可克服骨髓瘤细胞对氧芬肿及地塞米松的抵抗。在临床上，苯达莫司汀单药治疗或与硼替佐米或免疫调节剂联合使用方案已得到验证，也常与类固醇激素一起用于一小部分复发/难治性 MM 患者的治疗。

3. 糖皮质激素

糖皮质激素，英文为 Glucocorticoid，是由肾上腺皮质中束状带分泌的一类甾体激素，主要为皮质醇（cortisol），具有调节糖、脂肪和蛋白质生物合成和代谢的作用，还具有抑制免疫应答、抗炎、抗毒、抗休克的作用。称其为"糖皮质激素"是因为其调节糖类代谢的活性最早为人们所认识。因其可以诱导淋巴细胞凋亡，故经常用于急性淋巴细胞白血病、淋巴瘤及骨髓瘤的治疗。

4. 环磷酰胺

环磷酰胺，英文为 Cyclophosphamide，别名有环磷氮芥、癌得散、癌得星、安道生等。环磷酰胺为最常用的烷化剂类抗肿瘤药，进入体内后，在肝微粒体酶的催化下分解释出烷化作用很强的氯乙基磷酰胺（或称磷酰胺氮芥），而对肿瘤细胞产生细胞毒作用。此外，本品还具有显著的免疫抑制作用。

5. 长春新碱

长春新碱，英文为 Vincristine，是从夹竹桃科植物长春花中提取出的生物碱，因抗肿瘤作用良好，目前其制剂作为临床抗肿瘤药物。长春新碱具有使细胞分裂（有丝分裂）在中期停止的作用，与秋水仙素相似，但其作用比秋水仙素更强。长春新碱与秋水仙素一样，可以与微管蛋白结合而抑制其生物活性，但结合部位不同。另外，它与秋水仙素不同的是，对微管蛋白以外的蛋白质如肌动蛋白及 10nm 细丝蛋白等也起作用。长春新碱在临床医学上作为抗癌剂之一而被应用，特别是对血液系统恶性肿瘤比较有效。

6. 蒽环类药物

蒽环类药物，英文名为 Anthracyclines，是一类来源于波赛链霉菌青灰变种（streptomyces peucetius var. caesius）的化疗药物。常用的蒽环类药物有多柔比星、吡柔比星、表柔比星、柔红霉素、米托蒽醌等。蒽环类药物主要有 3 种作用机制：①通过嵌入 DNA 双链的碱基之间，形成稳定复合物，抑制 DNA 复制与 RNA 合成，从而阻碍快速生长的癌细胞分裂。②抑制拓扑异构酶Ⅱ，影响 DNA 超螺旋转化成为松弛状态，从而阻碍 DNA 复制与转录。有研究显示，拓扑异构酶Ⅱ抑制剂（除蒽环类药物外，还包括依托泊苷等）能够阻止拓扑异构酶Ⅱ的翻转，而这点对于它从它的核酸底物上脱离是必需的。这就意味着，拓扑异构酶Ⅱ抑制剂使拓扑异构酶Ⅱ的复合物在 DNA 链断裂之后才能更稳定，导致后者催化了 DNA 的破坏；同时，拓扑异构酶Ⅱ抑制剂还能阻碍连接酶对 DNA 的修复。③螯合铁离子后产生自由基从而破坏 DNA、蛋白质及细胞膜结构。可用于治疗的癌症包括白血病、淋巴瘤、乳腺癌、子宫癌、卵巢癌和肺癌等。

7. 卡莫司汀

卡莫司汀，英文为 Carmustine，本品及其代谢物可通过烷化作用与核酸交链，亦有可能因改变蛋白而产生抗癌作用。在体内能与 DNA 聚合酶作用，对增殖期细胞各期都有作用。

（二）新药

1. 沙利度胺

沙利度胺，英文为 Thalidomide。沙利度胺是德国制药商格兰泰公司于 20 世纪 50 年代推出的一种镇静剂，为谷氨酸衍生物。沙利度胺的作用机制推测有免疫抑制、免疫调节作用，通过稳定溶酶体膜，抑制中性粒细胞趋化性，产生抗炎作用。肿瘤坏死因子-α（TNF-α）是一种在多种免疫性及炎症疾病中有重要作用的细胞因子，研究表明，沙利度胺可调节由 TNF-α 诱导的其他细胞因子的分泌，从而调节机体免疫状态。沙利度胺通过下调细胞黏附因子的水平来减少白细胞的外渗，降低白细胞表面整合素亚基的合成，抑制白细胞的移行和黏附，从而减轻炎症反应。一些细胞因子如血管内皮生长因子和成纤维细胞因子，均是血管生成的刺激剂，它们和特异性受体结合刺激信号转导，引起内皮细胞增殖。沙利度胺能够减少它们的分泌，从而抑制血管生成。肿瘤的转移和细胞的恶变与肿瘤细胞和血管内皮细胞的粘连、血管的生成有关。研究发现，沙利度胺不仅抑制血管生成，而且能减少整合素亚基的合成，这也是其抗肿瘤的机制之一。最新的研究还表明，沙利度胺可通过环氧化物酶 2 途径，而非抑制血管生成的途径来降低瘤内微血管的密度，从而抗肿瘤增生。沙利度胺于 2006 年 5 月获 FDA 批准用于治疗 MM。经临床试验表明，沙利度胺治疗 MM 具有总有效率高、能明显改善临床症状、无常规细胞毒药物的不良反应、不会诱导肿瘤组织产生耐药性、不会出现骨髓抑制现象、价格低廉等特点。常见不良反应为深静脉血栓、皮疹、便秘、嗜睡及神经病变。

2. 硼替佐米

硼替佐米，英文为 Bortezomib。硼替佐米由日本武田和美国强生联合开发，于 2003 年 5 月获 FDA 批准用于治疗复发、难治性 MM，目前已在包括中国在内的 83 个国家上市。硼替佐米是哺乳动物细胞中 26S 蛋白酶体糜蛋白酶样活性的可逆抑制剂。26S 蛋白酶体是一种大的蛋白质复合体，可降解泛蛋白。泛蛋白酶体通道在调节特异蛋白在细胞内的浓度中起重要作用，以维持细胞内环境的稳定。蛋白水解会影响细胞内多级信号串联，这种对正常细胞内环境的破坏会导致细胞的死亡。而对 26S 蛋白酶体的抑制可防止特异蛋白的水解。阻断 NF-κB，从而阻止肿瘤细胞凋亡并参与细胞的耐药；作用于骨髓瘤微环境，抑制瘤细胞在微环境中的生长和存活等。体外试验证明，硼替佐米对多种类型的癌细胞具有细胞毒性。临床前肿瘤模型体内试验证明，硼替佐米能够延迟包括 MM 在内的肿瘤生长。

3. 来那度胺

来那度胺，英文为 Lenalidomide。来那度胺由美国 Celgene 公司开发，于 2003 年被 FDA 定为罕用药而进入快速审批通道，于 2005 年首获 FDA 批准用于治疗骨髓增生异常综合征（myelodysplasia syndrome，MDS），于 2006 年获 FDA 批准用于治疗 MM。来那度胺是沙利度胺的加强版。来那度胺的化学结构与沙利度胺相似。来那度胺可作为一种免疫调节剂增强 T 淋巴细胞介导的细胞毒作用，又可作为一种化学复合物直接抑制肿瘤细胞生长。与沙利度胺相比，来那度胺的免疫调节和抗肿瘤作用增强，其促进 T 细胞增殖和刺激 IL-2 与干扰素（IFN）分泌的作用分别为沙利度胺的 2000 倍与 50～100 倍，而且对肿瘤坏死因子-α（TNF-α）的抑制作用更强。来那度胺的确切作用机制尚不明确，不过多数基础研究表明，来那度胺可以通过多种途径起到抗肿瘤作用：血管抑制、调节肿瘤微环境、调节机体自身免疫状况、直接抗肿瘤作用等。目前，来那度胺在 MM、套细胞淋巴瘤及惰性淋巴瘤中都有较强的抗肿瘤活性。与沙利度胺相比，来那度胺相关的毒性反应更容易耐受，其常见不良反应为可逆的骨髓抑制。

4. 卡非佐米

卡非佐米，英文为 Carfilzomib，是一种四肽基环氧骨架蛋白酶体抑制剂，不可逆地结合至 20S 蛋白酶体含苏氨酸 N-端活性部位，属于经静脉给药的新一代蛋白酶抑制剂。作用机制同硼替佐米，但是抗肿瘤活性显著增强。美国 FDA 批准卡非佐米用于此前至少经过两个优先疗法包括硼替佐米（万珂）和免疫调节剂治疗的 MM 患者的治疗。常见的副作用有疲劳、低血细胞计数和血小板水平、气短、腹泻、发热。

5. 泊马度胺

泊马度胺，英文为 Pomalidomide，是免疫调节剂一类的，继来那度胺和沙利度胺之后第三个药物。2013 年 1 月 8 日，美国 FDA 批准泊马度胺治疗其他抗癌药治疗后病情依然进展的 MM 患者。泊马度胺的标签带有一个加框警示语，提醒患者和医护人员该药不可给孕妇使用，因为它可能会导致危及生命的严重出生缺陷，该药可能导致血液凝块。常见的副作用有抵御感染的血白细胞（中性粒细胞）减少、疲劳和虚弱、红细胞计数降低（贫血）、便秘、腹泻、血小板减少下降（血小板减少症）、上呼吸道感染、背部疼痛和发热。

6. Ixazomib

Ixazomib 是首个口服的蛋白酶体抑制剂，作用机制同硼替佐米。2014 年 12 月，Ixazomib 被 FDA 授予突破性治疗药物资格。2015 年 11 月 20 日，FDA 批准 Ninlaro（Ixazomib，首个口服蛋白酶体抑制剂）联合 Revlimid（来那度胺）和地塞米松治疗复发、难治性 MM 患者。Ninlaro 最常见的副作用是腹泻、便秘、血小板计数降低、周围神经病变、恶心、四肢水肿、呕吐和背部疼痛。

7. Daratumumab

Daratumumab 属于 CD38 单克隆抗体，具有广谱杀伤活性，靶向结合 MM 细胞表面高度表达的跨膜胞外酶 CD38 分子，可通过多种机制诱导肿瘤细胞的快速死亡。目前，Daratumumab 正处于 5 个临床Ⅲ期研究。除了 MM，Daratumumab 也有潜力治疗高表达 CD38 分子的其他类型肿瘤，包括弥漫性大 B 细胞淋巴瘤（diffuse large B cell lymphoma，DLBCL）、慢性淋巴细胞白血病（chronic lymphocytic leukemia，CLL）、急性淋巴细胞白血病（acute lymphoblastic leukemia, ALL)、浆细胞性白血病（plasma cell leukemia, PCL)、急性髓性白血病（acute myelogenous leukemia, AML)、滤泡性淋巴瘤（follicular lymphoma, FL）和套细胞淋巴瘤（mantel cell lymphoma, MCL)。2015 年 11 月 16 日，FDA 授权加速对 Darzalex（Daratumumab）治疗 MM 的审批。

8. Elotuzumab

Elotuzumab 是抗 CS1 单克隆抗体。CS1 是一种高表达于骨髓瘤细胞表面的糖蛋白，可促进瘤细胞生长及与骨髓基质细胞的黏附。抗 CS1 单抗可通过抗体依赖细胞介导的细胞毒作用（ADCC）诱导耐药瘤细胞的溶解。其单用无明显的抗 MM 效应，但与来那度胺、硼替佐米联用可有良好的效果。目前，FDA 已经授予 Elotuzumab 为突破性治疗药物，加速了其在难治、复发性 MM 中的审批。

二、结论

在这一节我们介绍了 MM 治疗的药物分类及治疗机制，尽管分为传统药物和新药，其实有些新药已经不新，老药也仍然发挥着重要作用。只有传统药物和新药发挥各自的作用，才会给患者带来理想的治疗效果。

（王　亮）

第三节　多发性骨髓瘤治疗的疗效标准

一、引言

在治疗过程中，疗效的评估对于指导下一步治疗尤其重要。因此，疗效标准的评估应能够客观反映骨髓瘤的瘤体负荷及骨髓瘤相关的器官损伤程度的变化。

目前，国际上常用的骨髓瘤疗效评价标准有两个：欧洲、国际、美国骨髓移植登记组（IBMTR/ABMTR）于 1998 年制定了欧洲骨髓移植登记组（european bone marrow transplantation, EBMT）标准；2006 年国际骨髓瘤工作组（international myeloma working group, IMWG）颁布了多发性骨髓瘤（MM）国际统一疗效标准，并于 2014 年进行了更新。

（一）MM 国际统一疗效标准（IMWG 标准，2014 年）

1. 完全缓解（CR）

血清免疫固定电泳阴性，尿免疫固定电泳阴性，骨髓浆细胞比例<5%，溶骨性病变的大小及数量无增加，髓外浆细胞瘤消失；对于仅能通过血清游离轻链（serum free light chain, sFLC）进行评估的患者，除骨髓 CR 外还需 sFLC 的比值处于正常范围内，即 0.26~1.65；需要两次连续的检测进行验证。

2. 严格的完全缓解（stringent CR, sCR）

在上述 CR 的基础上，FLC 比率正常，以及免疫组化、免疫荧光证实骨髓中无单克隆浆细胞；需要两次连续的检测进行验证。

3. 免疫表型 CR

在上述 sCR 的基础上，通过多色流式细胞检测（>4 色）至少 100 万个骨髓有核细胞，未发现免疫表型异常的单克隆浆细胞。

4. 分子学 CR

在上述 CR 的基础上，通过等位基因特异性 PCR 检测骨髓为阴性（灵敏度为 10^{-5}）。

5. VGPR

血清免疫固定电泳阳性，但是血清蛋白电泳阴性或者 M 蛋白减少≥90%，并且尿 M 蛋白<100mg/24h；对于仅能通过 sFLC 进行评估的患者，除了上述 VGPR 标准外，受累游离轻链与未受累游离轻链之间的差异降低>90%；需要两次连续的检测进行验证。

6. 部分缓解（PR）

血清蛋白电泳测定 M 蛋白减少≥50%，24 小时尿 M 蛋白减少≥90% 或<200mg/24h；如果血清和尿 M 蛋白不能测定的话，受累游离轻链与未受累游离轻链之间的差异降低≥50%；如果血清、尿 M 蛋白及 sFLC 均不能测定且基线时骨髓中浆细胞比例≥30% 的话，骨髓中浆细胞比例降低≥50%；如果基线时存在髓外浆细胞瘤的话，髓外浆细胞瘤大小减少≥50%；需要两次连续的检测进行验证；溶骨性病变的大小或者数量无增加。

7. 轻微缓解（minimal response, MR）（仅针对复发、难治性骨髓瘤患者）

血清蛋白电泳测定 M 蛋白减少 25% ~49%；24 小时尿 M 蛋白减少 50% ~89%，但仍然>200mg/24h；对于不分泌或寡分泌型骨髓瘤，骨髓中的浆细胞减少 25% ~49%；髓外浆细胞瘤大小减少 25% ~49%；需要两次连续的检测进行验证；溶骨性病变的大小或者数量无增加。

8. 疾病进展（disease progression, PD）

与下列指标的最低缓解值相比增加 25%：①血清 M 蛋白，并且绝对值增加≥5g/L；②尿 M 蛋白，并且绝对值增加≥200mg/24h；③对于仅能通过 sFLC 进行评估的患者，受累游离轻链与未受累游离轻链之间的差异，并且绝对值增加≥10mg/dl；④如果血清、尿 M 蛋白及 sFLC 均不能测定的话，骨髓中浆细胞比例，并且绝对值需≥10%。发生了新的溶骨性病变或者髓外浆细胞瘤；残留骨骼病变的大小明确增加；出现骨髓瘤相关的高钙血症。

9. 疾病稳定（stable disease, SD）

未达到 CR、VGPR、PR、MR 或 PD 的标准。

（二）欧洲、国际、美国骨髓移植登记组（IBMTR/ABMTR）的标准（1998 年）

1. 完全缓解（CR）

血清免疫固定电泳阴性，尿免疫固定电泳阴性，骨髓浆细胞比例<5%，溶骨性病变的大小及数量无增加，髓外浆细胞瘤消失；间隔 6 周复测均为阴性。

2. 接近完全缓解（near CR, nCR）

血清蛋白电泳或尿蛋白电泳阴性，但是免疫固定电泳阳性。

3. 部分缓解（PR）

血清蛋白电泳测定 M 蛋白减少≥50%，持续至少 6 周；间隔 6 周两次测定 24 小时尿轻链分泌减少≥90% 或<200mg/24h；对于不分泌或寡分泌型骨髓瘤，骨髓中的浆细胞减

少≥50%；髓外浆细胞瘤大小减少≥50%；6周内溶骨性病变的大小或者数量无增加。

4. 轻微缓解（MR）

血清蛋白电泳测定 M 蛋白减少 25%～49%，持续 6 周以上；间隔 6 周两次测定 24 小时尿轻链分泌减少 50%～89%，但仍然>200mg/24h；对于不分泌或寡分泌型骨髓瘤，骨髓中的浆细胞减少 25%～49%；髓外浆细胞瘤大小减少 25%～49%；6 周内溶骨性病变的大小或者数量无增加。

5. 平台期

评估时各项数值变化稳定在上下 25% 之内，维持至少 3 个月。

6. 疾病进展（PD）

血清蛋白电泳测定 M 蛋白增加>25%，且绝对值增加>5g/L，随后复测确认；24 小时尿轻链分泌增加>25%，且绝对值增加>200mg/24h，随后确认；骨髓中浆细胞比例增加>25%，且绝对值增加≥10%；溶骨性病变或者浆细胞瘤大小明确增加；发生新的溶骨性病变或者髓外浆细胞瘤；出现骨髓瘤相关的高钙血症，即血钙>2.65mmol/L。

7. 疾病稳定（SD）

未达到 MR 或 PD 的标准。

8. 完全缓解后复发

血清免疫固定电泳检测 M 蛋白再次出现；骨髓中浆细胞比例>5%；发生了新的溶骨性病变或者髓外浆细胞瘤；残留骨骼病变的大小明确增加；出现骨髓瘤相关的高钙血症。

二、微小残留病在 MM 中的应用

微小残留病（minimal residue disease，MRD）的测量在慢性髓系白血病、前体 B 细胞急性淋巴细胞白血病及急性早幼粒细胞白血病中已经成为常规，因为 MRD 对患者的预后具有非常重要的价值。然而，与国际分期系统（ISS）及细胞遗传学分析可用于指导治疗及判定预后所不同的是，MRD 在 MM 中目前尚未被广泛应用。在新药出现之前，取得完全缓解（CR）在 MM 患者中是非常少见的，随着新药及 ASCT 的应用，显著提高了 MM 患者的 CR 率，并且部分延长了患者的总生存。但是对于取得 CR 的患者而言，体内仍有存在一定水平的残留病灶，这些病灶是通过常规的骨髓涂片、血清蛋白电泳或免疫固定电泳所检测不到的，这就使得大部分患者最终仍会复发。因此，通过更加敏感的方法来测量 MM 患者的 MRD，对于预测患者的预后及指导后续治疗而言是非常有价值的。目前用于监测 MM 患者 MRD 的常用方法有 PCR 及多参数流式细胞分析（multi-parameter flow cytometry，MFC），近 2 年来正电子发射断层扫描技术（positron emission tomography，PET）在 MM 中也逐步显露头角，部分癌症中心采用 PET 监测 MM 的 MRD 也取得一定程度上的成功。下面简单介绍一下这些方法在监测 MM 的 MRD 方面的作用。

1. PCR

MM 是恶性单克隆浆细胞肿瘤，传统的检测目标就是异常浆细胞及其所分泌的单克隆免疫球蛋白（M 蛋白）。*IgH* 基因是淋巴细胞和浆细胞编码免疫球蛋白的基因，其基因重排的多样性是产生多克隆免疫球蛋白的主要机制之一。MM 作为单克隆性疾病，一个重要的分子特征就是存在异常单一的 *IgH* 基因重排，因此我们可以应用 PCR 技术将 *IgH* 基因重排的单一性作为检测目标，来明确 MM 患者的 MRD。

　　Corrandini 教授等采用 PCR 技术监测 MM 患者移植后 CR 期的 MRD，研究发现，MRD 阴性者5年复发率为0，而持续阳性者为100%，表明 PCR 技术监测 MM 患者的 MRD 是可行的，并且具有重要的预测预后价值。基于普通 PCR 技术和 *IgH* 基因重排的特点衍生出多种性质和优缺点不一的 PCR 方法。

　　Lipinski 等用等位基因特异性的寡核苷酸 PCR（ASO-PCR）监测 MM 患者在自体外周血干细胞移植后的肿瘤负荷，并且回顾性分析 MRD 变化与疾病进展（PD）之间的关系。研究者分别采集了 13 例患者持续缓解期第4个月的外周血（PB）和骨髓（BM），疾病进展前的最后一次 PB，以及距末次化疗中位时间9个月的疾病进展期的 PB 和 BM 标本。将标本提取 DNA 并进行 ASO-PCR，结果发现，骨髓中单克隆异常浆细胞的比例从 CR 期的 0.18% 升到疾病进展期的 4.6%，外周血中单克隆异常细胞从 799/ml 升到 23 400/ml，证明了 MRD 与疾病进展有着密切的关系。Elisabetta 等采用相似的方法对 18 例 MM 患者在自体外周血干细胞移植前后的 *IgH* 基因重排进行监测，得出这一方法检测出单一基因克隆的敏感度为 10-4 ~ 10-5。

2. MFC

　　细胞在成熟变化过程中其表面表达的抗原分子会发生改变，基于这种差别可将细胞区分开来。成熟 B 淋巴细胞在受到某种刺激后可转变为浆细胞，正常浆细胞除了表达自己本身的抗原外，还部分表达 B 淋巴细胞的抗原。正常的浆细胞 CD45-或弱阳性、CD38++、CD19+、CD20-、CD56-，而骨髓瘤中单克隆浆细胞 CD19-、CD138++、CD56+，并且一致认为 CD138 是恶性浆细胞较为特异性的抗原，用 CD138/CD38/CD45/CD19 作为单抗标记肿瘤细胞是检测 MM 患者 MRD 的有效手段。

　　Almeida 等用 MFC 方法研究了 19 例自体造血干细胞移植术后3个月的 MM 患者骨髓中异常细胞的情况。这 19 例患者通过形态学检查浆细胞<5%，达到 CR 标准。用 SSC/CD38++筛选出单个核细胞后，以 CD138/CD56/CD19/CD28/CD117/FMC7 为靶抗原进行检测，同时为了了解该方法的敏感性，取 14 例 MM 患者的 BM 作为样本用正常 BM 细胞进行一系列稀释，比例从 1∶10 到 1∶1 000 000，作为参照在相同的条件下进行细胞免疫分型。发现 62% 的患者过量表达 CD56，正常的浆细胞一般不表达，其余各种抗原都有不同程度的异常表达。研究发现，61% 的骨髓样本里能检测出恶性浆细胞，敏感度为 10-5 以上。因此，MFC 也是可以比较灵敏地监测 MM 患者 MRD 的方法之一。然而，MFC 技术存在一定的主观性，对技术员的要求较高，需要经过有资质研究中心的统一培训后才可开展，以便于不同研究中心对 MRD 数据的比较。

3. PET

　　PET 利用正电子发射体的核素标记一些生理需要的化合物或代谢底物如葡萄糖、脂肪酸、氨基酸、受体的配体及水等，引入体内后，应用正电子扫描机而获得的体内化学影像。它以能显示脏器或组织的代谢活性及受体的功能与分布而受到临床广泛的重视，也被称为"活体生化显像"。近年来，应用 PET 对霍奇金淋巴瘤、非霍奇金淋巴瘤的治疗前分期、治疗中疗效的评估、治疗后预后的预测等方面，开展了非常多的临床研究，一致证实了 PET 的价值。在 MM 中，PET 具有独特的优势，一方面可以对髓外病变显像；另外一方面可以用于判定治疗后的残留病灶。Zamagni 等研究表明，治疗前基线 PET 检查中，PET-SUV 值≤4.2 的患者的生存要显著优于 PET-SUV>4.2 的患者，这表明 PET 可以显示

MM 患者的肿瘤负荷。另有研究证实,存在髓外病变的 MM 患者预后显著差于单纯骨髓病变患者,而在观察髓外病变方面,PET 具有显而易见的优势。一项研究在采用沙利度胺+地塞米松诱导之后行自体造血干细胞移植的患者中,评估了 PET 的价值,研究表明移植后 SUV 值减少 100% 的患者要比未达到 100% 降低的患者具有显著的生存优势。并且对于复发 MM 患者,若复发后 3 年能够取得 PET 阴性的话,其复发后的总生存显著优于未曾达到 PET 阴性的患者（$P=0.0133$）。然而,采用 PET 监测 MRD 存在一定缺陷。首先,并非所有 MM 病灶都具有代谢活性,在 PET 中未必会显像;其次,目前对于判定 PET 在 MM 中是否阳性的标准未定,重复性差,不便于各中心之间进行数据的比较。因此,尽管 PET 在发现 MRD 方面具有独特的优势,但仍存在需要进一步完善相关判定标准及检测时机的问题。

尽管检测 MRD 的技术层出不穷,但是仍有很多问题尚未解决,如何时是检测 MRD 的最佳时机?数项研究表明,自体造血干细胞移植前 MRD 阴性的患者具有显著的生存优势。另有研究表明,维持治疗前 MRD 阴性者生存更好,但是这些都是回顾性研究,并且应用的诱导方案不一,因此缺乏可信度。我们监测 MRD 的价值何在,能否用于指导下一步治疗?例如,对于诱导治疗后取得 MRD 阴性的 MM 患者,是否可以将自体造血干细胞移植推迟到复发后再进行?对于维持治疗中的 MM 患者,假若 MRD 阴性,那么维持治疗的时间多长算作合适?因此,所有这些问题均需要前瞻性的、良好设计的研究方能解决。

总之,随着技术的革新,我们对 MM 的监测远不止冰山一角,而是逐渐将海平面以下的巨大冰山挖掘出来,并且采用新药及免疫治疗将其消灭掉,最终达到真正意义上的完全缓解,甚至治愈 MM。

三、液体活检技术在 MM 中的应用前景

近年来,细胞遗传学及基因分型的检测对于 MM 而言越发重要,一方面对患者的预后有比较明确的判断;另一方面可以指导比较精准化的治疗。在 MM 的治疗中,常常会出现对某种化疗药物或靶向治疗药物耐药,导致疾病进展,这其中涉及多种基因型的变化和遗传学的演变。因此,及时了解患者的基因突变及细胞遗传学变化对于预测治疗的疗效和患者的预后极为重要。然而,多数骨髓瘤细胞仅存在于患者骨髓中或者髓外浆细胞瘤中,反复的骨髓穿刺或软组织活检对于患者而言是难以接受的,如果能够通过简易的外周血检测来获取这方面的信息,将大大改善患者的生活质量。

细胞游离 DNA（cell free DNA,cfDNA）从肿瘤细胞脱落到血液中进而凋亡,可被作为肿瘤 DNA 的来源来检测癌基因体细胞突变。血样本对于实时监测突变具有明显的优势。此外,cfDNA 代表着整个肿瘤的异质性,所以可以采用非活检部位的肿瘤细胞来检测突变,这种技术也被称为"液体活检"。2015 年,ASH 会议中有研究者报道应用液体活检技术在 DLBCL 中的应用结果。这项研究连续入组 26 例不同 Ann Arbor 分期（Ⅲ-Ⅳ=13）和不同年龄调整的 IPI 评分（2-3=13）的 DLBCL 患者（年龄>65=15,男:女=11:15）,在诊断时,R-CHOP 治疗过程中、治疗结束时及病情进展时收集患者血浆 cfDNA。同时从粒细胞提取配对的正常基因组 DNA,用于筛选基因多态性。该研究设计的靶向重测序板包括 59 个基因（207kb）的编码外显子和剪接位点,这些基因都是成熟 B 细胞肿瘤中高突变的基因,这个测序集合被特异设计成允许>90% 的 DLBCL 至少存在一个突变。超深

度二代测序（NGS）在 MiSeq（Illumina）公司进行（覆盖率>2000×，包含>80%的目标序列），采用 SepCap 基因库建库策略（NimbleGen）。VarScan2 的体细胞功能被用来诱导非同义体细胞突变，同时开发了一个严谨的生物信息学程序用于滤除测序错误。这项研究包含样本组和扩展组，样本组中有 17 例患者，从其活检组织中提取配对肿瘤 DNA 用来行超深度 NGS 建库；扩展组中 9 例患者，都缺少活检组织。最终共 76 例 cfDNA 样本（26 例治疗前，28 例治疗期间，18 例治疗结束时，4 例疾病进展时）进行评价。治疗前 cfDNA 基因型揭示了已知的 DLBCL 相关基因突变 [血浆中中位突变数/ml：3168，范围：$(1.73 \sim 6.5) \times 10^4$]，包括 MLL2（33%）、TP53（25%）、CREBBP 和 TNFAIP3（21%）、EZH2、TBL1XR1、PIM1（17%）、B2M、BCL2、CARD11、CCND3、FBXW7 和 STAT6（13%）。血浆 cfDNA 基因型和肿瘤组织基因组 DNA 结果相比较可以得出 cfDNA 诊断基因型的准确性。配对血浆 cfDNA 的基因型可准确检测 79% 的肿瘤组织突变。大部分在 cfDNA 中未发现的突变在肿瘤活检组织中低表达（中位等位基因丰度=5.7%；范围：0.8% ~54%）。同样，ROC 分析结果显示，如果肿瘤组织中>15% 的等位基因突变，cfDNA 基因型具有最高的灵敏度（92%）。血浆 cfDNA 基因型还揭示了其他一些体细胞突变（<2/人，范围：1~6），这些在活检组织中未检测到，包括一些临床相关的基因突变。纵向分析 DLBCL 经 R-CHOP 治疗的血浆样本，结果显示，对治疗反应较好的患者在一个疗程后 cfDNA 的一些突变消失了。而对 R-CHOP 抵抗的患者，cfDNA 中常见的 DLBCL 突变仍存在。此外，对于治疗抵抗的患者，cfDNA 出现了新的突变，推测在治疗过程中克隆演化出一些耐药基因。总之，这些结果证明，DLBCL 的 cfDNA 基因型：①在检测 DLBCL 中>15% 体细胞等位基因突变的准确率上，与活检组织基因型检测的准确率相当；②可以检测出一些活检组织上不存在的基因突变，这可能与一些突变在解剖学位置上远离活检位点有关；③这是以一种实时的、非侵入性的方式来追踪治疗耐药基因的产生和演化。

从上述 DLBCL 中应用液体活检技术的研究来看，其在 MM 中也是可行的。MM 患者骨髓（bone marrow，BM）中分离出的肿瘤细胞进行大规模平行测序已经证实，MM 存在显著的克隆异质性，每位患者中位存在 5 个亚克隆。可以设想，MM 中真实的克隆异质性将会更高，因为 MM 中 BM 浸润通常是灶性的，单一 BM 标本只是代表了整个 BM 成分的一小部分。因此，是否使用液体活检技术 [例如，从患者外周血标本（peripheral blood，PB）检测基因特征] 能够帮助获得更完整的 MM 克隆多态性图谱仍然还未研究过。2015 年，ASH 会议中有一项来自西班牙的研究对此进行了报道，旨在确定在 MM 患者中非侵袭性地检测基因特征的整体实用性，明确循环肿瘤细胞（circulation tumor cell，CTC）的突变图谱能否反应该患者 BM 中浆细胞（plasma cell，PC）的克隆性。这项研究使用多色流式细胞仪（MFC）在西班牙临床试验 PETHEMA/GEM2010MAS65 前瞻性入组的 50 例新诊断有症状 MM 患者、64 例复发患者及 Dana-Farber 肿瘤研究所缓解期/维持治疗患者中进行了 CTC 计数。全外显子测序方面，研究者获得了 8 例新诊断未治疗患者的骨髓、CTC 和生殖系 T 淋巴细胞。BM 克隆性 PC 和 CTC 的外显子测序高达 200×，生殖系细胞为 50×。CTC 进行全基因组扩增（WGA），每份标本建两个独立的文库，随后对每个副本进行100×测序。对于 WGA 标本，仅使用在两份平行文库中都存在单核苷酸多态性（single nucleotide polymorphism，SNP）。在研究 CTC 是否能够成为 MM 患者基因特征检测的可靠非侵袭性手段之前，研究者首先着眼于确定它在不同疾病状态的真正可行性。使用高敏

MFC 技术，研究者在 40/50（80%）的新诊断 MM 患者和 71/130（55%）的复发或缓解期患者的多重测序样本中检出了 CTC。在 CTC 计数的预后价值方面，这 40 例 PB CTC 阳性的新诊断患者中 19 例复发，中位进展时间为 31 个月；而另外 10 例没有检出 CTC 的患者中仅有 1 例复发，中位进展时间未达到（$P = 0.08$）。随后，研究者研究了复发或缓解期患者中多次 PB CTC 的动态变化是否能够预测预后。相应地，CTC 计数增加和预后不良相关（$P = 0.01$），提示 CTC 的绝对量和变化趋势都具有 MM 的预后意义。在证实了 CTC 能够在大部分 MM 患者中稳定检出后，研究者随后着手确定 CTC 的突变图谱，并将其与该患者配对的 BM 克隆性 PB 对比。研究者分别在同一患者的 BM 和 CTC 中检出中位 223 项和 118 项 SNP。在配对 BM 和 CTC 中发现体细胞多态性的一致性为 79%。值得一提的是，在检测 MM 中常见特异突变（如 KRAS、NRAS、BRAF 等）时，研究者发现了 13 个基因的总计 18 个非同义 SNP（NS-SNV），大部分这些 NS-SNP 能够在同一患者的配对 BM PC 和 CTC 中同步检出。不仅如此，研究者还发现了若干个仅发生在 CTC 或 BM 克隆性 PC 中的独特突变，其中，39 个 NS-SNP 为 CTC 特异性的，多位患者的 CTC 中均可检出 4 个基因（*CR1*、*DPY19L2*、*TMPRSS13* 和 *HBG1*）的 6 个 NS-SNP。在配对 BM 和 PB 肿瘤细胞中也观测到拷贝数量多样性（copy number variaty，CNV）模式的显著相关性。因此，这项研究确定了 CTC 在 MM 患者预后和分子图谱分析中的新作用，提供了将 PB 中 CTC 检测整合进入流式-分子诊断流程的理论依据，并确定了无创基因组特征检查预测预后的合适人群。

总之，随着分子生物学技术的发展，应用液体活检技术实现对 MM 患者实时动态的基因监测定会成为现实，这样可以进一步实现对患者治疗的精准化。

四、结论

目前，评价疗效标准的常用于监测瘤体负荷的指标包括 M 蛋白水平（血清 M 蛋白、尿 M 蛋白、血清 sFLC）、髓外浆细胞瘤的大小及数量（采用 CT、MRI、PET-CT 来测量评估）、溶骨性病变的数量及程度（X 线、CT、MRI、PET-CT 来评估）、骨髓中恶性浆细胞的比例（骨髓涂片及流式细胞检测来评估）、血清 β_2-微球蛋白、乳酸脱氢酶等。但是随着科技的进步，将会有更加敏感、更加准确的评价疗效指标应用于临床，为临床制定方案提供帮助。

（王　亮）

第四节　多发性骨髓瘤治疗的诱导治疗方案及相关研究

一、引言

目前，尽管随着新药的出现及自体造血干细胞移植的应用，多发性骨髓瘤（MM）患者的预后较前有了明显改善，但是通过现有的治疗手段尚不能治愈 MM，多数患者终究会复发。因此，MM 治疗的主要目的就是减轻症状及延长生存期，同时尽可能减轻治疗的不良反应。对于年轻的患者（≤65 岁），我们应该利用现有最好的方案及药物使其最大程度地缓解，并且序贯自体造血干细胞移植，最大限度地延长其生命甚至治愈；而对于老年患者，尤其是>70 岁的患者，主要目标就是在改善其生活质量的基础上尽可能地延长其生存期。

MM 的治疗经历了传统治疗（MP、VAD）、移植、新药+/−移植的阶段。传统治疗 MM 患者的 OS 为 33 个月，无新药时代的自体造血干细胞移植 OS 为 48 个月。在新药时代，新药联合移植治疗 MM 的 OS 已超过 7 年。

MM 患者根据是否适合移植分为适合移植者和不适合移植者。一般认为，ASCT 适用于年龄不超过 65 岁、体能评分 0~2 分、无严重并发症的患者。年龄 65 岁不是绝对界限，生理年龄比实际年龄更为重要。肾功能不全也不是移植的禁忌证。在有症状 MM 的治疗开始前，就必须分清楚患者是适合移植还是不适合移植。对适合移植的 MM 患者，治疗中要避免使用骨髓毒性药物，如烷化剂。

<65 岁适合移植的初治 MM 患者的治疗：对于这些年轻骨髓瘤患者，现提倡的最新治疗模式是 3~6 个疗程不含美法仑的诱导治疗，然后予以大剂量美法仑联合自体造血干细胞移植，移植后再予以巩固治疗加深缓解深度，并维持治疗延长完全缓解持续状态以达到长期生存的目的。以这种策略整体治疗，患者 5 年生存率可达到 80%，而且在一些低危患者中可能达到治愈的目标。

二、治疗开始的时机

因为 MM 的不可治愈性，并且治疗本身也会有或多或少的不良反应，所以并非所有的 MM 患者在新诊断以后就需要立即化疗。对于没有症状的 MM 患者（即缺少 CRAB 症状：高钙血症、肾功能损伤、贫血、骨骼破坏），也称作冒烟型多发性骨髓瘤（smoldering multiple myeloma，SMM），可以采用观察等待的措施。既往研究表明，SMM 进展为有症状 MM 的比例为 10%/年，部分患者甚至可以观察 10 余年而无须治疗。然而，近年来，随着新药的出现，提早开始治疗是否能够改善无症状 MM 患者的预后有待于更多的研究。2013 年，Mateos 等采用来那度胺联合小剂量地塞米松（Rd）治疗高危 SMM，研究表明，Rd 方案可以显著延缓 SMM 进展为有症状 MM，并且可显著改善这部分患者的总生存。然而，部分学者对该研究中所定义的高危 SMM 持有不同意见，尚未得到公认。2014 年，IMWG 对 MM 的诊断标准进行了更新，其中明确提出：对于骨髓中异常浆细胞比率 ≥60% 的 SMM 患者，应该按照有症状 MM 进行治疗，因为此部分患者 2 年内进展为有症状 MM 的概率超过 50%。

综上所述，对于骨髓异常浆细胞比率<60% 的 SMM 患者，仅需要密切的随访，3~6 月/次；对于有症状 MM 患者（高钙血症、肾功能损伤、贫血、骨痛、反复感染、溶骨性病变或出现髓外浆细胞瘤），应该尽快开始治疗。

三、常用诱导治疗方案

（一）MP 方案（氧芬肿+泼尼松）

1969 年，MP 方案开始应用于 MM 的初始治疗中。MP 方案治疗后的总体有效率可达 50%~60%，但完全缓解率仅为 3%。因氧芬肿可损伤造血干细胞，所以对于准备后续行自体造血干细胞移植的患者，不适用 MP 方案作为初始的诱导治疗。另外，因 MP 方案起效较慢，故除非治疗过程中疾病发生快速进展，否则 MP 方案应该至少用 3 ~ 4 个疗程，方能对疗效进行比较准确的评估；如治疗有效，建议将 MP 方案用至最大疗效后再巩固 2 个疗程。此外，由于进食会影响氧芬肿的吸收代谢，故应空腹给药。由于氧芬肿经过肾脏代谢，故对于肾功能异常的患者，应该谨慎给药，并根据患者的肾功能进行相应的氧芬肿减量，以避免加重骨髓抑制所致的感染。

MP 方案具体用法为：氧芬肿 $8mg/(m^2 \cdot d)$，口服，第 1 ~ 4 天；泼尼松 $60mg/(m^2 \cdot d)$，口服，第 1 ~ 4 天，每 4 ~ 6 周重复。

(二) MPT 方案 (氧芬肿+泼尼松+沙利度胺)

意大利学者 Palumbo 等首先运用 MPT 方案治疗 49 例初治不适宜移植的 MM 患者，研究表明，MPT 治疗后的总体有效率可达 73%，其中完全缓解率及接近完全缓解率可达 24%，并且起效快，中位起效时间为 2 个月；随访 2 年无事件生存率 (EFS) 为 64%，总生存率 (OS) 为 91%。此后全球共开展了 5 项 Ⅲ 期随机对照临床研究 (GIMEMA、IFM99-06、IFM01-01、NMSG、HOVON) 比较 MPT 与 MP 用于初治老年 MM 患者的疗效。研究结果表明，MPT 方案的缓解率、完全缓解率、无进展生存都显著地优于 MP 方案。此外，两项 IFM 的研究还表明 MPT 治疗具有 OS 的优势。

MPT 方案的具体用法：氧芬肿 $4mg/m^2$，第 1 ~ 7 天或 $0.25mg/kg$，第 1 ~ 4 天；泼尼松 $60mg/(m^2 \cdot d)$，口服，第 1 ~ 4 天；沙利度胺 $100mg/d$ 起，若无不适，1 周后可逐步加量至 $\leq 400mg$ (多数患者可以耐受 100 ~ 250mg/d 的剂量)，连续服用。

(三) MPV 方案 (氧芬肿+泼尼松+硼替佐米)

一项国际多中心 Ⅲ 期临床研究 (VISTA) 随机比较了 MP 方案与 MPV 方案对不适宜移植患者的疗效。研究入组了 682 例患者，中位年龄为 71 岁，其中有 30% 的患者>75 岁。研究表明，MPV 组 (336 名患者) 及 MP 组 (331 名患者) 的完全缓解 (CR) 率分别为 35% vs. 5% (P<0.01)，总体有效率 (CR+PR) 分别为 82% vs. 50% (P<0.01)，取得 CR 的中位时间分别为 4.2 个月 vs. 5.3 个月 (P<0.01)。中位随访 16.3 个月时，MPV 组的中位至疾病进展时间 (TTP) 为 24 个月，而 MP 组为 16.6 个月 (P<0.01)，MPV 组的 2 年 OS 为 82.6%，显著优于 MP 组的 69.5% (P = 0.0078)，并且经过亚组分析得出，MPV 方案在所有预后分组中 [年龄、肌酐清除率、ISS (international staging system) 分期、细胞遗传学异常] 都显著优于 MP 方案。在不良反应方面，MPV 组 3 ~ 4 级的胃肠道事件、周围神经炎、带状疱疹感染率都要高于 MP 组 (分别为 20% vs.6%；13% vs. 0；13% vs. 4%)。然而，硼替佐米所致周围神经炎多数在中位 2 个月内恢复 (56%) 或改善 (18%)。并且研究发现，MPV 组的主要毒副作用大多发生在治疗的前 4 个周期，后续应用时两组的不良反应发生率几乎相同。因此，该研究奠定了 MPV 方案在不适宜移植的 MM 初治患者中的治疗地位。

MPV 方案的具体用法为：氧芬肿 $9mg/m^2$，第 1 ~ 4 天；泼尼松 $60mg/m^2$，第 1 ~ 4 天；硼替佐米 $1.3mg/m^2$，前 4 个疗程为第 1、4、8、11、22、25、29、32 天用药，后 5 个疗程为第 1、8、22、29 天用药，共 9 个疗程给药。

（四）VMPT 方案（硼替佐米+氧芬肿+泼尼松+沙利度胺）

目前用于 MM 诱导治疗的方案多为两药或三药联合，然而四药联合的效果如何？意大利学者 Palumbo 等开展了一项Ⅲ期临床研究，采用 VMPT 进行诱导治疗，之后采用 VT（硼替佐米+沙利度胺）进行维持治疗，对照组为 MPV 方案。研究入组了 511 例老年初治 MM 患者，中位年龄为 71 岁。诱导治疗后，VMPT-VT 组的 CR 为 38%，显著优于 MPV 组的 24%（$P<0.001$）。预计的 3 年无疾病进展生存率分别为 56% vs. 41%［危害比（HR），0.67；95% CI，0.50～0.90；$P=0.008$］，3 年 OS 两组之间无明显差异，分别为 89% vs. 87%（HR，0.92；95% CI，0.53～1.60；$P=0.77$）。治疗相关不良反应方面，VMPT-VT 较多，其 3～4 级中性粒细胞缺乏（38% vs. 28%；$P=0.02$）、心脏事件（10% vs. 5%；$P=0.04$）及血栓栓塞事件（5% vs. 2%；$P=0.08$）均多于 MPV 组。目前关于 VMPT 后续 VT 维持治疗的作用尚有较大争议，生存的改善可能源于诱导治疗的强度较大，又或是 VT 维持治疗的作用。

VMPT 方案的具体用法为：氧芬肿 9mg/m²，第 1～4 天；泼尼松 60mg/m²，第 1～4 天；硼替佐米 1.3mg/m²，前 4 个疗程为第 1、4、8、11、22、25、29、32 天用药，后 5 个疗程为第 1、8、22、29 天用药；沙利度胺 50mg/d，连续服用；诱导治疗共 9 个疗程，诱导结束后进入到维持治疗，硼替佐米 1.3mg/m²，每 2 周一次，沙利度胺 50mg/d 连续服用，直至疾病进展或不能耐受。

（五）MPR 方案（氧芬肿+泼尼松+来那度胺）

意大利学者 Palumbo 等开展了一项Ⅲ期临床研究（MM-015），比较 MP vs. MPR vs. MPR+R 维持治疗的疗效，分别入组了 154、153、152 例初治不适宜自体造血干细胞移植的老年患者，中位年龄为 71 岁。MPR+R 维持治疗组患者在接受 9 个为期 4 周的 MPR 疗程后接受来那度胺维持治疗直至疾病复发或进展。结果表明，总体缓解率方面，MPR+R 与 MPR 组更高（分别为 77% 和 68%，而 MP 组仅为 50%，P 值分别为 <0.001 和 =0.002）。中位随访 30 个月时，MPR+R 组的无疾病进展生存时间（31 个月）显著长于 MPR 组（14 个月，$P<0.001$）或 MP 组（13 个月，$P<0.001$），而 MPR 与 MP 组之间没有显著差异。亚组分析表明，增加来那度胺维持治疗的受益人群仅限于 65～75 岁患者群，而 >75 岁的患者并没有显著获益。因此，目前关于 MPR 方案的应用尚有争议，若不进行后续的来那度胺维持，似乎并没有使患者的生存受益，反而增加了治疗的不良反应。该研究中，MPR+R 和 MPR 组的 4 级中性粒细胞缺乏率分别为 35% 和 32%；相反，MP 组仅有 8% 的患者。因此，采用 MPR 治疗时应该更加积极地支持治疗；同时，目前关注较多的是来那度胺长期应用后增加第二肿瘤发生率的问题。尽管尚有争议，但本项研究中 3 年的第二原发肿瘤（secondary primary malignancy，SPM）发生率在 MPR+R、MPR 和 MP 组分别为 7%、7% 和 3%，似乎加用来那度胺增加了 SPM 的发生率。目前，尚有部分学者认为该研究中 MPR 组的来那度胺剂量很低，仅为 10mg，而目前通常应用 25mg，假若提高来那度胺剂量，也许可以显示出 MPR 的生存优势。但是根据Ⅰ/Ⅱ期的研究结果，MPR 方案最大耐受剂量为：氧芬肿 0.18mg/kg，第 1～4 天；泼尼松 2mg/kg，第 1～4 天；来那度胺 10mg，第 1～21 天。因此，综合考虑，MPR 尚不能作为初治不适宜移植患者的一线选择方案。

MPR 方案的具体用法为：氧芬肿 0.18mg/kg，第 1～4 天；泼尼松 2mg/kg，第 1～4 天；来那度胺 10mg，第 1～21 天，4 周 1 个疗程，共 9 个疗程；之后来那度胺 10mg，第 1～21 天，4 周 1 个疗程进行维持治疗直至疾病复发或进展。

（六）TD 方案（沙利度胺+地塞米松）

欧洲一项Ⅲ期随机研究比较了 TD 与 MP 方案治疗初治 MM 的疗效。研究入组了 276 例患者，中位年龄为 72 岁。研究表明，TD 组的治疗有效率更高（CR+PR 为 68%，高于 MP 组的 50%，$P=0.002$），CR+VGPR 率分别为 26% vs. 13%（$P<0.05$），并且 TD 方案的起效较快，中位起效时间为 1.5 个月，显著短于 MP 组的 2.5 月（$P<0.001$）。通过长期随访，两组的至疾病进展时间（time to progression，TTP）、无疾病进展生存时间（progression free survival，PFS）均无显著差异，反而是 TD 组的 OS 更短（41.5 个月 vs. 49.4 个月，$P=0.024$）。研究分析表明，TD 组的生存期较短可能是源于其毒副作用显著较大，致使中断治疗的患者数及 1 年的死亡率显著高于 MP 组。因此，尽管研究表明 TD 组的有效率显著较高，但是考虑到其毒副反应，TD 方案并不能常规用于初治老年 MM 患者的一线选择。TD 组主要的不良反应包括深静脉血栓（deep venous thrombosis，DVT）、皮疹、心动过缓及周围神经病变。

TD 方案的具体用法为：沙利度胺 200mg/d，连续服用；地塞米松 40mg，第 1～4 天，第 9～12 天，第 17～20 天。

（七）CTD 方案（环磷酰胺+沙利度胺+地塞米松）

MRC Myeloma Ⅸ这项Ⅲ期临床研究比较了 CTD 与 MP 的疗效。该研究纳入了 854 例患者，中位年龄为 73 岁，诱导治疗后 CTD 组的客观缓解率、VGPR 率、CR 率均显著高于 MP 组，分别为 82.5% vs. 49%、47.5% vs. 9.5%、22.5% vs. 6%，并且 CTD 可以显著改善患者的 OS，且未显著增加不良事件的发生。因此，对于不适宜移植的初治老年 MM 患者，CTD 方案是一个值得考虑的方案，尤其是在目前国内氧芬肿没有货源的大环境下。

CTD 方案的具体用法为：环磷酰胺 500mg，每周 1 次；沙利度胺 100～200mg/d，连续服用；地塞米松 40mg，第 1～4 天，第 12～15 天。根据患者的具体情况，可以适当降低沙利度胺与地塞米松的用量。

（八）Rd 方案（来那度胺+小剂量地塞米松）

美国梅奥门诊的 Rajkumar S V 等开展了一项Ⅲ期临床研究，随机比较了 RD（来那度胺联合大剂量地塞米松）和 Rd 方案对初治 MM 的治疗疗效。共入组了 445 例初治 MM 患者，中位年龄为 66 岁（35～87 岁），其中来那度胺的用量均为 25mg/d，第 1～21 天，地塞米松在 RD 方案中为 40mg/d，第 1～4 天，第 9～12 天，第 17～20 天；在 Rd 方案中为 40mg/d，第 1、8、15、22 天，共 4 个疗程。诱导治疗结束后，研究表明，RD 组的总体有效率和 VGPR 率均高于 Rd 方案，分别为 81% vs. 70%、50% vs. 40%。然而中位随访 12.5 个月时，Rd 组的 1 年 OS 和 2 年 OS 分别为 96% 和 87%，均高于 RD 组的 87% 和 75%。究其原因，主要是因为 RD 方案具有更高的毒副作用，这在 >65 岁的患者中尤为显著。统计发现，RD 组和 Rd 组的 ≥3 级血液学毒性发生率分别为 65% vs. 48%（$P<$

0.001），4级非血液学毒性发生率分别为21% vs. 14%（$P<0.001$）。因此，目前临床中通常应用小剂量地塞米松配合来那度胺治疗，即Rd方案。欧洲开展的FIRST研究比较了Rd方案与MPT方案在初治不适宜移植患者中的疗效。其中MPT方案为氧芬胂0.25mg/kg，第1~4天，泼尼松2mg/kg，第1~4天，沙利度胺200mg/d，每日1次，42天为1个疗程，共12个疗程；Rd分两组，一组应用18个疗程，另外一组持续应用直至疾病进展不能耐受，剂量均为来那度胺25mg，第1~21天，地塞米松40mg，第1、8、15、22天，28天为1个疗程。结果表明，持续应用Rd方案治疗可以显著改善初治MM的PFS，中位PFS为25.5个月，而18个疗程Rd方案的中位PFS为20.7个月，12个疗程的MPT方案中位PFS为21.2个月，并且Rd方案的毒性反应较MPT方案轻（70% vs. 78%）。这项研究表明，老年不适宜移植MM患者或许可以从长期服用来那度胺的治疗中获益，然而相比MPT方案仅仅有4个月的PFS改善，考虑到国内来那度胺价格昂贵，其成本获益比尚需值得考虑。

Rd方案的具体用法为：来那度胺25mg/d，第1~21天，地塞米松40mg/d，第1、8、15、22天，共4个疗程。

（九）VAD方案（长春新碱+多柔比星+地塞米松）

以口服氧芬胂为基础的方案在20世纪70~80年代一直作为MM标准的治疗方案，然而该方案起效慢，毒性较大。Alexanian等在复发MM患者中，应用VAD方案治疗，取得了将近70%的缓解率，并且毒性可耐受。Samson等在初治MM患者中应用VAD方案取得了非常好的效果，总体缓解率达84%，完全缓解率达28%，中位总生存达44个月，并且毒性可耐受，主要是激素相关的一些毒副反应。这项研究提出VAD方案起效快，多数患者在2个疗程时即可达到最佳疗效，并且可以较快地恢复骨髓功能。传统的VAD方案给药方式为持续静脉滴注96h，患者必须住院进行治疗，造成很大的不便。SEGEREN等开展Ⅱ期研究，探讨快速推注VAD方案在初治MM中的疗效。研究入组了139例初治MM患者。治疗后完全缓解率为5%，部分缓解率为62%，总体缓解率为67%，并且毒性可耐受，有18%的患者出现轻度神经毒性，有27%的患者治疗中出现感染或发热。这项研究表明，快速推注VAD方案是可行的，并且疗效与持续滴注VAD方案类似，从而可以方便应用于门诊化疗，极大地增加了患者的便利性。相比于既往的MP方案，VAD方案具有较多的优势：所有药物均不经过肾脏排泄。因此，对于肾功能不全患者不需要调整药物剂量，并且经过VAD方案治疗较多患者可以逆转肾功能不全的状况；VAD方案治疗不损伤造血干细胞，因此可以用于适宜自体造血干细胞移植的年轻患者的诱导治疗；采用持续静脉滴注方式给药时，可以最大程度地降低蒽环类药物的心脏毒性，因此该方案也适宜老年患者的初始治疗。

VAD方案的具体用法为：长春新碱0.4mg/d，第1~4天；多柔比星9mg/m²，第1~4天；地塞米松40mg，第1~4天（在奇数周期，于第9~12天，第17~20天增加地塞米松）。4周为1个疗程。由于VAD方案起效很快，多数不超过2个疗程，因此若2个疗程VAD方案治疗后没有取得缓解，则后续VAD方案治疗较难取得更深的缓解。

（十）DVD方案（脂质体多柔比星+长春新碱+地塞米松）

聚乙二醇化脂质体多柔比星（Doxil/CAELYX™）能潜在地延长恶性浆细胞接触治

水平的多柔比星持续时间。Dimopoulos 等前瞻性地比较了 VAD 方案（长春新碱+多柔比星+地塞米松）与 DVD 方案（脂质体多柔比星+长春新碱+地塞米松）。127 例患者接受 VAD 方案治疗，132 例患者接受 DVD 方案治疗。诱导治疗后分析发现，两组的客观缓解率无明显差异，分别为 61.4% vs. 61.3%，而且两组的毒性反应类似，VAD 组中脱发较 DVD 组显著，而手足综合征在 DVD 组中更为常见。因此，这项研究表明，DVD 方案同 VAD 方案在治疗初治 MM 患者中的疗效类似，都可以通过门诊化疗执行，并且可以取得迅速的治疗反应。Rifkin 的研究也得出了类似的结果，然而，DVD 3/4 级中性白细胞减少症或中性粒细胞减少与发热显著减少（10% vs. 24%；$P=0.01$），败血症的发生率较低，而较少使用抗生素。用 DVD 方案还可比较显著地降低中心静脉通路（$P<0.0001$）和生长因子支持（$P<0.03$），并可导致较少脱发（20% vs. 44%，$P<0.001$）。

DVD 方案的具体用法为：脂质体多柔比星 $40mg/m^2$，第 1 天；长春新碱 2mg，第 1 天；地塞米松 40mg，第 1~4 天，每 28 天为 1 个疗程，共 4 个疗程。

（十一）BD 方案（硼替佐米+地塞米松）

以硼替佐米为主的联合化疗方案在难治复发 MM 患者中取得了较为满意的疗效，数项 II 期研究探讨了含硼替佐米联合治疗方案用于初治 MM 的疗效，其诱导治疗后的 CR 率介于 10%~30%，有效率介于 38%~89%，并且这些治疗方案不会影响造血干细胞的采集。为了证实硼替佐米一线治疗 MM 的疗效，IFM2005-01 研究在初治 MM 患者中比较了 BD 方案与 VAD 方案用于移植前诱导治疗的疗效。研究入组了 482 例患者，患者随机接受 4 个疗程的 BD 方案或 VAD 方案诱导治疗，并在 BD 组和 VAD 组进一步分为是否接受 2 个疗程的 DCEP 方案（地塞米松、环磷酰胺、依托泊苷和顺铂）巩固治疗，随后两组患者均接受标准剂量氧芬肿的 ASCT 治疗。本项研究的主要终点是诱导治疗结束时的 CR/nCR 率。研究结果表明，BD 组诱导治疗后的 CR/nCR 率显著高于 VAD 组（14.8% vs. 6.4%），同样，VGPR 率（37.7% vs. 15.1%）及总体缓解率（78.5% vs. 62.8%）在 BD 组中也显著较高些。并且这种治疗优势在 ASCT 后同样得到保持，初次移植后的 CR/nCR 率分别为 35% vs. 18.4%。但是，需要引起我们注意的是，研究结果显示，VAD 方案与 BD 方案在无事件生存（EFS）（$P=0.057$）及总生存率（OS）（$P=0.5079$）方面没有差异，中位 PFS 分别为 36 个月 vs. 29.7 个月（$P=0.064$），3 年总生存分别为 81.4% vs. 77.4%（$P>0.05$）。在治疗毒性方面，BD 方案可以减少血液学毒性及毒性相关死亡率，而在周围神经毒性方面 VAD 方案相对较少，两组的副作用均未严重影响研究的进行。从这项研究中我们可以看出，含硼替佐米的联合治疗方案虽然可以迅速使患者较深地缓解，并且显著增加了患者的缓解率，然而并没有完全转换成生存上的优势。由于 VAD 方案费用较低，MM 是一个异质性很强的疾病，多数患者具有不同的细胞遗传学异常，所以下一步应该根据患者的危险因素进行细化入组，找到硼替佐米受益最大的患者群，而不是所有患者一来就考虑应用 BD 方案。在一般情况下，VAD 方案也是一个很好的选择。

BD 方案的具体用法为：硼替佐米 $1.3mg/m^2$，第 1、4、8、11 天；地塞米松 40mg，第 1、4、8、11 天。21 天为 1 个疗程。一般 ASCT 前应用至少 4 个疗程。

（十二）PAD 方案（硼替佐米+多柔比星+地塞米松）

PAD 方案实际上是 VAD 方案的长春新碱被硼替佐米所替代。在 II 期临床研究中，

PAD 方案治疗初治 MM 患者可以取得 95% 的总体有效率和 24% 的完全缓解率。为此，HOVON-65/GMMG-HD4 研究前瞻性地比较了 PAD 方案与 VAD 方案诱导治疗初治 MM 的疗效。研究共入组了 827 例初治有症状 MM 患者，随机接受 VAD 方案或 PAD 方案诱导治疗，然后进行大剂量氧芬肿及自体造血干细胞移植巩固治疗。VAD 组患者移植后接受每日 50mg 的沙利度胺维持治疗，PAD 组患者接受每 2 周 1 次的 1.3mg/m^2 硼替佐米维持治疗，共 2 年时间。研究的主要终点是无疾病进展生存（PFS）。PAD 组患者在诱导治疗后的完全缓解（CR）率，包括接近 CR 率，要显著优于 VAD 组（31% vs. 15%，$P<0.001$），在硼替佐米维持治疗后的 CR 率也要显著优于 VAD 组的沙利度胺维持（49% vs. 34%，$P<0.001$）。中位随访 41 个月时，PAD 组的 PFS 要显著优于 VAD 组（中位 35 个月 vs. 28 个月，$P=0.002$），但并没有显著改善 OS（$P=0.07$）。尽管通过多因素分析发现，如果将 HR 从 0.81 改变成 0.77，PAD 组的 OS 可能略优于 VAD 组（HR 0.77，$P=0.049\approx0.05$），但是统计学的微弱差异不一定有临床意义。通过亚组分析发现，在初始肌酐水平升高的高危患者中（n=81），硼替佐米治疗能够显著改善患者的 PFS（30 个月 vs. 13 个月，$P=0.004$），并且显著改善了患者的 3 年 OS（74% vs. 34%，$P<0.001$）。对于初始血清肌酐水平<2mg/dl 的患者（n=746），PAD 治疗也改善了患者的 3 年 PFS（48% vs. 43%，$P=0.023$），然而，两组的 OS 没有显著差异。在具有 17p13 缺失的高危患者中，PAD 方案也显示出了生存优势（PFS 分别为 22 个月 vs. 12 个月，$P<0.001$；OS 分别为随访 54 个月时尚未达到 vs. 24 个月，$P=0.003$），但对于无这些高危遗传学异常的患者，两组的 OS 没有显著差别。因此，这项研究得出在诱导治疗和维持治疗中应用硼替佐米能够显著改善患者的 CR 率，取得更好的 PFS，并且在部分具有肾功能异常或高危遗传学异常的患者中具有显著的 OS 优势，而无肾功能异常或高危遗传学异常的患者中并不具有显著的 OS 优势；由于 PAD 方案的周围神经毒性和血液学毒性要显著大于 VAD 方案，因此，结合患者的经济状况，若无肾功能异常或高危遗传学异常的患者也可以考虑 VAD 方案作为初始治疗。

PAD 方案的具体用法为：硼替佐米 1.3mg/m^2，第 1、4、8、11 天；多柔比星 9mg/m^2，第 1~4 天；地塞米松 40mg，第 1~4 天，第 9~12 天，第 17~20 天口服，28 天为 1 个疗程。

（十三）CBD 方案（环磷酰胺+硼替佐米+地塞米松）

美国梅奥门诊开展了一项 II 期研究，探讨 CBD 方案用于移植前诱导治疗的疗效。研究共入组 63 例初治有症状 MM 患者，分为两个队列，队列一的给药方案为：口服环磷酰胺 300mg/m^2，每周 1 次；静脉推注硼替佐米 1.3mg/m^2，第 1、4、8、11 天；地塞米松 40mg，第 1~4 天，第 9~12 天，第 17~20 天。队列二的给药方案为：口服环磷酰胺 300mg/m^2，每周 1 次；静脉推注硼替佐米 1.5mg/m^2，每周 1 次；地塞米松前 2 个疗程为 40mg，第 1~4 天，第 9~12 天，第 17~20 天，后 2 个疗程为 40mg，第 1、8、15、22 天。研究的主要终点为诱导治疗 4 个疗程后的缓解率；次要终点为 PFS 和 OS。截止至研究分析时，所有患者的 ORR 为 89%，其中有 62% 为≥VGPR。对于完成所有 4 个疗程治疗的患者而言，ORR 为 93%，≥VGPR 率为 67%。有 49 例患者后续接受了自体造血干细胞移植。中位 PFS 为 40 个月，预计 5 年的 PFS 和 OS 分别为 42% 和 70%。按照危险分层进行亚组分析发现，24 例高危患者的缓解率与标危患者的缓解率没有显著差异（ORR 分别为 88% vs. 90%，$P=1.0$），但是高危患者的中位 PFS 仅为 27.6 个月，而标危患者中位 PFS 为 55.7 个月。研究表明，CBD 方案是一个高度有效的治疗方案，并且毒性可耐受，适宜用于移植前的诱导治疗。然而，针对高危患者，尽管 CBD 方案能够取得同样较高的缓解率，但是后续的巩固或维持治疗尚有待于进一步探讨如何最大程度地延缓疾病的复发。德国海德堡大学附属医院 Goldschmidt 教授等开展了一项随机开放的多中心临床Ⅲ期试验，比较初诊骨髓瘤患者接受硼替佐米、环磷酰胺、地塞米松（CBD）诱导治疗与硼替佐米、多柔比星、地塞米松（PAd）诱导治疗的效果。研究人员纳入 2010 年 7 月至 2012 年 10 月德国 31 家癌症中心及 75 家相关医疗机构共 504 例初诊 MM 患者，年龄范围为 18～70 岁，平均随机分为 CBD 诱导治疗组和 PAd 诱导治疗组。两组给药策略为：CBD 组，第 1、4、8、11 天给予硼替佐米 $1.3mg/m^2$，第 1 天静脉注射环磷酰胺 $900mg/m^2$，第 1～2、4～5、8～9、11～12 天口服地塞米松 40mg，治疗周期为 21 天；PAd 组，第 1、4、8、11 天给予硼替佐米 $1.3mg/m^2$，第 1～4 天静脉注射多柔比星 $9mg/m^2$，第 1～4、9～12、17～20 天口服地塞米松 20mg，治疗周期为 28 天。研究结果发现，在部分缓解率上，CBD 诱导治疗方案（37.0%）并不劣于 PAd 诱导治疗方案（34.3%）。而在疾病进展上，CBD 诱导方案（0.4%）要优于 PAd 诱导方案（4.8%）。在 PAd 组 12 例疾病进展的患者中，有 11 例患者在确诊时伴随不同程度的并发症，如肾功能损害（血清肌酐水平 ≥2mg/dl）、染色体 1q21 异常。而在 CBD 组中，伴随上述并发症的患者并不存在病情进展。其他并发症比较来看，在白细胞减少/中性粒细胞减少（≥3 级）的发生率上，CBD 组高于 PAd 组（35.2% vs. 11.3%）；在神经系统并发症（≥2 级）上，CBD 组低于 PAd 组（8.4% vs. 14.9%）；在严重不良反应事件，如血栓栓塞上，CBD 组低于 PAd 组（24.0% vs. 32.7%）。综上，这项研究显示，在效果评估上，硼替佐米、环磷酰胺、地塞米松（CBD）诱导治疗方案与硼替佐米、多柔比星、地塞米松（PAd）诱导治疗方案同样有效，但 CBD 方案病情进展率低，毒副作用少。因此，在今后 MM 患者治疗上，宜推荐采用 CBD 诱导治疗方案。

CBD 方案的具体用法为：环磷酰胺 $300mg/m^2$，口服或静脉注射，第 1、8、15、22 天；硼替佐米 $1.3mg/m^2$，静脉注射或皮下注射，第 1、8、15、22 天；地塞米松 40mg，静脉注射或口服，第 1、8、15、22 天，4 周为 1 个疗程。

（十四）VTD 方案（硼替佐米+沙利度胺+地塞米松）

意大利 MM 研究协作组开展的Ⅲ期临床研究（GIMEMA）比较了 VTD 方案与 TD 方案作为适合造血干细胞移植的诱导治疗的疗效。共入组了 480 名患者，随机接受 3 个疗程的 VTD 或 TD 方案。结果表明，VTD 组诱导治疗后的 CR+nCR 率显著高于 TD 组（32% vs. 12%，$P<0.001$），VGPR 率（62% vs. 29%，$P<0.001$）及 PR 率（94% vs. 79%，$P=0.003$）。VTD 组和 TD 组的 2 年 PFS 和 OS 也有所改善，分别为 90% vs. 80%、96% vs. 91%，但差异无统计学意义。目前针对含新药的三药联合方案之间疗效的比较研究较少，2015 年 ASH 会议报告了 IFM 2013-04 的研究结果。该项研究前瞻性地比较了 VTD 与 CBD（环磷酰胺+硼替佐米+地塞米松）方案的疗效与安全性。研究共入组了 358 名年龄<66 岁的初治有症状 MM 患者，随机接受 4 个疗程 VTD 方案或 4 个疗程 CBD 方案，之后序贯 ASCT 治疗。结果显示，VTD 组与 CBD 组的 CR 率、ORR 率及 VGPR 率分别为 10.7% vs. 9.5%、92.3% vs. 84%

（$P=0.02$）、66.7% vs. 56.2%（$P=0.04$）。毒性方面，VTD 组和 CBD 组的周围神经毒性分别为 4% 和 2.2%，而 3/4 级中性粒细胞减少分别为 11.9% 和 22.5%。因此，本项研究显示出 VTD 方案在近期有效率方面要显著优于 CBD 方案，并且血液学毒性较 CBD 方案轻。但由于随访时间较短，两组之间的生存之间尚未显示出差异，有待于更长时间的随访观察。

VTD 方案的具体用法为：硼替佐米 1.3mg/m²，第 1、4、8、11 天；地塞米松 40mg，第 1~2、4~5、8~9、11~12 天；沙利度胺 200mg，每日 1 次，3 周为 1 个疗程。

（十五）VRD 方案（硼替佐米+来那度胺+地塞米松）

国外学者应用 VRD 方案治疗 66 例初治 MM 患者，诱导治疗后 CR/nCR 达 36%，ORR 为 100%。并且 VRD 方案能够克服细胞遗传学异常对诱导治疗疗效的影响。2015 年，ASH 会议上报告了 SWOG S0777 研究的结果。这项研究比较了 Rd 和 VRD 方案治疗未经治疗 MM 的疗效。主要终点是 PFS，次要终点是总缓解率（ORR）、OS 及安全性。该研究将 474 例可评估预后终点的 MM 患者随机纳入 Rd 组（$n=232$）和 VRD 组（$n=242$）。Rd 组：第 1~21 天，接受来那度胺 25mg/d；第 1、8、15、22 天，接受地塞米松 40mg/d，28 天为 1 个疗程。VRD 组：第 1~14 天，接受来那度胺 25mg/d；第 1、2、4、5、8、9、11、12 天，接受地塞米松 20mg/d；另外，第 1、4、8、11 天，接受硼替佐米 1.3 mg/m²，静脉滴注，21 天为 1 个疗程。所有患者均接受阿司匹林 325mg/d，VRD 组另外接受了单纯疱疹病毒（HSV）的标准预防。治疗时间：Rd 组 28 天为 1 个疗程，共 6 个疗程；VRD 组 21 天为 1 个疗程，共 8 个疗程。随后所有患者接受 Rd 方案治疗至发生疾病进展、难以耐受的不良反应及撤回同意书。用预先指定的单侧分层对数秩检验进行初步分析。结果显示，VRD 组和 Rd 组的中位 PFS：43 个月 vs. 31 个月；VRD 组的 OS 优于 Rd 组；两组的 ORR 分别为 71.07% vs. 63.79%。两组中，最常见的血液学不良反应（≥3 级或至少存在治疗相关性）包括低血红蛋白、白细胞减少、淋巴细胞减少、中性粒细胞减少和血小板减少等。最常见的非血液学不良反应（≥3 级或至少存在治疗相关性）包括疲乏、感觉异常、高血糖、血栓形成/栓塞、低血钾、肌无力、腹泻和脱水等。该研究表明，VRD 方案作为未经治疗骨髓瘤的诱导疗法明显改善了患者的 PFS 和 OS。VRD 方案安全性及耐受性良好，并且有望成为新标准治疗方案。

VRD 方案的具体用法为：硼替佐米 1.3mg/m²，第 1、4、8、11 天；来那度胺 25mg，第 1~21 天；地塞米松 20mg，第 1、2、4、5、8、9、11、12 天，21 天为 1 个周期。

（十六）BRD 方案（苯达莫司汀+来那度胺+地塞米松）

苯达莫司汀是一种多功能烷化剂，可使 DNA 单链和双联通过烷化作用交联，扰乱 DNA 的合成，也会使 DNA 和蛋白之间，以及蛋白和蛋白之间产生交联。相比其他常用的烷化剂（如环磷酰胺），苯达莫司汀在诱导 DNA 双链断裂时效率更高。在一项对比了氧芬肿联合泼尼松的Ⅲ期临床研究中，对于初治 MM 患者，苯达莫司汀联合泼尼松取得了更好的完全缓解率，延长了治疗失败时间，改善了患者生活质量。基于来那度胺联合环磷酰胺或氧芬肿的临床疗效，Mayo clinic 的 Kumar 教授开展了一项Ⅰ、Ⅱ期临床研究，以检验联合标准剂量的来那度胺和地塞米松时苯达莫司汀的最大耐受剂量（MTD），并且在难治/复发 MM 患者中观察这一联合方案的疗效。该研究纳入了至少接受过一至四线治疗的复发 MM 患者，具体治疗方案为：苯达莫司汀 $75mg/m^2$，第 1~2 天；来那度胺 25mg，第 1~21 天；地塞米松 40mg，第 1、8、15、22 天。共有 71 例患者入组，其中 I 期研究 21 例，II 期研究 50 例。患者中位年龄为 62.3 岁，之前接受过中位三线（一至四）化疗，超过 70% 的患者之前接受过来那度胺、硼替佐米和（或）外周血干细胞移植。在参与研究的 70 例患者中，34 例（49%）患者取得了部分缓解以上的疗效，其中 20 例（29%）患者达到了非常好的部分缓解或完全缓解，另外有 4 例患者有轻微药物不良反应。该研究结果显示，联合苯达莫司汀、来那度胺和地塞米松在治疗复发 MM 患者中有较好的疗效。此方案能否应用在初治 MM 的一线治疗中，尚有待于进一步研究验证。

BRD 方案的具体用法为：苯达莫司汀 $75mg/m^2$，第 1~2 天；来那度胺 25mg，第 1~21 天；地塞米松 40mg，第 1、8、15、22 天，4 周为 1 个疗程。

（十七）BBD 方案（苯达莫司汀+硼替佐米+地塞米松）

苯达莫司汀因其特异的作用模式及良好的毒性表现被认为是一种非常适合和硼替佐米联合使用的药物。苯达莫司汀有两种功能，它是烷化剂的氮芥衍生物，又具有抗代谢物的活性。一项 II 期临床试验评价了苯达莫司汀（Treanda）、硼替佐米（Velcade）和地塞米松三药联合治疗复发/难治 MM 的疗效和安全性。研究者评估了 79 例复发/难治 MM 患者应用苯达莫司汀、硼替佐米和地塞米松三药联合治疗的效果。入组患者的中位年龄为 64 岁，此前经过 2 年的既往治疗。苯达莫司汀 $70mg/m^2$，第 1~4 天；硼替佐米 $1.3mg/m^2$，第 1、4、8、11 天，静脉给药；地塞米松 20mg，第 1、4、8、11 天，共治疗 28 天，8 个周期。试验主要终点为总缓解率（overall response rate, ORR），次要终点为 PFS、OS、缓解时间。结果显示，患者 ORR 率为 60.9%，若包含微小缓解在内，则总缓解率为 75.9%。中位缓解时间为 31 天（最长缓解期为 111 天）。分别经硼替佐米、来那度胺既往治疗的患者 ORR 率与经来那度胺和硼替佐米共治后的患者相似。PFS 为 9.7 个月，OS 为 25.6 个月。多因素分析显示，高乳酸脱氢酶、既往治疗方案不少于三项及血小板计数值低与生存期短相关。3/4 级血小板减少症及 3/4/5 级感染的发生率分别为 38% 和 23%。不超过 2 级多神经病发生率从基线时的 19% 增加到第 8 周期的 52%，4 级多神经病发生率从 0 增加到 7%。苯达莫司汀、硼替佐米和地塞米松三药治疗复发/难治 MM 患者有效且耐受良好。此方案能否应用在初治 MM 的一线治疗中，尚有待于进一步研究验证。

BBD 方案的具体用法为：苯达莫司汀 $70mg/m^2$，第 1~4 天；硼替佐米 $1.3mg/m^2$，第 1、4、8、11 天，静脉给药；地塞米松 20mg，第 1、4、8、11 天，4 周为 1 个疗程。

（十八）MM 治疗中需要注意的一些事项

1. 硼替佐米的给药方式

硼替佐米主要剂量限制性毒性之一为周围神经病变（bortezomib induced peripheral neuropathy, BIPN），一般在第 1 个疗程内就会出现，并且通常在第 5 个疗程达到顶峰，之后随着用药累积剂量的增加，神经毒性并没有显著地增加。目前关于硼替佐米神经毒性机制的研究很少。由于硼替佐米能够激活基于线粒体的凋亡途径，因此多数研究猜测线粒体及内质网的损伤可能介导了硼替佐米的周围神经毒性反应，并且线粒体所介导的神经元 Ca^{2+} 的平衡紊乱促进了神经毒性的发生。另外，硼替佐米的主要作用就是抑制 NF-κB 活化，进而抑制多种基因的转录和翻译，这其中就很有可能影响到神经生长因子的转录，进而使得神经元的存活受到威胁。近期，越来越多的研究表明，周围神经毒性可能是蛋白酶体抑制剂的一个类别效应，而且一些自身免疫因素及机体的炎症反应也会促进神经毒性的发生。在一项动物模型实验中，硼替佐米给药后，脊髓的形态学正常，但是可以观察到坐骨神经发生了病理学改变，这其中涉及施旺细胞和髓磷脂的变化，同时轴突也观察到变性。此外，硼替佐米所致神经毒性还可以在背根神经节中发现，主要表现为卫星细胞胞质内空泡形成，这可能是由于线粒体或内质网破坏所致。因为这些卫星细胞对神经元起到了重要的营养支持作用，所以硼替佐米导致卫星细胞的损伤进一步加重了神经元的功能紊乱。一般硼替佐米停药后，多数患者的神经毒性症状可能持续长达 3 个月，甚至极个别患者在停药后症状会持续 2 年多，更严重的情况下可能得不到完全恢复。多项研究表明，从硼替佐米停药至 BIPN 完全恢复的中位时间为 47 天（范围：$1 \sim 529$ 天）。而进一步的研究显示，硼替佐米的神经毒性发生率似乎与抗肿瘤反应率没有直接关联。因此，神经毒性并不是一个"必要之恶"，但可以被看作是硼替佐米使用中可避免的副作用。

最初硼替佐米被 FDA 批准用于 MM 的给药方式为：$1.3mg/m^2$，静脉注射，于第 1、4、8、11 天给药，3 周为 1 个疗程。尽管这种给药方式抗肿瘤有效，并且大体上患者的耐受性良好，但是 BIPN 的发生率相对较高，经常导致部分患者药物减量甚至停药。既往研究报道，$1 \sim 2$ 级 BIPN 的发生率在复发 MM 患者可达 $27\% \sim 75\%$，在初治 MM 患者可达 $25\% \sim 33\%$，而 $3 \sim 4$ 级 BIPN 在复发和初治 MM 患者分别可达 $0 \sim 30\%$ 及 $0 \sim 18\%$。鉴于此，后续的研究将硼替佐米改为每周 1 次静注射注给药，显著降低了 BIPN 的发生率，并且看似不影响疗效。2011 年，Moreau 等开展了一项 III 期随机对照研究，比较每周 2 次皮下注射与静脉注射硼替佐米的安全性和疗效，结果表明，任何级别的 BIPN 及 ≥2 级的 BIPN 发生率在皮下注射组显著降低，分别为 38% vs. 53%（$P=0.044$）、24% vs. 30%（$P=0.012$）。因此，FDA 批准在 MM 患者中可以皮下注射硼替佐米。

既然每周 1 次静脉注射硼替佐米或每周 2 次皮下注射硼替佐米都可以降低 BIPN 的发生率，那么每周 1 次皮下注射硼替佐米会不会在此基础上进一步降低 BIPN 的发生率呢？Wang 等采用 $1.3mg/m^2$ 每周 1 次皮下注射硼替佐米治疗初治或复发/难治 MM 患者，结果表明，总体 BIPN 发生率为 36%，其中 28% 为 1 级 BIPN，2 级 BIPN 发生率仅为 8%，无 $3 \sim 4$ 级 BIPN 的发生，多数患者在停药后都可以恢复正常，并且初步疗效分析此种给药方式并不影响近期有效率。因此，每周 1 次皮下注射硼替佐米可能将成为以后给药的一个新标准，当然这尚需要进一步的前瞻性临床研究来验证。

2. 硼替佐米的给药剂量

随着给药方式的改变，BIPN 的发生率显著降低，已经不再成为影响硼替佐米给药的一个限制性毒性，那么是否可以将硼替佐米的剂量加大，以期进一步提高疗效呢？目前尚无前瞻性随机对照研究来证实。美国 Mayo clinic 尝试在 CBD 方案中应用 $1.6mg/m^2$ 硼替佐米每周 1 次皮下注射给药，似乎并不增加毒性。但因入组病例数较少，难以得出疗效上的优势。因此，在无确凿循证医学证据出现之前，目前推荐的硼替佐米给药方式为：$1.3mg/m^2$，每周 1 次静脉注射，或每周 2 次皮下注射。

3. 来那度胺可能会增加第二原发肿瘤的风险

在 MM 患者中，自从引入了大剂量氧芬肿治疗和自体干细胞移植术，以及硼替佐米和免疫调节制剂如沙利度胺和来那度胺治疗之后，这些患者的生存期得到了明显的改善。但是，随着生存期的延长，预期存活时间也随之增加，从而引发了人们对于在上述患者群体中第二原发肿瘤（secondary primary neoplasm，SPN）发生风险增高的思考。在上述患者群体中，应用来那度胺治疗与 SPN 的发生风险增高相关。

意大利都灵市医院的 Antonio 教授等收集并分析了现有的研究数据，主要目的是为了比较在骨髓瘤患者中，接受来那度胺治疗和不接受来那度胺治疗对 SPN 发生风险的影响；次要目的是为了评估不同治疗方案对于 SPN 发生风险的影响，以及比较患者死于 SPN、MM 进展或与治疗相关不良反应事件的风险。研究者首先通过检索 PubMed、美国临床肿瘤协会、美国血液病学协会和国际骨髓瘤研讨会中的相关研究摘要。研究的纳入标准：受试者为新确诊的 MM 患者的随机对照Ⅲ期临床研究，研究的进行时间为 2000 年 1 月 1 日至 2012 年 12 月 15 日，并且在这些研究中至少有一个治疗组的患者接受的是来那度胺治疗。研究者通过直接与所纳入研究的主要研究人员进行联系，从而获得受试者的个人数据，如年龄、性别、确诊时间、所分配的治疗方案和所接受的治疗方案、治疗持续时间及导致治疗中断的原因、维持期治疗方案、首次复发的时间、SPN 确诊的时间、SPN 的类型、死亡或失访的时间、死亡原因。研究的主要结局是所有类型的 SPN 累积发生风险、SPN 为实体瘤的累积发生风险及 SPN 为血液系统肿瘤的累积发生风险，研究者采用一步法荟萃分析对结果进行分析。

研究者共纳入 9 个符合纳入标准的研究，其中 7 个研究可以提供患者的个人信息，这些研究共纳入 3245 名受试者。有 3218 名受试者接受了治疗，其中 2620 人接受来那度胺治疗，另有 598 人没有接受来那度胺治疗，这些患者的数据被纳入最后的分析。在接受来那度胺治疗的患者中，所有类型的 SPN 5 年累积发病率为 6.9%，在不接受来那度胺治疗的患者中为 4.8%，HR 为 1.55，两组差异具有显著统计学意义。在 SPN 为实体瘤的情况下，5 年累积发病率在接受来那度胺治疗和不接受来那度胺治疗的患者组中分别为 3.8% 和 3.4%，HR 为 1.1，两组差异不具有显著统计学意义。在 SPN 为血液系统肿瘤的情况下，5 年累积发病率在接受来那度胺治疗和不接受来那度胺治疗的患者组中分别为 3.1% 和 1.4%，HR 为 3.8，两组差异具有显著统计学意义。与单用氧芬胂治疗相比，同时接受来那度胺和口服氧芬胂治疗会显著增加患者血液系统 SPN 的发生风险，HR 为 4.86，结果具有显著统计学意义。与单用氧芬胂治疗相比，同时接受来那度胺和环磷酰胺或联合地塞米松治疗并不会显著增加患者血液系统第二原发恶性肿瘤的发生风险，HR 为 0.86。本荟萃分析结果指出，对于新确诊的 MM 患者而言，如果治疗方案为来那度胺联合口服氧芬胂治疗的话，那么会增加血液系统 SPN 的发生风险。这些结果提示，在为上述患者制定治疗方案时，如果选择来那度胺治疗，那么应考虑其他方案来替换口服氧芬胂治疗，如可以采用来那度胺联合环磷酰胺或来那度胺联合地塞米松方案。

总体来说，对于 MM 患者而言，其死亡风险主要来自于骨髓瘤病情进展或与治疗相关的不良反应事件，而并非 SPN。因此，在应用含来那度胺的方案治疗 MM 时，在最大程度降低 SPN 风险的同时，不必因为潜在的 SPN 风险而延迟使用或不应用来那度胺。

四、双膦酸盐在多发性骨髓瘤辅助治疗中的作用

骨质损害是有症状多发性骨髓瘤（MM）特征性的临床表现之一，包括全身骨质疏松

溶骨性病变、病理性骨折和高钙血症，严重影响了患者的生活质量。由于 MM 目前尚不能彻底根治，因此预防和治疗 MM 骨骼并发症以提高患者的生活质量就显得更加重要。

双膦酸盐类化合物是一类与内源性焦膦酸盐结构相似的化合物，其结构非常稳定，体内还没有发现能将其水解的酶类。通常根据作用强度或开发的时间将双膦酸盐分为三代：第一代为不含氮的双膦酸盐，应用最为广泛的是于 1986 年上市的氯膦酸钠；第二代为侧链含氨基的双膦酸盐，其抗骨质吸收的作用明显优于第一代产品，目前使用最为广泛的是帕米膦酸二钠；第三代抗骨质吸收的作用更强，如伊班膦酸钠、利塞膦酸钠和唑来膦酸钠。

目前市场上，双膦酸盐产品种类繁多，如何选择也随之成为问题。英国医学研究理事会（MRC）骨髓瘤Ⅸ研究，前瞻性地比较了唑来膦酸与氯屈膦酸的疗效。研究入组了 1960 例初治 MM 患者，随机接受口服氯屈膦酸 1600mg/d 或者静脉滴注唑来膦酸 4mg，诱导化疗期间每 3~4 周给药 1 次，化疗结束后每 4 周给药 1 次，持续治疗至疾病进展。结果表明，与氯膦酸相比，唑来膦酸可以显著改善患者的总体生存，并且这种生存优势独立于患者性别、疾病分期或骨髓瘤亚型，并且这种优势在疾病诊断时就存在骨骼疾病或其他骨骼相关事件（skeleton related events，SREs）的患者中更为明显。因此，该研究推荐，静脉滴注唑来膦酸作为初治骨髓瘤患者的辅助治疗。目前普遍认为，在影像学有骨骼明显改变之前应尽早使用双膦酸盐类药物。英国骨髓瘤论坛指南和 ASCO 指南均提出，一旦 MM 确诊，无论有无溶骨病变的证据，都应长期接受双膦酸盐治疗，直至一般状况明显改善为止。

近年来，有基础研究表明双膦酸盐类药物除了抗骨质破坏以外，也能够起到直接的抗肿瘤作用，具体机制不详。应用双膦酸盐类药物可能会刺激体内 Vγ9Vδ2 T 细胞的大量增殖，而 Vγ9Vδ2 T 细胞杀伤肿瘤不具 MHC 限制性和不依赖抗原的处理和呈递，可通过多种途径杀伤肿瘤细胞。

应用双膦酸盐类药物时还应了解其不良反应。最常见的不良反应是胃肠道反应，包括恶心、呕吐、腹泻和便秘，约 10% 的患者出现，但程度通常十分轻微。此外，初次应用双膦酸盐时可能会出现短暂的血液学变化，类似于典型的急性反应，血浆中 C 反应蛋白升高，伴有短暂发热（可达 39℃）和感冒样症状、骨痛、白细胞计数升高，无论治疗与否，通常在 1 周左右恢复正常。但再次应用时即使剂量加大一般也不再出现。双膦酸盐的肾清除率比肾小球滤过率高，若大量静脉注射，肾小管处药物浓度过高容易中毒，而且高浓度快速进入血液的药物易与钙螯合成复合物，导致肾功能损害甚至衰竭。此外，需要关注的就是双膦酸盐所致的下颌骨坏死（osteonecrosis of the jaw，ONJ）。

骨坏死是指在接受放疗或化疗，或使用如糖皮质激素类药物的肿瘤患者发生的骨缺血性坏死，由于短暂或永久血液供应丧失，从而导致坏死和骨萎缩。美国一项大规模的队列研究有力地证明了以前的研究结果，即接受双膦酸盐治疗的肿瘤患者，出现下颌骨坏死的危险增高。

双膦酸盐相关的骨坏死的特点是下颌骨血管破坏和继发骨基质感染。临床检查发现感染和坏死骨暴露在软组织红斑和水肿的口腔环境中。病变部位疼痛，影响患者饮食、说话和口腔卫生。口腔黏膜溃疡频繁发生，外露骨显示白色偏黄的颜色。邻近的软组织往往因继发感染而肿胀，而探查外露骨时无痛并不会导致出血。在第一阶段，外露骨是光滑的，但随着时间的推移，它会变得粗糙，由于咀嚼而容易引发骨折。由于骨缘粗糙引起软组织损伤和继发感染而引起疼痛。骨坏死通常是渐进的，并可能导致大面积的骨暴露和骨裂，进而是反复的口腔感染、根尖周围炎、间断或持续排脓，甚至形成口腔瘘管，甚至导致牙齿松动和脱落。下颌骨坏死的信号和征象还包括：牙龈愈合不良、下颌麻木感或厚重感等。下颌后区是最常受影响的区域，其次是上颌骨后区，尤其是在拔牙的情况下。

拔牙及口腔外科手术被认为是下颌骨坏死的诱发因素，贫血、出血、感染、已有的口腔疾病、家族病史、生活方式、饮酒和吸烟也是致病因素。有人报告了119例双膦酸盐相关骨坏死，发现45例（37%）是由拔牙引发的，34例（28.6%）以前有牙周疾病史，5例（11.2%）以前有牙周手术史，4例（3.4%）有牙种植体；然而30例（25.2%）自发性骨坏死的病例没有明显的牙齿问题或外伤。6个月的评估显示，100例使用双膦酸盐治疗的癌症患者中，下颌骨坏死的发生率为5.48%，而没有使用双膦酸盐的只有0.30%，提示我们双膦酸盐的应用显著增加了下颌骨坏死的概率。同时，需要注意的是，骨髓瘤的诱导治疗方案中多数含有较大剂量的地塞米松或泼尼松，激素的应用又会进一步加重骨坏死的可能，因此，我们需要时时警惕这一严重不良反应的发生，做好积极的预防是极为关键的。

拔牙前中断使用双膦酸盐并不能预防骨坏死，因为该药物可在骨组织保持多年。手术治疗往往使病变进一步扩大，去除相邻的骨是禁忌，因为它可能会导致更高的骨外露。拔牙可以短暂地减轻疼痛，但它也可能导致更多的骨外露和疼痛。外科皮瓣是不能奏效的，因为它们可以形成瘘口和加强骨外露。许多其他治疗如漱口、全身应用抗生素、高压氧治疗和手术治疗，已被证明是无效的。双膦酸盐相关骨坏死的病例越来越多，但目前缺乏有效的治疗措施，因此早期预防显得尤为重要，病变的预防需要仔细的评估及充分的口腔卫生护理。在接受双膦酸盐治疗前应对口腔进行临床和影像学及任何必要的侵入性检查。如果患者接受侵入性检查，建议双膦酸盐治疗应推迟1个月直到伤口完全愈合。如果双膦酸盐治疗是持续的，应当每4个月对口腔进行一次临床检查，控制牙斑和指导有效的口腔卫生。每次检查，牙医必须仔细检查口腔以便发现任何骨外露点。应该进行全面的影像学检查以检测骨溶解和骨硬化。在牙科修复过程中，修复设备应优先固定并很好地适应，避免创伤性溃疡。

（王　亮　吕　跃）

第五节　多发性骨髓瘤巩固和维持治疗方案及相关研究

一、引言

多发性骨髓瘤（MM）尽管可治性很高，但是目前仍不能治愈它。对于<65岁的年轻MM患者，我们的治疗目标是尽可能取得较深的缓解，进而改善患者的生存。而对于≥65岁的老年MM患者而言，治疗目标是在保证患者生活质量的前提下，尽可能改善患者的生存。目前对于年轻MM患者，诱导治疗后进行自体造血干细胞移植支持下的大剂量氧芬胺治疗（HDM-ASCT）仍是一线选择，因此，ASCT归为一线治疗，而不属于巩固治疗的范畴。所谓的巩固治疗是指通过短时间的治疗（化疗），增强一线治疗所取得缓解的深度及

进一步提高缓解率。对于接受 ASCT 的患者而言，巩固治疗是指在 ASCT 后接受的短期化疗。目前对于老年患者，尚无巩固治疗这一概念。所谓的维持治疗是指长期应用（固定时间或用至疾病进展复发）某种有效的药物进行治疗，其目的就是延长缓解的时间，最终以期改善患者的无疾病生存（PFS）和总生存（OS）。本章节将简单介绍 MM 巩固治疗和维持治疗的一些临床研究。

二、MM 巩固治疗

目前巩固治疗仍然处于探索阶段，应用目前临床治疗使用的药物和方案，能否使患者受益，特别是 OS 方面的受益，仍然没有得出明确的临床结论。所以我们在此处的论述，仅供大家临床治疗时参考。

（一）硼替佐米单药治疗

一项Ⅲ期临床研究比较了硼替佐米单药（$1.3mg/m^2$，每周 2 次给药，21 周内不超过 20 个剂量）巩固治疗与无巩固治疗的疗效。中位随访 38 个月，非常好的部分缓解（VGPR）率在硼替佐米巩固治疗组更高一些：71% vs. 57%（$P<0.01$）。中位 PFS 分别为 27 个月 vs. 20 个月（$P=0.05$），但两组之间的 OS 无明显差异（$P>0.05$）。在治疗毒性方面，周围神经病变（PN）的发生率在硼替佐米巩固治疗组显著较高（$P=0.04$），但多数为 1~2 级 PN。此外，研究发现，在任何时间点取得≥VGPR 的患者 PFS 都显著优于从未取得 VGPR 的患者（28 个月 vs. 16 个月，$P<0.001$）。因此，采用硼替佐米巩固治疗对于那些诱导治疗后未取得 VGPR 的患者而言受益更多，尤其是那些诱导治疗未接受过硼替佐米的患者。

硼替佐米单药巩固治疗方案为：$1.3mg/m^2$，每周 2 次给药，21 周内不超过 20 个剂量。

（二）来那度胺单药治疗

IFM 2005-02 研究中，完成 ASCT 的患者接受 2 个疗程的来那度胺单药治疗作为巩固治疗（25mg，第 1~21 天，28 天为 1 个疗程），之后随机分组至来那度胺维持治疗组和无维持治疗组。结果表明，来那度胺巩固治疗使得患者的缓解程度及缓解率得到进一步提升，其中完全缓解（CR）率从 14% 升高至 20%（$P<0.001$），≥VGPR 率从 58% 升高至 69%（$P<0.001$），表明巩固治疗可以进一步加深缓解的程度，可能会改善患者的预后。

来那度胺单药巩固治疗方案为：25mg，第 1~21 天，28 天为 1 个疗程。

（三）VRD 巩固治疗

在 IFM 2008 研究中，Roussel 等学者评估了 2 个疗程 VRD 巩固治疗（硼替佐米 $1.3mg/m^2$，第 1、4、8、11 天；来那度胺 25mg，第 1~14 天；地塞米松 40mg，第 1、8、15 天）的疗效。主要终点是巩固治疗后所取得的最佳缓解。结果表明，通过 2 个疗程 VRD 巩固治疗使得≥VGPR 率增加了 26%。

VRD 巩固治疗方案为：硼替佐米 $1.3mg/m^2$，第 1、4、8、11 天；来那度胺 25mg，第 1~14 天；地塞米松 40mg，第 1、8、15 天，共 2 个疗程。

目前多项关于 ASCT 后巩固治疗的研究，尽管所采用的诱导治疗方案及巩固治疗方案不同，但几乎所有研究都表明巩固治疗可以进一步提升患者的缓解率，加深缓解程度，但由于后续治疗方案多样化，难以评估巩固治疗对 MM 患者生存的影响。

三、MM 维持治疗

至少到目前为止，MM 仍是一种不可治愈的恶性浆细胞疾病。随着沙利度胺、来那度胺、硼替佐米等新药的出现，MM 患者的缓解率有了较大的提高，但是由于微小残留病灶（MRD）的存在，MM 的复发是不可避免的。多数研究已经证实，一线治疗后疗效持续时间越长，患者生存期越长。因此，维持治疗已成为提高 MM 临床疗效的重要手段之一。MM 的维持治疗是指疾病缓解或稳定后，或疾病控制到最佳状态时，采用长期性药物治疗，通过强化抑制骨髓瘤细胞增殖和诱导细胞凋亡等途径进一步清除 MRD，希望延长患者的 PFS 和 OS。

目前维持治疗也和巩固治疗一样仍然处于探索阶段，应用目前临床治疗使用的药物和方案，能否使患者受益，特别是 OS 方面的受益，也仍然没有得出明确的临床结论。所以，我们在此处的论述，也是仅供大家临床治疗时参考。

既往多项研究表明，干扰素和糖皮质激素在改善 MM 患者长期生存方面的作用尚不明确，并且毒性作用显著，所以多数学者不推荐将其作为维持治疗的首选，而是采用包括沙利度胺、来那度胺、硼替佐米等单药或联合的治疗方案。

（一）沙利度胺

作为一种免疫调节剂，沙利度胺对于初诊和复发/难治 MM 患者都有显著疗效。沙利度胺的抗骨髓瘤机制主要包括调节免疫、抗血管新生、抑制细胞因子及促进骨髓瘤细胞凋亡等，同时具有调节骨髓微环境的作用。一线治疗后采用沙利度胺维持治疗，理论上可以持续抑制骨髓瘤克隆，减少 MRD，从而改善患者的 PFS。Brinker 等学者进行了一项回顾性研究，有 112 例 ASCT 治疗后的 MM 患者接受了（36/112 例）沙利度胺的维持治疗或（76/112 例）没有维持治疗。研究结果表明，沙利度胺维持治疗组的中位 PFS 为 65.5 个月，而无维持治疗组的中位 PFS 为 44.5 个月（$P<0.05$），提示 ASCT 后的沙利度胺维持治疗有益于改善患者的 PFS。HOVON-50 研究在接受了 ASCT 的年轻患者中前瞻性地比较了不同诱导方案后沙利度胺和干扰素维持治疗的疗效。结果表明，沙利度胺维持治疗组的患者有更高的 VGPR 率及更长的无事件生存（EFS），但是诱导治疗和维持治疗都应用沙利度胺的患者在复发后的 OS 明显缩短，这就意味着长期应用沙利度胺可能会诱导 MM 的克隆演化，致使复发进展后对常规治疗药物耐药。因此，沙利度胺维持治疗的时间值得进一步研究。欧洲 MRC（Medical Research Council）IX 研究的一项荟萃分析表明，沙利度胺维持治疗能够显著改善患者的 PFS，降低进展风险，但 OS 则无显著差异。除此之外，沙利度胺对 OS 的影响还与细胞遗传学改变有关。研究表明，细胞遗传学预后良好的患者能从沙利度胺维持治疗中更好地获益，长期随访后生存率提高；而对于伴细胞遗传学预后不良因素的高危患者而言［如 t（4；14），t（14；16），t（14；20），d（17p），d（11p），1q21 的获得］，不仅 PFS 无明显延长，而且 OS 更差。TT2（total therapy 2）研究的有关细胞遗传学异常对维持治疗疗效影响的相关研究结论与之类似。TT2 分组后中位随访 6 年

时，沙利度胺维持治疗组和对照组的生存率分别为 57% 和 44%（$P=0.09$），总体 CR 率沙利度胺组同样高于对照组；对于细胞遗传学高危的患者沙利度胺维持治疗无生存优势，且复发后生存率相似（预计 5 年 OS，29% vs. 33%，$P=0.99$）。Ludwig 等学者进行的一项荟萃分析显示，沙利度胺能显著降低疾病进展的风险（HR = 0.65，95% CI，0.59 ~ 0.72），而疾病预后与沙利度胺维持治疗前是否使用过沙利度胺诱导无关。沙利度胺维持治疗通常采用最小有效剂量，毒性小而且患者耐受性好，一般推荐为 50 ~ 100mg/d，夜间入睡前服用，并配合阿司匹林以预防血栓形成事件的发生。目前关于沙利度胺维持治疗的时间还没有达到一致意见，但多数临床研究应用不超过 2 年时间。没有确切证据显示治疗持续时间的差异对 MM 预后有影响，但控制沙利度胺使用时间可以减少毒副作用的发生。沙利度胺的主要毒性作用为外周神经毒性，这也是患者不能耐受或停药的首要原因。其他毒副作用包括便秘、疲劳、心律不齐及血栓事件，尤其在老年患者多发。因此，在老年患者的维持治疗中建议适当减少剂量以提高患者的耐受性。

沙利度胺维持治疗方案：一般推荐为 50 ~ 100mg/d，夜间入睡前服用，并配合阿司匹林以预防血栓形成事件的发生。

（二）来那度胺

来那度胺是第二代免疫调节剂，对细胞免疫和体液免疫都有作用，而且神经毒性较轻，2008 年已经被美国 FDA 批准用于 MM 治疗，目前临床上多以来那度胺单药作为维持治疗。HOVON 76 研究结果表明，异基因造血干细胞移植后（allo-HSCT）的患者不能从来那度胺的维持治疗中获益。因此，不推荐该类患者使用来那度胺。Francesca 等对 102 例初诊 MM 患者采用硼替佐米诱导，序贯 MEL100-ASCT/来那度胺巩固维持治疗方案，发现该组患者 ASCT 后 CR 率为 33%，经来那度胺维持提高到 53%。中位随访 66 个月时的中位 PFS 为 48 个月，5 年 OS 为 63%。而且在移植后达到 CR 的患者收益更为明显（中位 PFS 为 70 个月，5 年 OS 达 83%），但需要关注的是，来那度胺维持治疗所致的第二原发肿瘤（SPN）发生率为每年 0.5%。

CALGB100104（Cancer and Leukemia Group B）研究纳入了 460 例序贯 ASCT 的 MM 患者，移植后立即分为来那度胺维持治疗组和安慰剂维持治疗组，中位随访 28 个月，来那度胺组和安慰剂组的中位 PFS 分别为 48 个月和 30.9 个月（$P<0.0001$），OS 在来那度胺组也有明显提高。来那度胺组和安慰剂组的 EFS（包括无疾病进展、SPN 及非本病死亡）分别为 42 个月和 22 个月（$P<0.05$）。另一项Ⅲ期随机对照研究（randomized controlled trial，RCT）表明，来那度胺维持治疗能够延长 ASCT 后 MM 患者的 PFS。中位随访 60 个月时，来那度胺组和安慰剂组的 5 年 PFS 分别是 42% 和 18%（$P<0.0001$），与安慰剂组相比，所有患者都能从来那度胺维持治疗中获益；这种收益在 ASCT 后达到 VGPR 和未达到 VGPR 的患者之间存在统计学差异。维持治疗 5 年后两组的 OS 相似。然而，第一次疾病进展后的中位生存期分别是 29 个月（来那度胺组）和 48 个月（安慰剂组）（$P<0.0001$），这也就意味着，长期的来那度胺维持治疗同样可能会诱发 MM 耐药细胞株的产生及新的克隆演化。IFM 2005-02 研究纳入了 614 例 ASCT 后接受了 2 个疗程的来那度胺巩固治疗，之后随机分为来那度胺维持治疗组和安慰剂组。研究发现，来那度胺巩固治疗可以使患者在移植后获得更深的缓解，继而进一步延长 PFS。分组后中位随访 36 个月，

来那度胺维持治疗组的 PFS 明显长于安慰剂组（分别是 41 个月和 24 个月，$P<0.000\ 000\ 1$），而这种获益与患者分组时疾病的缓解程度、诱导治疗方案及 β_2- 微球蛋白（β_2-microglobulin，β_2-MG）并不相关。随访 60 个月时，来那度胺组和安慰剂组的 5 年 PFS 分别为 42% 和 18%（$P<0.0001$）。亚组分析发现，对于其中 364 例复发 MM 患者继续使用免疫调节剂为基础的方案后，两组患者在第二次 PFS 方面存在差异（来那度胺组和安慰剂组分别是 8 个月和 18 个月，$P<0.01$），而其他治疗组的患者并不存在这种差异，说明采用来那度胺维持治疗的患者复发后不宜继续应用含来那度胺的治疗方案。那么对未行 ASCT 的 MM 患者使用来那度胺维持治疗是否也同样可行呢？

MM-015 研究评估了来那度胺维持治疗对没有采取诱导后序贯移植患者的疗效。该研究将患者随机分为 3 组，分别为 MP 方案诱导后安慰剂维持组、MPR 方案诱导后无维持治疗组及 MPR 方案诱导治疗后继续用来那度胺维持治疗组。结果发现，来那度胺维持组的 PFS 较其他两组有显著延长（$P<0.001$），与安慰剂组相比提高了 66%，而且这种获益与患者本身的 ISS 分期、诱导治疗的反应及患者年龄都没有明显的相关性。该研究证明，MPR 诱导后来那度胺维持治疗能有效降低疾病进展的风险，提高无进展生存率。一般而言，来那度胺维持治疗剂量推荐为 10mg/d，若患者耐受性差可减量。目前，国内有来那度胺的赞助项目，如若获赞助的为 25mg 片剂，可以尝试应用 25mg/d，隔日给药。来那度胺维持治疗的最佳时间尚未明确，一般情况下，治疗持续到疾病进展或者患者不耐受为止。来那度胺维持治疗最常见的毒副作用包括中性粒细胞减少、血小板减少、肺炎和皮疹。通常患者对来那度胺的耐受性较好，相对沙利度胺而言，神经毒性较轻，血栓事件发生率较少，但安全起见，一般联合阿司匹林以预防血栓事件的发生。近些年来，讨论较多的是来那度胺治疗相关的 SPN 问题。IFM 2005-02 和 CALGB 100104 研究中来那度胺治疗后 SPN 发生率分别为 5.5% 和 6.5%，而对照组则为 1% 和 2.5%。但经过仔细查看研究方案，IFM 研究中有一部分患者曾经在诱导治疗中使用过地塞米松、环磷酰胺、依托泊苷、顺铂，这些药物是公认的白血病诱导因素。有研究认为，SPN 的发生可能与疾病相关因素有关。一项回顾性分析显示，IgG/IgA 型单克隆丙种球蛋白血症转变为 AML/MDS 的危险增加；也有证据显示，种系基因的多态性可能使患者对继发性肿瘤易感。Amrita 等学者就 ASCT 后发生 SPN 的危险因素作了回顾分析，结果显示，非西班牙白人和高龄是增加 SPN 风险的因素，而且曾经使用过沙利度胺的患者也会增加这种风险，提示 SPN 的发生是多种因素共同作用的结果。目前，多数学者认为来那度胺的维持治疗利大于弊。Palumbo 等计算了来那度胺维持治疗后死亡或疾病进展的风险与发生 SPN 的风险，分别为 45% 和 3%，而对照组的数据为 84% 和 <1%，从中可以看出，来那度胺维持治疗具有很高的获益/风险比。

来那度胺维持治疗方案：剂量推荐为 10mg/d，若患者耐受性差可减量，一般联合阿司匹林以预防血栓事件的发生。

（三）硼替佐米（万珂）

硼替佐米是一种蛋白酶体抑制剂（proteasome inhibitor，PI），其抗骨髓瘤机制包括诱导肿瘤细胞凋亡、抑制细胞和肿瘤微环境中 NF-κB 的活性、减少骨髓瘤细胞黏附于骨髓基质细胞、阻断骨髓瘤细胞间 IL-6 的表达等。近几年，硼替佐米也常被用于骨髓瘤的维持治疗。西班牙骨髓瘤研究小组（PETHEMA/GEM）的一项Ⅲ期试验证实，患者能够从硼替佐米为基础的维持治疗中获益。这项研究中，患者在 VTD（硼替佐米+沙利度胺+地塞米松）、TD（沙利度胺+地塞米松）诱导后行 ASCT，之后随机接受长达 3 年的 VT（硼替佐米联合沙利度胺）或沙利度胺或干扰素-α 维持。中位随访 24 个月，VT 维持组的 2 年 PFS 明显提高。中位随访 34.9 个月，VT 维持组的 PFS 仍明显优于 TD 组或干扰素组（$P=0.0009$），但三组的 OS 在统计学上并无差异（$P=0.47$）。UPFRONT 的Ⅲ期临床研究表明，以硼替佐米为基础的初始治疗序贯硼替佐米维持，患者耐受性好。本研究中初诊 MM 患者以 1：1：1 随机接受一种以硼替佐米为基础的初始治疗：BD 方案（硼替佐米联合地塞米松）、VTD 方案或 MPV 方案，初始治疗后都以硼替佐米单药进行维持。最新结果显示，3 组患者在硼替佐米维持治疗后 CR 和 VGPR 率都有提高，而且 PN 发生率并未显著增加。西班牙的 GEM2005MAS65 研究比较了 VT 和 VP（硼替佐米联合泼尼松）维持治疗的效果。研究中有 178 例患者以硼替佐米为基础的初始治疗后随机接受 VT 或 VP 维持。中位维持 38 个月，CR 率从诱导后的 24% 增加到 42%，VT 组高于 VP 组（46% vs. 39%）。初始治疗开始后中位随访 46 个月时，所有接受维持治疗的患者中位 PFS 为 35 个月（VT 组 39 个月，VP 组 32 个月，$P=0.1$），中位 5 年 OS 为 59%（VT 组 69%，VP 组 50%，$P=0.1$），并且研究表明，能否取得 CR 和延长 PFS 与 5 年 OS 都具有显著相关性（$P<0.001$）。VT 组和 VP 组 3～4 级 PN 的发生率分别是 9% 和 3%。但研究也表明，硼替佐米维持治疗并不能改变细胞遗传学异常患者的不良预后。HOVON-65/GMMG 研究在诱导和维持期间序贯使用硼替佐米对初诊 MM 患者生存率的影响。827 例初诊 MM 患者随机接受 VAD（长春新碱+多柔比星+地塞米松）或 PAD（硼替佐米+多柔比星+地塞米松）诱导治疗，维持治疗分别采用沙利度胺（VAD 组）50mg/d 和硼替佐米（PAD 组）$1.3mg/m^2$，每 2 周 1 次，持续 2 年。结果显示，诱导治疗和维持治疗都使用硼替佐米的方案缓解率提高，PFS 和 OS 延长。中位随访 41 个月时，PAD 组 PFS 明显优于 VAD 组（分别是 35 个月和 28 个月，$P=0.002$），且 PAD 组 OS 较高（$P=0.049$）。硼替佐米维持治疗期间接近完全缓解/完全缓解率（nCR/CR）从 31% 提高到 49%。最近更新的数据显示，中位随访 67 个月后，PAD 组 PFS 和 OS 依然高于 VAD 组。其中，亚组分析显示，伴肾功能不全（血肌酐 ≥ 2mg/dl）的患者，PAD 组 PFS 和 OS 都有显著优势（PFS：$P=0.003$；OS：$P<0.001$）。硼替佐米治疗伴肾功能不全患者与肾功能正常患者 PFS 和 OS 没有显著差异。值得注意的是，伴 t（4；14）、del（13q）或者 del（17p）的患者也能从硼替佐米治疗中获益。此外，该研究还证实，患者对硼替佐米的耐受性较好，治疗期间沙利度胺组有 30% 的患者因不能耐受而停止治疗，而硼替佐米组只有 11%（$P<0.001$）。硼替佐米作为维持治疗通常采用 $1.3mg/m^2$，每 2 周 1 次，条件允许者最好采用皮下注射方式，以进一步减轻周围神经毒性的发生，患者依从性好，大多建议维持 2 年以上。硼替佐米的毒副作用包括周围神经毒性、一过性全血细胞减少和带状疱疹病毒感染，抗病毒预防可以减少疱疹病毒的发生。硼替佐米联合沙利度胺维持治疗经多项临床试验证实，可以提高一线治疗的 CR 率，但联合用药后毒副作用的发生率显著增加，因此临床具体实施时应该充分权衡利弊。

硼替佐米维持治疗方案：通常采用 $1.3mg/m^2$，每 2 周 1 次，条件允许者最好采用皮下注射方式，以进一步减轻周围神经毒性的发生，患者依从性好，大多建议维持 2 年以上。

四、总结

总之，沙利度胺、来那度胺和（或）硼替佐米维持治疗可使造血干细胞移植与否的患者获益，延长 PFS，但大多试验并未证实能够改善 OS，甚至部分患者在应用沙利度胺维持治疗后一旦复发，患者的生存反倒降低，这一问题值得关注，或许最终只有通过新型的治疗药物［如加入单抗类靶向治疗药物，或者采用嵌合抗原受体 T 细胞（CART）治疗策略］才有可能延长 OS。此外，对伴细胞遗传学预后不良因素的患者不推荐沙利度胺或来那度胺方案，而是建议采用硼替佐米维持治疗。硼替佐米联合沙利度胺或来那度胺维持治疗的周围神经毒性、血栓事件等风险明显增加，尤其是老年患者，应给予关注。最后，目前国内外有多项 MM 一线治疗后维持治疗的临床研究，我们依然首先推荐 MM 患者进行临床研究。

（王　亮　吕　跃）

第六节　自体造血干细胞移植在多发性骨髓瘤治疗中的作用及相关研究

一、引言

纵观多发性骨髓瘤（MM）的治疗发展史，总体可分成三个阶段：传统化疗时代、造血干细胞移植时代和新药时代。以 MP（氧芬肿+泼尼松）或 VAD（长春新碱+多柔比星+地塞米松）为代表的传统化疗方案，其完全缓解率（CR）并不理想，中位生存期 33 个月左右。自体造血干细胞移植（ASCT）技术的应用将骨髓瘤患者的 CR 率提高到 20% ~ 40%，中位 OS 延长至 48 个月。以沙利度胺、来那度胺和硼替佐米等为代表的新药为骨髓瘤的治疗开创了一个新的时代，用含这些药物的诱导治疗可获得与以往 ASCT 后相似的 CR 率和 OS。新药的出现曾一度冲击了 ASCT 在 MM 治疗中的地位，但众多研究结果显示，在现阶段，新药序贯移植才是适宜移植患者的最佳治疗方案，新药的作用主要是提高 ASCT 前的疗效，并在移植后进一步巩固和维持疗效，同时减少二次移植的可能。本章节将阐述造血干细胞移植治疗 MM 的历史，并探讨一下新药时代 ASCT 的价值所在。

二、传统药物时代

在 1960 年以前，骨髓瘤的治疗无有效药物，MM 患者的中位 OS 只有 9 个月左右。在 20 世纪 60 年代开始将氧芬肿用于 MM 的治疗并取得了确切的疗效。由此，MM 的治疗进入了传统化疗时代。氧芬肿与泼尼松联合组成了经典的传统化疗方案——MP 方案。该方案总体有效率为 50% ~ 55%，但 CR 率<3%。此后，从 20 世纪 60 年代至 90 年代末期，国外研究者尝试多种不同的治疗方案，包括大剂量地塞米松、以长春新碱+多柔比星+地塞米松为代表的 VAD 多药联合化疗等，希望进一步提高 MM 患者的疗效。这些方案与 MP 方案相比确实可以提高总体有效率，但是荟萃分析结果显示，接受传统化疗方案治疗的 MM 患者 OS 只有 33 个月左右，与 MP 方案相比并不能改善骨髓瘤患者的预后。因此，传统方案治疗已达到瓶颈。

1983 年，McElwain 等首次证实，大剂量氧芬肿（100～140mg/m²）可以提高 MM 的疗效，但同时骨髓抑制极其严重，治疗相关死亡率高达 20%。1986 年，Barlogie 等首次在接受中-大剂量氧芬肿化疗的 MM 患者中应用回输自身造血干细胞进行支持的方法，明显减少了骨髓抑制等不良反应，同时减少了治疗相关死亡率，获得了理想的疗效。此后，欧洲 IFM 组织最早开展了大剂量化疗（HDT）/ASCT 与传统化疗的随机对照 IFM90 研究，发现 ASCT 组的 VGPR 率和 CR 率、7 年无事件生存（EFS）和 OS 均明显高于传统化疗组。此外，又有多个比较 ASCT 与传统化疗的临床研究发表，大多研究结果的结论与 IFM90 类似。随后有荟萃分析对 9 个重要的临床研究结果进行分析，最终发现 ASCT 的 PFS 和 OS 均优于传统化疗组。基于这一系列的研究结果，大剂量氧芬肿治疗序贯 ASCT 逐渐发展成为新的 MM 治疗方案，并在 20 世纪 90 年代开始得到广泛应用。这是自 MP 方案以来骨髓瘤治疗取得的第二次飞跃。因此，自 1996 年以来，HDT/ASCT 开始作为适合移植患者的一线推荐治疗方案。

但是针对移植时机的问题，并没有太多的研究去探索。是一线诱导治疗结束后直接进行自体移植好，还是等待疾病进展复发后再进行移植好，并没有太多的循证医学证据。Fermand 等针对移植时机的问题开展了一项前瞻性Ⅲ期随机研究，结果显示，在意向性治疗的患者群中，早期 ASCT 的中位 OS 为 64.6 个月，而晚期 ASCT 的中位 OS 为 64 个月（P=0.92），但是早期 ASCT 患者的生活质量显著较高一些，即患者的无症状时间长，免于挽救治疗及治疗毒性的时间也较长一些。因此，结合以上循证医学证据，在新药前时代，一线 ASCT 成为年轻适宜移植 MM 患者的标准治疗。

多项研究显示，MM 患者移植后的生存时间与缓解质量（M 蛋白下降>90%）密切相关，获得 CR 对于 MM 患者的长期生存至关重要。在 20 世纪 90 年代中期，为了进一步减少瘤细胞数目、减少复发、进一步提高 ASCT 缓解率、改善 MM 患者的长期预后，国外研究者开始采用 Tandem ASCT（双次移植或串联移植）治疗 MM，这样就进一步提高了 MM 患者的 CR 率，甚至达到细胞遗传学的缓解深度。其中最早发表的 IFM 结果表明，接受双次移植的患者不论 EFS 还是 OS 均优于单次移植的患者。亚组分析发现，首次移植后未获得≥VGPR 疗效者获益明显。此后又有多个临床随机对照研究，但结果并不一致。但有两个关于串联移植与单次移植的荟萃分析结果认为，与单次移植相比，双次移植可以提高 MM 患者的 CR 率，但没有证据支持串联移植可以延长 PFS 及 OS，且双次移植的治疗相关死亡风险显著高于单次移植。由于这些研究结果，目前没有证据支持串联移植作为所有初治 MM 患者的首选治疗方案。因此，大多数专家认为，对于单次自体移植后不能获得≥VGPR 疗效的较年轻患者，6 个月内考虑进行二次移植可能可以获益。但是，需要注意的是，这些随机对照研究的诱导方案均是不含新药的。因此，在新药年代，串联移植的价值有待于进一步探讨。此外，有研究表明，移植时机的选择也是提高串联移植疗效的关键问题。目前，研究提出序贯移植，即在复发前或者首次移植后 12 个月内进行第 2 次 ASCT，是串联移植的最佳时间，能够提高双次 ASCT 的 CR 率和 OS。对于挽救性移植，即首次 ASCT 复发后，再进行第 2 次 ASCT，则不能够显著改善患者的预后。

三、新药时代

在过去 10 年中，MM 治疗一个非常大的进展就是新药的出现（沙利度胺、来那度胺、硼替佐米）。这些新药的应用显著提高了 ASCT 前和 ASCT 后的缓解率，并且没有显著增加治疗的毒性，这对 MM 的治疗而言非常重要，因为取得非常好的缓解能够显著预测 MM 患者的总结局。2010 年，国际血液和骨髓移植研究中心提供的数据显示，93% 的 MM 患者接受新药诱导治疗（单用来那度胺 16%，单用硼替佐米 31%，两者均用 46%）。多项 RCT 研究数据表明，采用新药诱导治疗的患者中，有 35% ~ 60% 在 ASCT 之前就达到 CR/VGPR，该数据与传统诱导治疗联合 ASCT 后的 CR/VGPR 相似，甚至更高。因此，不少学者对新药时代一线 ASCT 的地位产生了质疑。在一项非随机的 II 期研究中，诱导方案为 RVD（来那度胺+硼替佐米+地塞米松），后续接受 ASCT 或者不移植，取决于医生或者患者的喜好，结果表明，两种方法在 OS 方面没有差异。最近，Jakubowiak 等报告了一项 1/2 期临床研究的结果，共有 53 名初治患者接受了诱导方案 CRD（卡非佐米+来那度胺+地塞米松）治疗，其中有 42% 的患者取得了严格意义上的 CR，并且 2 年的 PFS 可达 92%，这一数据达到了前所未有的优势。梅奥门诊研究组在近期的一项回顾性研究中对一线 ASCT 的价值进行了阐述。该研究中，290 名初治 MM 患者接受了基于免疫调节剂的诱导治疗，包括沙利度胺+地塞米松或来那度胺+地塞米松，之后进行早期/一线 ASCT（诊断后 12 个月内）或延迟 ASCT（诊断后 12 个月后）。结果表明，两组的 4 年 OS 均为 73%，而且两组在至疾病进展时间方面也没有显著差异。因此，该研究结果并不倾向于早期 ASCT。基于上述研究结果，很多学者开始认为，采用新药（尤其是三药联合方案）进行诱导治疗及后续维持治疗，或许可以不用早期进行一线 ASCT 治疗，甚至某些医生开始过分夸大 ASCT 的相关死亡率。但是即使在新药时代，多数研究仍表明，ASCT 后仍能使 CR/VGPR 提高约 20%。因此，初诊 MM 患者最有效、快速达到最大程度 CR/VGPR 的方法，是含新药的三药联合诱导治疗后序贯 ASCT。数项研究已经表明，新药诱导治疗方案联合 ASCT 治疗的中位 PFS 超过 50 个月。但是这些临床试验，并没有对 ASCT 进行随机对照研究，因此无法分析 ASCT 在整个治疗方案中的价值。

随着复发后治疗选择的不断增多，即使是复发后也有较长的生存时间。目前绝大多数关于初诊 MM 的临床试验都用 CR/VGPR 率和 PFS 替代 OS 作为疗效的终点。在传统化疗时代，比较早期 ASCT 和传统治疗的随机试验和荟萃分析结果均显示，ASCT 能延长 PFS 或取得更高的缓解率，但是并不是所有的试验都显示 ASCT 能延长 OS。更高的 CR 率是最终治愈 MM 的必备条件，而且高质量的缓解与长期生存相关，在 CR 患者中很大一部分能有较长的平台期。然而，持续 CR 可能与长期生存的关系更密切。有研究提示，无法到达 CR，尤其是获得 CR 后很快又丢失 CR 的患者是预后差的早期指标。但也有研究证实，即使没有达到 CR/VGPR，骨髓瘤也可以长期得到控制。由于骨髓瘤克隆的侵袭程度不同，很多仅达 PR（部分缓解）的患者，呈惰性的临床过程，可能就不需要如此强的治疗方案。目前的 CR 以免疫固定电泳转阴作为判定标准，但即使是 CR 的患者也不可避免地会复发。近年来流行的聚合酶链反应（PCR）和流式细胞技术证实，目前所谓的 CR 仍然可能存在残留的骨髓瘤细胞，即微小残留病（MRD）。新药与 ASCT 联合可以使 MM 达到 MRD 阴性，而之前往往只有异基因干细胞移植后才能达到。GEM2000 试验显示，在

ASCT 后 100 天检测 MRD 状态，42% 的患者用敏感性达 10-4 的流式细胞检测显示 MRD 阴性。MRD 阴性患者比阳性患者具有更长的 5 年 PFS 和 OS，5 年 PFS 分别为 60% 和 22%（$P<0.001$），5 年 OS 分别为 82% 和 60%（$P=0.002$）。MRC IX 试验也有相似的结果，ASCT 后 MRD 阴性患者中位 PFS 更长，分别为 16 个月和 21 个月（$P<0.001$）。在 CTD 和 CTX+VAD 诱导治疗组，ASCT 分别使 MRD 阴性比例增加 2.8 倍和 4.2 倍。MRD 状态能预测免疫固定电泳阴性（CR）患者的预后。以后还需要在 ASCT 后进行连续 MRD 检测，以及研究 MRD 状态是否对巩固治疗和维持治疗的时间有影响。正在进行的血液和骨髓移植临床试验网络 0702 试验，用流式技术检测的 MRD 来评估连续多步骤的诱导治疗、移植、移植后治疗对预后的影响。除了能量化每一阶段的获益情况，MRD 数据可能有助于确定哪个亚组的患者最能或最不能从 ASCT 中获益。

在新药前时代所得到的随机研究结果提示，早期与复发后行 ASCT 的 OS 相似，但是早期行 ASCT 患者具有更长缓解持续时间和更好的生活质量。在新药时代的随机临床试验也正致力于回答该问题。在报道的一项随机试验中，将来那度胺/地塞米松（Rd）诱导治疗后的患者随机分为 ASCT 组和氧芬胺/来那度胺/泼尼松（MPR）联合治疗组进行比较。虽然 CR 率和 OS 相似，但是早期 ASCT 组进展的风险降低了 50%，2 年的 PFS 为 73%，优于非移植组（54%）。美国东部肿瘤协作组 E4A03 研究的界标分析提示，4 个疗程的来那度胺为基础的诱导治疗后，早期 ASCT 组比持续治疗组具有更高的 3 年 OS 率（分别为 94% 与 78%）。2015 年，美国血液学年会（ASH）上，报告了 IFM/DFCI 2009 研究的结果。这项研究探讨了新药时代一线 ASCT 的价值如何。本项研究共入组了 700 例初治 MM 患者，随机分为两组：常规治疗组 [8 个周期的 RVD 方案（来那度胺+硼替佐米+硼替佐米），并且在 3 周 RVD 治疗后采用大剂量环磷酰胺及 G-CSF 来动员及采集造血干细胞]；一线移植组 [3 个周期的 RVD 治疗，然后进行造血干细胞采集，进而接受大剂量氧芬胺（200mg/m²）化疗及 ASCT，移植后接受 2 个疗程的 RVD 巩固治疗]。两个治疗组后续都接受来那度胺维持治疗 1 年（10～15mg/d）。此外，这项研究还根据患者的 ISS 分期及 FISH 检测结果进行分层。主要研究终点为 PFS。截至 2015 年 6 月 8 日，中位随访时间为 39 个月，所有患者都已经停止治疗。两组患者的临床特征之间无明显差异。结果发现，一线 ASCT 能够改善患者的 PFS（HR=1.5，95% CI 为 1.2～1.9，$P<0.0002$）。3 年 PFS 在移植组为 61%，而常规治疗组为 48%，并且 PFS 的优势在所有亚组中都有所显示：年龄（≤60 岁或>60 岁）；性别；Ig 亚型（IgG 或其他）；ISS 分期；细胞遗传学特征（标危或高危）；3 个疗程 RVD 治疗后的缓解情况（CR 或其他）。3 年 OS 在两组之间没有显著差异，可达 88%，但是 CR 率在移植组显著要高一些：58% vs. 46%（$P<0.01$）。因此，这项研究表明，对于初治 MM 而言，尽管是在新药时代，ASCT 仍是年轻 MM 患者的一线治疗选择。从经济学成本-获益角度来讲，在诱导治疗后一线进行 ASCT 治疗的花费或许少于采用新药（来那度胺或硼替佐米或卡非佐米）进行巩固维持治疗。因此，早期进行 ASCT 相对于延迟 ASCT 而言或许具有良好的成本-获益优势。目前，EBMT 及国际骨髓移植登记处（CIBMTR）的成员们都仍推荐对于适宜一线 ASCT 的 MM 患者进行早期 ASCT。

四、ASCT 后维持治疗

ASCT 后是否需要维持治疗，以及应用何种药物效果最佳目前尚无定论。由于绝大多数患者即使是 ASCT 后仍会复发和进展，因此猜测 ASCT 后维持治疗可能会进一步减少肿瘤负荷、改善预后。维持治疗的目的是进一步增强缓解的深度并延长缓解时间。维持治疗方案应该是方便使用、毒副作用适当或最小、能改善 PFS 甚至改善 OS。早前的临床试验用氧芬肿、干扰素-α 和糖皮质激素作为维持治疗，但毒副作用和（或）疗效限制其使用。一些临床试验单用沙利度胺或联合糖皮质激素作为 ASCT 后巩固/维持治疗直至疾病进展或使用固定的一段时间。所有研究均证实，沙利度胺能改善 PFS 和 EFS，但 OS 的结果各异。MRC Ⅸ研究显示，有高危 FISH 特征尤其是沙利度胺作为诱导治疗的患者，用沙利度胺维持似乎 OS 更短，提示可能筛选出沙利度胺耐药亚克隆。高危 FISH 特征如 t（4；14）和 17p 缺失可能需要用硼替佐米治疗。IFM 2005-02 和 CALGB 100104 研究证实，来那度胺维持治疗具有更好的 TTP、PFS 和 EFS。CALGB 1001004 研究随机将患者分为 10mg/d 来那度胺和安慰剂作为 ASCT 后的维持治疗。结果表明，来那度胺维持治疗延长了 TTP（分别为 50 个月和 27 个月，$P<0.001$）和 OS（分别为未达到和 73 个月，$P=0.008$）。当达到研究主要终点后进行揭盲，绝大多数安慰剂组的患者交叉到来那度胺治疗组。意向性治疗分析显示，即使交叉到来那度胺维持治疗组，最初就采用来那度胺维持治疗的患者仍持续发挥 OS 优势。在 IFM 2005-02 研究中，来那度胺维持治疗使 ≥VGPR 比例从 76% 提高到 84%（$P=0.009$），中位 PFS 从 23 个月（安慰剂组）提高到 41 个月（$P=0.009$），但是 OS 没有显著差异，可能与诱导治疗/巩固治疗的不同有关。

在 HOVON-65/GMMG-HD4 研究中，比较了 ASCT 前 PAD（硼替佐米+多柔比星+地塞米松）诱导和移植后硼替佐米维持治疗（每 2 周 1 次，共 2 年）与 ASCT 前 VAD（长春新碱+多柔比星+地塞米松）诱导和移植后沙利度胺维持治疗（每日 1 次，共 2 年）。结果显示，硼替佐米诱导和维持治疗组患者 PFS 和 OS 更长（$P<0.05$），尤其是延长了高危细胞遗传学患者 [del（13）、t（4；14）或 del（17）] 的 OS。但是硼替佐米长期应用的毒性不容忽视，硼替佐米维持治疗组有 5% 的患者发生 3 级及以上的周围神经病变。

因此，对于 ASCT 后未达到 CR 或者 VGPR 的患者，沙利度胺维持治疗可能会进一步提高 CR 或 VGPR 率。同样，少数研究也表明，硼替佐米或来那度胺也具有相同的作用。对于 ASCT 后已经取得 CR 或 VGPR 的患者，是否需要维持治疗及应用哪种药物目前尚无定论，目前数项研究正在尝试回答这一问题。此外，除了目前的药物维持之外，一些新的治疗方式，如采用主动或被动免疫治疗，甚至 CART，清除 ASCT 后的 MRD 可能是有希望的治疗措施。对于采用维持治疗的患者，还需要关注其毒性反应。对于沙利度胺维持治疗的患者，部分研究表明，一旦疾病进展复发后，患者的生存反倒变差，考虑可能与沙利度胺长期治疗导致耐药的发生有关。此外，采用来那度胺长期维持治疗的患者，需要警惕第二原发肿瘤的发生。

五、ASCT 后复发治疗

目前，在新药时代，大剂量化疗联合 ASCT 仍被视为 MM 的标准治疗，但事实上几乎所有接受过 ASCT 的患者最终会复发。目前，复发 MM 患者有许多治疗选择，ASCT 后复发的治疗手段包括传统的化疗方案、新药治疗和挽救性 ASCT，但是没有标准的挽救治疗方法。至今没有前瞻性随机临床试验证实二次 ASCT 对于首次 ASCT 后复发患者的作用。回顾性数据提示，首次 ASCT 后 PFS≥18 个月的患者很可能从第二次 ASCT 中获益。但是如果缓解持续时间<12 个月则不建议考虑第二次 ASCT。因为这组患者可能不仅没有获益，反而会增加 ASCT 相关的毒性。因此，建议首次 ASCT 后至少间隔12~24 个月后对复发的 MM 患者可考虑行第二次 ASCT。

六、总结

总之，在新药时代，新药联合 ASCT 仍然是目前治疗 MM 的主要方法，但今后需要开展更多前瞻性、随机对照临床试验以进一步回答 ASCT 在 MM 整个病程的作用究竟如何，哪个亚组的患者能从中获益最大，何时是最佳的 ASCT 时机，最佳的移植前诱导和移植后巩固、维持治疗方案等。

（王 亮）

第七节 多发性骨髓瘤治疗的未来方向

一、引言

目前现有的治疗药物，包括蛋白酶体抑制剂和免疫调节剂在内，已经显著改善了多发性骨髓瘤（MM）患者的生存。但不幸的是，绝大多数患者仍然不可避免出现疾病复发，并且这些患者在采用上述药物治疗后可选的药物有限。对蛋白酶体抑制剂或免疫调节治疗耐药的患者预后很差，预计中位生存仅 9 个月。因此，研发一些新型的蛋白酶体抑制剂或免疫调节剂，寻找一些新的治疗靶点对于改善复发 MM 患者的预后而言极为关键。本节将概述近年国外获批或正在研究中的一些新药。

二、新型蛋白酶体抑制剂

1. 卡非佐米

卡非佐米（Carfilzomib）是一种环氧酮蛋白酶体抑制剂，可选择性、不可逆性地与结构性蛋白酶体及免疫蛋白酶体结合。研究表明，对于复发/难治 MM 患者，卡非佐米的总反应率可达23.7%，其也因此被美国批准用于此类患者。1、2 期临床试验已经表明，卡非佐米、来那度胺联合每周 1 次地塞米松治疗，对于复发 MM 有效，并且其副作用与各类药物的副作用相一致。Stewart 教授进行了一项随机、非盲、多中心 3 期临床试验，用于比较对于复发 MM 患者，卡非佐米、来那度胺联合地塞米松与单纯来那度胺联合地塞米松两种方案的安全性及疗效差异。研究共纳入 792 例复发 MM 患者，所有患者血象及肝肾功能水平尚可（肌酐清除率>50ml/min）。Ⅲ级及以上心力衰竭患者，或近两周具有 3 级及以上外周神经病变（或具有 2 级疼痛）的患者，均排除在外。所有患者进行随机 1∶1 分组，卡非佐米组接受卡非佐米、来那度胺及地塞米松三药治疗，对照组仅接受来那度胺及地塞米松两药治疗。卡非佐米共给予 18 个循环，在第 1 ~ 12 个循环期间，分别在第 1、2、8、9、15、16 天应用（起始剂量：20mg/m^2，之后达到目标剂量：27mg/m^2）；在第 13 ~ 18 个循环期间，分别在第 1、2、15、16 天应用。来那度胺剂量为 25mg/d，连用 21 天；地塞米松为 40mg，分别在第 1、8、15、22 天应用。每 4 周为 1 次用药循环，所有患者治疗前后均给予水化治疗，并同时进行预防性抗病毒及抗血栓治疗。研究观察的首要终点是无进展生存率，次要终点为总生存率、总反应率、反应持续时间、健康相关生活质量及安全性等指标。临床获益率（微小反应及好转）同样作为研究的探索性终点。研究发现，卡非佐米组的无进展生存率较对照组明显增加，卡非佐米组与对照组 24 个月的总生存率分别为 73.3%、65.0%，两组总反应率（部分反应或好转）分别为 87.1%、66.7%。卡非佐米组与对照组 3 级及以上不良事件的发生率分别为 83.7%、80.7%；两组患者分别有 15.3%、17.7% 的患者因不良事件而中断治疗；卡非佐米组具有更高的健康相关生活质量。因此，对于复发 MM 患者，在来那度胺及地塞米松联合方案中加用卡非佐米能够显著提高无进展生存率，并且具有更好的风险/效益比。近期有研究显示，对于初诊 MM 患者，卡非佐米、来那度胺及地塞米松三药连续应用，同样具有更好的反应，但仍有待进一步研究证实。

2. Ixazomib

Kumar 等学者开展了一项开放性 1/2 期临床研究，评估口服 Ixazomib（一种口服的蛋白酶体抑制剂）、来那度胺与地塞米松治疗初治 MM 患者的安全性和耐受性。研究共纳入了 65 例患者（15 例进入 1 期研究，50 例进入 2 期研究）。在 1 期研究中，Ixazomib 可耐受的最大剂量为 2.97mg/m^2，在 2 期研究中所推荐使用的剂量为 2.23mg/m^2。该口服联合方案治疗的患者中有 63% 报道有 3 级或以上的不良事件发生，主要包括皮肤或黏膜下组织病症（17%）、中性粒细胞减少（12%）、血小板减少（8%），有 6% 的患者出现了药物相关的 3 级或以上的周围神经病变。其中有 5 例患者因为不良事件而停止治疗。在 64 例可评估疗效的患者中，有 37 例患者（58%）取得了 VGPR 或者更好的缓解。总之，这项临床研究表明，该口服方案能够很好地被耐受，并且在初治 MM 患者中取得了较好的疗效。2015 年 11 月 20 日，FDA 批准 Ninlaro（Ixazomib，首个口服蛋白酶体抑制剂）联合 Revlimid（来那度胺）和地塞米松治疗复发/难治 MM 患者。研究人员采用随机双盲临床试验，对 722 名 MM 患者进行了试验，以探究 Ninlaro 的安全性和有效性。参与人员随机分为两组：服用 Ninlaro+来那度胺+地塞米松，或服用安慰剂+来那度胺+地塞米松。结果表明，服用 Ninlaro 的患者疾病进展风险显著降低，中位 PFS 为 20.6 个月，而服用安慰剂的患者中位 PFS 仅为 14.7 个月。Ninlaro 最常见的副作用是腹泻、便秘、血小板计数降低、周围神经病变、恶心、四肢水肿、呕吐和背部疼痛。

三、新型免疫调节剂——Pomalidomide

Pomalidomide（泊马度胺，POM）是第三代免疫调节剂，有明确抑制骨髓瘤的作用，二期临床试验证实了 POM 联合低剂量地塞米松（LoDEX）治疗难治复发多发性骨髓瘤（refractory/relapsed multiple myeloma，RRMM）的有效性及安全性。来自西班牙的 Miguel

教授等对 POM 联合 LoDEX 和高剂量地塞米松（HiDEX）治疗 RRMM 的效果进行了具体研究。本研究为非盲、随机的三期临床试验，全球共有 93 个医学中心参与其中。纳入对象的标准为：年龄≥18 岁的 RRMM 患者，并且早前接受过≥2 种治疗方法；先前最后一种治疗方式目前无效；硼替佐米和来那度胺治疗无效；先前接受过足量烷化剂治疗。主要结果为无进展生存期（PFS），次要结果包括总体生存期（OS）、总体反应率（ORR，至少为局部反应）、起效时间（TTP）、反应持续时间（DOR）、安全性及生活质量。最后共纳入 455 例患者，以 2∶1 的比例分为两组，基本信息两组无差异，分别接受 POM（4mg/d，第 1～21 天口服）+LoDEX（40mg/d，第 1、8、15、22 天口服）和 HiDEX（40mg/d，第 1～4、9～12 和17～20 天口服），28 天为 1 个周期。对于 75 岁以上的患者，两手臂每日注射 20mg DEX。研究结果表明，POM+LoDEX 组 PFS、OS、ORR、DOR 均优于 HiDEX 组，40% 的 POM+LoDEX 组患者和 HiDEX 组 15% 的患者达到最小反应，POM+LoDEX 组 82% 的患者和 HiDEX 组 61% 的患者疾病得到控制，在这些疾病控制的患者中，POM+LoDEX 组 PFS 优于 HiDEX 组。中位随访 10 个月，POM+LoDEX 组比 HiDEX 组 PFS（4.0 个月 vs. 1.9 个月）及 OS（12.7 个月 vs. 8.1 个月）明显延长。无论前期经历过多少次治疗、无论前期经历过何种治疗、无论前期使用何种药物治疗无效，POM+LoDEX 组的 PFS 与 OS 均优于 HiDEX 组。单变量分析及多变量分析均表明，先前治疗的数量和种类对 PFS 与 OS 无影响。因此，无论前期接受何种治疗、接受过多少次治疗，POM+LoDEX 对于 RRMM 患者均有不错的疗效。日后，POM+LoDEX 可能会成为这一类患者标准化的治疗方式。

四、组蛋白去乙酰化酶抑制剂

组蛋白去乙酰化酶抑制剂（histone deacetylase，HDAC）能够通过细胞内途径诱导骨髓瘤细胞凋亡和分化，阻滞细胞周期，但对正常细胞几乎无影响。多种 HDAC，如 Panobinostat、Vorinostat 等已进入 MM 治疗的临床试验。Ⅰ期试验显示单药治疗效果不佳，但与其他药物联合尤其是蛋白酶体抑制剂，效果明显改善。

1. 帕比司他

2015 年，FDA 批准帕比司他（Panobinostat、Farydak）与硼替佐米、地塞米松联合用于 MM 患者的三线治疗。Farydak 是一种新型、广谱 HDAC，通过阻断 HDAC 发挥作用，该药能够对癌细胞施以严重的应激直至其死亡，而健康细胞则不受影响。其主要数据来源于一项Ⅲ期临床研究（PANORAMA-1）。这项研究纳入了 768 例患者，随机接受 Panobinostat 与硼替佐米、地塞米松联合，或者安慰剂与硼替佐米、地塞米松联合方案，结果表明，Panobinostat 治疗组改善 PFS 达 3 个月，对于既往接受过二线治疗的患者而言，其 PFS 改善达 4.8 个月。但 Farydak 带有黑框警告，提示该药具有严重的腹泻、严重甚至致命的心脏事件、心律失常及心电图变化。

2. 伏力诺他

伏力诺他是一种口服的 HDAC，能阻滞蛋白降解。2006 年，美国批准伏力诺他用于皮肤 T 细胞淋巴瘤患者的治疗。已经证实，伏力诺他单药治疗在众多实体瘤和血液系统肿瘤患者中治疗的安全性。在非霍奇金淋巴瘤和多形性胶质母细胞瘤患者中，伏力诺他作为单药治疗也有一定的治疗效果。基础研究中，在治疗前应用伏力诺他能增加 MM 细胞对硼替佐米所诱导的蛋白酶体抑制的敏感性。此外，既往的 2 期临床研究提示，联合伏力诺他和硼替佐米治疗（联合/不联合地塞米松）在 RRMM 患者中（包括那些对硼替佐米耐药的患者），能带来 40% 的客观应答率。

希腊 Athens 大学的 Meletios Dimopoulos 等开展了一项Ⅲ期研究，评估伏力诺他联合硼替佐米治疗对于 RRMM 患者的疗效和安全性。本研究为随机、双盲、安慰剂对照的Ⅲ期临床研究，研究者所纳入的是年龄在 18 岁及以上的成年人，他们来自于 31 个国家的 174 个大学附属医院。符合入组标准为非难治性 MM，既往对 1~3 种治疗方案有反应，但是目前出现疾病进展的患者。如果已知患者对硼替佐米耐药，则患者就被排除在研究之外。研究者采用交互式语音应答系统将符合上述入组标准的患者按照 1∶1 的比例随即分为两组，一组方案为 21 日的硼替佐米联合伏力诺他，在第 1、4、8、11 天，硼替佐米按照 1.3mg/m^2 的剂量静脉给药；在第 1~14 天，伏力诺他 400mg 每日口服治疗。另一组患者则采用硼替佐米辅以安慰剂治疗。研究者根据患者入组时肿瘤的分期（1 期或 2 期以上）、既往是否进行过骨髓移植及既往所接受的治疗方案的数目（1 种或 2 种及以上）。本研究的主要终点事件为患者的无进展生存期，采用意向治疗分析法对研究结果进行分析。在所有至少接受了一个剂量的实验药物的患者群中研究者对治疗所带来的不良反应事件进行分析。在 2008 年 12 月 24 日至 2011 年 9 月 8 日期间，伏力诺他组纳入了 317 例患者，其中 315 人至少接受了一个治疗剂量，另有 320 人被纳入安慰剂对照组，其中所有患者都接受了至少一个剂量的治疗。在伏力诺他组和安慰剂对照组的无进展生存期分别为 7.63 个月和 6.83 个月（HR = 0.77），两组差异具有显著统计学意义。出现不良反应事件的患者在伏力诺他组和安慰剂组中分别为 312 人和 315 人，其中 300 人和 282 人的不良反应事件被认为与治疗相关。最常见的 3~4 级不良反应事件为血小板减少、中性粒细胞减少和贫血。

通过本研究结果可以看出，虽然与硼替佐米联合安慰剂治疗相比，伏力诺他联合硼替佐米治疗能延长 MM 患者的无进展生存期，但是两组之间的差异不足 1 个月，这种统计学上的差异实际上并不具有临床价值。因此，目前尚不推荐伏力诺他联合硼替佐米治疗复发 MM 患者。后续的研究应该更进一步寻找能够预测伏力诺他疗效的生物标志物，以及尝试伏力诺他与其他药物的联合方案。

五、免疫治疗——单克隆抗体

1. Elotuzumab

Elotuzumab 是抗 CS1 单克隆抗体，CS1 是一种高表达于骨髓瘤细胞表面的糖蛋白，可促进瘤细胞生长及与骨髓基质细胞黏附，抗 CS1 单抗可通过抗体依赖细胞介导的细胞毒作用（antibody dependent cellular cytotoxicity，ADCC）诱导耐药瘤细胞溶解。其单用无明显抗 MM 效应，但与雷利度胺、硼替佐米联用可有良好的效果。Elotuzumab（10mg/kg）联合雷利度胺、小剂量地塞米松治疗 RRMM 的Ⅱ期临床试验显示，ORR 达 92%。其 3~4 级不良反应有中性粒细胞减少（21%）、贫血（13%）、乏力（8%）。在一项Ⅲ期临床研究中（ELOQUENT-2），有 646 例 RRMM 患者随机接受 Elotuzumab 联合来那度胺和地塞米松（Elotuzumab 组：$N=321$）或来那度胺联合地塞米松组（对照组：$N=325$）。主要终点是 PFS 和总体缓解率。中位随访 24.5 个月，1 年 PFS 率在 Elotuzumab 组为 68%，而对照组为 57%；2 年时的 PFS 分别为 41% 和 27%。中位 PFS 在 Elotuzumab 组为 19.4 个月，对照组仅为 14.9 个月（$P<0.001$）。总体缓解率在 Elotuzumab 组为 79%，对照组为 66%（$P<0.001$）。两组中最常见的 3/4 级不良事件为淋巴细胞减少、中性粒细胞缺乏、肺炎、疲劳。因此，这项研究表明，Elotuzumab 联合来那度胺及地塞米松能够降低 30% 的疾病进展或死亡风险，对于 RRMM 而言是个不错的选择。鉴于此，FDA 已经授予 Elotuzumab 为突破性治疗药物，加速了其在 RRMM 中的审批。

2. Daratumumab

Daratumumab 是新型的鼠抗人 CD38 单抗，CD38 分子是单链跨膜糖蛋白，所有 MM 细胞均高表达，参与受体介导的黏附作用、信号转导及钙动员。其可通过 ADCC 或补体介导的细胞毒作用（CDC）诱导细胞凋亡。与 Elotuzumab 不同，Daratumumab 的 Ⅰ/Ⅱ 期实验显示，除与来那度胺联用有活性外，其还具有单药活性。不良反应少，最常见的是骨髓受抑。Lokhorst 等开展了一项 1/2 期临床研究，评估了 Daratumumab 单药治疗 RRMM（既往至少接受过二线治疗）患者的安全性和疗效。在其 2 期研究中共纳入了 72 例 MM 患者，其中有 79% 的患者对其最后一次治疗是耐药的（64% 的患者对蛋白酶体抑制剂和免疫调节剂耐药，有 64% 对硼替佐米和来那度胺耐药），并且有 76% 的患者既往接受过自体造血干细胞移植。研究表明，最常见的 3/4 级不良事件为肺炎和血小板减少。在接受 16mg/kg 剂量组的患者中总体缓解率为 36%，其中有 2 例患者出现完全缓解，有 2 例患者达到了非常好的部分缓解。在接受 16mg/kg 剂量组的患者中，中位 PFS 达 5.6 个月，并且在有治疗反应的这些患者中，有 65% 的患者在 1 年时仍未出现疾病进展。因此，该研究表明，Daratumumab 单药治疗的安全性良好，并且在既往多次治疗的 RRMM 患者中具有令人鼓舞的疗效。2015 年 11 月 16 日，FDA 授权加速对 Darzalex（Daratumumab）治疗 MM 的审批。

3. Bevacizumab

Bevacizumab 是抗血管内皮生长因子（VEGF）单抗，VEGF 在骨髓瘤中高表达，并作为预后判断因素。Bevacizumab 可抑制骨髓瘤细胞信号级联反应的激活，抑制骨髓瘤细胞及基质细胞的增殖。用于 RRMM 的 Ⅱ 期临床研究显示，Bevacizumab+硼替佐米组与硼替佐米+安慰剂组相比，中位 PFS（6.2 个月 vs. 5.1 个月）及 ORR（51% vs. 43.4%）均改善。不良反应主要包括高血压、乏力、血栓栓塞、蛋白尿。

4. 骨髓瘤抗原疫苗

近年骨髓瘤细胞表面的肿瘤相关抗原（tumor associated antigen，TAA）相继被发现，成为宿主免疫选择性作用的靶点，其中包括肾母细胞瘤基因（WT1）蛋白、癌-睾丸抗原（cTA）、透明质酸介导的细胞游走受体（RHAMM）、黏蛋白（MUC）-1、X 盒结合蛋白（XBP）-1 和免疫球蛋白的独特型（Id）等。针对上述 TAA 制备疫苗的临床试验正在进行，Greiner 等报道了 7 例 MM 患者参与 RHAMM 多肽接种的临床试验，有 5 例（71.4%）患者观察到免疫反应，其中 3 例有阳性的临床效应，表现为血清游离轻链水平下降。骨髓瘤患者的树突状细胞（dendritic cell，DC）存在数量及功能缺陷，而特异性抗原疫苗作用却依赖 DC 对抗原的摄取提呈，故以 DC 装载 MM 抗原疫苗可引起特异抗肿瘤免疫反应，成为目前研究的热点。最近一项关于装载 Id 的 DC 疫苗的 Ⅱ 期临床试验显示，虽然观察不到临床反应，但接种疫苗的患者诱发了免疫应答，而且64%的患者维持疾病稳定，并证实疫苗的安全性。但仍有研究发现，DC疫苗在诱导机体产生抗肿瘤作用的同时也诱发了严重的自身免疫性疾病，此问题仍需进一步研究与解决。

5. 过继性免疫治疗

MM存在多种免疫缺陷，目前自然杀伤（natural killer，NK）细胞、DC、细胞因子诱导的杀伤（cytokine induced killer，CIK）细胞、DC-CIK及供者淋巴细胞输注（donor lymphocyte infusion，DLI）的过继免疫疗法联合化疗、骨髓移植，显现出较好的协同作用，可明显提高患者的预后，但复发难治仍是面临的巨大挑战，因此需不断寻找新的治疗手段。$V\gamma9V\delta2T$细胞是$\gamma\delta T$细胞的特殊亚群，其对血液系统恶性肿瘤细胞有特异的细胞毒作用，并且能够抑制破骨细胞的活性及生成，进而延缓MM的发生发展。其应用包括体外活化扩增后回输及体内扩增。一项关于$V\gamma9V\delta2T$细胞用于6例RRMM患者的临床评估显示，所有患者骨髓及外周血$V\gamma9V\delta2T$细胞数均明显增加，其中4例血清M蛋白水平保持在基线水平，所有患者治疗期间均未出现治疗相关不良反应。Kunzman等的 I / II 期试验显示，对20例实体肿瘤及血液系统肿瘤患者予唑来膦酸及低剂量的白细胞介素-2（IL-2）治疗，8日后患者外周血中$V\gamma9V\delta2T$细胞的增殖达7倍以上，病情达到部分缓解或稳定。$V\gamma9V\delta2T$细胞的有效性及安全性已在众多的临床实验中得到证实，有望成为新的免疫治疗武器。

6. 嵌合抗原受体 T 细胞（CART）治疗

重组自体T细胞特异性表达CD19嵌合抗原受体在B细胞肿瘤的治疗中拥有广阔的前景，目前治疗复发B-ALL可以取得90%的完全缓解率，并且数个研究中心已经有采用CART治疗非霍奇金淋巴瘤或霍奇金淋巴瘤成功的案例报告。据报道，MM作为B细胞系肿瘤通常不表达CD19，因此，CD19不作为MM免疫治疗的靶标。然而有一些报告指出，少数具有耐药性，并且在疾病复发时所显示出的MM克隆，具有B细胞表型（即CD19阳性）。此外，临床观察结果表明，恶性浆细胞表达低水平CD19比之前的报道更加常见，并且在体外，自体抗CD19嵌合抗原受体T细胞（CTL019）对CD19表达水平极低的细胞具有细胞毒性。基于这些观察，推测CTL019细胞对MM具有疗效。由于MM中仅有小部分表达CD19，进一步推测，CTL019仅对进行了CD19阴性浆细胞清除治疗的患者有效。前不久在NEJM杂志中报告了1例难治性MM患者，在接受清髓性化疗（氧芬肿，$140mg/m^2$）和自体干细胞移植后，进行CTL019治疗。4年前，这例患者曾接受更高剂量的氧芬肿（$200mg/m^2$）和自体干细胞移植，获得了短暂的缓解。在自体移植后接受CTL019治疗获得CR，治疗后12个月的最近的一次评估中，没有发现疾病进展的证据，在血清和尿液中没有发现蛋白克隆。尽管患者恶性浆细胞99.95%不表达CD19，但仍然获得了这一响应（NCT02135406）。

2015年，ASH会议中Abbas等首次报道了应用抗B细胞成熟抗原（B-cell maturation antigen，BCMA）的嵌合抗原受体T细胞治疗MM患者的疗效和安全性。BCMA是一种表达在正常和恶性浆细胞表面的蛋白，其在其他B细胞中表达较少，因此可以作为治疗MM的一个潜在靶点。该项研究入组了11例RRMM患者，既往治疗失败的化疗方案数可达7次。这些患者在CAR-T细胞回输前，接受$300mg/(m^2 \cdot d)$环磷酰胺、$30mg/(m^2 \cdot d)$福达拉滨共3天，主要目的就是去除内源性白细胞，以增强CAR-T细胞的活性。之后，回输 4 个剂量之一的 CART 细胞：0.3×10^6、1×10^6、3×10^6 和 9×10^6。在接受最低的两个剂量 CART 治疗的 6 例患者中，有 1 例患者出现了为期 2 周的短暂部分缓解，其余 5 例患者的疗效为疾病稳定。在接受 3×10^6 CART 治疗的患者中，有 2 例患者疾病稳定，1 例患者取得了非常好的部分缓解，并且在 PET 检查中所有 MM 骨骼病变消失，血清游离轻链正常，骨髓中的浆细胞全部清除。接受较低 3 个剂量 CART 治疗的患者经历了较为温和的毒性，包括化疗所致的细胞减少、发热及轻度细胞因子释放综合征。接受最高剂量 CART 治疗的 2 例患者中，有 1 例患者在治疗前骨髓中有 90% 的骨髓瘤细胞，在回输 CART 细胞后 4 小时就出现了显著的细胞因子释放综合征，包括发热、心动过速、呼吸困难、急性肾损伤、凝血功能异常及需要升压药支持的低血压。但是这例患者的恶性浆细胞在回输 CART 细胞后迅速得到清除。在所有接受检测的 10 例患者中，都可以检测到包含有 *CAR-BCMA* 基因的 T 细胞。因此，这项研究表明，CAR-BCMA 治疗 RRMM 具有较强的活性，值得进一步研究。

六、总结

总之，过去几年里，新的联合化疗方案的应用已经明显改善了 MM 患者的预后，ASCT 后的中位 PFS 接近 4 年，新药为主的维持治疗有望维持缓解状态、延缓疾病进展。目前，有关试验也将探索新药在 RRMM 挽救治疗中的药效或单药活性，抗 MM 抗原疫苗接种联合免疫调节剂的方案也正在研究中。相信在不远的将来，MM 也可成为可以治愈的恶性肿瘤。

（王　亮）

第八节　初诊多发性骨髓瘤治疗的若干问题讨论

一、引言

多发性骨髓瘤（MM）是一种不可治愈的恶性浆细胞肿瘤中的一种类型，以中老年患者为主，其表现为骨髓浆细胞克隆性增殖，其分泌的单克隆免疫球蛋白在体内脏器及组织中沉积，导致溶骨性病变、贫血、感染、肾功能损害等。其发病率在西方国家为 2/10 万～7/10 万，在我国是 3/10 万～4/10 万。由于我国已经进入老龄化阶段，发病率有明显上升的趋势。近年来，新的治疗模式的出现大大改善了患者的生存，带来了新的希望。

二、新的治疗模式的建立改善了 MM 患者的生存

在烷化剂治疗使用以前，MM 的中位生存期低于 1 年。20 世纪 60 年代开始使用氧芬肿和泼尼松（MP）方案，大大改善了中位生存期，奠定了 MM 化疗治疗的基础。干扰素-α（IFN-α）对 MM 的治疗价值一直不确定，它既可以单独使用，也可以和化疗药物在诱导及巩固治疗中联用，一项 Meta 分析结果显示，干扰素的应用可以使患者的总生存期（OS）延长 4 个月。80 年代开始，长春新碱、多柔比星、环磷酰胺、地塞米松等化疗药物及相应化疗方案的出现明显增加了治疗有效率。大剂量化疗因其骨髓明显抑制作用而被

限制使用，所以 20 世纪 80 年代后期自体造血干细胞移植（ASCT）被应用于 MM 的治疗中。1996 年，法国 IFM 90 实验第一次比较了自体造血干细胞支持的大剂量化疗方案（HDT）和传统的标准化疗方案（SDT），证明了 HDT 可以明显地提高 CR 率、PFS 率及 OS。而美国 S9321 实验并没有发现 HDT 比 SDT 有明显的优势，且证明在 HDT 和 SDT 治疗效率>75% 的 MM 患者中使用 IFN-α 维持治疗并无获益。

但是，近 10 年来，随着分子生物学和遗传学的发展，分层治疗及个体化治疗也有了很大的进展。通过 Sigurdur 和 Shaji 的研究可以看出，20 世纪 90 年代末以后自体造血干细胞支持的大剂量化疗方案的应用和维持治疗的开展等新的治疗模式的建立，以及沙利度胺、雷那度胺、蛋白酶体抑制剂（Bortezomib）等新老药物的加入，患者的生存得到了明显的提高。

三、需要客观分析传统药物方案与新药方案的临床价值

硼替佐米（Bortezomib，商品名：万珂、Velcade，）是第一个进入临床应用的蛋白酶体抑制剂。硼替佐米等新药方案的出现尽管有逐渐代替传统化疗方案的趋势，但是许多大规模的多中心研究证明，在分层治疗及个体化治疗时代，大多数情况下 VAD 等传统药物方案仍然有着与硼替佐米等新药方案相同的疗效，还不能被代替。在没有治疗 MM 特效药物出现之前，单纯靠新药治疗 MM 是不可能的，传统药物治疗仍然是必不可少的，VAD 等传统药物方案仍然具有重要的临床价值。

四、PAD 方案与 VAD 方案相比并没有显示出理想的优势

HOVON-65/GMMG-HD4 试验研究了 PAD 方案在诱导和维持治疗中的获益价值。结果显示，虽然总的方面 PAD 方案增加了 CR/nCR 率，延长了 PFS，但并没有显著改善 OS。在具体的分组中发现，PAD 方案可改善 del（17p13）及肌酐>2mg/dl 患者的 PFS 和 OS；而无 del（17p13）和肌酐<2mg/dl 患者的 PFS 和 OS 均无统计学意义。也就是说，在一些高危组如 del（17p13）、t（4；14）阳性、肌酐>2mg/dl 等情况下，可以首先应用硼替佐米等新药联合方案诱导治疗，具有临床优势；其他情况下，VAD 等传统方案治疗与新药的疗效差异不大。

五、沙利度胺与来那度胺在 MM 治疗中的疗效差异不大

沙利度胺（Thalidomide，反应停）的作用机制复杂，最先是发现它的抗血管生成作用。最新的研究表明，沙利度胺可以调节由 T 细胞和自然杀伤（NK）细胞的免疫调节特性，提高宿主的肿瘤特异性免疫监视。沙利度胺可以和氧芬胂、硼替佐米、地塞米松等化疗药物联合治疗，也可以单用于维持治疗。在 HOVON 49、IFM99-06 试验及 2012 的一项 Meta 分析的结果证实了沙利度胺提高初治老年患者的治疗效率和 VGPR，而且 MPT 方案与 MP 方案相比有更好的 EFS、PFS 及 OS。

来那度胺的作用机制与沙利度胺类似，基础实验中来那度胺的作用效应是沙利度胺的 300 倍，单用或联合其他药物治疗初治或难治复发 MM 的疗效正在进一步研究评估中。GIMEMA 报告了氧芬胂和来那度胺联合方案治疗的情况，81% 的患者获得了 PR、47.6% 的 VGPR 率及 23.8% 的 CR 率，1 年以上的 EFS 率和 OS 率分别达到了 92% 及 100%，在

此化疗剂量下，3/4 级不良事件主要表现为血液学毒性，如粒细胞缺乏和血栓栓塞，非血液学毒性发生率低。但是 Antonio 最新的 Meta 分析研究提出，对于新发 MM 患者而言，来那度胺联合口服氧芬肿治疗会增加血液系统第二原发恶性肿瘤的发生风险，所以尽量采用来那度胺联合环磷酰胺或来那度胺联合地塞米松方案。

目前，最重要的问题是沙利度胺与来那度胺究竟哪一种在 MM 治疗中的作用更大，一直没有得到理想的解释。2014 年，美国血液学年会上 Sonja Zweegman 报告了初诊有症状 MM 患者应用氧芬肿+泼尼松+沙利度胺后沙利度胺维持（MPT-T）方案和氧芬肿+泼尼松+来那度胺后来那度胺维持（MPR-R）方案的对比：一项血液肿瘤（HOVON）和北欧多发性骨髓瘤研究组（NMSG）的荷兰-比利时合作临床试验组织的联合研究表明，应用 MPT-T 方案或 MPR-R 方案治疗 MM 可获得相似的 PFS。此外，治疗反应率及 OS 也无明显差别。因毒副反应而终止维持治疗的发生率沙利度胺组明显高于来那度胺组，但组间第二肿瘤发生率相似。此研究结果表明，沙利度胺在治疗 MM 方面，疗效与来那度胺相同，副作用存在一定的差异。

六、自体造血干细胞移植在 MM 治疗中的作用

20 世纪 80 年代，对 MM 患者开始了自体自体干细胞移植（ASCT）治疗。1996 年，全球第一次随机对照研究显示，ASCT 较传统化疗有明显的优势。尽管硼替佐米、沙利度胺、来那度胺等的出现增加了新的治疗方法，但不能阻止 ASCT 发挥它的疗效，而后的多次研究也证实了在新药不断发展的时代，ASCT 能有效改善年轻患者的 CR 率、PFS 及 OS，而高龄患者获益不明显，制定方案时应该根据个体情况。

七、治疗 MM 其他新药的研究

上述新老药如硼替佐米、沙利度胺、来那度胺虽然已经应用于临床，但是 MM 仍然不能治愈，更多不同机制的新药研究正在进行中，如单克隆抗体、组蛋白去乙酰化酶（Romidespsin）、MLN9708（Ixazomib，一种新的口服蛋白酶体抑制剂）、DNA 疫苗等。

八、总结

MM 的治疗是一个长期的过程，目的是提高患者长期生存，治疗方法要有整体治疗的思维。整体治疗方案包括诱导、移植、巩固、维持。综合考虑患者的个体病情变化及我国的国情和患者的经济承受能力来制定合理可行的方案。根据患者的分子遗传学等因素，制定个体化的治疗方案。合理应用价格高的新药及昂贵的治疗手段，使患者的病情得到最大限度的控制。希望通过不同机制的新药研究不仅能延长患者的生存期和改善其生活质量，还能达到临床治愈的目的。

（吕　跃）

参 考 文 献

Abe Y, Muto M, Nieda M, et al. 2009. Clinical and immunological evaluation of zoledronate-activated Vgamma9gammadelta T-cell-based immunotherapy for patients with multiple myeloma. Experimental hematology, 37（8）：956-968.

Abrahamson GM, Bird JM, Newland AC, et al. 1996. A randomized study of VAD therapy with either concurrent or maintenance interferon in patients with newly diagnosed multiple myeloma. British Journal of Haematology, 94 (4): 659-664.

Adam Z, Elbl L, Vorlicek J, et al. 1994. Treatment of refractory multiple myeloma with vincristine, adriamycin, dexamethasone, and with repeated application of cyclophosphamide (C-VAD). Acta Medica Austriaca, 21 (4): 111-115.

Adams J, Palombella VJ, Sausville EA, et al. 1999. Proteasome inhibitors: a novel class of potent and effective antitumor agents. Cancer Res, 59: 2615-2622.

Ahn IE, Mailankody S, Korde N, et al. 2015. Dilemmas in treating smoldering multiple myeloma. J Clin Oncol, 33 (1): 115-123.

Alexanian R, Barlogie B, Tucker S. 1990. VAD-based regimens as primary treatment for multiple myeloma. American Journal of Hematology, 33 (2): 86-89.

Alexanian R, Haut A, Khan AU, et al. 1969. Treatment for multiple myeloma. Combination chemotherapy with different melphalan dose regimens. Jama, 208 (9): 1680-1685.

Almeida J, Orfao A, Ocqueteau M, et al. 1999. High-sensitive immunophenotyping and DNA ploidy studies for the investigation of minimal residual disease in multiple myeloma. British Journal of Haematology, 107 (1): 121-131.

Attal M, Cances LV, Marit G, et al. 2010. Maintenance treatment with lenalidomide after transplantation for myeloma: final analysis of the IFM-2005-02. Blood, 116 (21): Abstract 310.

Attal M, Harousseau JL, Stoppa AM, et al. 1996. A prospective, randomized trial of autologous bone marrow transplantation and chemotherapy in multiple myeloma. Intergroupe Francais du Myelome. N Engl J Med, 335 (2): 91-97.

Attal M, Lauwers-Cances V, Marit G, et al. 2012. Lenalidomide maintenance after stem-cell transplantation for multiple myeloma. N Engl J Med, 366: 1782-1791.

Attal M, Olivier F, Cances LV, et al. 2011. Maintenance treatment with lenalidomide after transplantation for myeloma: analysis of secondary malignancies within the IFM 2005-02 trial. Heamatologica, 96 (S1): IMW 2011.

Avet-Loiseau H, Durie BG, Cavo M, et al. 2013. Combining fluorescent in situ hybridization data with ISS staging improves risk assessment in myeloma: an International Myeloma Working Group collaborative project. Leukemia, 27 (3): 711-717.

Avet-Loiseau H, Leleu X, Roussel M, et al. 2010. Bortezomib plus dexamethasone induction improves outcome of patients with t (4; 14) myeloma but not outcome of patients with del (17p). J Clin Oncol, 28 (30): 4630-4634.

Bailey H, Stenehjem DD, Sharma S. 2015. Panobinostat for the treatment of multiple myeloma: the evidence to date. Journal of Blood Medicine, 6: 269-276.

Barlogie B, Alexanian R, Dicke KA, et al. 1987. High-dose chemoradiotherapy and autologous bone marrow transplantation for resistant multiple myeloma. Blood, 70: 869-872.

Barlogie B, Attal M, Crowley J, et al. 2010. Long-term follow-up of autotransplantation trials for multiple myeloma: update of protocols conducted by the intergroupe Francophone du Myeloma, Southwest Oncology Group, and University of Arkansas for Medical Sciences. J Clin Oncol, 28 (7): 1209-1214.

Barlogie B, Pineda-Roman M, van Rhee F, et al. 2008. Thalidomide arm of Total Therapy 2 improves complete remission duration and survival in myeloma patients with metaphase cytogenetic abnormalities. Blood, 112 (8): 3115-3121.

Barlogie B, Smith L, Alexanian R. 1984. Effective treatment of advanced multiple myeloma refractory to alkylating agents. N Engl J Med, 310 (21): 1353-1356.

Bennett JM. 1969. Cyclophosphamide vs melphalan in myeloma. Jama, 208 (3): 536.

Berenson JR, Andreu- Vieyra C. 2015. Counterpoints: Do patients with multiple myeloma need maintenance treatment? Yes, but the proper candidates and schedule must be determined. Clin Adv Hematol Oncol, 13 (3): 163-166.

Bergen HR, Dasari S, Dispenzieri A, et al. 2016. Clonotypic light chain peptides identified for monitoring minimal residual disease in multiple myeloma without bone marrow aspiration. Clinical Chemistry, 62 (1): 243-251.

Blade J, Samson D, Reece D, et al. 1998. Criteria for evaluating disease response and progression in patients with multiple myeloma treated by high- dose therapy and haemopoietic stem cell transplantation. Myeloma Sub- committee of the EBMT. European Group for Blood and Marrow Transplant. British Journal of Haematology, 102 (5): 1115-1123.

Brinker BT, Waller EK, Leong T, et al. 2006. Maintenance therapy with thalidomide improves overall survival after autologous hematopoietic progenitor cell thansplantation for multiple myeloma. Cancer, 106 (10): 2171-2180.

Browman GP, Belch A, Skillings J, et al. 1992. Modified adriamycin- vincristine- dexamethasone (m- VAD) in primary refractory and relapsed plasma cell myeloma: an NCI (Canada) pilot study. The National Cancer Institute of Canada Clinical Trials Group. British Journal of Haematology, 82 (3): 555-559.

Broyl A, Kuiper R, van Duin M, et al. 2013. High cereblon expression is associated with better survival in patients with newly diagnosed multiple myeloma treated with thalidomide maintenance. Blood, 121 (4): 624-627.

Burke MJ, George E, Adler AI. 2015. NICE guidance on pomalidomide for relapsed and refractory multiple myeloma previously treated with lenalidomide and bortezomib. The Lancet Oncology, 16 (5): 492-493.

Case DC Jr, Lee DJ 3rd, Clarkson BD. 1977. Improved survival times in multiple myeloma treated with melphalan, prednisone, cyclophosphamide, vincristine and BCNU: M-2 protocol. Am J Med, 63: 897-903.

Cavo M, Pantani L, Petrucci MT, et al. 2012. Bortezomib- thalidomide- dexamethasone is superior to thalidomide- dexamethasone as consolidation therapy after autologous hematopoietic stem cell transplantation in patients with newly diagnosed multiple myeloma. Blood, 120 (1): 9-19.

Cavo M, Rajkumar SV, Palumbo A, et al. 2011. International Myeloma Working Group consensus approach to the treatment of multiple myeloma patients who are candidates for autologous stem cell transplantation. Blood, 117 (23): 6063-6073.

Cavo M, Tacchetti P, Patriarca F, et al. 2010. Bortezomib with thalidomide plus dexamethasone compared with thalidomide plus dexamethasone as induction therapy before, and consolidation therapy after, double autologous stem- cell transplantation in newly diagnosed multiple myeloma: a randomised phase 3 study. Lancet, 376 (9758): 2075-2085.

Chaoui D, Bouallegue S, Arakelyan N, et al. 2014. Bortezomib, lenalidomide and dexamethasone (VRD) combination as salvage therapy in refractory angioimmunoblastic T cell lymphoma. British Journal of Haematology, 164 (5): 750-752.

Child JA, Morgan GJ, Davies FE, et al. 2003. High- dose chemotherapy with hematopoietic stem- cell rescue for multiple myeloma. N Engl J Med, 348 (19): 1875-1883.

Corradini P, Cavo M, Lokhorst H, et al. 2003. Molecular remission after myeloablative allogeneic stem cell trans- plantation predicts a better relapse- free survival in patients with multiple myeloma. Blood, 102 (5):

1927-1929.

D'Amato RJ, Loughnan MS, Flynn E, et al. 1994. Thalidomide is an inhibitor of angiogenesis. Proc Natl Acad Sci U S A, 91: 4082-4085.

Decaux O, Lodé L, Magrangeas F, et al. 2008. Prediction of survival in multiple myeloma based on gene expression profiles reveals cell cycle and chromosomal instability signatures in high-risk patients and hyperdiploid signatures in low-risk patients: a study of the Intergroupe Francophone du Myélome. J Clin Oncol, 26 (29): 4798-4805.

Dimopoulos MA, Beksac M, Benboubker L, et al. 2013. Phase II study of bortezomib-dexamethasone alone or with added cyclophosphamide or lenalidomide for sub-optimal response as second-line treatment for patients with multiple myeloma. Haematologica, 98 (8): 1264-1272.

Dimopoulos MA, Petrucci MT, Foa R, et al. 2015. Impact of maintenance therapy on subsequent treatment in patients with newly diagnosed multiple myeloma: use of "progression-free survival 2" as a clinical trial endpoint. Haematologica, 100 (8): e328-330.

Dimopoulos MA, Pouli A, Zervas K, et al. 2003. Prospective randomized comparison of vincristine, doxorubicin and dexamethasone (VAD) administered as intravenous bolus injection and VAD with liposomal doxorubicin as first-line treatment in multiple myeloma. Ann Oncol, 14 (7): 1039-1044.

Dimopoulos M, Siegel DS, Lonial S, et al. 2013. Vorinostat or placebo in combination with bortezomib in patients with multiple myeloma (VANTAGE 088): a multicentre, randomised, double-blind study. Lancet Oncol, 14 (11): 1129-1140.

Dimopoulos M, Spencer A, Attal M, et al. 2007. Lenalidomide plus dexamethasone for relapsed or refractorymultiple myeloma. N Engl J Med, 357: 2123-2132.

Dunavin NC, Wei L, Elder P, et al. 2013. Early versus delayed autologous stem cell transplant in patients receiving novel therapies for multiple myeloma. Leuk Lymphoma, 54 (8): 1658-1664.

Facon T, Mary JY, Hulin C, et al. 2007. Melphalan and prednisone plus thalidomide versus melphalan and prednisone alone or reduced-intensity autologous stem cell transplantation in elderly patients with multiple myeloma (IFM 99-06): a randomised trial. Lancet, 370 (9594): 1209-1218.

Fermand JP, Ravaud P, Chevret S, et al. 1998. High-dose therapy and autologous peripheral blood stem cell transplantation in multiple myeloma: upfront or rescue treatment? Results of a multicenter sequential randomized trial. Blood, 92 (9): 3131-3136.

Fostier K, De Becker A, Schots R. 2012. Carfilzomib: a novel treatment in relapsed and refractory multiple myeloma. Onco Targets Ther, 5: 237-244.

Fritz E, Ludwig H. 2000. Interferon-alpha treatment in multiple myeloma: meta-analysis of 30 randomized trials among 3948 patients. Ann Oncol, 11 (11): 1427-1436.

Gandhi K, Kang A, Capone J, et al. 2010. Dexamethasone synergizes with lenalidomide to inhibit multiple myeloma tumor growth, but reduces lenalidomide-induced immunomodulation of T and NK cell function. Curr Cancer Drug Targets, 10 (2): 155-167.

Garderet L, Iacobelli S, Moreau P, et al. 2012. Superiority of the triple combination of bortezomib-thalidomide-dexamethasone over the dual combination of thalidomide-dexamethasone in patients with multiple myeloma progressing or relapsing after autologous transplantation: the MMVAR/IFM 2005-04 Randomized Phase III Trial from the Chronic Leukemia Working Party of the European Group for Blood and Marrow Transplantation. J Clin Oncol, 30 (20): 2475-2482.

Garfall AL, Maus MV, Hwang WT, et al. 2015. Chimeric Antigen Receptor T Cells against CD19 for Multiple Myeloma. N Engl J Med, 373 (11): 1040-1047.

Gay F, Cavallo F, Caravita T, et al. 2013. Maintenance therapy with lenalidomide significantly improved survival of young newly diagnosed multiple myeloma patients. Blood (ASH Annual Meeting Abstracts), 122 (21): 2089.

Gay F, Magarotto V, Crippa C, et al. 2013. Bortezomib induction, reduced-intensity transplantation, and lenalidomide consolidation-maintenance for myeloma: updated results. Blood, 122 (8): 1376-1383.

Gentile M, Offidani M, Vigna E, et al. 2015. Smoldering multiple myeloma: to treat or not to treat. Expert Opinion on Pharmacotherapy, 16 (6): 785-790.

Gertz MA, Kalish LA, Kyle RA, et al. 1995. Phase III study comparing vincristine, doxorubicin (Adriamycin), and dexamethasone (VAD) chemotherapy with VAD plus recombinant interferon alfa-2 in refractory or relapsed multiple myeloma. An Eastern Cooperative Oncology Group study. Am J Clin Oncol, 18 (6): 475-480.

Ghobrial IM, Landgren O. 2014. How I treat smoldering multiple myeloma. Blood, 124 (23): 3380-3388.

Goldschmidt H, Neben K, Bertsch U, et al. 2010. Bortezomib-based induction therapy followed by autologous stem cell transplantation and maintenance therapy with bortezomib improves outcome in myeloma patients with gain 1q21 and t (4; 14): a subgroup analysis of the HOVON-65 /GMMG-HD4 trial. Blood, 116 (21): Abstract 305.

Greiner J, Schmitt A, Giannopoulos K, et al. 2010. High-dose RHAMM-R3 peptide vaccination for patients with acute myeloid leukemia, myelodysplastic syndrome and multiple myeloma. Haematologica, 95 (7): 1191-1197.

Harousseau JL, Attal M, Avet-Loiseau H, et al. 2010. Bortezomib plus dexamethasone is superior to vincristine plus doxorubicin plus dexamethasone as induction treatment prior to autologous stem-cell transplantation in newly diagnosed multiple myeloma: results of the IFM 2005-01 phase III trial. J Clin Oncol, 28 (30): 4621-4629.

Harousseau JL, Attal M, Leleu X, et al. 2006. Bortezomib plus dexamethasone as induction treatment prior to autologous stem cell transplantation in patients with newly diagnosed multiple myeloma: results of an IFM phase II study. Haematologica, 91 (11): 1498-1505.

Hideshima T, Richardson P, Chauhan D, et al. 2001. The proteasome inhibitor PS-341 inhibits growth, induces apoptosis, and overcomes drug resistance in human multiple myeloma cells. Cancer Res, 61: 3071-3076.

Hoogstraten B, Costa J, Cuttner J, et al. 1969. Intermittent melphalan therapy in multiple myeloma. Jama, 209 (2): 251-253.

Ichida M, Imagawa S, Ohmine K, et al. 2000. Successful treatment of multiple myeloma--associated amyloidosis by interferon-alpha, dimethyl sulfoxide, and VAD (vincristine, adriamycin, and dexamethasone). Int J Hematol, 72 (4): 491-493.

Jaccard A, Comenzo RL, Hari P, et al. 2014. Efficacy of bortezomib, cyclophosphamide and dexamethasone in treatment-naive patients with high-risk cardiac AL amyloidosis (Mayo Clinic stage III). Haematologica, 99 (9): 1479-1485.

Jagannath S, Richardson PG, Barlogie B, et al. 2006. Bortezomib in combination with dexamethasone for the treatment of patients with relapsed and/or refractory multiple myeloma with less than optimal response to bortezomib alone. Haematologica, 91 (7): 929-934.

Jakubowiak AJ, Dytfeld D, Griffith KA, et al. 2012. A phase 1/2 study of carfilzomib in combination with lenalidomide and low-dose dexamethasone as a frontline treatment for multiple myeloma. Blood, 120 (9): 1801-1809.

Jakubowiak AJ, Griffith KA, Reece DE, et al. 2011. Lenalidomide, bortezomib, pegylated liposomal doxorubicin, and dexamethasone in newly diagnosed multiple myeloma: a phase 1/2 Multiple Myeloma Research

Consortium trial. Blood, 118 (3): 535-543.

Joks M, Jurczyszyn A, Machaczka M, et al. 2015. The roles of consolidation and maintenance therapy with novel agents after autologous stem cell transplantation in patients with multiple myeloma. Eur J Haematol, 94 (2): 109-114.

Khan R, Dhodapkar M, Rosenthal A, et al. 2015. Four genes predict high risk of progression from smoldering to symptomatic multiple myeloma (SWOG S0120). Haematologica, 100 (9): 1214-1221.

Kim HJ, Yoon SS, Lee D S, et al. 2012. Sequential vincristine, adriamycin, dexamethasone (VAD) followed by bortezomib, thalidomide, dexamethasone (VTD) as induction, followed by high-dose therapy with autologous stem cell transplant and consolidation therapy with bortezomib for newly diagnosed multiple myeloma: results of a phase II trial. Ann Hematol, 91 (2): 249-256.

Kneppers E, van der Holt B, Kerston MJ, et al. 2011. Lenalidomide maintenance after nonmyeloablative allogeneic stem cell transplantation in multiple myeloma is not feasible: results of the HOVON 76 Trial. Blood, 118 (9): 2413-2419.

Korde N, Roschewski M, Zingone A, et al. 2015. Treatment with Carfilzomib-Lenalidomide-Dexamethasone with lenalidomide extension in patients with smoldering or newly diagnosed multiple myeloma. JAMA Oncology, 1 (6): 746-754.

Korde N, Zingone A, Kwok ML, et al. 2013. Phase II clinical and correlative study of carfilzomib, lenalidomide, and dexamethasone followed by lenalidomide extended dosing (CRD-R) induces high rates of mrd negativity in newly diagnosed multiple myeloma (MM) patients. Blood (ASH Annual Meeting Abstracts), 122 (21): 538.

Korthals M, Sehnke N, Kronenwett R, et al. 2012. The level of minimal residual disease in the bone marrow of patients with multiple myeloma before high-dose therapy and autologous blood stem cell transplantation is an independent predictive parameter. Biol Blood Marrow Transplant, 18: 423-431.

Kovacs MJ, Davies GA, Chapman JA, et al. 2015. Thalidomide-prednisone maintenance following autologous stem cell transplant for multiple myeloma: effect on thrombin generation and procoagulant markers in NCIC CTG MY. 10. Br Journal Haematol, 168 (4): 511-517.

Kropff MH, Bisping G, Wenning D, et al. 2005. Bortezomib in combination with dexamethasone for relapsed multiple myeloma. Leukemia Research, 29 (5): 587-590.

Kumar SK, Berdeja JG, Niesvizky R, et al. 2014. Safety and tolerability of ixazomib, an oral proteasome inhibitor, in combination with lenalidomide and dexamethasone in patients with previously untreated multiple myeloma: an open-label phase 1/2 study. Lancet Oncol, 15 (13): 1503-1512.

Kumar SK, Lacy MQ, Dispenzieri A, et al. 2012. Early versus delayed autologous transplantation after immuno-modulatory agentsbased induction therapy in patients with newly diagnosed multiple myeloma. Cancer, 118: 1585-1592.

Kumar SK, LaPlant B, Roy V, et al. 2015. Phase 2 trial of ixazomib in patients with relapsed multiple myeloma not refractory to bortezomib. Blood Cancer Journal, 5: e338.

Kumar S, Flinn I, Richardson PG, et al. 2012. Randomized, multicenter, phase 2 study (EVOLUTION) of combinations of bortezomib, dexamethasone, cyclophosphamide, and lenalidomide in previously untreated multiple myeloma. Blood, 119 (19): 4375-4382.

Kunzmann V, Smetak M, Kimmel B, et al. 2012. Tumor-promoting versus tumor-antagonizing roles of gammadelta T cells in cancer immunotherapy: results from a prospective phase I / II trial. Journal of Immunotherapy, 35 (2): 205-213.

Kyle RA, Rajkumar SV. 2004. Multiple myeloma. N Engl J Med, 351: 1860-1873.

Kyle RA, Therneau TM, Rajkumar SV, et al. 2004. Incidence of multiple myeloma in Olmsted County, Minnesota: trend over 6 decades. Cancer, 101: 2667-2674.

Ladetto M, Pagliano G, Ferrero S, et al. 2012. Major tumor shrinking and persistent molecular remissions after consolidation with bortezomib, thalidomide, and dexamethasone in patients with autografted myeloma. J Clin Oncol, 28: 2077-2084.

Laubach JP, Moreau P, San-Miguel JF, et al. 2015. Panobinostat for the treatment of multiple myeloma. Clin Cancer Res, 21 (21): 4767-4773.

Lehners N, Heiss C, Kim SY, et al. 2013. Impact of response duration and maintenance therapy after autologous stem cell transplantation on long-term survival in multiple myeloma patients. Blood, 122 (21): 3183.

Leiba M, Kedmi M, Duek A, et al. 2014. Bortezomib-cyclophosphamide-dexamethasone (VCD) versus bortezomib-thalidomide-dexamethasone (VTD) -based regimens as induction therapies in newly diagnosed transplant eligible patients with multiple myeloma: a meta-analysis. British Journal of Haematology, 166 (5): 702-710.

Leleu X, Karlin L, Macro M, et al. 2015. Pomalidomide plus low-dose dexamethasone in multiple myeloma with deletion 17p and/or translocation (4; 14): IFM 2010-02 trial results. Blood, 125 (9): 1411-1417.

Lenz W. 1962. Thalidomide and congenital abnormalities. Lancet, 1: 45.

Lipinski E, Cremer FW, Ho AD, et al. 2001. Molecular monitoring of the tumor load predicts progressive disease in patients with multiple myeloma after high-dose therapy with autologous peripheral blood stem cell transplantation. Bone Marrow Transplantation, 28 (10): 957-962.

Lokhorst HM, Plesner T, Laubach JP, et al. 2015. Targeting CD38 with Daratumumab Monotherapy in Multiple Myeloma. N Engl J Med, 373 (13): 1207-1219.

Lokhorst HM, Sonneveld P, Cornelissen JJ, et al. 1999. Induction therapy with vincristine, adriamycin, dexamethasone (VAD) and intermediate-dose melphalan (IDM) followed by autologous or allogeneic stem cell transplantation in newly diagnosed multiple myeloma. Bone Marrow Transplantation, 23 (4): 317-322.

Lokhorst H, Einsele H, Vesole D, et al. 2010. International Myeloma Working Group consensus statement regarding the current status of allogeneic stem-cell transplantation for multiple myeloma. J Clin Oncol, 28 (29): 4521-30.

Lonial S, Dimopoulos M, Palumbo A, et al. 2015. Elotuzumab therapy for relapsed or refractory multiple myeloma. N Engl J Med, 373 (7): 621-631.

Ludwig H, Adam Z, Tothova E, et al. 2010. Thalidomide maintenance treatment increases progression free but not overall survival in elderly patients with myeloma. Haematologica, 95 (9): 1548-1554.

Ludwig H, Brian G, McCarthy P, et al. 2012. IMWG consensus on maintenance therapy in multiple myeloma. Blood, 119 (13): 3003-3015.

Manasanch EE, Korde N, Mailankody S, et al. 2014. Smoldering multiple myeloma: special considerations surrounding treatment on versus off clinical trials. Haematologica, 99 (12): 1769-1771.

Mateos MV, Hernandez JM, Hernandez MT, et al. 2008. Bortezomib plus melphalan and prednisone in elderly untreated patients with multiple myeloma: updated time-to-events results and prognostic factors for time to progression. Haematologica, 93 (4): 560-565.

Mateos MV, Hernandez MT, Giraldo P, et al. 2013. Lenalidomide plus dexamethasone for high-risk smoldering multiple myeloma. N Engl J Med, 369 (5): 438-447.

Mateos MV, Oriol A, Martinez-Lopez J, et al. 2012. Maintenance therapy with bortezomib plus thalidomide or bortezomib plus prednisone in elderly multiple myeloma patients included multiple myeloma patients included in the GEM2005MAS65 trail. Blood, 120 (13): 2581-2588.

Mateos MV, Oriol A, Teruel AI, et al. 2011. Maintenance therapy with bortezomib plus thalidomide (VT) or bortezomib plus prednisone (VP) in elderly myeloma patients included in the GEM2005MAS65 Spanish randomized trial. Blood, 118 (21): Abstract 477.

Mateos MV, San Miguel JF. 2015. Smoldering multiple myeloma: when to observe and when to treat? Am Soc Clin Oncol Educ Book, 35: e484-492.

Mateos MV, San Miguel JV. 2015. Smoldering multiple myeloma. Hematol Oncol, 1: 33-37.

McCarthy PL, Hahn T. 2013. Strategies for induction, autologous hematopoietic stem cell transplantation, consolidation, and maintenance for transplantation- eligible multiple myeloma patients. Hematology Am Soc Hematol Educ Program, 2013: 496-503.

McCarthy PL, Owzar K, Hofmeister CC, et al. 2012. Lenalidomide after stem- cell transplantation for multiple myeloma. N Engl J Med, 366 (19): 1770-1781.

McCarthy PL, Owzar K, Anderson KC, et al. 2011. Phase III Intergroup study of lenalidomide versus placebo maintenance therapy following single autologous hematopoietic stem cell transplantation (AHSCT) for multiple myeloma (MM): CALGB ECOG BMT-CTN 100104. Haematologica, 96 (S1): IMW2011.

McElwain TJ, Powles RL. 1983. High- dose intravenous melphalan for plasma- cell leukaemia and myeloma. Lancet, 2: 822-824.

Mellqvist UH, Gimsing P, Hjertner O, et al. 2013. Bortezomib consolidation after autologous stem transplantation in multiple myeloma: a Nordic Myeloma Study Group randomized phase 3 trial. Blood, 121: 4647-4654.

Mikhael JR, Dingli D, Roy V, et al. 2013. Management of newly diagnosed symptomatic multiple myeloma: updated mayo stratification of myeloma and risk-adapted therapy (mSMART) consensus guidelines 2013. Mayo Clin Proc, 88 (4): 360-376.

Mitsiades CS. 2015. Therapeutic landscape of carfilzomib and other modulators of the ubiquitin- proteasome pathway. J Clin Oncol, 33 (7): 782-785.

Mohty M, Richardson PG, McCarthy PL, et al. 2015. Consolidation and maintenance therapy for multiple myeloma after autologous transplantation: where do we stand? Bone Marrow Transplant, 50 (8): 1024-1029.

Morabito F, Bringhen S, Larocca A, et al. 2014. Bortezomib, melphalan, prednisone (VMP) versus melphalan, prednisone, thalidomide (MPT) in elderly newly diagnosed multiple myeloma patients: A retrospective case-matched study. Am J Hematol, 89 (4): 355-362.

Moreau P. 2014. Oral therapy for multiple myeloma: ixazomib arriving soon. Blood, 124 (7): 986-987.

Morgan GJ, Davies FE, Gregory WM, et al. 2012. Cyclophosphamide, thalidomide, and dexamethasone as induction therapy for newly diagnosed multiple myeloma patients destined for autologous stem- cell transplantation: MRC Myeloma IX randomized trial results. Haematologica, 97 (3): 442-450.

Morgan GJ, Davies FE, Gregory WM, et al. 2012. Effects of induction and maintenance plus long-term bisphosphonates on bone disease in patients with multiple myeloma: the Medical Research Council Myeloma IX Trial. Blood, 119 (23): 5374-5383.

Morgan GJ, Davies FE, Gregory WM, et al. 2010. First- line treatment with zoledronic acid as compared with clodronic acid in multiple myeloma (MRC Myeloma IX): a randomised controlled trial. Lancet, 376 (9757): 1989-1999.

Morgan GJ, Davies FE, Gregory WM, et al. 2013. Long- term follow- up of MRC Myeloma IX trial: Survival outcomes with bisphosphonate and thalidomide treatment. Clin Cancer Res, 19 (21): 6030-6038.

Morgan GJ, Gregory WM, Davies FE, et al. 2012. The role of maintenance thalidomide therapy in multiple myeloma: MRC Myeloma IX results and meta- analysis. Blood, 119 (1): 7-15.

Morgan GJ. 2012. The role of maintenance thalidomide therapy in multiple myeloma: MRC Myeloma IX results and meta-analysis. Blood, 119 (1): 7-15.

Myeloma Trialists' Collaborative Group. 1998. Combination chemotherapy vs melphalan plus prednisone as treatment for multiple myeloma: an overview of 6633 patients from 27 randomized trials. J Clin Oncol, 16: 3832-3842.

Neben K, Lokhorst HM, Janch A, et al. 2012. Administration of bortezomib before and after autologus stem cell transplantation improves outcome in multiple myeloma patients with deletion 17q. Blood, 119 (4): 940-948.

Niesvizky R, Flinn IW, Rifkin R M, et al. 2010. Phase 3b UPFRONT STUDY: SAFETY and efficacy of weekly bortezomib maintenance therapy after bortezomib-based induction regimens in elderly, newly diagnosed multiple myeloma patients. Blood, 116: Abstract 619.

Nooka AK, Kaufman JL, Muppidi S, et al. 2014. Consolidation and maintenance therapy with lenalidomide, bortezomib and dexamethasone (RVD) in high-risk myeloma patients. Leukemia, 28 (3): 690-693.

Novella E, Giaretta I, Elice F, et al. 2002. Fluorescent polymerase chain reaction and capillary electrophoresis for IgH rearrangement and minimal residual disease evaluation in multiple myeloma. Haematologica, 87 (11): 1157-1164.

Oakervee HE, Popat R, Curry N, et al. 2005. PAD combination therapy (PS-341/bortezomib, doxorubicin and dexamethasone) for previously untreated patients with multiple myeloma. British Journal of Haematology, 129 (6): 755-762.

Ocio EM, Davila J, Caballero JC, et al. 2015. Evidence of long-term disease control with panobinostat maintenance in patients with relapsed multiple myeloma. Haematologica, 100 (7): e289-291.

Orlowski RZ, Nagler A, Sonneveld P, et al. 2007. Randomized Phase III study of pegylated liposomal doxorubicin plus bortezomib compared with bortezomib alone in relapsed or refractory multiple myeloma: combination therapy improves time to progression. J Clin Oncol, 25: 3892-3901.

Orlowski RZ, Stinchcombe TE, Mitchell BS, et al. 2002. Phase I trial of the proteasome inhibitor PS-341 in patients with refractory hematologic malignancies. J Clin Oncol, 20: 4420-4427.

Paiva B, van Dongen JJ, Orfao A. 2015. New criteria for response assessment: role of minimal residual disease in multiple myeloma. Blood, 125 (20): 3059-3068.

Paiva B, Vidriales MB, Cervero J, et al. 2008. Multiparameter flow cytometric remission is the most relevant prognostic factor for multiple myeloma patients who undergo autologous stem cell transplantation. Blood, 112: 4017-4023.

Palumbo A, Bertola A, Musto P, et al. 2005. Oral melphalan, prednisone, and thalidomide for newly diagnosed patients with myeloma. Cancer, 104 (7): 1428-1433.

Palumbo A, Bringhen S, Caravita T, et al. 2006. Oral melphalan and prednisone chemotherapy plus thalidomide compared with melphalan and prednisone alone in elderly patients with multiple myeloma: randomised controlled trial. Lancet, 367 (9513): 825-831.

Palumbo A, Bringhen S, Larocca A, et al. 2014. Bortezomib-melphalan-prednisone-thalidomide followed by maintenance with bortezomib-thalidomide compared with bortezomib-melphalan-prednisone for initial treatment of multiple myeloma: updated follow-up and improved survival. J Clin Oncol, 32 (7): 634-640.

Palumbo A, Bringhen S, Liberati AM, et al. 2008. Oral melphalan, prednisone, and thalidomide in elderly patients with multiple myeloma: updated results of a randomized controlled trial. Blood, 112 (8): 3107-3114.

Palumbo A, Falco P, Corradini P, et al. 2007. Melphalan, prednisone, and lenalidomide treatment for newly diagnosed myeloma: a report from the GIMEMA--Italian Multiple Myeloma Network. J Clin Oncol, 25 (28): 4459-4465.

Palumbo A, Attal M, Roussel M. 2011. Shifts in the Therapeutic Paradigm for Patients Newly Diagnosed with Multiple Myeloma: Maintenance Therapy and Overall Survival. Clin Cancer Res, 17 (6): 1253-1263.

Palumbo A, Hajek R, Delforge M, et al. 2012. Continuous lenalidomide treatment for newly diagnosed myltiple myeloma. N Engl J Med, 366 (19): 1759-1769.

Pineda-Roman M, Zangari M, van Rhee F, et al. 2008. VTD combination therapy with bortezomib-thalidomide-dexamethasone is highly effective in advanced and refractory multiple myeloma. Leukemia, 22 (7): 1419-1427.

Podar K. 2015. Toward optimizing pomalidomide therapy in MM patients. Blood, 125 (26): 3968-3969.

Rajkumar SV, Blood E, Vesole D, et al. 2006. Phase III clinical trial of thalidomide plus dexamethasone compared with dexamethasone alone in newly diagnosed multiple myeloma: a clinical trial coordinated by the Eastern Cooperative Oncology Group. J Clin Oncol, 24 (3): 431-436.

Rajkumar SV, Dimopoulos MA, Palumbo A, et al. 2014. International Myeloma Working Group updated criteria for the diagnosis of multiple myeloma. Lancet Oncol, 15 (12): e538-548.

Rajkumar SV, Hayman SR, Lacy MQ, et al. 2005. Combination therapy with lenalidomide plus dexamethasone (Rev/Dex) for newly diagnosed myeloma. Blood, 106: 4050-4053.

Rajkumar SV, Jacobus S, Callander NS, et al. 2010. Lenalidomide plus high-dose dexamethasone versus lenalidomide plus low-dose dexamethasone as initial therapy for newly diagnosed multiple myeloma: an open-label randomised controlled trial. Lancet Oncol, 11 (1): 29-37.

Rajkumar SV, Landgren O, Mateos M V. 2015. Smoldering multiple myeloma. Blood, 125 (20): 3069-3075.

Rajkumar SV. 2014. Panobinostat for the treatment of multiple myeloma. The Lancet Oncology, 15 (11): 1178-1179.

Rajkumar SV. 2004. Thalidomide: tragic past and promising future. Mayo Clin Proc, 79: 899-903.

Rawstron AC, Gregory WM, de Tute RM, et al. 2015. Minimal residual disease in myeloma by flow cytometry: independent prediction of survival benefit per log reduction. Blood, 125 (12): 1932-1935.

Rawstron AC, Pavia B, Stetler-Stevenson M. 2015. Assessment of minimal residual disease in myeloma and the need for a consensus approach. Cytometry B Clin Cytom, 2015.

Reeder CB, Reece DE, Kukreti V, et al. 2009. Cyclophosphamide, bortezomib and dexamethasone induction for newly diagnosed multiple myeloma: high response rates in a phase II clinical trial. Leukemia, 23 (7): 1337-1341.

Richardson PG, Barlogie B, Berenson J, et al. 2003. A phase 2 study of bortezomib in relapsed, refractory myeloma. N Engl J Med, 348: 2609-2617.

Richardson PG, Baz R, Wang M, et al. 2014. Phase 1 study of twice-weekly ixazomib, an oral proteasome inhibitor, in relapsed/refractory multiple myeloma patients. Blood, 124 (7): 1038-1046.

Richardson PG, Blood E, Mitsiades CS, et al. 2006. A randomized phase 2 study of lenalidomide therapy for patients with relapsed or relapsed and refractory multiple myeloma. Blood, 108: 3458-3464.

Richardson PG, Schlossman RL, Weller E, et al. 2002. Immunomodulatory drug CC-5013 overcomes drug resistance and is well tolerated in patients with relapsed multiple myeloma. Blood, 100: 3063-3067.

Richardson PG, Siegel DS, Vij R, et al. 2014. Pomalidomide alone or in combination with low-dose dexamethasone in relapsed and refractory multiple myeloma: a randomized phase 2 study. Blood, 123 (12): 1826-1832.

Richardson PG, Sonneveld P, Schuster MW, et al. 2005. Bortezomib or high-dose dexamethasone for relapsed multiple myeloma. N Engl J Med, 352: 2487-2498.

Richardson PG, Sonneveld P, Schuster MW, et al. 2005. Bortezomib or high-dose dexamethasone for relapsed multiple myeloma. N Engl J Med, 352 (24): 2487-2498.

Richardson PG, Weller E, Lonial S, et al. 2010. Lenalidomide, bortezomib, and dexamethasone combination therapy in patients with newly diagnosed multiple myeloma. Blood, 116 (5): 679-686.

Richardson PG, Xie W, Jagannath S, et al. 2014. A phase 2 trial of lenalidomide, bortezomib, and dexamethasone in patients with relapsed and relapsed/refractory myeloma. Blood, 123 (10): 1461-1469.

Rifkin RM, Gregory SA, Mohrbacher A, et al. 2006. Pegylated liposomal doxorubicin, vincristine, and dexamethasone provide significant reduction in toxicity compared with doxorubicin, vincristine, and dexamethasone in patients with newly diagnosed multiple myeloma: a Phase Ⅲ multicenter randomized trial. Cancer, 106 (4): 848-858.

Rosinnol L, Oriol A, Teruel AI, et al. 2012. Maintenance therapy after stem-cell transplantation for multiple myeloma with bortezomib /thalidomide Vs. Thalidomide Vs. Alfa2b-interferon: Final results of a phase Ⅲ pethema /GEM randomized trial. Blood, 120: Abstract 334.

Rosinol L, Oriol A, Teruel AI, et al. 2012. Superiority of bortezomib, thalidomide, and dexamethasone (VTD) as induction pretransplantation therapy in multiple myeloma: a randomized phase 3 PETHEMA/GEM study. Blood, 120 (8): 1589-1596.

Roussel M, Lauwers-Cances V, Robillard N, et al. 2014. Front-line transplantation program with lenalidomide, bortezomib, and dexamethasone combination as induction and consolidation followed by lenalidomide maintenance in patients with multiple myeloma: a phase Ⅱ study by the Intergroupe Francophone du Myelome. J Clin Oncol, 32 (25): 2712-2717.

Roussel M, Lauwers-Cances V, Robillard N, et al. 2014. Front-line transplantation program with lenalidomide, bortezomib, and dexamethasone combination as induction and consolidation followed by lenalidomide maintenance in patients with multiple myeloma: a phase Ⅱ study by the Intergroupe Francophone du Myelome. J Clin Oncol, 32 (25): 2712-2717.

Roussel M, Robillard N, Moreau P, et al. 2011. Bortezomib, lenalidomide, and dexamethasone (VRD) consolidation and lenalidomide maintenance in frontline multiple myeloma patients: updated results of the IFM 2008 phase II VRD intensive program. ASH Annual Meeting Abstracts. Blood, 118: abstract 1872.

Samson D. 1994. Multiple myeloma: current treatment. Postgraduate Medical Journal, 70 (824): 404-410.

San Miguel JF, Schlag R, Khuageva NK, et al. 2008. Bortezomib plus melphalan and prednisone for initial treatment of multiple myeloma. N Engl J Med, 359 (9): 906-917.

San Miguel JF. 2014. Bortezomib just for induction or also for maintenance in myeloma patients with renal impairment? Haematologica, 99 (1): 5-6.

Sborov DW, Benson DM, Williams N, et al. 2015. Lenalidomide and vorinostat maintenance after autologous transplant in multiple myeloma. Br J Haematol, 171 (1): 74-83.

Scheid C, Sonneveld P, Schmidt-Wolf IG, et al. 2014. Bortezomib before and after autologous stem cell transplantation overcomes the negative prognostic impact of renal impairment in newly diagnosed multiple myeloma: a subgroup analysis from the HOVON-65/GMMG-HD4 trial. Haematologica, 99 (1): 148-154.

Scheid C, Sonneveld P, Ingo Schmidt-Wolf I, et al. 2010. Influence of renal function on outcome of VAD or bortezomib, doxorubicin, dexamethasone (PAD) induction treatment followed by high-dose melphalan (HDM): a subgroup analysis from the HOVON-65 /GMMG-HD4 randomized phase Ⅲ trial for newly diagnosed multiple myeloma. Blood, 116 (21): Abstract 2396.

Segeren CM, Sonneveld P, van der Holt B, et al. 1999. Vincristine, doxorubicin and dexamethasone (VAD) administered as rapid intravenous infusion for first-line treatment in untreated multiple myeloma. Br J Haematol, 105 (1): 127-130.

Sehgal K, Das R, Zhang L, et al. 2015. Clinical and pharmacodynamic analysis of pomalidomide dosing strategies in myeloma: impact of immune activation and cereblon targets. Blood, 125 (26): 4042-4051.

Shah JJ, Stadtmauer EA, Abonour R, et al. 2015. Carfilzomib, pomalidomide, and dexamethasone (CPD) in patients with relapsed and/or refractory multiple myeloma. Blood, 126 (20): 2284-2290.

Shank BR, Brown VT, Schwartz RN. 2015. Multiple myeloma maintenance therapy: a review of the pharmacologic treatment. J Oncol Pharm Pract, 21 (1): 36-51.

Singhal S, Mehta J, Desikan R, et al. 1999. Antitumor activity of thalidomide in refractory multiple myeloma. N Engl J Med, 341: 1565-1571.

Somlo G, Lashkari A, Bellamy W, et al. 2011. Phase II randomized trial of bevacizumab versus bevacizumab and thalidomide for relapsed/refractory multiple myeloma: a California Cancer Consortium trial. Br J Haematol, 154 (4): 533-535.

Sonneveld P, Schmidt-Wolf IG, van der Holt B, et al. 2012. Bortezomib induction and maintenance treatment in patients with newly diagnosed multiple myeloma: results of the randomized phase III HOVON-65/ GMMG-HD4 trial. J Clin Oncol, 30 (24): 2946-2955.

Sonneveld P, Segeren CM. 2003. Changing concepts in multiple myeloma: from conventional chemotherapy to high-dose treatment. Eur J Cancer, 39 (1): 9-18.

Sonneveld P, Christof Scheid, Bronno van der Holt, et al. 2013. Bortezomib induction and maintenance treatment improves survival in patients with newly diagnosed multiple myeloma: extended follow-up of the HOVON-65/GMMG-HD4 trial. Blood, 122: Abstract21404.

Sonneveld P, Schmidt-Wolf IG, van der Holt B, et al. 2012. Bortezomib induction and maintenance treatment in patients with newly diagnosed multiple myeloma: results of the randomized Phase III HOVON-65 /GMMG-HD4 trial. J Clin Oncol, 30 (24): 2946-2955.

Sonneveld P, Schmidt-Wolf I, van der Holt B, et al. 2010. HOVON-65/GMMG-HD4 randomized phase III trial comparing bortezomib, doxorubicin, dexamethasone (PAD) vs VAD followed by high-dose melphalan (HDM) and maintenance with bortezomib or thalidomide in patients with newly diagnosed multiple myeloma (MM). Blood, 116 (21): Abstract 40.

Stewart AK, Rajkumar SV, Dimopoulos MA, et al. 2015. Carfilzomib, lenalidomide, and dexamethasone for relapsed multiple myeloma. N Engl J Med, 372 (2): 142-152.

Stewart AK, Richardson PG, San-Miguel JF. 2009. How I treat multiple myeloma in younger patients. Blood, 114 (27): 5436-5443.

Syed Abbas Ali, Victoria Shi, Michael Wang, et al. 2015. Remissions of multiple myeloma during a first-in-humans clinical trial of T cells expressing an anti-B-cell maturation antigen chimeric antigen receptor. Blood, Dec8, abstract.

Usmani SZ, Crowley J, Hoering A, et al. 2013. Improvement in long-term outcomes with successive total therapy trials for multiple myeloma: are patients now being cured? Leukemia, 27 (1): 226-232.

Usmani SZ, Zhang Q, Stratton K, et al. 2014. Phase II study of pomalidomide in high-risk relapsed and refractory multiple myeloma. Leukemia, 28 (12): 2413-2415.

Vesole DH, Siegel DS. 2015. Counterpoints: Do patients with multiple myeloma need maintenance treatment? No, maintenance treatment should not be used outside clinical trials. Clin Adv Hematol Oncol: H&O, 13 (3): 163-169.

Vij R, Wang M, Kaufman J L, et al. 2012. An open-label, single-arm, phase 2 (PX-171-004) study of single-agent carfilzomib in bortezomib-naive patients with relapsed and/or refractory multiple myeloma. Blood, 119 (24): 5661-5670.

Weber DM, Chen C, Niesvizky R, et al. 2007. Lenalidomide plus dexamethasone for relapsed multiple myeloma in North America. N Engl J Med, 357: 2133-2142.

White D, Kassim A, Bhaskar B, et al. 2013. Results from AMBER, a randomized phase 2 study of bevacizumab and bortezomib versus bortezomib in relapsed or refractory multiple myeloma. Cancer, 119 (2): 339-347.

Zamagni E, Patriarca F, Nanni C, et al. 2011. Prognostic relevance of 18-F FDG PET/CT in newly diagnosed multiple myeloma patients treated with up-front autologous transplantation. Blood, 118: 5989-5995.

Zhan F, Barlogie B, Arzoumanian V, et al. 2007. Gene-expression signature of benign monoclonalgammopathy evident in multiple myeloma is linked to good prognosis. Blood, 109 (4): 1692-1700.

Zhou Q, Liang J, Lu H. 2013. Intravitreal bevacizumab for ocular metastasis of multiple myeloma. Optom Vis Sci, 90 (9): e236-240.

第五章　复发和难治性骨髓瘤的治疗

第一节　复发和难治性骨髓瘤的定义及治疗决策

一、引言

随着新药的诞生和自体造血干细胞移植的应用，初诊多发性骨髓瘤的疗效得到明显改善。然而，绝大多数患者终将出现复发或疾病进展，进而需要接受进一步的治疗。因此，对于复发和难治性骨髓瘤的治疗是整个骨髓瘤治疗中非常重要的一部分。

二、定义

欧洲外周血和骨髓干细胞移植协作组和国际骨髓瘤工作组对骨髓瘤疾病进展的定义为可测量的生化指标增加25%（血清单克隆球蛋白、尿本周蛋白、血清游离轻链），骨髓中浆细胞比例增加10%或出现新的溶骨性病变或软组织浆细胞瘤。骨髓瘤临床复发定义为骨髓瘤相关终末器官损害出现（CRAB标准）。原发难治性骨髓瘤定义为对初始治疗未能取得微小缓解（minimal response，MR），而复发且难治性骨髓瘤则要求疾病进展后对挽救治疗无效或者在至少取得MR后60天内出现疾病进展。既往接受过治疗并有疾病进展证据者但又不满足"原发难治性骨髓瘤"和"复发且难治骨髓瘤"标准的多发性骨髓瘤则被定义复发骨髓瘤。

三、治疗决策

疾病、患者特征和既往、现行治疗的特点是决定复发骨髓瘤患者治疗方案选择的重要因素。而骨髓瘤克隆的遗传学特征则是影响预后的重要因素。根据荧光原位杂交技术（fluorescence in situ hybridization，FISH）检测结果，具有17p-或t（4；14）细胞遗传学异常的患者归为高危组。其他与治疗反应或预后相关的分子标记还包括基因表达谱和微小RNA标记等，但多数仍处于基础研究中，尚未在临床中广泛应用。

在为复发和难治性骨髓瘤患者制订治疗方案时，除应该考虑患者的细胞遗传学风险分层外，侵袭性的临床特征如广泛的终末器官损害、髓外病变、存在肾功能损害、外周神经病变、血栓形成等均是需要考虑的因素。同样，患者上次治疗疗效持续时间及复发是在治疗间歇期还是治疗中出现，也是决定下一治疗方案时需要充分考虑的问题。另外患者一般体能状况、更愿意接受的化疗方式、能获得的医疗资源、总体的治疗效果期望也应该在确定治疗方案时纳入考量。生活质量和医疗费用也越来越左右着医生对治疗方案的选择。

四、复发骨髓瘤的风险分层治疗

不良预后的染色体、侵袭性临床特点、治疗缓解持续时间短或治疗中出现进展定义为高危患者，其余患者归为标准危险患者。年轻且身体状况好的患者应推荐接受自体造血干细胞移植（autologous hematopoietic stem cell transplantation，AHSCT），复发患者既往未接受AHSCT或对首次移植后缓解持续时间较长者可考虑再次接受AHSCT。既往使用过的特定药物治疗后持续缓解时间超过18个月，可继续用此药单独或联合其他药物再次诱导治疗。对于高危患者通常推荐用三药或四药联合治疗，以求取得最大疗效。标准危险患者和一般状况较差患者通常用单药或两药联合方案治疗，要求其中至少包含一种可能对患者较敏感的药物。

五、复发时影响治疗的因素

多个因素影响骨髓瘤患者复发时治疗的选择。治疗方案的选择应该平衡好疗效和毒性。疾病相关的因素应考虑如疾病的风险分层，细胞遗传学异常；治疗相关因素，既往使用的药物及毒性，如神经毒性、骨髓抑制程度，先前治疗缓解的深度和持续的时间也应考虑到；患者相关因素如肝、肾功能损害，糖皮质激素耐受性，感染发生率和患者的一般状况也应在做出复发方案选择时考虑到。

（一）复发治疗时机的选择

当患者仅有生化复发而无高钙血症、肾功能不全、贫血、骨损害等症状（CRAB）时，何时开始挽救性治疗目前充满争议。不过一般认为当患者出现疾病先前合并症如骨髓瘤相关肾功能不全、髓外侵犯等时，应尽早开始治疗。当患者缺乏高肿瘤负荷或侵袭性疾病特征时M蛋白快速增加、轻链逃逸，仅仅生化复发可观察6~8周至患者出现症状性骨髓瘤临床表现时才治疗。

（二）疾病相关因素

染色体核型异常是多发性骨髓瘤的疾病相关因素。当t（4；14）和del（17p）多发性骨髓瘤患者出现复发时，选择合适的挽救治疗方案非常困难。因为目前此类复发患者缺乏前瞻性研究用于指导治疗。这高危的染色体异常在初诊时和复发时的预后意义可能不完全相同。有研究表明新药联合方案可部分克服高危染色体核型带来的不良预后作用。但是目前关于这方面数据仍存在一定争议。在Total Therapy 3研究中发现硼替佐米可明显提高t（4；14）或del（17p）骨髓瘤患者的预后。而来自IFM的研究中入组患者分别有106名和54名具有t（4；14）或del（17p）染色体核型异常，经含硼替佐米方案治疗后，其预后较不具有上述染色体核型异常患者明显更差。与用长春新碱、多柔比星和地塞米松诱导治疗后患者相比，含硼替佐米方案仅仅提高了t（4；14）患者的无进展生存时间和总生存时间，而对del（17p）患者预后无改善。来自HOVON-65研究的数据表明t（4；14）骨髓瘤患者预后不良，尽管采用硼替佐米、多柔比星和地塞米松三药（PAD）联合方案治疗，预后有所改善但未达到统计学意义。而对于del（17p）患者，PAD组患者无论无进展生产时间和总生存时间均明显提高。目前已有几个回顾性研究评估了复发难治性骨髓瘤中染色体核型异常在预后中的作用。在一项来自加拿大的研究中，雷那度胺联合地塞米松治疗 del（17p）复发难治骨髓瘤患者，无进展生存时间为2.2个月，而总生存时间为8个月；t（4；14）骨髓瘤患者疾病进展时间为8个月。雷那度胺联合地塞米松治疗方案既无明显改善 t（4；14）骨髓瘤患者预后（法国 IFM 骨髓瘤研究组结果），也未能提高 del（17p）患者生存（希腊的前瞻性研究）。在目前已有的回顾性数据中雷那度胺联合地塞米松治疗方案能否克服 t（4；14）或 del（17p）染色体核型异常带来的预后不良的影响，依然存在争议。但是，第三代免疫调节剂泊马度胺呈现不同的结果。MM-003 研究中，比较泊马度胺联合小剂量地塞米松与高剂量地塞米松治疗复发难治性骨髓瘤疗效，结果显示泊马度胺联合小剂量地塞米松治疗具有高危染色体核型异常的患者，无论总有效率、无进展生产时间、总生存时间明显优于高剂量地塞米松。采用泊马度胺和小剂量地塞米松治疗的高危患者和标危患者的中位总生存时间分别为9.9个月和14.1个月。在一项来自 IFM 研究组的前瞻性研究中，纳入患者包括 t（4；14）或 del（17p）染色体核型异常，泊马度胺联合小剂量地塞米松治疗后 del（17p）患者无进展生存明显优于 t（4；14）患者。这些数据说明泊马度胺联合小剂量地塞米松治疗特别适合 del（17p）染色体核型异常患者的治疗，可明显改善此类患者的预后。在一项泊马度胺联合硼替佐米、地塞米松治疗的研究中，经过多线治疗后复发难治的多发性骨髓瘤患者经此方案治疗后，可达到深度缓解，进一步说明泊马度胺方案联合蛋白酶体抑制剂，可能是高危复发难治性骨髓瘤有效的治疗方案，尽管目前的研究数据非常有限。总体上来说，新药的出现仅仅部分克服高危染色体核型异常带来的预后不良影响。因此，目前迫切需要研发出更多的新药和革命性治疗策略，来进一步提高高危染色体核型异常患者的疗效。继发性的 RAS、FGFR3 基因异位和突变、MYC 表达异常、p18 染色体片段缺失和 TP53 表达缺失可能在多发性骨髓瘤的进展和耐药中发挥重要作用。尤其是 del（17p）为多发性骨髓瘤患者复发时疾病进展和难治的重要原因。如此类特点高危患者鼓励其尽可能参加新药的临床试验。

（三）治疗相关因素

1. 既往使用的药物和毒性

回顾既往使用过的治疗药物及其毒性，对复发难治性骨髓瘤患者挽救方案的制订至关重要。对曾经接受免疫调节剂、蛋白酶体抑制、细胞毒药物联合的两药或三药方案（RD，VD，TD，VTD，CyborD，CTD，VRD，RCD）治疗出现进展的患者，可考虑应用相应下一代的新药进行治疗，如卡菲佐米联合地塞米松（CD）、泊马度胺联合地米（PD）、卡菲佐米联合雷那度胺（CRD）、卡菲佐米联合泊马度胺（CPD）、环磷酰胺联合 CD（CCD）、泊马度胺联合 CD（PCD）、泊马度胺联合 VD（PVD）等。在给复发难治多发性骨髓瘤患者制订挽救治疗方案时，应依照患者既往疗效和治疗相关毒性，给予制订包含既往未曾使用过药物的方案。避免再次给予既往使用出现明显毒性的药物是必需的。例如，具有心功能不全患者，避免使用含蒽环类药物的方案，由于在Ⅲ期临床研究中发现 V-PLD（硼替佐米、脂质体多柔比星、地塞米松）方案与硼替佐米方案比较，13% 患者出现左心室射血分数下降。类似的，在外周神经毒性大于3级或大于2级伴有疼痛患者，避免使用硼替佐米，而用卡菲佐米进行替代，能够避免潜在的毒性。进行药物组合时尽量避免选择具有毒性重叠的药物，例如，都有明显骨髓抑制或神经毒性的药物，这样能保证组合成为既有效而毒性可耐受的挽救治疗方案。一旦方案确定后，应密切监测患者对治疗的耐受性，必要时适当地调整剂量，以保证疾病得到合理控制。

2. 既往治疗缓解持续时间

既往治疗缓解持续时间是为复发难治性骨髓瘤患者制订挽救治疗方案时需要考量的一个重要因素。先前治疗缓解深度和持续时间、复发时肿瘤负荷大小，能够反映肿瘤复发的侵袭性程度。对于早期移植后 12 个月内复发的患者，应该采用蛋白酶体抑制剂联合免疫调节剂方案治疗，如 RVD、CRD、CPD 等或类似药物组成的方案。复发相对较晚的患者，诸如此类患者应该建议其尽可能参加新药的临床试验，并且适合参加含有异基因造血干细胞移植的研究。

3. 先前治疗方案的再使用

来自 VISTA 和 MM-015 研究的数据表明，硼替佐米和雷那度胺在患者复发后再使用，依然可取得 50% ~ 60% 的缓解率，尤其是对既往曾对 VMP 或 MPR 疗效较好的患者。RETRIEVE 试验，为 II 期临床研究，评估既往接受硼替佐米方案治疗后至少 6 个月后再复发的患者再接受硼替佐米治疗的疗效。在 130 名复发难治多发性骨髓瘤患者中，既往接受中位 2 个方案的治疗，其中 72% 患者既往联合使用过地塞米松进行治疗，总有效率为40%，起效患者的中位疾病进展时间为 8.4 个月。一般推荐既往治疗起效药物如果在停用药物 6 个月后出现复发或进展，在药物毒性可接受情况下，可再次使用该药物治疗。

（四）患者相关因素

1. 肾功能不全

肾功能不全在复发难治性骨髓患者中尤其是老年患者中相当常见，原因包括因疾病进展导致的，也有因糖尿病、高血压、血管疾病或使用肾脏相关药物引起的。肾功能不全给治疗选择带来显著影响。对于此类患者，蛋白酶体抑制剂硼替佐米和卡菲佐米使用时不用调整剂量。在免疫调节剂中，沙利度胺无需调整剂量，而雷那度胺需要调整用药剂量，泊马度胺目前有研究表明其在肾功能不全患者中使用安全。在进一步的前瞻性临床研究 MM-008 和 MM-013 中，泊马度胺在肾功能不全患者中的疗效和安全性将进一步得到评估。在目前常使用的细胞毒药物中，环磷酰胺和脂质体多柔比星无需调整用药剂量，但氧芬肿需要调整用药剂量。在采用联合治疗时，同样需要遵照相应的指南制订合理的方案，例如，可以将蛋白酶体抑制剂和地塞米松、环磷酰胺联合，或与沙利度胺、雷那度胺（需要适当减量）联合。

2. 肝功能不全

肝功能不全在复发难治多发性骨髓瘤患者中，相对少见，主要原因是止痛药或疾病治疗相关毒性。肝功能异常会严重影响治疗的选择。对于胆红素升高至正常上限两倍以上或 Child-Pugh 分期 2 期或 3 期的患者，目前数据有限。

3. 其他并发症

由于许多患者为老年人，尤其是复发难治性骨髓瘤患者，存在心脏病、糖尿病等合并症，这些都严重影响到治疗方案的选择。高年龄导致的身体功能和器官功能下降都将大大降低患者对治疗的耐受性。按照欧洲骨髓瘤协作组建议，对患者耐受性做一评估，根据评价结果给予患者不同的治疗策略，这既能保证治疗进行，又不至于因过大的治疗毒性而中断治疗。

第二节 多发性骨髓瘤的耐药机制

多发性骨髓瘤是一种以浆细胞恶性克隆性增生并分泌单克隆球蛋白为特征的 B 细胞恶性肿瘤。多发性骨髓瘤可导致终末器官损害，如贫血、高钙血症、肾功能不全或多发骨质破坏。除国际和 D-S 分期系统以外，生物标志物如亚二倍体、t（4；14）、t（14；16）和 del（17p）、del（13）、血清 β_2-微球蛋白水平升高，浆细胞增殖指数升高，循环浆细胞检测阳性是多发性骨髓瘤的独立预后不良因素。过去几十年由于对多发性骨髓瘤生物学特性及其与骨髓微环境作用的认识不断加深，多发性骨髓瘤的治疗有了较大进步。新的治疗药物包括硼替佐米、沙利度胺、雷那度胺等。这些新药的出现使得骨髓瘤的中位生存时间达到了 5 年以上。但目前仍有许多多发性骨髓瘤患者治疗后复发或原发耐药，因此多发性骨髓瘤仍然是不可治愈性疾病。因此，进一步了解多发性骨髓瘤耐药的机制显得十分重要。

一、MM 细胞分子遗传学改变与耐药

多发性骨髓瘤是一种终末分化的 B 细胞即浆细胞恶性克隆性增殖性疾病。该恶性疾病的肿瘤前疾病为意义未名的丙种球蛋白血症。多发性骨髓瘤进展成为更加侵袭性疾病的过程中，常伴随基因突变、染色体异常、基因拷贝数异常、基因表达异常。这些异常改变将影响到骨髓瘤细胞的增殖和凋亡。IgH 基因异位发生于（14q32 locus）50% 的多发性骨髓瘤患者。其特征是 IgH 基因序列异位后与非免疫球蛋白编码 DNA 并置融合，其中 60% 患者可发生于 11q13、4p16.3、16q23、6p21 和 20q11。t（4，14）异位导致癌基因 *FGFR3* 和 *MMSET* 在 IgH 启动子作用下被激活，这与 *cyclin D2* 高表达有一定关系。t（11，14）导致 *cyclin D1* 表达异常，而 t（6，14）导致 *cyclin D3* 过表达。位于 16q23 和 20q11 的癌基因 *MAF*、*MAFB* 与 *cyclin D2* 高表达密切相关。检测 IgH 异位产生的融合基因成为评价多发性骨髓瘤预后的重要指标。t（11；14）（q13；q32）异位患者在经历大剂量化疗和干细胞支持治疗后其预后将得到明显改善，而 t（4；14）异位患者，无论其是否接受常规治疗还是大剂量化疗，预后相对更差。尽管染色体异位在多发性骨髓瘤发病中很重要，但是染色体缺失或增加在某些病例中同样重要。其中 1 号染色体获得占 60%，13 号染色体缺失占 59%，也是多发性骨髓瘤患者中常见的染色体异常。重要的抑癌基因如 *RB1*（13q）、*DIS3*（13q）、*CDKN2C*（1q）和 *FAF1*（1q）位于这些区域，而受到影响。这些改变将对疾病后续不可控制的进展产生作用，通过 *CDKN2C* 和 *RB1* 的丢失导致骨髓瘤细胞周期失控，而 *FAF1* 的缺失使得肿瘤细胞产生凋亡抵抗。单核苷酸变异、染色体异常、表观遗传学改变均与多发性骨髓瘤患者的进展密切相关。越来越多证据表明多发性骨髓瘤进展背后的驱动基因来自于二次基因突变产生的信号通路激活。其中非常重要的一个信号通路就是 *MYC* 基因紊乱导致的。大约 47% 多发性骨髓瘤患者可发现 *MYC* 基因重排。MGUS 进展至 MM 就可能是由 *MYC* 基因所致，因为在这个疾病过程中 *MYC* 明显激活。这一理论被最近研究所证实，85% 的多发性骨髓瘤患者存在 *MYC* 基因信号通路激活，而在 MGUS 中未能检测到这一激活的信号通路。大约 62.5% 的 MGUS 患者发展为多发性骨髓瘤后出现了 *MYC* 基因表达。

二、未折叠蛋白反应的新兴作用、泛素蛋白酶体系统和自噬

自噬、未折叠蛋白反应和泛素蛋白酶体系统是维持细胞内平衡的常见机制，是每个细胞信号通路对维持细胞蛋白内稳态所必需的，其被发现在多发性骨髓瘤细胞中相当重要。自噬是细胞分解代谢中细胞器和蛋白聚合物降解和回收的过程。泛素蛋白酶体系统具有与自噬相似的功能。但是它更具有靶向性，仅仅对经泛素标记过的不需要的或损坏的蛋白进行清除。目前认为两个信号通路为泛素蛋白酶体系统所用。一个信号通路负责处理错误折叠或未折叠蛋白带来的内质网压力。该信号通路激活后减少细胞内蛋白质合成，但是蛋白折叠伴侣和水解蛋白合成增加。

多发性骨髓瘤细胞高度依赖于泛素蛋白酶体系统。这有助于缓解由大量单克隆球蛋白合成给内质网带来的压力水平。这也是为什么蛋白酶体抑制剂对多发性骨髓瘤比其他恶性肿瘤更加敏感的原因。对泛素蛋白酶体系统的依赖性使得多发性骨髓瘤对蛋白酶体抑制具有良好的治疗反应。26S 蛋白酶体抑制后导致多发性骨髓瘤细胞内大量未折叠蛋白或错误折叠蛋白的致命性聚集。开始患者对蛋白酶体抑制剂治疗反应良好。但最终患者都将复发且对其治疗不再有效。并且在复发后耐药患者多发性骨髓瘤细胞内泛素蛋白酶体关键调节因子如 XBP1 表达水平明显下降。因此，替代的信号通路包括自噬、去泛素化酶、热休克蛋白被引起重视。所有这三个作用机制都有可能协助处理内质网的蛋白质聚集压力，从而维持细胞的生存和耐药。目前初步研究发现这三个领域的相关分子抑制剂型，显示出较好的治疗前景。

未折叠蛋白反应是发生在细胞内质网对压力做出的生物反应。该信号通路激活被证明是许多因素共同作用的结果。在多发性骨髓瘤中高水平的未折叠蛋白或错误折叠蛋白远远超过了内质网的处理能力，因此该通路被激活。该信号通路的激活取决于三个独立的检测内质网压力的感受蛋白：IRE1、PERK 和 ATF6，它们均是内质网穿膜蛋白，可以穿过内质网膜，从而触发未折叠蛋白反应。在该通路未被激活情况下，这三个感受蛋白均与结合免疫球蛋白的分子伴侣相结合。当未折叠蛋白或错误折叠蛋白沉积于内质网时，与分子伴侣结合的穿膜蛋白从内质网膜解离，并与未折叠蛋白或错误折叠蛋白相结合，最终导致穿膜蛋白构型往激活形式转变和恢复细胞内稳态和释放内质网压力的未折叠蛋白反应的激活。

多发性骨髓瘤细胞高度依赖未折叠蛋白反应去释放由过度单克隆球蛋白合成而造成的内质网压力。为了达到这样的效应，信号通路高度依赖未折叠蛋白反应（IRE1 下游靶点）的一个关键调节因子 XBP1，也是浆细胞分化的重要因子，其由 XBP-1 mR 经剪切 26bp 内含子而得到。该剪接体再通过进入核内激活一系列与未折叠蛋白反应相关的效应基因，从而完成细胞内质网压力的释放。低 *XBP1* 基因表达被证明与骨髓瘤细胞对硼替佐米治疗不敏感相关。同样，随着 *XBP1* 基因表达水平升高，多发性骨髓瘤细胞对硼替佐米的敏感性也增加。目前该基因的 2 个点突变被鉴定。第一个突变基因 *XBP1-L167I* 位于 *XBP1* 基因的剪切点，已通过向细胞内转染突变的 *XBP1* 基因证实可以防止 XBP1 mRNA 剪切成活性形式，而野生型的基因却可在内质网压力诱导下成功剪切成具有活性的 *XBP1*。第二个 *XBP1* 突变 *XBP1s-P326R* 位于 *XBP1* 剪切形式的穿膜激活区域，是一个非保守错义突变。进一步研究发现该突变对 XBP1mRNA 剪切成活性形式影响较小。研究报

道野生型和 *XBP1s-P326R* 两者转录活性在内质网压力下无明显差异。

进一步研究发现 *XBP1-L167I* 对硼替佐米耐药起一定作用，*XBP1s-P326R* 突变也同样引起耐药，虽然对 *XBP1* 剪切影响较小。*XBP1* 基因敲除后，降低了硼替佐米的作用，因为活性形式的 *XBP1* 可增敏细胞对硼替佐米的治疗作用。并且表达 *XBP1-L167I* 或 *XBP1s-P326R* 突变的细胞对硼替佐米产生耐药。硼替佐米成为针对多发性骨髓瘤的一个靶向治疗药物。泛素蛋白酶体负责对未折叠或错误折叠蛋白的降解，它的抑制剂硼替佐米可导致细胞内未折叠或错误折叠蛋白的致命性堆积，从而诱发细胞凋亡。尽管开始许多骨髓瘤患者均对硼替佐米治疗起效，但是很多患者将会发生对硼替佐米的耐药。许多潜在硼替佐米耐药机制被鉴定，但最主要原因目前仍不十分清楚。目前开始将导致硼替佐米耐药的基因锁定在 DUBs：USP14 和 UCHL5，其在多发性骨髓瘤细胞生存和硼替佐米耐药方面可能起作用。这两个蛋白已被证实在多发性骨髓瘤细胞中高表达，而在正常浆细胞中不表达。这说明 USP14 和 UCHL5 可能是潜在的未折叠蛋白或错误折叠蛋白的去泛素化酶，从而减低压力水平。支持这样理论的证据是当用 SiRNA 下调 USP14、UCHL5 表达和用特异性的 19S 调节抑制剂，抑制这些酶的去泛素化作用后多发性骨髓瘤细胞增殖活性下降。曾经对硼替佐米耐药的细胞重新变得对其敏感。这些结果也进一步支持 Feng 等的研究，其结果显示 b-AP15 抑制 USP14 和 UCHL5 的去泛素化酶活性，触发了多发性骨髓瘤细胞的凋亡，成时间依赖性和剂量依赖性。Liu 等的进一步研究同样证实了 USP14 和 UCHL5 在多发性骨髓瘤的重要性，他们使用另一种抑制剂 CuPT 抑制去泛素化酶，结果显示同样能引起类似的细胞毒反应。

尽管目前许多研究集中在硼替佐米耐药的机制方面，但仍有学者继续探讨骨髓瘤处理压力水平的可能机制，并主要还是集中在未折叠蛋白或错折叠蛋白反应方面。目前已开始主要集中在自噬的细胞信号通路研究方面。自噬是一种逐渐进化而保守的维持细胞内稳态的机制。细胞成分的降解发生在溶酶体，一个负责处理细胞内废物和细胞碎片的细胞器。各种各样的自噬细胞信号通路可大致分成截然不同的三种。三种信号通路可分为大自噬、微自噬和分子伴侣自噬。大自噬最初作用是清除损坏的细胞器和无用的蛋白质。这个作用是通过形成包绕细胞器的双膜自噬体而完成。但是，微自噬是一个非选择性的溶酶体降解过程，通过自噬微管直接吞没细胞质成分。分子伴侣自噬通过一个驱动蛋白底物到溶酶体膜结合蛋白的分子伴侣复合物，降解特定胞质定位蛋白。通过一系列的研究发现，自噬在各种恶性肿瘤中发挥作用，包括多发性骨髓瘤。由 Kharaziha 完成研究，发现索拉非尼诱导细胞自噬，阻止细胞发生凋亡，而抑制凋亡相关信号通路后细胞发生凋亡。Kawaguchi 等发现相似的现象，抑制自噬可明显提高细胞毒药物与硼替佐米联合治疗的效果。之所以通过抑制自噬可以明显提高细胞毒药物对多发性骨髓瘤疗效，是因为骨髓瘤细胞中因大量单克隆球蛋白而存在较高水平的自噬。Aronson 等研究发现自噬诱导可促进多发性骨髓瘤细胞的凋亡抵抗，且在自噬和蛋白酶体之间存在明显的相互作用。PI3K/mTOR 信号通路的抑制诱导自噬的发生，随之蛋白酶体活性也下降。这与未折叠蛋白反应相关基因 *UPR* 和 *PSMD14* 表达下调有关，其作用是对泛素化蛋白连接和蛋白酶体稳定起作用。因此，自噬诱导后直接导致蛋白酶体活性受抑制。这也是为什么自噬是保护多发性骨髓瘤细胞重要机制的原因。

尽管热休克蛋白在许多癌症中是研究的焦点，但是 HSP90 和热休克结合蛋白 70

（HSP73）在骨髓瘤中的作用出乎意料。HSP73（HSP70）是分子伴侣自噬中对确定自噬降解所有蛋白底物的胞质伴侣复合物，其高表达于多发性骨髓瘤细胞。高表达的 HSP73水平被发现存在于多发性骨髓瘤肿瘤细胞中和骨髓瘤细胞系中，但在正常人浆细胞中未发现其高表达。HSP70 的抑制促进了多发性骨髓瘤细胞的凋亡。进一步研究发现HSP90 由于其涉及细胞生长众多相关信号通路而促进细胞生长和抑制细胞凋亡，而成为多发性骨髓瘤的潜在治疗靶点。众所周知，HSP90 涉及蛋白中，60％以上是激酶包括 STAT3、p53、MEK、BCR-ABL 和 AKT，其中大多数已被明确是对多发性骨髓瘤和其他多种肿瘤生长起促进作用的蛋白。由于许多信号通路的蛋白明显依赖于HSP90，因此该蛋白被重视，针对其的新的骨髓瘤靶向治疗方法正在研究中。如 NVP-HSP99、NVP-AUY922 和 Ganetespib 等，均可以明显抑制体外骨髓瘤和其他多种恶性肿瘤细胞内的HSP90 蛋白活性。研究表明当 HSP90 被抑制时，HSP70 表达上调，进一步研究发现HSP 70 和 HSP90 同时受抑制可起到协同抑制多发性骨髓瘤细胞的作用。类似的结果也在肺癌细胞系中被观察到。这也说明 HSP70 支持 HSP90 蛋白，对多发性骨髓瘤的生存起促进作用。

三、骨髓瘤肿瘤细胞和骨髓微环境

浆细胞来源于造血细胞，通过 IgVDJ 重排、体细胞突变和 Ig 经典转变。骨髓瘤细胞是生发中心后具有同质性克隆序列突变的长生存浆细胞。多发性骨髓瘤细胞表面表达CD38 和 CD138 抗原，而缺乏 CD45 和表面免疫球蛋白表达。通过染色体核型分析或原位免疫荧光杂交可发现在30％～50％患者中存在染色体异常。这些结果说明了两个不同的病理生理信号通路：①非超二倍体患者中存在 Ig 异位与不同基因形成融合，其涉及 5 个明确的异位染色体结构包括 11q13［cyclin D1］，6p21［cyclin D3］，4p16［纤纤维母细胞生长因子 3，FGFR3］，多发性骨髓瘤 SET 区域［MMSET］，16q23［c-maf］和20q11［mafB］，以及发生率相对较高的 13/13q14 缺失。②超二倍体涉及的染色体包括 3，5，7，9，11，15，19 和 21。IgH 异位与 3/13q14 缺失同时发生率非常低。这些染色体改变导致细胞周期素 D失调和在与产生 IL-6 和其他细胞因子的骨髓基质细胞相互作用过程中扩增。骨髓的微环境对多发性骨髓瘤发病机制是相当重要的。骨髓瘤细胞表面的 VLA-4 与血清中纤连蛋白相结合，骨髓瘤细胞表面的淋巴相关功能抗原 1（LFA-1）与骨髓基质细胞的细胞间黏附分子 1 相结合，引起骨髓瘤细胞的归巢。骨髓中其他的细胞因子如肿瘤坏死因子 α（TNF-α）通过诱导核因子 κB（NF-κB）调节骨髓瘤细胞的黏附。NF-κB 依赖的细胞表面黏附因子 ICAM-1 和血管细胞黏附因子 1（VCAM-1）均表达于骨髓瘤和骨髓基质细胞表面，增加了两者之间的相互作用，诱导了骨髓间质细胞分泌 IL-6 和 VEGF 等。在骨髓微环境中IL-6、胰岛素样生长因子（IGF-1）、血管内皮细胞生长因子和 TNF-α，调节骨髓瘤细胞的生长。然而，IL-6、IGF-1 和 IL-21 也与肿瘤细胞的生长和抗凋亡有关。这些细胞因子主要通过 JAK-STAT3 和 PI3K/AKT 信号通路来实现其生物学作用。总之，骨髓瘤细胞与骨髓微环境中骨髓基质细胞及其分泌的各自细胞因子相互作用，导致多发性骨髓瘤的耐药发生。

四、P 糖蛋白在多发性骨髓瘤多药耐药中的作用

化疗药物如多柔比星和卡菲佐米被研究证实在 50% 以上的多发性骨髓瘤患者中，诱发 P 糖蛋白的过表达。而过表达的 P 糖蛋白将在下一疗程影响到药物的疗效。在多发性骨髓瘤中应用的大多数药物都被确定为多药耐药（multiple drug resistance，MDR）蛋白的底物。因此，这些药物的疗效在高表达 MDR 的患者中明显下降。但有部分药物如蛋白酶体抑制剂硼替佐米并非 MDR 蛋白的底物。以下将 MDR 蛋白如何对在骨髓瘤治疗中对常用的药物诱导其耐药进行阐述。

（一）蛋白酶体抑制剂

1. 硼替佐米

硼替佐米是一种含硼的二肽，为第一代蛋白酶体抑制剂，靶向作用于蛋白酶体 26S 的 B5 亚单位。26S 蛋白酶体是一种核与胞质泛素蛋白酶水解系统，调节细胞增殖、分化与凋亡。曾经硼替佐米被认为并非是 P 糖蛋白的作用底物，因为它并不直接与多药耐药相关蛋白（multidrug resistance-associated protein，MRP）发生作用。这基于先前硼替佐米治疗和 P 糖蛋白过表达在难治性疾病中并无明显相关性。但是，近来有研究表明 RPMI 细胞系过表达 P 糖蛋白，用硼替佐米联合 P 糖蛋白抑制剂可明显增加硼替佐米对骨髓瘤细胞的杀伤作用。该研究结果说明 P 糖蛋白实际上在硼替佐米对骨髓瘤耐药中发挥重要作用，而并非先前所认为那样。

2. 卡菲佐米

卡菲佐米是一种肽基-环氧酮，为第二代蛋白酶体抑制剂。卡菲佐米可以通过共价键高效地抑制蛋白酶体的分子伴侣样活性。卡菲佐米的作用机制不同于第一代硼替佐米。卡菲佐米是不可逆地结合于蛋白酶体 B5 亚单位的 Thr 氨基酸，而硼替佐米是可逆地作用于这个靶点。并且卡菲佐米对蛋白酶体抑制具有更高的选择性，也是它不良反应比硼替佐米更少的原因。多发性骨髓瘤细胞中 P 糖蛋白表达升高会诱发卡菲佐米耐药。骨髓瘤细胞系 H23 半数细胞致死浓度 IC_{50} 在细胞系经低剂量的卡菲佐米处理 6 个月后上升了 74 倍。类似的结果在结肠癌细胞系 DLD1 中被证实，其 IC_{50} 在经卡菲佐米处理后上升了 88 倍。将已经耐药的细胞系予维拉帕米处理后，发现细胞系又重新恢复了对卡菲佐米的敏感性。同样的蛋白免疫印迹和 PCR 反应检测 H23 耐卡菲佐米的骨髓瘤细胞株中的 MDR1 蛋白和基因表达水平较敏感的 H23 细胞株明显上升。在另一项研究中发现，对多柔比星耐药的骨髓瘤细胞株 RPMI 显示对卡菲佐米完全耐药，当予 P 糖蛋白抑制剂处理后，恢复了对卡菲佐米的敏感性。

当检测多种多药耐药时，仅仅 P 糖蛋白在卡菲佐米耐药的细胞中显示表达水平明显升高，而表达乳腺癌耐药蛋白升高的骨髓瘤细胞依然对卡菲佐米敏感。活动性卡菲佐米耐药后表现出对 YU-101（蛋白酶体抑制剂）和紫杉醇（P 糖蛋白底物）交叉耐药，这是由于 P 糖蛋白的诱导。但是，另一方面硼替佐米与卡菲佐米并未表现出交叉耐药情况。目前临床上常常通过抑制 P 糖蛋白来逆转多发性骨髓瘤的耐药，但往往都失败。在体外研究中，将卡菲佐米和维拉帕米联合作用时，几乎完全逆转了骨髓瘤细胞对卡菲佐米的耐药性。但在临床上由于维拉帕米需要很高的药物浓度，因此并未显示出如体外实验一般的效

果。相似的，卡菲佐米与 vismodegi（一种 P 糖蛋白抑制剂）在骨髓瘤细胞株显示出了对肿瘤细胞抑制作用明显增强，而这种联合目前仍在临床试验中。

（二）蒽环类抗生素

多柔比星是一种蒽环类抗生素，在非耐药的骨髓瘤患者中广泛应用。在经多柔比星治疗过的骨髓瘤患者中，75% 患者显示 P 糖蛋白表达增高。发现 P 糖蛋白升高和既往采用多柔比星治疗之间存在明显相关性，并发现随着多柔比星剂量升高，P 糖蛋白的表达量也明显升高。另外，MRP1、MRP2 和乳腺癌耐药蛋白（breast cancer resistance protein，BCRP）表达升高也被证实可减少蒽环类药物的胞内浓度，诱导在多发性骨髓瘤的耐药。当多柔比星和长春新碱联合化疗后，P 糖蛋白升高的发生率更高。相似的，VAD 方案（长春新碱、多柔比星、地塞米松）可使 90%～100% 患者增加 P 糖蛋白的表达。当多柔比星与维拉帕米连用时，对多柔比星的耐药被逆转。同样的，多柔比星与 P 糖蛋白表达抑制剂 psorospermin 联合使用，多柔比星的耐药性也被逆转。在多发性骨髓瘤患者中使用 P 糖蛋白抑制剂，多柔比星在细胞内吸收浓度明显升高，且肿瘤细胞对治疗的敏感性也增加。

（三）烷化剂

1. 氧芬肿

氧芬肿属于烷化剂类细胞毒药物。高 P 糖蛋白表达被发现直接与氧芬肿在细胞内的低浓度有关。并这一现象可被 P 糖蛋白抑制剂——环孢素所抑制。但目前仍无证据表明氧芬肿可诱导骨髓瘤细胞内 P 糖蛋白表达增加。既往采用蒽环类药物治疗诱导骨髓瘤细胞表达 P 糖蛋白后，降低了氧芬肿的有效性。

2. 环磷酰胺

环磷酰胺是一种在多种恶性肿瘤中均广泛使用的细胞毒药物，但目前没发现其是 P 糖蛋白的底物，且未发现其可诱导骨髓瘤细胞表达 P 糖蛋白。

（四）免疫调节剂

1. 地塞米松

地塞米松是一种用于多发性骨髓瘤治疗的糖皮质激素，能抑制 IL-6，是一种在多发性骨髓瘤中对细胞增殖和凋亡抵抗起作用的细胞因子。并且，地塞米松被显示通过抑制 IL-1β 产生抗溶骨作用。P 糖蛋白表达升高被发现于 75% 的接受过地塞米松治疗的骨髓瘤患者。当地塞米松被给予和维拉帕米联合使用后，多发性骨髓瘤细胞对地塞米松的耐药性被逆转。以上研究结果证实地塞米松是一种 P 糖蛋白的底物，可被其通过外泵降低胞内药物浓度，而最终影响疗效。

2. 沙利度胺

虽然其抗骨髓瘤的作用机制尚未完全清楚，其已被广泛应用于复发难治性骨髓瘤的治疗。目前认为其抗骨髓瘤机制主要为免疫调节和抗血管生成。最近研究发现沙利度胺可与一种可与 DNA 损坏结合蛋白 1 和 Cul4A 形成 E3 泛素连接酶复合物的小分子 cereblon 结合，进而导致成纤维母细胞因子表达下调。并且，当细胞内缺乏小分子 cereblon 与免疫调节剂如沙利度胺耐药有关，进一步说明这是沙利度胺抗骨髓瘤的作用机制。用沙利度胺短时间（24 小时）作用骨髓瘤细胞后，并未明显增加 ABCB1 基因和 P 糖蛋白的表达量。但长时间作用后沙利度胺导致 ABCB1 基因和 P 糖蛋白基因表达量下降。这说明当与其他因 P 糖蛋白而发生耐药的药物联合使用时，沙利度胺可增加这些药物的有效性。

3. 雷那度胺

雷那度胺是一种沙利度胺的衍生物，具有直接的抗增殖、细胞毒、抗血管生成和免疫调节的作用。雷那度胺通过降低 IL-6 和 VEGF 水平，抑制血管生成扰乱骨髓瘤微环境，并且可通过抑制调节 T 细胞和恢复免疫信号传导，扩大 NK 细胞的杀伤活性。分子水平方面，雷那度胺降低干扰素调节因子 4（IRF4）和诱导几种细胞周期依赖性激酶 CDK 抑制剂（p15，p16，p21 和 p27）表达。临床上，雷那度胺提高地塞米松对复发难治性骨髓瘤的疗效，地塞米松单药对复发难治性多发性骨髓瘤疗效为 22%，当与雷那度胺联合使用时为 60%。并且雷那度胺可提高蒽环类药物的抗骨髓瘤疗效。研究表明雷那度胺是 P 糖蛋白的作用底物。当 MDCKII 细胞 P 糖蛋白过表达时，雷那度胺的外排率由 1.91% 增加至 3.66%。最近研究显示伊曲康唑可增加雷那度胺在骨髓瘤细胞内浓度。

4. 泊马度胺

尽管沙利度胺、雷那度胺和泊马度胺具有类似的结构，但它们在细胞毒作用、免疫调节和抗血管生成方面的潜能有所不同。泊马度胺是沙利度胺的衍生物，最近被 FDA 批准用于多发性骨髓瘤的治疗。它与沙利度胺的不同之处在于，有两个桥氧基在邻苯二甲酰环和 1 个氨基在第四位置。泊马度胺可明显地影响肿瘤微环境和许多对肿瘤细胞生长的细胞因子。在免疫调节方面比沙利度胺有着更大的潜力。目前尚无关于 P 糖蛋白在泊马度胺耐药中的作用研究。

第三节　复发性骨髓瘤患者的特定治疗方案

一、常规治疗方案

常规治疗方案指新药（沙利度胺或雷那度胺、硼替佐米）诞生之前使用的药物组成的方案。基于经典 VAD 方案（长春新碱、多柔比星、地塞米松）的多药联合化疗方案（如 VAMP、CVAMP、CEVAD、HyperCVAD、VBAP 和 MOD 等）在复发性骨髓瘤治疗中显示出不错的疗效，尽管随着疗效更高而毒性更低的特异性靶向药物的出现，这些方案在复发性骨髓瘤患者治疗中的使用有所减少，但对于部分因经济困难无法承担新药治疗的复发和难治性骨髓瘤患者仍不失为一种可选择的方案。关于新药方案治疗后复发患者再用常规化疗药物治疗的情况报道较少。对于既往采用常规治疗方案后进展患者，在原方案基础上加入逆转耐药的药物如环孢霉素、维拉帕米、干扰素和 PSC-833 等，虽然提高了治疗反应率，但并未延长患者的无进展生产时间和降低治疗相关毒性。据报道以烷化剂为主的 M2 方案（长春新碱、环磷酰胺、卡莫司汀、氧芬肿、泼尼松）在复发和难治性骨髓瘤中有效率达 33%，中位持续缓解时间为 7 个月。口服伊达比星单药仅有 14% 的微小缓解率，但与 CCNU、地塞米松联合（CIDEX）可获得大于 30% 的部分缓解率，而毒性可以耐受。

如下主要总结了常用的常规化疗药物及方案。

（一）糖皮质激素

糖皮质激素长期以来被认为对复发骨髓瘤治疗有效。历史数据表明高剂量的地塞米松（480mg/月）可产生27%以上的缓解率。因此临床研究相关管理机构通常要求在复发进展性骨髓瘤的新药临床研究中把高剂量地塞米松作为对照组，部分缓解率不应低于18%~24%。但大剂量糖皮质激素毒副作用突出，包括疲乏、感染、高钙血症。而低剂量地塞米松方案可获得高于40%的部分缓解率而毒性更小。单药甲泼尼龙（2g，静脉注射，3次/周）诱导治疗的缓解率为35%，有效患者中无复发和总生存时间分别为15个月和19个月。

（二）中剂量氧芬胂

众多研究表明中剂量氧芬胂 [（25~50）mg/m^2，每月] 对接受 VAD 方案或口服氧芬胂治疗后复发患者具有一定疗效，总体有效率为35%~58%，缓解时间可持续6~16个月。主要毒性反应为恶心、呕吐及延迟性骨髓抑制。

（三）福莫司汀

福莫司汀是一种亚硝基脲类化合物，在两个小型研究中被证实对复发性骨髓瘤具有抗肿瘤作用。37%的患者可获得持续的部分缓解以上的疗效。但该药可导致3/4级的骨髓抑制和黏膜炎。这些研究结果表明值得进一步研究该药在复发骨髓瘤中的作用。

（四）强化的联合治疗方案

Barlogie 等用以顺铂和依托泊苷为基础的 EDAP（依托泊苷、地塞米松、阿糖胞苷、顺铂）方案（每3~4周1个疗程）治疗既往接受氧芬胂或 VAD 治疗复发的骨髓瘤患者。研究结果显示40%患者有效，但其中80%患者出现粒细胞缺乏的败血症，治疗相关死亡率达到20%。进一步分析发现一般状况好和肿瘤负荷低的患者从该治疗方案中获益明显，因此在用如此强烈方案治疗前应进行充分的风险评估。DCEP（地塞米松、环磷酰胺、依托泊苷、顺铂）方案也在小样本研究中用于复发性骨髓瘤患者的治疗，入组的大部分患者既往接受至少两种以上的方案治疗，结果显示58%患者获得缓解，持续缓解中位时间为9个月，1/3患者可后续接受自体干细胞移植巩固治疗。第三个曾被用于复发性骨髓瘤治疗的强烈化疗方案为 ESHAP 方案（依托泊苷、甲泼尼龙、阿糖胞苷、顺铂），其用于 VAD 一线治疗后复发性骨髓瘤患者，大多数患者耐受良好，虽然17%患者出现粒细胞缺乏伴发热和30%患者出现无需透析治疗的肾功能损害。治疗结果显示67%患者获得部分缓解以上疗效，其中76%患者接受造血干细胞动员，成功率达84%。虽然以上介绍的强烈化疗方案对曾经接受常规化疗作为一线治疗后复发或进展的骨髓瘤患者有不错疗效，但应警惕此类方案的治疗相关毒性，而关于其对曾接受新药治疗后进展的骨髓瘤患者的疗效尚不清楚。因此强烈的联合化疗方案临床上仅推荐作为复发后表现为高侵袭性且大肿瘤负荷的患者在二次自体移植前的挽救治疗方案使用。

二、沙利度胺方案

(一) 沙利度胺单药

Singald 等发表的沙利度胺在复发骨髓瘤中应用的综述开创了多发性骨髓瘤治疗的新纪元。沙利度胺起初被观察到可减少骨髓瘤骨髓中微血管密度和抗血管生成作用，说明其有潜在的抗骨髓瘤作用。Singald 首次报道 84 例复发性骨髓瘤患者，2011 年更新后为 169 例患者接受沙利度胺单药治疗，约 30% 患者取得部分缓解，14% 患者完全缓解，2 年无事件生存率为 26%，总生存率为 48%，但疗效与骨髓中微血管密度降低无关。治疗相关毒副作用主要为 3~4 级便秘 (16%)，神经毒性 (9%)，疲倦 (25%)。后续众多沙利度胺单药治疗复发性骨髓瘤患者研究被发表。一个包含 42 项临床研究的系统综述报道 1674 例复发性骨髓瘤患者，总有效率为 29.4%，完全缓解率为 1.6%，中位缓解时间是 1~2 个月，中位无事件生存时间是 12 个月，剂量与疗效之间关系未被发现。不良事件包括疲乏 (54%)、便秘 (56%)、外周神经毒性 (28%)、眩晕 (22%)、皮疹 (15%)、中性粒细胞减少 (15%) 和血栓形成 (3%)。研究中发现当口服沙度胺剂量大于 200mg/d 时，外周神经毒性和疲乏症状发生率明显上升 (分别 16% vs. 31%；49% vs. 66%)。

另外一篇系统性综述证实沙利度胺在复发性骨髓瘤的总体疗效为 28.2%，而完全缓解率为 1.6%。1 年无进展生存 (progression-free survival，PFS) 率为 23%~45%，1 年总生产 (overall survival，OS) 率为 49%~86%。研究结果表明 β_2 微球蛋白水平、年龄是 PFS 独立预后不良因素。另一项Ⅲ期随机对照研究 (OPTIMUN 研究) 试图确定沙利度胺单药治疗骨髓瘤的最佳剂量。该研究设定了沙利度胺 100mg、200mg 和 400mg 三个剂量组并与地塞米松单药进行比较。研究结果显示，各组总体有效率相似 18%~25%，高剂量沙利度胺组在 PFS 方面并未显示出统计学意义的优势。但用沙利度胺治疗组反应持续时间较地塞米松单药组更长，但便秘、外周神经毒性、皮疹等不良反应发生率也更高。

(二) 沙利度胺与其他药物联合

尽管许多Ⅱ期临床和回顾性研究证实，沙利度胺和常规药物及新药如硼替佐米、激素等联合治疗复发性骨髓瘤，疗效显著，但Ⅲ期随机对照研究报道甚少。

1. 沙利度胺和地塞米松

沙利度胺和地塞米松联合治疗的研究通常是小规模的Ⅱ期临床研究，其中包括不同剂量的沙利度胺和地塞米松组合。Dimopoulos 等用沙利度胺联合地塞米松治疗复发多发性骨髓瘤 (沙利度胺起始剂量为 200mg/d，如果耐受良好可增加至 400mg/d，地塞米松累计每疗程剂量为 240mg/m²)。入组患者中 77% 对此前包含地塞米松方案耐药，最终 55% 患者获得部分缓解，中位无进展时间 10 个月。主要不良反应为便秘、嗜睡、外周神经毒性、心情烦躁和头痛等。深静脉血栓发生率为 7%，较沙利度胺单药时更高。沙利度胺和地塞米松联合治疗复发性骨髓瘤的Ⅱ期临床研究的系统性综述分析包括了 12 项研究，其中纳入 450 名患者，使用沙利度胺治疗的中位剂量为 200mg/d [(100~300) mg/d]，地塞米松每个疗程累计的剂量为 180mg/d [(160~290) mg/d]。疗效与先前报道的相似，未发现地塞米松剂量与疗效关系。该方案起效时间快 (1~4 个月)，中位 EFS 和 OS 分别是 8

个月和 27 个月。最常见的毒副反应是便秘（37%）、嗜睡（26%）、神经毒性（27%）和抑郁（10%），约 13% 患者因治疗相关毒性停止治疗。该研究还证实了沙利度胺和地塞米松联合治疗时深静脉血栓发生率更高，尽管剂量相关性尚未确立。

2. 沙利度胺联合烷化剂

多个不同研究采用不同剂量的沙利度胺和环磷酰胺、地塞米松（CTD）联合治疗复发和难治性骨髓瘤患者，结果无明显差异。患者接受这种方案治疗，耐受性良好，常见毒副作用为神经毒性、倦怠、便秘和血细胞减少。尤其是 3~4 级的中性粒细胞减少发生率为 67% 以上，深静脉血栓的发生率为 11%，使得该方案使用时预防性抗凝治疗非常必要。CTD 方案疗效显示 55%~83% 的部分缓解率，其中完全缓解率为 19%，而 PFS 为 8~16个月。如果患者既往未接受过沙利度胺治疗，其疗效较曾接受过沙利度胺治疗的患者更佳（67% 和 30%）。如果用泼尼松替代地塞米松，CTD 方案的近期疗效无明显改变（57% 以上部分缓解，20% 完全缓解，PFS 13.2 个月），各种毒副反应也类似（3~4 级中性粒细胞减少 43%，粒细胞缺乏伴发热 11%，高血糖 20%，深静脉血栓 8%）。沙利度胺和氧芬胂联合或不联合地塞米松治疗复发性骨髓瘤患者，部分缓解以上患者比例为 59%，其中完全缓解率为 5%~12%，取得完全缓解患者中 2 年 PFS 和 OS 是 61%。

3. 沙利度胺联合地塞米松、脂质体多柔比星

沙利度胺、地塞米松联合脂质体多柔比星（THaDD）与 TD（沙利度胺和地塞米松）方案进行病例配对比较。结果显示前者在部分缓解率（75% vs. 60%）、完全缓解率（30% vs. 10%）及 PFS（21 个月 vs. 11.5 个月）、OS（33 个月 vs. 20 个月）方面显示出明显的优势，但 3~4 级粒细胞减少（25% vs. 0）和感染（23% vs. 0）发生率更高。

三、来那度胺方案

（一）来那度胺单药

来那度胺是一种类似于沙利度胺的口服药物，其抗肿瘤作用机制多样，包括免疫调节、抗血管生成、诱导凋亡，阻断骨髓瘤细胞与骨髓基质细胞之间信号互动。第一个 I 期临床研究评估来那度胺在复发性骨髓瘤治疗中的作用，纳入 27 例患者，既往接受过治疗方案种类中位数是 3，方案采用雷那度胺剂量由 5mg/d 逐渐递增至 50mg/d。最后结果表明该药的最大耐受剂量为 25mg/d，70% 患者至少获得微小缓解率以上疗效。在后续的 II 期临床研究中，70 例复发难治性骨髓瘤患者随机接受 30mg/d 或 15mg 一天两次（连续 21天，28 天 1 个疗程），以探讨来那度胺最佳用药方式。15mg 一天两次与骨髓抑制发生率增加有关，而非血液毒性发生率较低，其中深静脉血栓和外周神经毒性发生率分别为 3% 和 2%。治疗结果显示微小缓解率以上有效率为 25%，一天顿服和两次服用组的中位 OS分别为 28 个月和 27 个月。对两个疗程后疗效评价为疾病进展或稳定患者，加用地塞米松治疗，反应率可提高至 29%。更大的 II 期临床研究采用 30mg/d 治疗 222 例既往采用多种方案治疗后复发性骨髓瘤患者，获得 26% 的部分缓解率和 44% 的微小缓解率以上疗效，中位 PFS 和 OS 分别是 4.9 个月和 23 个月。患者疗效与是否既往接受沙利度胺、硼替佐米治疗，是否耐药无关。3~4 级毒性反应主要为血液学毒性，表现为贫血、粒细胞减少和血小板下降。

（二）来那度胺联合地塞米松

两个随机、双盲、安慰剂对照的复发性骨髓瘤治疗研究采用来那度胺25mg/d（连续21天，28天1个疗程）或安慰剂联合地塞米松治疗。该方案来那度胺组总有效率分别为61%和60.2%，而安慰剂/地塞米松组为19.9%和24%。来那度胺联合方案与安慰剂/地塞米松治疗组相比，疾病进展时间（time to progression，TTP）明显延长（11.1个月 vs.4.7个月和11.3个月 vs.4.7个月）。来那度胺联合地塞米松组深静脉血栓发生率（8.5% ~15%）明显高于对照组。因此预防性抗凝治疗被强烈推荐，低危患者采用阿司匹林，而华法林和低分子肝素钠可用于高危患者。在加拿大一个纳入130例患者研究中，试图探索细胞遗传学异常对接受雷那度胺和地塞米松治疗的复发性骨髓瘤疗效的影响。结果显示，t（4；14）和del（13q）与其他无细胞遗传学异常患者疗效相当，但del（17p13）对患者预后影响显著，其中位TTP和OS分别为2.2个月和4.7个月。

（三）来那度胺和其他药物的联合

各种包括来那度胺的治疗方案陆续在复发性骨髓瘤治疗中被试验。这些方案的构成基于不同作用机制和不相互叠加的毒副作用。最后结果表明雷那度胺完全适合与其他药物组成理想的治疗方案。

1. 来那度胺、地塞米松和环磷酰胺

在一项Ⅰ/Ⅱ期临床研究中，31例骨髓瘤患者既往曾接受中位3种治疗方案，予来那度胺25mg（第1~21天），地塞米松20mg（第1~4天和第8~11天），环磷酰胺300~700mg/m^2（第1天，第8天）28天为1个疗程。环磷酰胺的最大耐受剂量为600mg/m^2，其他两种药物剂量同上所述。该研究结果显示部分缓解以上的有效率为81%，完全缓解率为29%，而非常好部分缓解率为7%。10例接受最大耐受剂量治疗的患者完全缓解率达40%。中位随访21个月，2年PFS为56%，30个月总生存率为80%。血液学毒性为最常见的3~4级治疗相关毒性，包括41%粒细胞减少。其他3~4级非血液学毒性罕见，包括2名患者中发现血栓。

2. 来那度胺、地塞米松和多柔比星

相似的疗效也在雷那度胺与其他药物如蒽环类药物联合方案中被报道。来自德国骨髓瘤研究小组研究显示，RAD方案［雷那度胺25mg（第1~21天），多柔比星9mg/m^2（第1~4天），地塞米松40mg（第1~4天和第17~20天）］用于复发难治性多发性骨髓瘤的治疗，总有效率为73%，毒副作用主要为3~4级中性粒细胞减少（48%）和血小板减少（38%）。蒽环类药物因既往经验表明容易导致明显的骨髓抑制，因此在治疗时需更加注意使用G-CSF药物的支持治疗。

RAD方案具体用法：来那度胺25mg（第1~21天），多柔比星9mg/m^2（第1~4天），地塞米松40mg（第1~4天和第17~20天）。

四、硼替佐米方案

硼替佐米是一种二肽硼酸类似物，能可逆性地抑制在细胞生长发育中发挥着关键作用的蛋白酶体。蛋白质降解发生涉及两个步骤，其中包括ATP依赖的泛素化蛋白酶体降解。

硼替佐米可特异性抑制糜蛋白酶样活性，导致能干扰骨髓瘤细胞与肿瘤间质细胞互动、细胞因子产生、血管生成的蛋白在细胞内聚集，从而达到抗肿瘤作用。最近该药物的注射用法增设了皮下注射方式，这样更加安全且疗效不受影响。

(一) 硼替佐米单药

硼替佐米对血液肿瘤的疗效起初在Ⅰ期临床研究中被证实。各种研究发现硼替佐米严重的治疗相关毒性为血小板下降（37%）、贫血（19%）、中性粒细胞减少（15%）和低钠血症（15%）。Ⅲ期临床试验 APEX 研究随机将患者分成两组分别接受硼替佐米或地塞米松治疗。硼替佐米组总有效率和完全缓解率分别为38%和6%。该研究随访结果显示硼替佐米治疗组患者中位时间为29.8个月，而地塞米松组为23.7个月。

(二) 硼替佐米联合方案

临床前研究显示硼替佐米和常规治疗药之间存在协同作用，导致以硼替佐米为基础的联合治疗方案的出现。两个Ⅱ期临床研究采用不同的硼替佐米剂量联合地塞米松治疗复发性骨髓瘤，结果显示两种剂量方案的总有效率（30%和38%）大致相当，其中包括10%的完全缓解率或接近完全缓解率，中位生存时间是16个月。重要的是亚组分析发现采用该方案治疗时，del（13）不再是独立预后不良因素。这与先前部分研究发现复发难治性骨髓瘤对硼替佐米疗效与 del（13）和 t（4；14）无关的结论相一致。先前治疗的次数和方案、一般状况和 β_2 微球蛋白水平和先前其他不良预后因素不再是不良的预后因素。

(三) 硼替佐米和多柔比星

硼替佐米单药或与多柔比星联合近期有效率相当，但联合治疗组 TTP 和 OS 明显延长，具有统计学意义（TTP：9.3个月 vs. 6.5个月；15个月 OS：76% vs. 65%）。在肾功能异常组和正常组（肌酐清除率<60ml/min）总有效率和 TTP 无明显差异，但当肾功能异常时药物相关毒性明显增加。硼替佐米、多柔比星和地塞米松组成的 PAD 方案的部分缓解以上疗效为67%，其中25%患者疗效至少为非常好部分缓解。

(四) 硼替佐米、地塞米松和烷化剂

Reece 等将硼替佐米、环磷酰胺、地塞米松组成 VCD 方案，其有效率为95%，完全缓解率接近50%。1年 PFS 和 OS 在最高剂量水平是83%和100%。早期研究探索每周2两次硼替佐米联合环磷酰胺和地塞米松方案也可获得68%～88%的有效率和31%的完全缓解率。治疗相关毒性可耐受，主要涉及血小板减少、中性粒细胞减少、神经毒性和疱疹病毒感染。类似的研究被大量开展，得出结果相对一致。目前关于硼替佐米的用法推荐每周皮下注射给药，疗效不受影响而毒副作用确明显减少。Ⅰ/Ⅱ期研究中确立了氧芬肿和硼替佐米联合使用的最大耐受剂量为 $7.5mg/m^2$，总有效率为68%，而完全缓解和接近完全缓解率为23%。所有患者中位 PFS 是10个月，而接受最大耐受剂量患者中位 PFS 为12个月。3～4级血小板减少发生率为62%，中性粒细胞减少发生率为57%。

（五）硼替佐米联合方案具体用法

（1）硼替佐米单药：1.3mg/m²，静脉注射，第1天、第4天、第8天和11天使用，每3周1次。

（2）Btz+DEX：Btz：1.3mg/m²，静脉注射，第1天、第4天、第8天和第11天使用；DEX：20mg，第1天、第2天、第4天、第5天、第8天、第9天、第11天、第12天使用，每3周1次。

（3）Btz+PLD：Btz：1.3mg/m²，静脉注射，第1天、第4天、第8天和第11天使用；PLD：30mg/m²，第1天使用，每3周1次。

（4）VTD：Btz：1.3mg/m²，静脉注射，第1天、第4天、第8天和第11天使用；沙利度胺：200mg/d；DEX：40mg，第1~4天使用，每3周1次。

（5）Btz+Cycl+Pre：Btz：1.3mg/m²，静脉注射，第1天、第4天、第8天和第11天使用；Cycl：300mg/m²，每周1次；Pre：100mg，每周1次，4周1个疗程。

（6）Btz+Adri+DEX：Btz：1.3mg/m²，静脉注射，第1天、第4天、第8天和第11天使用；Adri：30mg/m²，第1天；DEX：40mg，第1~4天使用，每3周1次。

（7）Bendamustine+Btz+DEX：bendamustine：70mg/m²，静脉注射，第1天、第8天使用；Btz：1.3mg/m²，静脉注射，第1天、第8天、第15天、第22天使用；DEX：20mg，第1天、第8天、第15天、第22天使用。

（8）Btz+Vor：Btz：1.3mg/m²，静脉注射，第1天、第4天、第8天、第11天使用；Vor：400mg第1~14天使用。

（9）Carfilzomib：第一个疗程，carfilzomib：20mg/m²，静脉注射，第1天、第4天、第8天、第11天使用，28天为一个疗程；第二个疗程起27mg/m²，不超过12个疗程。

五、多个新药联合方案

两个新药联合激素或蒽环类药物、烷化剂组成的多药方案已被广泛应用。新药联合方案的反应率接近100%，PFS也被明显提高。但目前很少有随机对照研究证实此类方案可明显改善患者的总生存。而新药组合方案经济花费昂贵，因此在为患者选择治疗方案时应仔细考量。总的来说，新药多药联合方案有其价值尤其对于高危复发骨髓瘤患者。

（一）DT-PACE

Lee等报道采用两个疗程DT-PACE（地塞米松、沙利度胺、顺铂、多柔比星、环磷酰胺、依托泊苷）后序贯VAD或MP治疗复发性骨髓瘤患者，总体有效率为32%，但治疗相关毒性非常大，12%患者发生需要治疗的粒细胞缺乏伴发热，21%出现严重恶心和呕吐，19%患者出现严重的黏膜炎，在未接受预防性抗凝治疗的患者深静脉血栓发生率为15%。

（二）硼替佐米与沙利度胺联合方案

Roman等在一项Ⅱ期临床研究中采用每周两次硼替佐米给药联合沙利度胺、地塞米松治疗复发性骨髓瘤患者，63%患者获得部分缓解，其中11%患者达到完全缓解。最常见的3~4级毒性为血小板减少和中性粒细胞减少。虽然外周神经病变发生率为60%，但3~4级发生并不多，且大多数是可逆的。相似的治疗结果也见于VTDoxil方案，其部分缓解率为55%，完全缓解率（CR率）为22%。疗效持续时间中位PFS是11.5个月，而外周神经病变发生率达70%（1~2级），有趣的是深静脉血栓发生率非常低。Garederet比较了VTD与TD方案用于自体干细胞移植后复发性骨髓瘤患者，结果显示VTD方案TTP更优（19.5个月 vs. 13.4个月，$P=0.03$），但OS无明显差异。VTD组外周神经病变发生率更高（29% vs. 12%，$P=0.001$），且3~4级感染和血小板减少也更常见。沙利度胺、硼替佐米和烷化剂组成的VMPT和VCTD方案部分缓解率分别为67%和74%，PFS可长达14个月，而毒性未见明显增加。硼替佐米、沙利度胺、地塞米松和脂质体多柔比星四药联合方案（ThaDD-V）诱导治疗疗效显著（即便既往曾接受硼替佐米和沙利度胺治疗）且总有效率达76%，CR率为37%，中位疾病进展时间为18.5个月，中位OS为40个月。外周神经病变是主要不良反应，2~3级发生率为45%，需将硼替佐米和沙利度胺两药剂量适当减少。

（三）硼替佐米和来那度胺联合

临床前研究证明硼替佐米和雷那度胺在体内有协同作用。一项Ⅱ期临床研究中评估硼替佐米和雷那度胺、地塞米松联合治疗复发性难治骨髓瘤患者，MR以上疗效86%，CR/nCR 24%，PR以上疗效患者67%。亚组分析发现按照细胞遗传学和ISS分期划分的标危和高危组患者反应率无明显差异。治疗毒副反应可接受，主要为可控制的骨髓抑制和非血液学毒性如外周神经病变等。

（四）来那度胺联合脂质体多柔比星、长春新碱、地塞米松

Baz首先报道了该方案用于复发骨髓瘤治疗的疗效。雷那度胺从诱导治疗开始服用，连续用21天，28天为1个疗程；泼尼松50mg隔天服用，直到疾病进展。总有效率为75%，CR/nCR率为29%。3~4级毒性发生率超过10%，包括中性粒细胞减少（32%）、血小板减少（13%）、粒细胞缺乏伴发热（7%）和深静脉血栓（9%）；外周神经毒性发生率35%，其中5%患者为3~4级。所有患者中位PFS为12个月。

（五）来那度胺联合氧芬肿、泼尼松、沙利度胺

Palumbo等探索了雷那度胺、氧芬肿、泼尼松、沙利度胺四药联合方案用于复发性骨髓瘤患者的疗效。部分缓解以上有效率为75%，34%取得非常好部分缓解以上疗效。1年PFS和OS率分别为51%和72%。3~4级不良事件包括血细胞减少，3~4级外周神经毒性和深静脉血栓未见发生。

（六）来那度胺方案具体用法

（1）Rd：来那度胺25mg，第1~21天使用；地塞米松40mg，第1~4天使用，每4周1次。

（2）RVD：硼替佐米1.0 mg/m²（第1天、第4天、第8天、第11天使用），来那度

胺 15mg/d（第 1～14 天），地塞米松 40/20mg/d（第 1～4 个疗程），20/10mg/d（第 5～8 个疗程）（硼替佐米给药当天和次天）。

（3）RCD：来那度胺 25mg（第 1～21 天），地塞米松 40mg（第 1～4 天），环磷酰胺 500mg（第 1 天、第 8 天、第 15 天，每 4 周 1 次）。

（4）BLD：苯达莫司汀 75 mg/m²（第 1～2 天），来那度胺 10 mg（第 1～21 天），地塞米松 40mg 每周 1 次，28 天 1 个疗程。

六、挽救治疗后巩固治疗

新药联合的运用使得复发性骨髓瘤患者获得较高的缓解率，而治疗相关毒性可耐受。后续可选择获得部分缓解的患者接受自体干细胞移植或异基因造血干细胞移植治疗，进一步巩固其疗效。

（一）自体干细胞移植——原发耐药

尽管患者对初始治疗表现出耐药，但依然可以很好地动员出造血干细胞。因此，难治性骨髓瘤患者是自体造血干细胞移植支持下大剂量化疗的适应人群。许多研究证实了高剂量的氧芬肿在原发耐药患者中的疗效，给药剂量通常为 200mg/m²，此外其他各种方案也被应用。部分缓解以上的有效率为 69%～92%，其中 40% 以上患者可能取得完全缓解。但相应的这些患者治疗相关死亡率较初始治疗敏感患者更高，达到 6%～19%。最近研究比较了稳定的难治性疾病与活动性进展疾病对于自体干细胞移植疗效的差异，尽管两组患者的部分缓解以上有效率无明显差异（54% vs.58%），但移植前为活动性进展状态疾病患者移植后早期进展发生率明显更高（22.5% vs.2%），且中位 PFS 和 OS 也相应缩短（PFS：0.6 年 vs.2.3 年；OS：1.1 年 vs.6 年）。总之，这些研究表明自体干细胞移植不适合用于疾病快速进展的骨髓瘤患者。

（二）自体干细胞移植——移植后复发疾病

首次自体干细胞移植后复发再接受自体移植的数据非常有限，仅有单中心回顾性的报道。对于此部分患者良好的预后因素包括白蛋白>30g/L，化疗敏感复发。单因素分析表明首次移植后复发间隔时间超过 18 个月也是对无事件生存和总生存有利的因素。

Royal Marsden 研究小组分析 172 例自体移植后复发患者，其中 68% 患者接受 CVAMP 方案挽救治疗。随后依据患者身体状况和意愿等，48 名患者后续接受高剂量的氧芬肿治疗，其他患者接受其他非高剂量治疗。两组无事件生存（1.3 年 vs.0.9 年）和总生存（2.9 年 vs.1.7 年）无统计学差异。首次移植后至疾病进展超过 18 个月，患者总生存明显更长，而进展后再次行自体干细胞移植患者总生存上无统计学优势（2.9 年 vs.1 年，$P=0.33$）。其他研究发现曾接受 5 种或以上方案治疗和对首次自体移植疗效不佳是 PFS 预后不良的因素，而曾接受 5 种或以上方案治疗和首次自体移植治疗后 12 个月内发生进展是 OS 的预后不良因素。

比较自体干细胞移植后再行自体移植或仅行常规化疗的病例配对研究，显示接受两次移植患者总有效率为 64%（完全缓解为 26%），1 年治疗相关并发症发生率为 7%。接受两次移植患者 4 年生存率更高（32% vs.22%）。预后因素分析显示年龄小于 65 岁、首次移植后疗效持续时间至少18个月、初诊时 β₂ 微球蛋白小于 2.5mg/L 是预后良好的因素。因此目前研究数据表明如果患者对化疗敏感或首次移植后疗效持续时间 24 个月以上，可能再次从自体干细胞移植中获益。

（三）异基因造血干细胞移植

异基因造血干细胞移植为具有 HLA 配型相合供者、对化疗敏感、良好的体能状况患者提供一项治疗的选择。潜在的移植物抗骨髓瘤作用可能为高危骨髓瘤患者提供帮助。虽然近年来支持治疗的进展和减低剂量预处理移植的发展，大大降低了治疗相关死亡率，但异基因移植的治疗毒性依然是大家非常担心的问题。基于此，目前对于骨髓瘤患者仅仅推荐在临床试验背景下接受异基因造血干细胞移植。

来自 HLA 抗原全相合的有关或无关供者的异基因造血干细胞移植是对多发性骨髓瘤有潜在治愈可能的一种治疗方式。来自自体和同卵双生的骨髓移植由于缺乏免疫性抗骨髓瘤作用，因此难以治愈疾病。目前的随访数据表明对于多发性骨髓瘤患者经过自体干细胞移植治疗后，多年仍有高风险的复发可能，难以被彻底治愈。相比之下，异基因造血干细胞移植治疗后患者的持续缓解时间较长，复发风险较低。异基因造血干细胞移植的优势在于，移植物中无肿瘤细胞污染，且移植物可发挥抗骨髓瘤作用。虽然经高强度的预处理后给予异基因造血干细胞移植导致的持续缓解时间更长，但由于较高的治疗相关死亡率成为该项治疗手段的一大弊端，限制了它的应用，并非所有患者都能成为异基因造血干细移植的适合人选。清髓性异基因造血干细胞移植常常用于年轻的一般状况较好的患者和原先对常规治疗耐用药的复发患者。当然，随之而来也是更高治疗相关死亡率。到了 21 世纪后设计出来减低剂量预处理的异基因造血干细胞移植，其更多地使用免疫抑制剂，而不是细胞毒药物。目的是将供者的骨髓植入受者，同时最大限度地保护受者原有的组织器官。减低剂量预处理方案的普及，使得异基因造血干细胞移植可以在 70 岁以上患者中应用，即使在先前治疗中存在多种合并症患者也可以使用。基于以上的技术，目前针对复发性骨髓瘤可以采用自体造血干细胞移植，序贯减低预处理剂量的异基因造血干细胞移植，再给予供者淋巴细胞输注。

1. 减低预处理方案

鉴于研究者观察到从移植物抗骨髓瘤中的获益，提出采用免疫抑制的方法将供者骨髓植入到受者体内，尽量减少使用细胞毒药物，这样便可大大降低治疗相关死亡率。这些预处理方案，被命名为减低预处理剂量和非清髓的方案。目前应用较为广泛的是 RIC 方案。该方案最早诞生于西雅图，临床前研究发现采用低剂量的 TBI（2Gy）照射后，予以两种潜在的免疫抑制剂环孢霉素、霉酚酸，即可使移植物稳定地植入到受者体内。随后该方案马上应用到临床上，其中 18 名患者是多发性骨髓瘤，采用该方案进行异基因造血干细胞移植治疗。这些患者中包括 7 名复发难治多发性骨髓瘤的患者，有 6 例既往接受过自体干细胞移植的患者。前四个患者中有 2 例出现较明显的排斥反应，因此后续加入氟达拉宾加强免疫抑制，以便移植物更稳定地植入到供者体内。18 例患者中，1 例死于移植相关毒性，2 名患者取得完全缓解，3 名患者取得部分缓解。但是无一例患者的疗效是持久的。这个研究显示移植物抗骨髓瘤作用并不十分明显。说明加入一定细胞毒药物到 RIC 移植中以提高移植的疗效是必要的。几个减低预处理剂量的异基因造血干细胞移植用于多发性骨髓瘤治疗的结果都不尽如人意。尤其是当患者是复发难治状态时或先前接受自体干细胞移植后失败患者，2 年生产率仅仅为 26% ~50% 。在一项多中心的临床研究中，120 名患者接受以氟达拉宾联合氧芬肿为预处理的异基因移植，结果显示自体移植治疗后复发是最重要的预后因素；治疗相关死亡（HR = 2.80；$P = 0.02$），复发（HR = 4.14；$P < 0.001$）和死亡（HR = 2.69；$P = 0.005$）。欧洲骨髓移植协作组报道了清髓性和非清髓性移植的比较结果。结果表明采用减低预处理剂量的方案，其治疗相关死亡率明显更低。但是，总生存率无明显差异，由于减低剂量的预处理其异基因移植的复发率明显更高。但该研究也存在明显的局限性，由于两组患者的预后因素不完全相同，且采用的治疗方案也不尽相同。至少有一个研究证实自体移植后复发患者，继续采用自体移植行二次移植与接受减低预处理剂量的异基因造血干细胞移植相比较，其无进展生存时间和总生存时间均无明显差异。后续再有研究显示二次自体移植可明显延长患者的生存时间。因此，当患者自体移植复发后如何选择下一步的移植方式仍值得进一步探讨。

2. 自体移植序贯减低预处理剂量的异基因移植

为了发挥细胞毒药物的治疗作用，特意设计了一种新奇的治疗方式组合。对于复发难治的多发性骨髓瘤患者，先予自体干细胞移植治疗，在 2 ~4 个月后再给予 2 ~4Gy 的 TBI 作为预处理的非清髓性异基因造血干细胞移植。常规的自体移植和异体移植分别在不同时间进行，标准的高剂量氧芬肿 200mg/m² 处理后，再通过减低预处理强度的异基因移植给予患者移植物抗骨髓瘤作用，这样既可以最大限度地提高患者疗效，又可降低治疗相关死亡率。一项多中心的前瞻性试验在西雅图展开，总共入组了 54 名 I ~Ⅲ 期的多发性骨髓瘤患者。中位年龄是 52 岁，其中一半患者为复发难治性骨髓瘤。所有患者都获得完全植入，仅一名患者因半嵌入状态需要输注供者淋巴细胞。完全缓解率和治疗相关死亡率分别为 57% 和 22% 。在中位随访 60 个月后，总生存率和无进展生存率分别为 69% 和 38% 。也有采用类似方式治疗后随访 6.3 年的长期生存结果的报道，结果相似。虽然目前这种自体移植后序贯减低剂量预处理的异基因移植还没广泛地应用到多发性骨髓瘤患者的一线治疗中，但从有限的数据可看出这的确不失为复发难治性骨髓瘤患者的一种有效治疗方式。Ⅱ ~Ⅳ 级的移植物抗宿主病在 42% 患者中发生，74% 患者出现慢性移植物抗宿主病，由于移植物抗宿主病或感染的治疗相关死亡率为 18% 。总有效率为 94% ，中位生存时间还没达到，无进展生存时间为 3 年。

一项由意大利骨髓移植协作组开展的前瞻性研究，共入组了 100 名多发性骨髓瘤患者，年龄小于 65 岁。中位随访 5 年，中位总生存时间还没达到，无事件生存时间是 37 个月。急性和慢性移植物抗宿主病发生率分别为 38% 和 50% 。53% 患者取得完全缓解，异基因造血干细胞移植前取得完全缓解或非常好的完全缓解与移植后缓解率和长期生存明显呈正相关。其他的减低预处理方案包括氧芬肿 100 ~140mg/m² 加或不加氟达拉宾，2Gy TBI 加或不加氟达拉宾，中等剂量的白舒非。抗胸腺球蛋白（ATG）或阿伦单抗也被用于体外 T 细胞去除，以降低移植物抗宿主病的发生率。

3. 双次自体移植与自体移植序贯异基因造血干细胞移植的比较

IFM 研究治疗 284 例具有高危特征（升高的 β_2-microglobulin 和 13 号染色体缺失）的多发性骨髓瘤患者，治疗方案包括：IFM99-03 联合 IFM99-04。所有患者接受 VAD 方案诱导治疗后序贯自体干细胞移植，氧芬肿的用量为 200mg/m² 。65 名患者具有相关全相合供者，后续接受以白舒菲、氟达拉滨、高剂量 ATG（12.5mg/kg）作为预处理方案的异基因造血干细胞移植（IFM99-03）。该组患者与 IFM99-04 中 219 名接受 220 mg/m² 氧芬肿预处理后的二次自体移植相比较。两组患者的死亡率和总反应率相似。中位随访 2 年后，总生存率和无进展生存率在双次移植组分别为 35% 和 25%，而自体移植序贯异基因造血干细胞移植组分别为 41% 和 30%。这个研究的结果说明高危的骨髓瘤患者并未从减低剂量预处理方案的异基因造血干细胞移植中获益。研究者认为可能是高剂量的 ATG 过度抑制移植物抗骨髓瘤作用，慢性 GVHD 发生率仅仅为 7%，从而影响到疗效。基于基因或染色体异常而选择接受异基因造血干细胞移植值得进一步研究。

意大利协助组入组 162 名年轻骨髓瘤患者，其中每一位患者至少有一位全相合的同胞供者。升高的 β_2-microglobulin 和 13 号染色体缺失所占比例分别为 35%（$n = 143$）和 40%（$n = 52$）。所有患者均接受 VAD 为基础诱导化疗序贯氧芬肿作为预处理方案的自体造血干细胞移植。80 名具有全相合相关供者的患者接受 TBI 照射的非清髓性预处理，后续接受粒细胞刺激因子作用下的外周血干细胞动员的异基因造血干细胞移植。82 名无 HLA 相合供者的患者被分配至接受高剂量氧芬肿（140~200mg/m²）或中剂量（100mg/m²）氧芬肿治疗。总共 104 名患者完成整个治疗计划。中位随访 45 个月，总生存时间和无事件生存时间分别是 80 个月 vs. 54 个月和 35 个月 vs. 29 个月（自体造血干细胞移植序贯异基因移植和双次自体造血干细胞移植）。多因素分析显示接受异基因造血干细胞移植是患者独立预后良好因素。完全缓解率分别为 55% 和 26%，治疗相关死亡率分别为 10% 和 2%。中位总生存时间在序贯移植组尚未达到，而双次自体移植组为 58 个月；无事件生存时间在序贯移植和双次自体移植组分别为 43 个月和 33 个月。基于升高的 β_2-microglobulin 和 13 号染色体缺失的风险分层，具有其中一个高危因素是独立预后不良的因素，校正的总生存时间 HR 为 0.34（95% CI, 0.10~1.18）和无事件生存时间 HR 为 0.52（95% CI, 0.22~1.21）。

由西班牙骨髓瘤协助组报道的一项研究，总共入组 110 例首次自体干细胞移植后未取得接近完全缓解以上疗效的多发性骨髓瘤患者。如果患者有全相合的供者则接受减低剂量预处理的异基因造血干细胞移植（$n = 25$），否则接受第二次自体造血干细胞移植（$n = 85$）。结果显示在序贯移植组的完全缓解率明显高于双次自体移植组（40% 和 11%；$P = 0.001$）。无进展生存时间方面序贯移植组有延长的趋势，虽然未到统计学意义（中位 31 个月和未达到；$P = 0.08$），与意大利协助组报道的序贯移植后患者比接受双次移植患者复发率更低相一致。在治疗相关死亡率方面，序贯移植组明显高于双次自体移植组（16% 和 5%；$P = 0.07$）。在总生存和无事件生存方面，两组无统计学差异，部分原因是序贯移植组患者数量较少。2010 年由 BMT CTN 报道在一项前瞻性 III 临床研究中，依据患者有无全相合的供者，将患者分为接受双次自体造血干细胞移植（氧芬肿 200mg/m²）和单次自体造血干细胞移植后（预处理方案）序贯异基因造血干细胞移植（2 Gy TBI）。GVHD 预防采用环磷酰胺和吗替麦考酚酯。该研究的主要终点是标危患者的 3 年无进展生存率（不存在 13 号染色体缺失和 β_2-微球蛋白 < 4 mg/L）。在 2003~2007 年 37 个美国中心，总共入组 710 名患者，其中 625 名是标危患者，分配至双次自体干细胞移植组患者再随机接受或不接受 1 年沙利度胺联合地塞米松的维持治疗。结果显示入组到双次自体移植组患者年龄更大，中位是 55 岁。双次自体移植组和序贯移

植组的 3 年无进展生存率和总生存率分别为 46% 和 43% （P=0.67），80% 和 77% （P=0.19）。3 年治疗相关死亡率分别为 4% 和 11% （P=0.04）。在自体造血干细胞移植序贯异基因造血干细胞移植组，Ⅲ~Ⅳ级的急性和慢性 GVHD 发生率分别为 9% 和 47%。每组中 82% 患者接受了二次移植。随访 3 年时，自体造血干细胞移植序贯异基因造血干细胞移植组较双次自体造血干细胞移植组未显示出明显的生存优势。其他证实序贯移植优于双次自体移植的研究就随访到 5 年以上，因此该研究最终结论尚需进一步随访后才能得出。

由于新药的出现和移植方案的改善，近年来多发性骨髓瘤的治疗取得快速进展。许多研究证实治疗使患者获得更深的缓解如完全缓解或非常好的部分缓解以上，对患者取得长期生存至关重要。但即便如此，目前来说，多发性骨髓瘤依然是不可治愈性疾病。目前的研究主要集中在研发新药方面以提高患者诱导治疗效果，后续给予大剂量化疗和造血干细胞移植，甚至在临床试验中给予患者执行异基因造血干细胞移植，以获得更长的疾病控制。目前出现的新药加入到诱导治疗方案，可能显著提高适合造血干细胞移植的多发性骨髓瘤患者长期生存。将来尚需进一步研究多发性骨髓瘤的治疗策略，以使该种疾病真正成为可治愈性疾病。

（四）嵌合抗原受体 T 细胞治疗

1. 概述

基于修饰过的表达嵌合抗原受体 T 细胞 （chimeric antigen receptors T cell, CarT） 的有效癌症免疫治疗进入到临床应用是转化医学研究的一个重要的胜利。过去 20 年中 T 细胞基本生物特性、癌症生物特性、基因工程、抗体工程的进展转化成了过去几年中由多个中心报道的抗 CD19 的嵌合抗原受体 T 细胞抗 B 细胞非霍奇金淋巴瘤。由于 CarT 治疗是作用于癌细胞表面的抗原，因此早期的 CarT 治疗主要集中在血液系统肿瘤的治疗领域（血液系统肿瘤表面常常表达特异性抗原）。接下来笔者将重点讨论基于 CarT 的抗骨髓瘤治疗。

发展现代细胞免疫治疗的动力来自于异基因造血干细胞移植是目前治疗恶性血液肿瘤的一个重要手段。最初异基因造血干细胞移植仅仅被用作患者经历清髓性化疗和放疗后的挽救治疗策略，后续观察和研究发现供体免疫系统在受体体内发挥非常重要的免疫性抗肿瘤作用。这种观点被予以经历异基因造血干下细胞移植后复发患者输注供者淋巴细胞，可使患者再次获得完全缓解。对于多发性骨髓瘤，有限的获益和过高的治疗相关死亡率阻止了异基因造血干细胞移植在多发性骨髓瘤患者中的广泛应用。然而，有报道少数多发性骨髓瘤患者经历异基因造血干细胞移植后可以长期无病生存。也有报道给予复发骨髓瘤患者再输注供者淋巴细胞同样可使患者再次获得缓解。这些研究结果说明更特异性的免疫治疗方法，如经过嵌合抗原受体修饰过的自身 T 细胞有可能发挥同样的抗骨髓瘤效应，而毒性的确明显比异基因造血干细胞移植更低。

嵌合抗原受体是人工合成的穿膜蛋白，经设计后被赋予明显特异性并安装在效应性 T 细胞上，典型如 T 细胞。嵌合抗原受体的主要成分在细胞外，能够识别细胞表面的作为靶点的特异性抗原及细胞内的信号传导区域。该细胞信号传导区域主要用以传导抗原结合后 T 细胞激活所必须的初始细胞转导信号。抗原识别成分通常由各种免疫球蛋白重链和轻链可变区组成并配置单个多肽链。通过嵌合抗原受体识别肿瘤细胞的靶点激活 T 细胞，类似于普通 T 细胞受体抗原识别激活，也就是说 T 细胞激活的主要驱动者为 CD3 复合物的 zeta 链。按包含的细胞内信号传导区域数目，嵌合抗原受体可分为第一代、第二代、第三代。临床应用性嵌合抗原受体 T 细胞的研发与以下 3 个领域的迅速发展密不可分：①基因修饰 T 细胞基因工程；②体外 T 细胞扩增方法；③T 细胞激活信号检测点和共刺激信号的理解。以下将就这几方面的进展做一阐述。

（1）T 细胞基因修饰 T 细胞基因工程：淋巴细胞必须在体外经基因修饰后才能表达嵌合抗原受体。大部分正在进行的 CarT 研究都是采用逆转录病毒载体，可以将目标基因整合到基因组内而永久表达嵌合抗原受体。逆转录病毒载体来源于 γ 逆转录病毒自 1990 年开始在临床上应用于淋巴细胞的基因转染。虽然这种方法被应用于修正严重联合免疫缺陷的酶缺乏导致 T 细胞白血病的发生，但对临床前模型和人体的质粒插入点的长期随访和分析显示成熟淋巴细胞经逆转录病毒载体转染后并不增加插入癌基因的风险。基于 HIV 的慢病毒载体，虽然更昂贵而且生产更具挑战性，但有以下几个优势，包括更高和稳定的转染基因表达，且可能增加安全性，与 γ 逆转录病毒。慢病毒载体目前已经被用于一些 CarT 研究中。其余仍在研究中的基因转染方法包括 mRNA 电穿孔，主要用于嵌合抗原受体的短暂表达或早期的安全性研究中。

（2）T 细胞的体外扩增：嵌合抗原受体修饰的 T 细胞必须在体外扩增，以获得足够数量的细胞能够发挥出临床效应，而没有在输注体内后出现细胞复制、分化和效应表型的消失，并要能具备抗肿瘤活性和长期生存能力。在这方面的主要进展是人造抗原递呈细胞的诞生。它携带结合抗 CD3 和 CD28 抗体的磁珠，能够刺激 CD3 和 CD28 共刺激分子，诱导 T 细胞增殖。接受这种方法扩增 T 细胞输注的患者长期随访显示嵌合抗原受体修饰的 T 细胞可以在患者体内存活 11 年之久，评估后发现细胞的半衰期为 16 年。这种方法已经被应用于已经发表或正在进行的许多嵌合抗原受体修饰的 T 细胞临床研究中，尽管也有报道使用一些可溶性抗 CD3 和 IL-2 抗体。未来的方向包括活性人造抗原递呈细胞的基因工程的发展，其满足联合表达表面分子和分泌细胞因子，并能精确指导 T 细胞朝具有临床活性的方向增殖和分化。

（3）共刺激：T 细胞的激活要求不仅有通过 T 细胞受体的靶标抗原的识别，还要接入相关信号至细胞内，这一过程有赖于生理环境中的专职抗原递呈细胞。某些接入信号被命名为共刺激分子（如 CD28 和 4-1BB），能调节 T 细胞反应的程度，而其他检测点包括 CTLA-4 和 PD-1 主要起负性调节的作用。肿瘤细胞通过操控这些信号传导分子诱导免疫耐受。基于这种现象，目前一种具有良好前景的免疫治疗已经被开发用于肿瘤治疗（PD-L1 抑制剂）。相似的，目前已经明确临床前和临床数据证明共刺激融合到嵌合抗原受体的胞内区域是其保持体内细胞毒性和持续存在的必要条件。使用第一代 CarT 细胞进行的最早临床试验（无共刺激细胞区域）显示这样的 T 细胞临床活性明显不足。在这些研究中，嵌合抗原受体修饰的 T 细胞仅仅以低水平持续了 1 周 ~1 个月的时间。在最近的一项比较研究中，患者输注抗 CD19 的第一代嵌合抗原受体修饰的 T 细胞或输注第二代版本具有 CD28 细胞内区域的 CarT，结果证明第二代 CarT 在患者体内扩增数目明显更多。最近，所有进行的 CarT 研究都采用第二代 Car，通常携带 CD28。也有部分研究中采用携带 4-1BB 信号区域的第二代 CarT，因为临床前数据证实这种 CarT 在体内持续时间更久，效果更明显。最多临床经验目前仍是抗 CD19 CarT，目前已应用于多种 B 细胞恶性肿瘤的 I 期临床研究中。从目前的临床研究报道来看，与临床疗效密切相关的是 CarT 细胞在体内扩增的数量和持续的时间。嵌合抗原受体修饰 T 细胞的大量扩增同时也将导致炎症综合征的形成如细胞因子释放风暴和巨噬细胞激活综合征，也是 CarT 治疗的主要毒性。另外，多个进行 CarT 治疗的中心反馈情况似乎发现这样的趋势，抗 CD19 的 CarT 细胞治疗方法在急性淋巴细胞白血病中的疗效优于慢性淋病细胞白血病。因此，目前仍在对影响 CarT 治疗疗效的疾病因素和患者因素进行深入的研究。

2. 靶标选择的原则

一个理想的 CarT 治疗靶标是细胞表面分子，与其对应的高特异性的抗体可获得，并且在肿瘤细胞表面存在高表达。与治疗性的单克隆抗体相比较，CarT 细胞似乎可以在更低水平的靶抗原存在情况下发挥作用，也容易导致正常组织受免疫攻击的风险。例如，抗 HER2 CarT 基于单克隆抗体 Herceptin，容易使结肠癌患者导致致死性肺炎，这是由于靶标在正常肺组织中也少量表达，虽然在乳腺癌患者中未出现这种情况。相似的，在直接靶向于碳酸酐酶 IX 的 CarT 细胞治疗中，靶标过表达于肾癌细胞，由于该抗原低表达于胆道，因此也导致了胆道的毒性。由于 CarT 细胞持久性不确定，潜在的长久毒性如 B 细胞发育不全和低丙种球蛋白血症在一些接受抗 CD19 的 CarT 细胞治疗患者上观察到。Car 靶标应该是对于肿瘤细胞维持恶性表型所必需的抗原，这样有助于随着靶标的下调而克服肿瘤的耐药机会。最近有研究观察到在儿童急性淋巴细胞白血病患者接受抗 CD19 CarT 细胞治疗后复发，表型转变为 CD19 阴性的急性淋巴细胞白血病。

3. 抗骨髓瘤的 CarT 临床试验

目前有两个正在进行中的嵌合抗原受体修饰的 T 细胞抗骨髓瘤临床试验，其中一个研究采用的 CAR 靶标为免疫球蛋白 Kappa 轻链，另外一个靶标是 CD138 抗原。

（1）Kappa 轻链：贝勒医学院目前正在进行以 Kappa 轻链为靶点的基于 CD28 的第二代 CarT 抗慢性淋巴细胞白血病和其他 B 细胞肿瘤的治疗，包括多发性骨髓瘤（clinicaltrials. gov identifier：NCT00881920）。免疫球蛋白轻链是一个非常有吸引力的 CarT 靶标，由于成熟 B 细胞肿瘤呈轻链限制性表达，意味着一个患者的恶性肿瘤细胞将表达单克隆免疫球蛋白包含的轻链 Kappa 或者 Lambda，但不会两个均存在。表达肿瘤涉及的轻链 B 细胞被清除后剩下都是表达非涉及轻链的正常 B 细胞。这样免疫抑制的作用将比整个 B 细胞均被清除时要小，比如采用 CD19 做 CarT 靶标时，抗 KappaCarT 治疗在贝勒医学院临床试验中被证明在体内扩增的特异性和在临床前体外研究中显示出对 Kappa 轻链限制性肿瘤细胞系的良好抗肿瘤作用。这种方法的潜在的缺点是几乎所有的骨髓瘤细胞都分泌单克隆免疫球蛋白，采用流式细胞仪分析时仅仅极少数细胞表达膜免疫球蛋白。另外，多发性骨髓瘤常常随疾病进展而低表达免疫球蛋白产物。最近研究认为免疫球蛋白成分表达下调被认为是蛋白酶体抑制剂耐药的机制。

（2）CD138：CD138（黏结合蛋白多糖-1）是一种细胞膜硫酸肝素蛋白聚糖，在血液细胞的表达主要集中于恶性与非恶性浆细胞，尽管也表达于各种上皮细胞。CD138 在多发性骨髓瘤的病理作用尚不清楚。CD138 通过 I 型胶原蛋白调控多发性骨髓瘤细胞之间的相互作用。CD138 从细胞表面脱落的可溶形式可在多发性骨髓瘤患者外周循环中检测到，更高水平的可溶性 CD138 意味着更高的肿瘤负荷。临床前研究通过抑制或下调其表达或用抗 CD138 抗体结合细胞毒药物评估了 CD138 作为骨髓瘤靶标的可能。而 CD138 结合抗微管类药物 DM4（BT062）治疗多发性骨髓瘤的临床试验目前仍在进行中。初步的研究报告显示单药具有较弱的抗肿瘤作用，但是更有希望与雷那度胺、地塞米松等药物组成联合治疗的方案。剂量限制性毒性包括黏膜炎和手足综合征（表现为手掌和脚底皮肤发红和疼痛等）。在体外测试中以 CD138 作为抗原靶标，用基于 CD28 的第二代嵌合抗原受体修饰的 T 细胞攻击骨髓瘤细胞，发现对 CD138$^+$骨髓瘤细胞株有特异性的细胞毒作用。基于 4-1BB 的抗 CD138 的第二代 CarT 治疗多发性骨髓瘤的 Ⅰ 和 Ⅱ 期临床试验在中国人民解放军总医院进行（identifier：NCT01886976）。抗 CD138 CarT 治疗的不足之处为除了抗肿瘤细胞外还将损伤黏膜上皮细胞，也解释了 DM4-CD138 结合药物在临床研究观察到的毒性和因 CD138 下调而带来的毒性。几个研究中发现骨髓瘤克隆中具有 CD138 表达低弱或阴性的亚克隆，且具有强大的增殖能力。是否这些克隆导致了骨髓瘤并发症的发生，目前并不清楚。但它们的存在说明了，CD138 表达的可塑性及从抗 CD138CarT 治疗中逃脱的可能和机制。但如果证明足够的安全性，完全可以超过骨髓瘤的范围，将抗 CD138CarT 应用于表达 CD138 的上皮性肿瘤中。

（3）刘易斯抗原：刘易斯抗原（Ley）为结合到细胞表面的各种聚糖，与刘易斯血型系统相关，但它不表达于红细胞。Ley 过表达于许多上皮恶性肿瘤，但也表达于正常上皮，尤其是胃肠道上皮。目前已有多个临床研究探讨抗 Ley 人单克隆抗体 HuS193 对晚期上皮恶性肿瘤的疗效。目前已发表的研究报道临床疗效非常微弱。HuS193 单药时不良反应并不明显，虽然当该单抗连接化疗药物卡里奇霉素时，血小板减少和肝氨基转移酶升高是剂量限制性毒性。基于 CD28 的第二代抗 Ley CarT 在临床前卵巢癌动物移植模型中显示良好的疗效。该研究也显示抗 Ley CarT 无抗自身表达低水平 Ley 的中性粒细胞的毒副作用。同样一个研究小组后续鉴定了异位的 Ley 大概表达于一半左右的多发性骨髓瘤和急性髓细胞白血病标本中，并证明在体外抗 Ley CarT 具有特异性的抗表达 Ley 的急性髓细胞白血病和多发性骨髓瘤细胞系的作用。其细胞毒作用程度与肿瘤细胞表面 Ley 抗原的表达水平相关。在注射多发性骨髓瘤细胞株的免疫缺陷小鼠中注射抗 Ley CarT 细胞，可明显延缓症状性浆细胞瘤的出现和延长小鼠生存时间，尽管尚无研究表明注射 CarT 细胞后可以避免肿瘤的发生。这些研究进一步推动了正在进行的针对预后不良的急性髓细胞白血病和多发性骨髓瘤患者的 CarT Ⅰ/Ⅱ 期临床研究（clinicaltrials. gov identifier：NCT01716364）。已发表的一些结果说明在最初 4 名患者中输注 CART 细胞能按照预期到达肿瘤侵犯部位并保持活性。

4. 抗骨髓瘤 CAR 靶标的临床前研究

（1）B 细胞突变抗原（B cell mutationalantigen，BCMA）：美国国立癌症研究所近日发表数据称，已鉴定了 BCMA 可以作为多发性骨髓瘤非常有前景的靶标抗原并证明抗 BCMA 的基于 CD28 第二代 CarT 在临床前抗骨髓瘤作用。BCMA 是一个肿瘤坏死因子家族蛋白，被发现存在于成熟 B 细胞和浆细胞表面，能促进骨髓浆细胞的长期生存。B 细胞突变抗原表达于大多数骨髓瘤细胞表面，但并非所有的骨髓瘤细胞。有趣的是，一个研究发现在骨髓瘤患者体内存在抗 B 细胞突变抗原的抗体。该患者在异基因造血干细胞移植后复发，予以输注供者淋巴细胞，患者再次获得缓解。治疗性的抗 BCMA 抗体在体外试验中发现对多发性骨髓瘤细胞株和原代骨髓瘤细胞具有良好的抗肿瘤作用。在美国国立癌症研究所的临床前免疫缺陷小鼠研究中，抗 BCMA CarT 细胞特异性清除了用人多发性骨髓瘤细胞株建立的移植瘤。人正常组织也被用免疫组化广泛筛查 BCMA 的表达情况，发现除淋巴组织以外无 BCMA 表达。这些研究结果说明抗 BCMA CarT 治疗具有良好的疗效而毒性确不明显。

（2）CS1：细胞表面糖蛋白 CS1 是最近通过对骨髓瘤细胞表面的蛋白进行高通量的筛查发现的过表达蛋白并被确定为潜在的免疫治疗的靶点。该研究确定 CS1 在原代多发性骨髓瘤细胞和正常浆细胞标本高水平表达，在 NK 细胞、激活的单核细胞、树突状细胞和 T 细胞亚群中也被发现较低水平的表达，但在其他组织未发现表达。同样的研究证实了抗 CS1 单克隆抗体——elotuzumab 具有独特抗骨髓瘤的作用。尽管 elotuzumab 单药对骨髓瘤有效率不高，但其与雷那度胺联合治疗显示出了广阔的前景，目前正在进行该方案的Ⅲ期临床研究。在单药治疗的研究中，未显现剂量限制性毒性，尽管中性粒细胞减少在联合方案的临床试验中被观察到。Chu 等近来报道了以慢病毒为载体转染 CS1 靶标的 CD28 第二代 Car 的临床前评估。该研究的革命性一方面是采用潜合抗原受体修饰的自然杀伤细胞，而不是 T 细胞。在此研究中，抗 CS1 CARNK 细胞在体外显现了 CS1 和嵌合抗原受体依赖的抗多发性骨髓瘤细胞系和原代患者骨髓瘤细胞的细胞毒作用，并延长了侵袭性移植瘤小鼠的生存时间。同一研究小组也在 T 细胞中进行了同样嵌合抗原受体修饰观察其体外抗肿瘤作用。另外在 2015 年 ASH 会议上报道了以 CS1 为靶标的 CART 细胞抗骨髓瘤的临床前研究。该研究小组用特异性抗体经流式细胞仪分析了 67 名多发性骨髓瘤患者的恶性浆细胞和 20 名健康志愿者的正常淋巴细胞亚群。CS1 特异性的单克隆抗体 huLuc63 的 VH/VL 靶向区域与 Ig-Fc、CD3ζ 和 CD28 融合在一起构建 Car。经转染 Car 的 T 细胞用 EGFRt 转染标记富集并扩增后行功能分析。结果显示，所有的多发性骨髓瘤标本具有存在高水平的 CS1 表达，并在骨髓瘤患者外周血正常淋巴细胞上检测到了 CS1 的表达，包括未受刺激和记忆性的 CD4$^+$（95% CI：33%～9%）、CD8$^+$T 细胞（75%～95%）、B 细胞（25%～35%）和 NK 细胞（94%～98%）。非常明显，CS1 在多发性骨髓瘤患者细胞中的表达水平明显高于健康患者的相应淋巴细胞群（$P<0.05$）。表达 CS1-Car 的功能性 CD4$^+$和 CD8$^+$ T 细胞能容易地生产和经单个周期富集和扩增迅速获得治疗所需的量（$>10^7$ cells）。我们分析了体外研究中 CS1-Car CD4$^+$和 CD8$^+$ T 细胞对 CS1$^+$多发性骨髓瘤细胞株包括 MM1.S 和 OPM-2、已经稳定转染 CS1 的 K562 细胞的特异性溶解作用。在用流式细胞仪检测细胞毒作用时，恶性浆细胞和自体 CS1-CarT 细胞共培养后，导致了 4 小时后大于 90% 的恶性浆细胞被清除，但 CD19-Car 和未修饰的 T 细胞无此功能。但是在多发性骨髓瘤移植瘤模型中（NSG/MM1.S），单剂 CS1-CarT 细胞的输注导致了多发性骨髓瘤的完全清除和小鼠的长期生存，但予以 CD19-CarT 或未修饰的 T 细胞治疗的小鼠迅速因疾病进展而死亡。最终，我们分析了 CS1-CarT 细胞对自身细胞的攻击作用，以预测其可能在临床试验中出现的血液毒性。纯化的 CD4$^+$和 CD8$^+$T 细胞、B 细胞和 NK 细胞与 CS1-CarT 细胞共培养后快速和特异性地清除 CS1 阳性的细胞亚群，而对 CS1 表达阴性的部分仍然保持活性及相应的功能。以上结果说明，CS1-CarT 细胞可从多发性骨髓瘤患者生产获得，并在临床前的体外和体内模型中均显示了良好的抗骨髓瘤作用。对自身造血细胞的杀伤作用，并不影响到 CS1-CarT 细胞的应用，但在临床应用中可能会与急性的因子风暴或慢性病毒感染等不良反应相关。但是，这些不良反应可通过对淋巴细胞清除和抗病毒预防，使得 CS1-CarT 成为一种安全和有效的多发性骨髓瘤治疗方法。同时 2015 年 ASH 会议上报道了在用病毒质粒转染抗 CS1-Car 编码基因前，采用 TALEN 基因编辑技术抑制 T 细胞的 CS1 活性。结果显示，当用未行基因编辑的表达时，抗 CS1 CarT 抗骨髓瘤细胞显示出来有限的细胞毒性并导致了 CD8$^+$T 细胞的进行性丢失。CS1 基因编辑过的 Car 细胞具有明显的抗肿瘤细胞毒作用，而且 CD8$^+$T 细胞比例并未受影响。此外，在小鼠的移植瘤模型中，CS1 扰乱的 T 细胞能影响到体内的抗肿瘤活性。后续研究者在用同种异体的成品 CART 平台上采用了上述针对 CS1 的策略。这个同种异体的 CART 平台采用 TALEN 技术抑制 TCRâ 基因，以剔除掉潜在的移植物抗宿主病风险。该研究小组既往发现对 TRAC 基因编辑可以很容易地实现，能够高效地培育出不再在 GVHD 小鼠模型中介导同种异体反应的 TCR 缺陷 T 细胞。该研究结果说明对 T 细胞多个基因进行编辑是可行的并且能培育出 TRAC 和 CS1 基因均敲除的 T 细胞，并能大规模的批量生产不具同种异体反应的 CS1 特异 T 细胞。并且，这种同种异体 T 细胞能容易输注给大量的多发性骨髓瘤细胞。

虽然 CS1 是一个很具吸引力的靶标，但存在以下潜在问题：①CS1 广泛表达于其他造血细胞，容易引起较大的毒性；②由于 CS1 在骨髓瘤细胞中致病机制可能并非必不可少，容易发生 CS1 表达下调而引起抗肿瘤作用失效。NK 细胞相较于 T 细胞的优势在于，其可输注同种异体的细胞，不至于导致移植物抗宿主病。这种方法可以避免必须给每位患者生产定制的自身 CAR 细胞，而省去了大笔费用和大量的时间。目前已有多个临床研究采用经转染过的异体 NK 细胞甚至是 NK 细胞系进行癌症的免疫治疗。总体上来说，保持长久生存的转染技术和能力在 T 细胞方面比 NK 细胞更加成熟些。在体外研究中，抗 CD38 的 4-1BB CART 细胞被证实具有抗多发性骨髓瘤细胞系和患者原代细胞的作用。同一研究小组也以摘要形式报道了这种 CarT 细胞在 B 细胞和 T 细胞恶性肿瘤及急性髓细胞白血病中的疗效。CD38 是一种穿膜糖蛋白，其胞外成分具有催化烟酰胺腺嘌呤二核苷酸水解的作用。涉及 CD38 作为 CarT 靶标的肿瘤只有 B 细胞、T 细胞、NK 细胞和普通的髓系祖细胞，因此可能引发较大的骨髓抑制毒性。抗 CD38 的单克隆抗体 daratumumab 治疗复发难治性骨髓瘤也在临床 I／II 期研究中展示出良好的抗肿瘤疗效，且并未发现明显的骨髓抑制毒性。

5. CarT 在多发性骨髓瘤治疗中的应用前景

抗骨髓瘤的 CarT I／II 期临床研究更可能集中于复发难治性多发性骨髓瘤患者。对于显示出临床疗效的患者，下一步研究需要明确 CarT 细胞在疾病的哪个过程中疗效最好。CarT 细胞治疗不可能取代初诊患者的起始治疗，因为目前的骨髓瘤治疗有效率达 90% 以上而且毒性不大。最新诊断的多发性骨髓瘤患者多合并急性症状，迫切需要尽快缓解症状而需紧急治疗。由于目前 CarT 细胞的生产过程需要 2 周左右的时间，因此不适合作为如此紧急的治疗。CarT 细胞可作为巩固治疗，进一步加深患者缓解的深度及延长其对初始治疗的疗效持续时间。这和自体造血干细胞移植用于多发性骨髓瘤治疗的原理类似。有学者认为要么将自体造血干细胞移植和 CarT 细胞治疗联合，要么用其取代 CarT 细胞治疗。将自体造血干细胞移植和 CarT 等免疫治疗有机结合在一起是目前几个临床研究正在探讨的问题。在自体干细胞移植后立即输注 CarT 细胞可能特别适合于转染性 T 细胞在体内扩增。另一种可能是抗骨髓瘤 CarT 细胞在没有自体干细胞支持下的大剂量化疗存在情况下，在体内被诱导扩增，那么这样 CarT 细胞就可能以更低毒性的方式，取代自体造血干细胞移植，成为骨髓瘤诱导治疗后的巩固治疗手段。例如，予以骨髓瘤患者更低毒性的去淋巴细胞化疗能使移植物顺利植入，这种方法正在目前大多数的临床研究中被应用。在这样的背景之下，CarT 细胞在初始诱导治疗后或自体造血干细胞移植后被输注到患者体内，不管怎样共同特点都是患者此时的肿瘤负荷都降至较低水平。现在的关键问题之一是高肿瘤负荷是否为体内 CarT 细胞特异、稳定扩增的必要因素。这可能取决于特定 CarT 设计和 CarT 细胞输注后所处的免疫环境。

总之，多发性骨髓瘤目前存在多个可用于 CarT 免疫治疗的治疗靶点和可与目前存在的抗骨髓瘤主流治疗方案相结合的契合点。具有抗骨髓瘤活性 CarT 的研发可能是这种目前无法治愈疾病的一大治疗进展。

七、兴起的新药

（一）苯达莫司汀

苯达莫司汀有着类似于烷化剂和嘌呤类似物的化学结构，因此它与环磷酰胺、氧芬胂并不完全交叉耐药。苯达莫司汀单药治疗复发难治性骨髓瘤患者，部分缓解以上有效率大于 50%，中位持续缓解时间为 17 个月。不良反应主要为 1/2 级的胃肠道反应，主要血液学毒性 3/4 级的中性粒细胞和血小板减少。许多研究就苯达莫司汀不同给药方式用于经多种方案治疗过的骨髓瘤患者进行探索，结果显示部分缓解率大于 30%，中位疗效持续时间为 10 个月。苯达莫司汀与沙利度胺、地塞米松等联合治疗，可达到 86% 部分缓解率。此联合方案耐受性好，主要不良反应是 3/4 级中性粒细胞减少和血小板减少。

苯达莫司汀方案具体用法为 BTD：bendamustine：60mg/m^2（第 1 天、第 8 天使用）；thalidomide：100mg（第 1 ~ 21 天使用），dexamethasone：20mg（第 1 天、第 8 天、第 15 天、第 22 天使用），28 天为 1 个疗程。

（二）泊马度胺

泊马度胺（CC-4047）是一种口服的、结构类似于沙利度胺和雷那度胺的免疫调节剂。它能直接杀伤骨髓瘤细胞，也可通过 caspase-8/死亡受体途径诱导细胞凋亡，还能通过下调黏附分子表达、降低细胞生存信号、增加自然杀伤细胞活性达到抗肿瘤作用。并且在体外其抗肿瘤细胞坏死因子和 T 细胞共刺激活性较雷那度胺更强。泊马度胺在复发骨髓瘤患者中的首个临床研究将最大耐受剂量确定为 2mg/d，其导致的 3/4 中性粒细胞发生率为 58%，3/4 静脉血栓发生率为 16%。总有效率为 55%，其中 17% 患者取得完全缓解，中位无进展时间为 9 个月，而中位生存时间是 20 个月。另一研究显示单药泊马度胺 5mg 隔天服用，总有效率为 50%，10% 患者取得完全缓解，而中位 PFS 和 OS 分别为 10.5 个月和 35.9 个月。泊马度胺联合地塞米松治疗对硼替佐米和雷那度胺耐药性骨髓瘤患者显示出令人鼓舞的结果，总有效率超过 30%，完全缓解率为 5%。且在染色体预后不良组（17p-）也显示出较明显的疗效。同一研究组比较泊马度胺 2mg/d 或 4mg/d 连续服用联合地塞米松 40mg/d 用于对雷那度胺和硼替佐米耐药骨髓瘤患者的疗效。骨髓抑制是 3/4 级主要的血液学毒性，2mg 与 4mg 组间无明显差异。这些研究表明泊马度胺对于既往经多种药物治疗复发或耐药且一般情况较好者显示出较好的抗骨髓瘤作用。

肾功能损伤在初诊多发性骨髓瘤患者中发生率为20%～30%，并是患者明显的不良预后因素。来自两个重要的临床研究数据（MM-002，MM-003）表明泊马度胺联合小剂量地塞米松在有或无中度肾功能不全患者中的疗效和耐受性相当。但是，这些临床研究排除了重度肾功能不全的患者。MM-013（NCT02045017）是一个欧洲多中心开放的Ⅱ期临床研究，目标为评估泊马度胺联合小剂量地塞米松在中至重度的肾功能不全复发难治性多发性骨髓瘤患者的疗效、安全性及药物代谢特征。该研究计划入组复发难治性多发性骨髓瘤患者80名，分为3组：A组［中度肾功能不全 eGFR≥30～45ml/（min·1.73m²），n=33］；B组［重度肾功能不全无透析，eGFR<30ml/（min·1.73m²），n=33］，C组［重度肾功能不全需要透析，n=14］。患者必须有多发性骨髓瘤相关肾功能不全和至少接受过1种方案治疗（包括雷那度胺）。泊马度胺4mg/d，低剂量地塞米松40mg/d（75岁以上患者20mg/d），第1天、第8天、第15天、第22天使用，口服，第1～21，28天为一个疗程，直至疾病进展和出现不可接受的毒性。结果显示39名患者入组，12名患者分配在A组，18名患者分至B组，9名患者分至C组。所有患者中位年龄为72岁（52～86岁），67.7%为男性。7名患者因进展而中断治疗，3名因不良反应停止治疗，5名出现死亡（2名因疾病进展，2名因感染，1名因高钾离血症），其他中断治疗的原因为1名86岁患者因一般健康问题，1名患者因肾功能继续恶化。中位治疗持续时间为A组6.9周，B组12.6组，C组12.9组。泊马度胺剂量在3名患者降低至3mg，每组各1名患者，原因均是不良反应（血小板减少2例，肺炎1例）。但是，无进一步剂量减少。在终止治疗的患者中任何级别的不良反应事件发生率最频繁的是血液毒性（82.4%，1414例患者），显著的中性粒细胞减少发生率为58.8%（A组50%，B组42.9%，C组83.3%），贫血发生率为52.9%（A组50%，B组28.6%，C组83.3%），血小板减少发生率为52.9%（A组75%，B组14.3%，C组83.3%）。3/4级中性粒细胞减少发生率为47.1%；3/4级血小板减少发生率为35.3%。尤其是，在A组仅报道了一例中性粒细胞减少伴发热。粒细胞集落刺激因子应用于52.9%的患者。非血液毒性发生率较低。感染发生在7名患者（41.2%），除1名患者是鼻咽感染外，所有的患者均是肺部感染。衰弱（23.5%）和疲劳（23.5%）主要发生于C组患者，无血栓或继发肿瘤发生。这些数据表明泊马度胺联合小剂量地塞米松对于肾功能不全患者安全有效。起始剂量4mg/d的泊马度胺可用于肾功能不全各个时期的患者。不良反应与先前报道的泊马度胺毒性类似，主要为血液毒性和感染。中性粒细胞减少和血小板减少发生率与肾功能正常患者相似。在中性粒细胞和血小板出现下降的患者，应该考虑剂量调整，患者出现感染时也应调整剂量。

泊马度胺联合地塞米松方案为复发难治性骨髓瘤治疗的重要选择。但是，对于雷那度胺和硼替佐米均耐药的患者经此方案治疗，中位无进展生存时间仅为3.7个月，那么需要进一步提高这部分患者的疗效。Ixazomib是一个口服的蛋白酶体抑制剂，在肿瘤水平具有良好的蛋白酶体抑制作用并在临床前骨髓瘤模型中显示出与免疫调节剂良好的协同作用。临床研究证明作为单药或与雷那度胺和地塞米松联合治疗初诊多发性骨髓瘤，显示出良好的疗效。在2015年ASH会议上报道了Alliance A061202研究的部分结果。该研究评估了泊马度胺、ixazomib 和地塞米松联合治疗雷那度胺和硼替佐米均耐药的复发难治性多发性骨髓瘤。该研究的关键入组标准包括诊断符合复发难治性多发性骨髓瘤，曾接受至少 2 种方案治疗，对硼替佐米和雷那度胺均耐药（治疗中进展或最后剂量后 60 天内进展），ECOG 评分小于或等于 2 分，绝对中性粒细胞计数 ≥ 1.0×10^9/L，肌酐清除率 ≥ 50ml/min，外周神经毒性小于或等于 2 级。患者予以泊马度胺和 ixazomib 的爬坡剂量治疗。剂量爬坡试验按照标准的 3+3 设计，同时联合标准的地塞米松剂量。患者接受泊马度胺 2 ~ 4mg（第 1 ~ 21 天）；ixazomib 3 ~ 4 mg（第 1 天、第 8 天、第 15 天）；地塞米松 40mg（75 岁以上患者 20mg）（第 1 天、第 8 天、第 15 天、第 22 天），28 天为一个周期。治疗至疾病进展或者出现不可接受的毒性。最终入组了 17 例患者，中位年龄为 64 岁（47 ~ 77 岁），中位距离诊断的时间为 5.5 年（3.3 ~ 8.3 年），65% 患者为高危细胞遗传学特征 [+1q, del [17p] 和（或）高危 IgH 异位]。所有患者都有 ECOG 评分 0 分或 1 分（分别占 59% 和 41%）。14 名患者既往治疗信息完全可知，100% 患者既往接受过雷那度胺和硼替佐米、地塞米松治疗，71% 患者接受过烷化剂治疗（环磷酰胺和低剂量氧芬肼），71% 患者接受过自体造血干细胞移植，29% 患者接受过卡菲佐米治疗。82% 患者先后对含雷那度胺和硼替佐米方案耐药。6% 患者既往对雷那度胺和硼替佐米联合方案耐药，其余 12% 患者情况不明。至今两个剂量限制性毒性发生。3 级和 4 级的中性粒细胞减少、血小板减少和淋巴细胞减少分别于 29%/6%，12%/6% 和 29%/0% 的患者中发生。12% 患者发生感染，无患者发生 4 级感染。治疗相关的外周神经毒性发生率为 24%，3 级毒性未观察到。主要治疗相关不良反应为疲乏（53%），恶心（24%），便秘（18%），腹泻（29%），皮疹（18%），震颤（24%），焦虑（18%），失眠（29%）和水肿（24%），严重程度均不超过 2 级。53% 患者出现过剂量下调至少 1 个水平，35% 患者经历了用药推迟。目前 1 名患者因不良反应中断治疗，1 名患者拒绝进一步治疗。13 名患者至少接受 1 个疗程治疗，总反应率为 62%（7 名患者部分缓解，1 名非常好的部分缓解）。以上结果表明，泊马度胺联合 ixazomib 和地塞米松方案毒性可以而疗效令人鼓舞。

泊马度胺方案具体用法如下所述。

（1）泊马度胺：4mg 第 1 ~ 21 天，口服，28 天为 1 个疗程。

（2）泊马度胺+地塞米松：泊马度胺 4mg 第 1 ~ 21 天，口服；地塞米松 40mg 第 1 天、第 8 天、第 15 天、第 22 天使用，28 天为 1 个疗程。

（三）HDAC 抑制剂

组蛋白乙酰化调节染色体压缩和基因的表达。组蛋白乙酰化由组蛋白去乙酰化和乙酰化转移酶两种作用相反的酶所控制。在肿瘤细胞中去乙酰化酶作用占据主导，因此去乙酰化酶抑制剂便成为肿瘤治疗中的有效药物。单药去乙酰化酶抑制剂，如 vorinostat、panobinostat、romidepsin 诱导治疗效果甚微。但将其与其他药物联合则产生令人鼓舞的结果。Ⅱ期临床研究显示硼替佐米联合 vorinostat 用于硼替佐米和免疫调节剂均耐药的难治性骨髓瘤患者，总有效率为 17%，中位 OS 为 11.2 个月，2 年生存率为 32%。在一项比较硼替佐米联合地塞米松与硼替佐米联合 vorinostat 的研究中，含 vorinostat 方案有效率提高（54%、41%，$P < 0.0001$）。不幸的是，有效率的提高仅仅转化为 PFS 的轻微提高（7.7 个月、6.8 个月）。Vorinostat 联合雷那度胺、地塞米松三药联合在 Ⅰ 期临床研究中用

于复发难治性骨髓瘤的治疗。该联合方案耐受良好，常见毒性是中性粒细胞减少、血小板减少、腹泻和疲乏。87%患者疾病保持稳定。一项 II 期临床研究中评价 panobinostat 联合硼替佐米、地塞米松用于复发难治性骨髓瘤的疗效（PANORAMA 研究）显示总效率为29%。主要毒性包括胃肠道反应和血小板减少。Romidepsin 联合硼替佐米、地塞米松的方案对于复发难治性骨髓瘤疗效的研究显示，微小缓解以上有效率为72%，主要毒性是中性粒细胞减少、血小板减少和胃肠道反应，但均可控。

HDAC 抑制剂方案具体用法如下所述。

（1）Vorinostat+雷那度胺+地塞米松：雷那度胺 25mg（第 1~21 天），vorinostat 400mg（第 1~7 天，第 15~21 天），地塞米松 40mg（第 1 天、第 8 天、第 15 天、第 22 天），28天为 1 个疗程。

（2）Panobinostat+硼替佐米+地塞米松

1）第 1 阶段：panobinostat 20 mg（第 1 天、第 3 天、第 5 天、第 8 天、第 12 天）；硼替佐米 1.3mg/m² 静脉注射（第 1 天、第 4 天、第 8 天、第 11 天）；地塞米松：20mg（第 1 天、第 2 天、第 4 天、第 5 天、第 8 天、第 9 天、第 11 天、第 12 天），3 周为 1 个疗程，共 8 个疗程，临床获益可进入第 2 阶段。

2）第 2 阶段：panobinostat 20mg（第 1 天、第 3 天、第 5 天、第 8 天、第 12 天、第 22 天、第 24 天、第 26 天、第 29 天、第 31 天、第 33 天）；硼替佐米 1.3mg/m² 静脉注射（第 1 天、第 8 天、第 22 天、第 29 天）；地塞米松：20mg（第 1 天、第 2 天、第 8 天、第 9 天、第 22 天、第 23 天、第 29 天、第 30 天），6 周为 1 个疗程，直至疾病进展为止。

（四）第二代蛋白酶体抑制剂-卡菲佐米

卡菲佐米是一种不可逆的环氧酮蛋白酶体抑制剂，可选择性抑制糜蛋白酶样蛋白酶。两个早期 II 期临床试验研究评价了卡菲佐米在复发难治性骨髓瘤患者中的疗效。在经多线方案治疗且难治的多发性骨髓瘤中，卡菲佐米联合地塞米松治疗，总有效率为23%，疗效持续中位时间为7.8 个月，中位总生存时间是15.6 个月。疲乏、呕吐、血小板减少和血清肌酐上升是最常见的毒性。对于既往未接受硼替佐米治疗的患者，微小反应以上疗效比例为59%~64%。中位疗效持续时间为13 个月，神经毒性发生率仅为17%，其他毒性包括心脏和肺毒性，但均可控制。也由于以上研究证明卡菲佐米在多发性骨髓瘤中具有良好的安全性和有效性，美国已批准卡菲佐米用于复发难治性多发性骨髓瘤的治疗。在 I 和 II 期临床研究中，证实了卡菲佐米、雷那度胺和地塞米松联合治疗复发难治性多发性骨髓瘤具有良好的效果，其不良反应与前三药报道的相关不良反应类似。也基于这些前期研究结果，美国梅奥医学中心开展了卡菲佐米联合雷那度胺、地塞米松对比雷那度胺联合地塞米松的随机 III 期临床研究（ASPIRE 研究）。既往接受 1~3 种方案治疗的复发难治性多发性骨髓瘤患者入组该研究。如果患者曾接受硼替佐米治疗，只要治疗期间未出现疾病进展，依然可以入组。患者既往接受过雷那度胺联合地塞米松治疗，只要未由于毒性或疾病进展而在治疗前 3 个月内而停止治疗或最近接受雷那度胺和地塞米松治疗未在用药期间出现疾病进展，均可入组该研究。入组前筛查要求所有患者肝功能和血液、肾功能（肌酐 ≥ 50ml/min）均符合相应标准。如果患者在随机前 14 天有 3~4 级的外周神经毒性（2 级具有疼痛）或纽约心脏协会 3～4 级心功能不全，不予入组。患者按照 1：1 随机入组接受卡菲佐米联合雷那度胺和地塞米松或雷那度胺联合地塞米松治疗，每 28 天为一个周期，直到患者要求退组或疾病进展或毒性不可耐受。随机时予以分层，参照指标为 β_2-微球蛋白水平<2.5mg/L 或 ≥2.5mg/L、先前是否接受硼替佐米治疗和是否接受过雷那度胺治疗。卡菲佐米用法为 10 分钟注射完毕，第 1～12 个疗程给药时间为第 1 天、第 2 天、第 8 天、第 9 天、第 15 天、第 16 天（首疗程第 1 天、第 2 天起始剂量为 20mg/m²，随后将剂量提高至 27mg/m²，此后均按照 27/m² 执行），第 13～18 个疗程中给药时间为第 1 天、第 2 天、第 15 天、第 18 天。疗程结束后，停止用药。雷那度胺 25mg 口服，第 1～21 天；地塞米松 40mg 第 1 天、第 8 天、第 15 天、第 22 天，每 28 天为 1 个疗程。主要研究终点是无进展生存时间，次要终点是包括总生存时间、总反应率、缓解持续时间和生活质量、安全性。临床获益率（微小缓解或更好）是评估的指标。研究结果显示在卡菲佐米组患者无进展生存时间明显提高，中位时间是 26.3 个月，而对照组是 17.6 个月（死亡或进展风险比为 0.69；95% CI, 0.57～0.83；P=0.000 1）。中位总生存时间还没达到。在卡菲佐米组和对照组，2 年总生存率分别为 73.3% 和 65.0%（死亡或进展风险比为 0.79；95% CI：0.63～0.99；P=0.04）。两组的总反应率（部分缓解或更好）分别为 87.1% 和 66.7%（P<0.001）；两组分别有 31.8% 和 9.3% 的患者获得完全缓解或更好的缓解；14.1% 和 4.3% 的患者获得严格的缓解。卡菲佐米和对照组的 3 级以上不良反应发生率分别为 83.7% 和 80.7%；两组分别有 15.3% 和 17.7% 的患者由于毒性中断治疗。卡菲佐米患者的生活质量明显优于对照组。以上研究结果说明，在复发难治性多发性骨髓瘤中卡菲佐米联合雷那度胺和地塞米松治疗，明显提高了无进展生存时间，而且安全性良好。

硼替佐米联合地塞米松是复发难治性多发骨髓瘤治疗的标准方案，卡菲佐米联合地塞米松在复发难治性骨髓瘤中显示出来良好的疗效，那么这两种方案之间究竟疗效有无差异呢？ENDEAVOR 研究就是为回答这个问题而设计的。这是一个比较卡菲佐米联合地塞米松与硼替佐米联合地塞米松用于复发难治性多发性骨髓瘤的Ⅲ期随机对照研究。曾经接受过 1～3 种方案治疗的复发难治性多发性骨髓瘤患者，按 1：1 随即入组，分别接受卡菲佐米联合地塞米松或硼替佐米联合地塞米松治疗。随机按照是否曾经接受过蛋白酶体抑制剂、先前接受的治疗方案数目、ISS 分期和硼替佐米治疗方案（如果被分配至硼替佐米组）分组。患者接受卡菲佐米（第一周期第 1～2 天 20mg/m²；此后 56mg/m²；30 分钟静脉滴注完毕）联合地塞米松治疗（20mg 口服或静脉注射）或硼替佐米（1.3mg/m²；静脉注射或皮下注射）联合地塞米松治疗（20mg 口服或静脉注射）。主要终点为无进展生存时间，按照意向性分析。所有至少接受过 1 个疗程药物治疗的患者可纳入安全性研究。

该研究依然还在研究中，但已不再入组患者，目前已发布了中期分析的主要终点结果。于 2012 年 7 月～2014 年 6 月，共有 929 名患者随机入组该研究。其中卡菲佐米组 464 例，而硼替佐米组为 465 例。卡菲佐米组的中位随访时间是 11.9 个月，而硼替佐米组为 11.1 个月。中位无进展生存时间在卡菲佐米组为 18.7 个月（95% CI：15.6 至不能评估），而硼替佐米组为 9.4 个月（95% CI：8.4～10.4）。两治疗组的疾病进展风险比为 0.53（95% CI 0.44～0.65），P<0.000 1。研究中由于不良事件死亡患者人数在卡菲佐米

组为 18 名 （4%） 而硼替佐米组为 16 名 （3%）。严重不良反应事件在卡菲佐米组发生率为 48%，而硼替佐米组为 36%。卡菲佐米组最常见的 3 级以上不良反应为贫血，发生率为 14%，硼替佐米组为 10%，高血压两组发生率分别为 9% 与 3%，血小板减少症发生率两组分别为 8% 与 9%，而肺炎发生率分别为 7% 和 8%。

在 2015 年 ASH 会议上报道了 ENDEAVOR 研究基于染色体核型分析的亚组分析数据。在该研究中原位荧光杂交技术被用于分析患者骨髓瘤细胞中的遗传学异常情况，高危组患者被定义为 t （4；14） 或 t （14；16） 阳性的浆细胞比例大于 10%，或 deletion 17p 浆细胞比例大于 20%，如果没有这些遗传学异常则被归类为标危组。总共 929 名患者入组该研究 （Kd：464；Vd：465）。基线的遗传学风险分层在两个治疗组之间保持平衡 （高危：Kd，20.9%；Vd，24.3%；标危：Kd，61.2%；Vd，62.6%；未知：Kd，17.9%；Vd，13.1%）。卡菲佐米组中位无进展生存时间在高危组为 （$n=210$） 8.8 个月 （95% CI：6.9 ~ 11.3），硼替佐米组为 6.0 个月 （95% CI：4.9 ~ 8.1） （HR：0.646；95% CI：0.453 ~ 0.921）。卡菲佐米组标危患者的中位无进展生存时间为 （$n=575$） 还没达到 （95% CI：18.7 ~ 未知），硼替佐米组为 10.2 个月 （95% CI：9.3 ~ 12.2） （HR：0.439；95% CI：0.333 ~ 0.578）。卡菲佐米组高危患者总有效率 （至少部分缓解） 为 72.2%，而硼替佐米组为 58.4%；标危患者中卡菲佐米方案的总有效率为 79.2%，而硼替佐米组为 66.0%。高危患者中卡菲佐米方案 15.5% 患者取得完全缓解，硼替佐米则 4.4% 患者取得好于完全缓解的疗效。在标危患者中，卡菲佐米和硼替佐米方案分别有 13.0% 和 9% 患者取得完全缓解以上的疗效。高危患者的中位缓解持续时间在卡菲佐米组为 10.2 个月，而硼替佐米组为 8.3 个月。标危患者中卡菲佐米组的中位持续缓解时间尚未达到，而硼替佐米组为 11.7 个月。无论在高危患者还是标危患者中 3 级以上的不良反应事件发生率卡菲佐米组均高于硼替佐米组 （高危 70.1% 和 63.1%；标危 73.9% 和 68.3%）。高危患者 2 级以上的外周神经毒性发生率在卡菲佐米组明显低于硼替佐米组 （3.1% 和 35.1%；OR：0.059；95% CI：0.018 ~ 0.198），标危患者中同样如此 （6.4% 和 33.4%；OR：0.135；95% CI：0.079 ~ 0.231）。不出预料，高危人群无进展生存时间明显低于总体人群，但经卡菲佐米联合地塞米松治疗的无论标危还是高危人群患者的中位无进展生存时间均较硼替佐米方案有所提高。更高的反应率、更深的缓解深度和更长的疗效持续时间，卡菲佐米方案明显优于硼替佐米方案，无论在哪种遗传学状态下均是如此。总之，卡菲佐米联合地塞米松治疗复发难治性骨髓瘤疗效优于硼替佐米联合地塞米松方案，且毒性可接受，无论患者遗传学风险分层均可获益。

另外还有其他许多蛋白酶体抑制剂用于复发难治性骨髓瘤的临床试验。其中包括 ixazomib （MLN9708），为一种可逆性的蛋白酶体抑制，其作用靶点为 20S 单位，单药应用时外周神经毒性发生率较低。Oprozomib （ONX 0912） 是另一个口服的蛋白酶体抑制剂在早期临床研究中显示出一定的临床活性，而毒性较低。

Ixazomib 有着与硼替佐米不一样的生物活性，在体外研究中显示出良好的药物活性并在动物模型上对耐硼替佐米的多发性骨髓瘤移植瘤产生了良好的抗肿瘤活性，是第一个进入临床研究的口服蛋白酶体抑制剂药物。单药 ixazomib 在复发难治性多发性骨髓瘤中的应用初期临床研究主要是两个类似的 I 期临床研究。在此研究中探讨不同给药剂量对疗效和安全性影响。其给药方案主要为 2 种，分别为 1 周 2 次或 1 周 1 次。在 1 周 2 次给药的 I

期临床研究中，所有患者年龄均大于 18 岁，ECOG 评分 0~2 分，绝对中性粒细胞计数 1×10^9/L，血小板>75×10^9/L，胆红素和谷丙转氨酶分别不高于正常上限值的 1.5 倍和 2.5 倍，首次给药前 3 天肌酐清除率大于或等于 20ml/min。排除标准包括 2 级以上的外周神经毒性，大于 1 级的腹泻，严重感染或在 14 天内服用过强烈的 CYP1A2 抑制剂或 CYP3A 抑制或诱导剂。不允许既往接受过研究性蛋白酶体抑制剂治疗，卡菲佐米除外。在这个剂量爬升的 Ⅰ 期临床研究中，患者必须接受过不少于 2 种的涉及硼替佐米、沙利度胺、雷那度胺、糖皮质激素单药或任意组合方案的抗骨髓瘤治疗。且患者不能在既往接受硼替佐米治疗过程中或最后 1 个剂量后 60 天内出现疾病进展。该研究在美国 5 个医院开展，从 2009 年 9 月 30 日开始至 2012 年 6 月 6 日结束。主要研究终点是 1 周 2 次口服 ixazomib 的安全性、最大耐受剂量和为后序 Ⅱ 期临床研究提高参考剂量，次要终点为明确 ixazomib 的药代动力学特征，同时确定该药物对复发难治性多发性骨髓瘤的总有效率。在 Ⅰ 期临床研究中，总共入组了 60 名复发难治性多发性骨髓瘤患者，曾经接受过的方案中位数为 4（硼替佐米，雷那度胺，沙利度胺和卡菲佐米分别占 88%，88%，62% 和 5%），接受 ixazomib 单药口服治疗，剂量为 0.24~2.23mg/m^2（第 1 天、第 4 天、第 8 天、第 11 天；21 天为 1 个周期）。两种剂量限制性毒性发生在 2.23mg/m^2 剂量水平（3 级皮疹，4 级血小板减少）。最大耐受剂量为 2.0 mg/m^2。患者接受中位 4 个疗程的治疗（1~39 天），18% 患者接受 12 个疗程以上的治疗。88% 患者有药物相关性不良事件，包括呕吐（42%）、血小板减少（42%）、疲乏（40%）、皮疹（40%）；药物相关的 3 级以上不良反应包括血小板减少（37%）和中性粒细胞减少（17%）。1/2 级药物相关外周神经毒性发生率为 12%（无 3 级）。2 名患者在该研究中死亡，均考虑与治疗无关。Ixazomib 的半衰期确定为 3.3~7.4 天。血浆暴露浓度随着剂量（0.48~2.23mg/m^2）而升高。55 名可评价疗效的患者中，15% 患者取得部分缓解以上的疗效（76% 疾病稳定）。在另一项评估 ixazomib 单药口服每周 1 次给药的 Ⅰ 期临床研究中，总共入组 60 名患者。在确定最大耐受剂量前，患者被分成 4 个不同研究组，基于其复发难治的状态和先前对硼替佐米或卡菲佐米暴露的情况。结果显示最大耐受剂量为 2.97 mg/m^2。剂量限制性毒性包括 3 级呕吐、恶心和腹泻发生于 2 名患者，3 级皮疹发生于 1 名患者。常见的药物相关不良反应为血小板减少（43%）、腹泻（38%）、疲乏（37%）、呕吐（35%）。外周神经毒性发生率 20%，仅 1 例患者严重程度度达 3 级。19 名（18%）患者取得部分缓解以上疗效，包括 8 名接受最大耐受剂量治疗。药物代谢动力学研究发现 ixazomib 1 周口服治疗的半衰期为 3.6~11.3 天。

第二代蛋白酶体抑制剂方案具体用法如下所述。

（1）CRD：卡菲佐米第 1 天、第 2 天、第 8 天、第 9 天、第 15 天、第 16 天使用（第 1 个疗程第 1~2 天，20mg/m^2；其余 27mg/m^2），至到 12 个疗程结束，第 13~18 个疗程卡菲佐米 27mg/m^2 第 1 天、第 2 天、第 15 天、第 16 天使用；lenalidomide 25mg 第 1~21 天使用；Dex 40mg 第 1 天、第 8 天、第 15 天使用。

（2）ixazomib + lenalidomide + DEX：ixazomib 第 1 天、第 8 天、第 15 天使用；lenalidomide 25mg 第 1~21 天使用；DEX 40 mg 第 1 天、第 8 天、第 15 天使用，28 天为 1 个疗程，共 12 个疗程。

（五）单克隆抗体

1. 单克隆抗体 elotuzumab

目前越来越多的免疫治疗方法用于多发性骨髓瘤的治疗。Elotuzumab 是一种人源化的单克隆抗体 IgG1，靶向作用于高表达于正常浆细胞和骨髓瘤细胞膜表面而在 NK 细胞低表达的糖蛋白 CS1。该抗体的作用机制包括直接的细胞毒作用和通过 NK 细胞介导的抗体依赖细胞毒作用。在 I 期临床研究中，单剂 elotuzumab 耐受性良好，最常见的毒副反应是头痛、背痛、咳嗽、发热。Elotuzumab 联合硼替佐米的 I 期临床研究中，入组患者均为经过多线治疗的复发难治性骨髓瘤，39% 患者此前曾接受过硼替佐米治疗，结果未显示剂量限制性毒性，最大耐受剂量未达到。主要不良反应包括淋巴细胞减少（25%）、疲乏（14%）。治疗结果显示 48% 患者取得部分缓解以上疗效，中位 TTP 为 9.46 个月。另一评估 elotuzumab 联合雷那度胺、低剂量地塞米松治疗的 I 期临床研究中同样未见剂量限制性毒性，部分缓解率高达 82%，在中位随访 16.4 个月后患者中位无进展生存时间暂未到达。在后续的 II 临床研究中确定 10mg/kg 为最佳给药剂量，显示的疗效与前期研究相当。Elotuzumabza 在 1b-2 研究中显示与雷那度胺和地塞米松联合治疗对复发难治性多发性骨髓瘤具有良好的疗效。来自美国的一个多中心随机对照的 III 临床研究中，将患者随机入组到 elotuzumabza 联合雷那度胺、地塞米松组或雷那度胺联合地塞米松组。主要研究终点为无进展生存时间和总有效率。主要终点的最终结果基于无进展生存时间的意向性分析。总共 321 名患者入组到 elotuzumab 组，而对照组入组患者数为 325 名。在中位随访 24.5 个月后，elotuzumab 组的 1 年无进展生存率为 68%，而对照组为 57%。2 年无进展生存率分别为 41% 和 27%。中位无进展生存时间在 elotuzumab 组为 19.4 个月，而雷那度胺联合地塞米松组为 14.9 个月（HR：0.70；95%CI，0.57~0.85；$P<0.001$）。Elotuzumab 组的总有效率为 79%，而对照组为 66%（$P<0.001$）。常见的 3~4 级不良反应在两个组均为淋巴细胞减少、中性粒细胞减少、疲乏和肺炎。注射不良反应发生率在 elotuzumab 组为 10%（33 名患者），其中 29 名患者为 1~2 级。2015 年 ASH 会议上报道了 elotuzumab 或雷那度胺联合地塞米松治疗复发难治性骨髓瘤的 III 期随机对照研究。曾经接受过 1~3 种方案治疗的复发难治性多发性骨髓瘤患者，按 1：1 入组，接受 28 天为 1 个疗程的治疗，直至出现疾病进展或不可耐受的毒性。主要终点为无进展生存时间和总有效率，次要终点为总生存时间和健康相关的生活质量。生活质量评估采用 BPI-SF 表格量化疼痛，数据采集于每周期的第 1 天和最后 1 天，疼痛改善被定义为疼痛评分下降 3 个点，且持续时间超过 2 个治疗周期。研究结果显示该研究总共入组了 646 名复发难治性多发性骨髓瘤患者，elotuzumab 321 例，而雷那度胺组 325 例。两组的基线特征保持平衡。中位年龄为 66 岁（20% ≥75 岁）；32% 患者具有 17p- 的染色体异常，10% 患者具有 t（4；14）染色体异位。过去接受的治疗方案中位数为 2。35% 患者对最后治疗呈难治性。截至 2015 年 5 月 16 日仍有 29% 的 ELD 患者和 15% 的雷那度胺患者在接受研究治疗。治疗终止原因主要为疾病进展（ELD 组为 46%，而雷那度胺组为 51%）。15% 以上的 3~4 级严重不良反应事件包括淋巴细胞减少（ELD 组 78%，雷那度胺组 49%），中性粒细胞减少（ELD 组 35%，雷那度胺组 44%），贫血（ELD 组 20%，雷那度胺组 21%）和血小板减少（ELD 组 21% 和雷那度胺组 20%）。感染（任何级别）在 ELD 组发生率为 83%，而雷那度胺组为

75%。暴露调整的感染率（每100暴露患者发生率）于ELD组和雷那度胺组分别为196和193。ELD组注射发生率分别为（主要为1~2级）11%。在ELD组，总共死亡患者人数为123人（47%），而雷那度胺组为140人（53%）。关于患者生活质量的评估，在获得缓解患者中被观察到具有持续的疼痛缓解。其中在ELD组74名患者生活质量得到明显改善，而雷那度胺组56名患者获得改善。3年无进展生存时间和中期的总生存分析将在后续进行报道。Elotuzumab为第一个治疗多发性骨髓瘤的免疫刺激单抗，在该研究中证实该药物具有良好的安全性和令人鼓舞的有效性。而将elotuzumab与雷那度胺联合则代表了复发难治性多发性骨髓瘤治疗的发展方向。该研究中报道的药物安全性和有效性与既往的类似报道相一致。入组的许多患者都获得了缓解，生活质量得到明显改善。且从目前数据看无进展生存时间也是令人振奋的，说明ElD治疗可以让复发难治性多发性骨髓瘤患者长期获益。

Elotuzumab方案具体用法：elotuzumab+雷那度胺+地塞米松：elotuzumab 10mg/kg第1天、第15天；雷那度胺25mg第1~21天；地塞米松：40mg第1天、第8天、第15天、第22天。

2. CD38单克隆抗体daratumumab

CD38是一种单链二型穿膜分子，分子质量大小为46kDa。它具有一20个氨基酸组成N段细胞质区域和长度为256氨基酸的胞外区域。分子的功能部位为二聚体形式，其核心成为催化基团。CD38广泛表达于免疫系统的各种细胞表面，并随年龄高低，表达水平存在差异，在脐带血的T和B细胞上高表达，在成人成熟B细胞表面低表达。虽然CD38并非B细胞特异性抗原标志，但其表达在B细胞发育过程中密切跟随细胞发育而动态变化，在骨髓祖细胞其表达呈现高水平，而在其后表达明显下降，而在幼稚B细胞阶段进入生发中心过程中其表达又被诱导成高表达，然后在中心母细胞和中心细胞分化中表达下降，然后到分化成浆细胞时CD38又呈现高表达。CD38除了在终末分化的浆细胞高表达外，也在诸如脑部、胰腺和胃肠道的细胞中表达，虽然其表达部位在细胞质和核内，而非细胞表面。CD38不仅仅为一细胞表面抗原，也是催化二磷酸腺苷核糖和烟酸腺嘌呤二核苷酸磷酸化的催化酶，对细胞内钙离子浓度调节起重要作用。当竞争性或非竞争性单克隆抗体作用于CD38抗原时，抗原聚集发生导致细胞表面分子分裂，随后发生细胞内吞作用，这是独立信号传导的可重复现象。针对CD38抗原的特异性单克隆抗体被显示可以快速诱导钙离子流动，并导致细胞内多种底物的磷酸化，最终导致NF-κB通路激活。因此，CD38代表了恶性浆细胞肿瘤的一个重要的免疫治疗靶点，由于其高表达于恶性浆细胞，而在其他正常淋巴细胞和髓系来源细胞低表达，且是细胞信号传导的重要调节分子。Daratumumab是一种人源化抗CD38单克隆抗体，经携带人免疫球蛋白基因的转基因小鼠经表达CD38抗原蛋白的NIH3T3细胞免疫刺激后获得。纯化的抗体获取后经实验发现可以与B淋巴母细胞及新鲜的骨髓瘤细胞结合。尤其，daratumumab结合于CD38抗原的包含233~246个和267~280个氨基酸的2个β-链。在对B淋巴母细胞Daudi及新鲜的骨髓瘤细抗体Fc段结合到特异性5个抗原决定基表位，促使细胞内信号通路活化，并可激活补体依赖性细胞毒性反应。补体依赖性细胞毒性反应在Daudi细胞系与daratumumab、人血清的混合培养中通过流式细胞仪检测PI被初步证明。经补体依赖性细胞毒性反应作用后，用流式细胞仪检测PI阳性细胞，发现其EC_{50}值为0.16μg/ml。同样的方法用于来自

11 名患者多发性骨髓瘤细胞检验中，也发现 daratumumab 可激发补体依赖性细胞毒性反应，51% 细胞发生凋亡。进一步研究发现补体依赖性细胞毒性反应介导的杀伤效应在骨髓基质细胞存在情况下并未消失，说明 daratumumab 可能在肿瘤保持的骨髓微环境中诱导补体依赖性细胞毒性反应。相似的，抗体介导的细胞毒性反应抗 Daudi 和 CD38 阳性的多发性骨髓瘤细胞株的作用也在 daratumumab 和富集自然杀伤细胞的外周血单个核细胞培养中显现出来。细胞溶解呈剂量依赖性（EC_{50} 0.01μg/ml）。无论患者或健康志愿者的外周血单核细胞是否存在情况下，daratumumab 诱发的抗体介导的细胞毒性反应也在取自于多发性骨髓瘤患者肿瘤细胞中显现出来。Daratumumab 抗体的主要抗骨髓瘤效应主要源自于抗体介导的细胞毒性反应和补体依赖性细胞毒性反应。但是其他作用机制也非常重要。在体外研究中发现，采用 CD38 阳性的多发性骨髓瘤细胞及源自于患者的骨髓瘤细胞株与表达 FcγRI 而缺乏抗体介导的细胞毒性反应活性的细胞共培养，在 daratumumab 抗体存在情况下依然发现肿瘤细胞大量出现凋亡。这些研究结果说明另外的作用方式通过 FcR 介导的交叉反应起抗肿瘤的作用。进一步研究中，采用伯基特淋巴瘤细胞株 Daudi 与人巨噬细胞混合培养，在 daratumumab 存在情况下，显示出 daratumumab 介导的特异性抗体依赖的细胞吞噬作用，导致肿瘤细胞减少 50%。剂量依赖的 daratumumab 特异性吞噬作用也在转染 CD38 抗原的多发性骨髓瘤细胞株显现出来。活细胞影像图记录了单个巨噬细胞能在 30 分钟时间内吞噬 6 个肿瘤细胞，说明特异性抗体依赖的细胞吞噬作用在 daratumumab 抗骨髓瘤的作用中占据了很重要的地位。另外，daratumumab 其他抗骨髓瘤机制还包括 caspase 依赖的多发性骨髓瘤细胞死亡。

一项 Ⅰ/Ⅱ 期临床研究中评估了 daratumumab 作为单药的抗肿瘤活性。在 Ⅰ 期剂量递增的临床研究中，纳入经多种方案治疗过的多发性骨髓瘤，予 daratumumab 剂量从 0.005 ~ 24.0mg/kg 的单药治疗。在 Ⅱ 期临床研究中，30 名患者接受 8 mg/kg 的剂量治疗，42 例患者接受 16mg/kg 剂量治疗，前 8 个剂量为每周 1 次，接着每月 2 次，共 8 个剂量，再调整为每月 1 次，持续到第 24 个月。主要研究终点为安全性、疗效及药代谢动力学。输注不良反应是轻微的（71% 患者出现任何级别的不良反应，1% 患者出现 3 级以上不良反应），无剂量依赖性不良事件发生。最常见的 3 ~ 4 级不良反应事件（多于 5% 患者发生）为肺炎和血小板减少。在接受 16mg/kg 剂量治疗的患者组中总反应率为 36%（15 名患者接受获得部分缓解以上疗效，包括 2 例完全缓解和 2 例非常好的部分缓解），中位无进展生存时间为 5.6 个月（95% CI，4.2 ~ 8.1），取得疗效的患者中 65% 在 12 个月内未出现疾病进展。该研究说明 daratumumab 单抗单药治疗复发难治性多发性骨髓瘤具有良好的疗效。

新药的出现明显提高了多发性骨髓瘤的疗效。然而，患者一旦出现对新药如雷那度胺和硼替佐米耐药，则预后非常差。Daratumumab 作为单药治疗复发难治性骨髓瘤疗效令人印象深刻。CD38 单克隆抗体的诞生让这部分患者看到希望。同时也是为了最大程度发挥 daratumumab 抗骨髓瘤的潜能，发现针对骨髓瘤有不同的抗肿瘤机制能够和 daratumumab 发生协同作用的其他药物组成多药联合治疗方案，将是非常关键。因此，有研究探讨 daratumumab 联合雷那度胺或硼替佐米治疗雷那度胺和硼替佐米耐药的多发性骨髓瘤患者。在体外研究中评价抗体依赖的细胞介导的细胞毒作用和小鼠移植瘤模型上评价 daratumumab 单药或联合雷那度胺或硼替佐米治疗雷那度胺和硼替佐米耐药的多发性骨髓瘤。Daratumumab 诱导雷那度胺和硼替佐米耐药的多发性骨髓瘤细胞系溶解。同样的，取自于对雷那度胺和硼替佐米耐药多发性骨髓患者骨髓中原代骨髓瘤细胞也被 daratumumab 单抗杀灭。在这项研究中，雷那度胺而不是硼替佐米协同性地提高了抗 CD38 单克隆抗体介导的 NK 细胞激活的抗骨髓瘤活性。最终在小鼠移植瘤模型中，仅仅抗 CD38 单克隆抗体联合雷那度胺可抑制对雷那度胺和硼替佐米耐药的多发性骨髓瘤患者细胞的生长。以上研究发现雷那度胺和 daratumumab 联合可明显提高 NK 细胞介导的细胞毒作用，两者具有良好的协同抗骨髓瘤的作用。基于此，一项 I / II 期临床研究中雷那度胺和 daratumumab、地塞米松联合治疗复发难治性骨髓瘤，主要目的为建立三者联合的安全性。20 例可评价患者中其毒副作用可控，与此前 daratumumab 和雷那度胺联合方案毒性类似。该方案总有效率达 75%，结果令人鼓舞。此外，目前正在进行中的 I / II 期 Gen503 研究中，将 daratumumab 与雷那度胺和地塞米松联合治疗复发难治性多发性骨髓瘤，以求建立此三药联合方案的安全性和有效性。在该研究中，daratumumab 单抗剂量设定为 2 ~ 16mg/kg，每周给药 1 次，共 8 周，然后每两周 1 次，共 8 次，再每月 1 次直至疾病进展或不可接受毒性，最多不超过 24 个月。雷那度胺和地塞米松剂量和用法与常规的 Rd 方案相同。最频繁的严重不良反应事件在入组前 12 个患者中位中性粒细胞减少和腹泻，发生率超过 40%。由于 1 度的 QT 延长和低白细胞血症，1 例患者从研究中退组。雷那度胺和地塞米松加入后并没有影响到 daratumumab 的药物代谢。11 名患者中，8 例取得部分缓解以上疗效，5 名患者取得非常好的部分缓解。目前一个 III 期随机对照研究（MMY3004）比较 daratumumab 与雷那度胺、地塞米松联合对比 Rd 方案用于复发难治性多发性骨髓瘤患者，其剂量设定为 16 mg/kg。相似的，另一正在进行 I / II 期临床研究，旨在探讨 daratumumab 与各种治疗多发性骨髓瘤的基本或标准方案中药物联合治疗的作用。初诊多发性骨髓瘤患者接受 daratumumab 16 mg/kg 联合硼替佐米 – 地塞米松（VD），硼替佐米 – 氧芬肿 – 泼尼松（VMP），或硼替佐米 – 沙利度胺 – 地塞米（VTD）治疗，对于接受 2 种或以上方案治疗后的复发难治性骨髓瘤患者，予以 daratumumab 联合泊马度胺或地塞米松治疗。最近一则报道，显示共 17 名初诊患者（VD，$n=5$；VMP，$n=6$；VTD，$n=6$）接受了中位持续 44 天的治疗，无额外治疗毒性被发现，最常见的不良反应是血液毒性，III 度中性粒细胞减少或贫血，这主要与基础性治疗药物有关。其他常见不良反应主要为 1 度和 2 度的外周神经毒性，头痛和乏力及便秘等。作者认为将 daratumumab 予其他治疗骨髓瘤药物联合后安全性良好，并未明显增加治疗的毒性。

Daratumumab 联合硼替佐米为基础的方案如 VD 或 VMP 治疗初诊的多发性骨髓瘤患者的 III 期随机对照研究目前也在进行中。

Daratumumab 是一种高亲和力的人源化抗 CD38 单克隆抗体。从 I / II Gen501 和 Gen503 研究的初步数据来看，daratumumab 作为单药治疗复发难治性多发性骨髓瘤具有良好的疗效，安全性较好，并与 Rd 方案联合治疗效果更佳。丰富的临床前研究数据显示也支持 daratumumab 与多发性骨髓瘤治疗的基础性方案如硼替佐米为主方案进行联合应用。同时也有研究尝试将 daratumumab 用于冒烟型骨髓瘤和维持治疗中。这类似于利妥昔单抗用于滤泡性淋巴瘤的低肿瘤负荷时和维持治疗中。Daratumumab 的耐受性良好是其一大优势。尽管近年来多发性骨髓瘤治疗进展迅速，但依然是不可治愈性疾病。目前已经研发出的新药给患者带来更深度的缓解和更长时间的无进展生存，且不同新药之间的交叉耐药性较少。

Daratumumab 给抗骨髓瘤治疗带来了全新的抗肿瘤机制，包括补体激活、携带 Fc-细胞的募集、凋亡诱导和细胞介导的吞噬作用，还有影响与钙离子浓度有关的细胞内激酶活性。目前仍在进行中含 daratumumab 方案抗骨髓瘤治疗研究将进一步提高骨髓瘤的疗效。

Daratumumab 方案具体用法：daratumumab 2～16mg/kg，每周 1 次，共 8 周；然后每月 2 次，连续 16 周；再每月 1 次，至到疾病进展。

（六）KSP 抑制剂

ARRY-520 是一种驱动蛋白——锭子（KSP）抑制剂，可诱导细胞死亡，在有丝分裂中通过靶向 KSP 和抑制锭子形式 spindle 单药 ARRY-520 有中度的抗多发性骨髓瘤活性，总有效率为 16%，但与低剂量地塞米松联合后治疗，对硼替佐米、雷那度胺和地塞米松三者耐药患者，总有效率为 28%。ARRY-520 与硼替佐米、地塞米松联合治疗时，如果 RRY-520 剂量在 1.25mg/（$m^2 \cdot d$）以上，硼替佐米标准剂量 1.3mg/（$m^2 \cdot d$），31% 患者获得部分缓解。15% 大于或等于 3 级的中性粒细胞减少的血液学毒性发生率为 15%，予以粒细胞集落刺激因子预防性注射可以妥善解决问题。更重要是，对于低急性期蛋白-1 酸糖蛋白水平表达患者生存时间为 23 个月，较高表达者的 4.5 个月明显延长。关于最佳获益人群和给药剂量尚需今后进一步研究明确。

八、总结

复发难治多发性骨髓瘤目前仍是临床非常棘手的问题，充满挑战，许多患者尚不能得到满意治疗。采用多种不同机制新的药物联合靶向治疗骨髓瘤异质性、获得耐药性的亚克隆是治疗的基本原则。由于临床试验的快速发展，大量研究结果呈现，如何最大限度综合利用各个不同研究的结果是目前面临的最大挑战。

（王　华）

参考文献

Adams J. 2004. The development of proteasome inhibitors as anticancer drugs. CancerCell, 5 (5)：417-421.

Aronson LI, Davenport EL, Mirabella F, et al. 2013. Understanding the interplay betweenthe proteasome pathway and autophagy in response to dual PI3K/mTOR inhibitionin myeloma cells is essential for their effective clinical application. Leukemia, 27 (12)：2397-2403.

Avet-Loiseau H, Soulier J, FermandJP, et al. 2010. Impact of high-risk cytogenetics and prior therapy on outcomes in patients with advanced relapsed or refractory multiple myeloma treated with lenalidomide plus dexamethasone. Leukemia, 24 (3)：623-628.

Bacigalupo A, Ballen K, Rizzo D, et al. 2009. Defining the intensity of conditioning regimens：working definitions. Biol Blood Marrow Transplant, 15 (12)：1628-1633.

Bandyopadhyay U, Kaushik S, Varticovski L, et al. 2008. The chaperone-mediatedautophagy receptor organizes in dynamic protein complexes at the lysosomalmembrane. Mol Cell Biol, 28 (18)：5747-5763.

Barlogie B, Smith L, Alexanian R, et al. 1984. Effective treatment of advanced multiple myeloma refractory to alkylating agents. The New England journal of medicine, 310 (21)：1353-1356.

Bartlett NL, Lum BL, Fisher GA, et al. 1994. Phase Ⅰ trial of doxorubicin with cyclosporine as a modulator of multidrug resistance. J Clin Oncol, 12 (4): 835-842.

Bellamy WT, Dalton WS, Kailey JM, et al. 1988. Verapamil reversal of doxorubicin resistance in multidrug-resistant human myeloma cells and association with drug accumulation and DNA damage. Cancer Res, 48 (22): 6365-6370.

Bellucci R, Alyea EP, Chiaretti S, et al. Graft- versus- tumor response in patients with multiple myeloma is associated with antibody response to BCMA, a plasma- cell membrane receptor. Blood, 105 (10): 3945-3950.

Benson DM Jr, Byrd JC. 2012. CS1-directed monoclonal antibody therapy for multiple myeloma. J Clin Oncol, 30 (16): 2013-2015.

Björkstrand BB, Ljungman P, Svensson H, et al. 1996. Allogeneic bone marrow transplantation versus autologous stem cell transplantation in multiple myeloma: a retrospective case-matched study from the European Group for Blood and Marrow Transplantation. Blood, 88 (12): 4711-4718.

Bladé J, Rosiñol L, Cibeira MT, et al. 2010. Rovira M, Carreras E. Hematopoietic stem cell transplantation for multiple myeloma beyond 2010. Blood, 115 (18): 1-10.

Bohme M, Buchler M, Muller M, et al. 1993. Differential inhibition by cyclosporins of primary- active ATP-dependent transporters in the hepatocyte canalicular membrane. FEBS Lett, 333 (1-2): 193-196.

Boote DJ, Dennis IF, Twentyman PR, et al. 1996. Phase I study of etoposide with SDZ PSC 833 as a modulator of multidrug resistance in patients with cancer. J Clin Oncol, 14 (2): 610-618.

Carpenter RO, Evbuomwan MO, Pittaluga S, et al. 2013. B- cell maturation antigen is a promising target for adoptive T-cell therapy of multiple myeloma. Clin Cancer Res, 19 (8): 2048-2060.

Cercek A, Shia J, Gollub M, et al. 2014. Ganetespib, a novel Hsp90 inhibitor in patientswith KRAS mutated and wild type, refractory metastatic colorectal cancer. ClinColorectal Cancer, 13 (4): 207-212.

Chaidos A, Barnes CP, Cowan G, et al. 2013. Clinical drug resistance linked to inter-convertible phenotypic and functional states of tumor-propagating cells in multiple myeloma. Blood, 121 (2): 318-328.

ChaudharyPM, Roninson IB. 1993. Induction of multidrug resistance in human cells by transient exposure to different chemotherapeutic drugs. J Natl Cancer Inst, 85 (8): 632-639.

Chng WJ, Huang GF, Chung TH, et al. 2003. Clinical and biological implications of MYCactivation: a common difference between MGUS and newly diagnosed multiplemyeloma. Leukemia, 2011, 25 (6): 1026-1035.

Chu J, Deng Y, Benson DM, et al. 2013. CS1-specific chimeric antigen receptor (CAR) -engineered NK cells and T cells enhance in vitro and in vivo antitumor activity against human multiple myeloma. American Society of Hematology Annual Meeting Abstracts, 28 (4): 917-927.

Dalton WS, Crowley JJ, Salmon SS, et al. 1995. A phase Ⅲ randomized study of oral verapamil as a chemosensitizer to reverse drug resistance in patients with refractory myeloma. A Southwest oncology group study. Cancer, 75 (3): 815-820.

Davenport EL, Zeisig A, Aronson LI, et al. 2010. Targeting heat shock protein 72enhances Hsp90 inhibitor-induced apoptosis in myeloma. Leukemia, 24 (10): 1804-1807.

Debes-Marun CS, Dewald GW, Bryant S, et al. 2003. Chromosome abnormalities clustering and its implications for pathogenesis and prognosis in myeloma. Leukemia, 17 (2): 427-436.

Dice JF. 2007. Chaperone-mediated autophagy. Autophagy, 3 (4): 295-299.

Dimopoulos M, Siegel DS, LonialS, et al. 2013. Vorinostat or placebo in combination with bortezomib in patients with multiple myeloma (VANTAGE 088): a multicentre, randomised, double-blind study. Lancet Oncol, 14 (11): 1129-1140.

Dimopoulos M, Spencer A, Attal M, et al. 2007. Lenalidomide plus dexamethasone for relapsed or refractory multiple myeloma. The New England journal of medicine, 357 (21): 2123-2132.

Dimopoulos MA, Moreau P, Palumbo A, et al. 2016. Carfilzomib and dexamethasone versus bortezomib and dexamethasone for patients with relapsed or refractory multiple myeloma (ENDEAVOR): a randomised, phase 3, open-label, multicentre study. Lancet Oncol, 17 (1): 27-38.

Durie BG, Harousseau JL, Miguel JS, et al. 2006. International uniform response criteria for multiple myeloma. Leukemia, 20 (9): 1467-1473.

Eshhar Z, Waks T, Gross G, et al. 1993. Specific activation and targeting of cytotoxic lymphocytes through chimeric single chains consisting of antibody-binding domains and the gamma or zeta subunits of the immunoglobulin and T-cell receptors. Proc Natl Acad Sci USA, 90 (2): 720-724.

Friedenberg WR, Rue M, Blood EA, et al. 2006. Phase III study of PSC-833 (valspodar) in combination with vincristine, doxorubicin, and dexamethasone (valspodar/VAD) versus VAD alone in patients with recurring or refractory multiple myeloma (E1A95): a trial of the Eastern Cooperative Oncology Group. Cancer, 106 (4): 830-838.

Gahrton G, Tura S, Ljungman P, et al. 1991. Allogeneic bone marrow transplantation in multiple myeloma. European Group for Bone Marrow Transplantation. N Engl J Med, 325 (18): 1267-1273.

Gahrton G, Tura S, Ljungman P, et al. 1995. Prognostic factors in allogeneic bone marrow transplantation for multiple myeloma. J Clin Oncol, 13 (6): 1312-1322.

García-Sanz R, González-Porras JR, Hernández JM, et al. 2004. The oral combination of thalidomide, cyclophosphamide and dexamethasone (ThaCyDex) is effective in relapsed/refractory multiple myeloma. Leukemia, 18 (4): 856-863.

Garderet L, Iacobelli S, Moreau P, et al. 2012. Superiority of the triple combination of bortezomib-thalidomide-dexamethasone over the dual combination of thalidomide-dexamethasone in patients with multiple myeloma progressing or relapsing after autologous transplantation: the MMVAR/IFM 2005-04 Randomized Phase III Trial from the ChronicLeukemia Working Party of the European Group for Blood and Marrow Transplantation. J ClinOncol, 30 (20): 2475-2482.

Gertz MA, Garton JP, Greipp PR, et al. 1995. A phase II study of high-dose methylprednisolone in refractory or relapsed multiple myeloma. Leukemia, 9 (12): 2115-2118.

Giaccone G, Linn SC, Welink J, et al. 1997. A dose-finding and pharmacokinetic study of reversal of multidrug resistance with SDZ PSC 833 in combination with doxorubicin in patients with solid tumors. Clin Cancer Res, 3 (11): 2005-2015.

Heffner LT, Jagannath S, Zimmerman TM, et al. 2012. BT062, an antibody-drug conjugate directed against CD138, given weekly for 3 weeks in each 4 week cycle: safety and further evidence of clinical activity. ASH Annual Meeting Abstracts, 120 (21): 4042.

Herbertson RA, Tebbutt NC, Lee FT, et al. 2009. Phase I biodistribution and pharmacokinetic study of Lewis Y-targeting immunoconjugate CMD-193 in patients with advanced epithelial cancers. Clin Cancer Res, 15 (21): 6709-6715.

Hofmeister CC, Yang X, Pichiorri F, et al. 2011. Phase I trial of lenalidomide and CCI-779 in patients with relapsed multiple myeloma: evidence for lenalidomide-CCI-779 interaction via P-glycoprotein. J Clin Oncol, 29 (25): 3427-3434.

Hsi ED, Steinle R, Balasa B, et al. 2008. CS1, a potential new therapeutic antibody target forthe treatment of multiple myeloma. Clin Cancer Res, 14 (9): 2775-2784.

Hus M, Dmoszynska A, Kocki J, et al. 2005. Long-term thalidomide therapy resulted in lack of mdr1 gene expression in a patient with primary resistant multiple myeloma. Leukemia, 19 (8): 1497-1499.

Ishikawa H, Tanaka H, Iwato K, et al. 1990. Effect of glucocorticoids on the biologic activities of myeloma cells: inhibition of interleukin-1 beta osteoclast activating factor-induced bone resorption. Blood, 75 (3): 715-720.

Jakubowiak AJ, Benson DM, Bensinger W, et al. 2012. Phase I trial of anti-CS1 monoclonal antibodyelotuzumab in combination with bortezomib in the treatment of relapsed/refractory multiplemyeloma. J ClinOncol, 30 (16): 1960-1965.

Kalos M, June CH. 2013. Adoptive T cell transfer for cancer immunotherapy in the era of synthetic biology. Immunity, 39 (1): 49-60.

Kelly KR, Chanan-Khan A, Somlo G, et al. 2014. Indatuximab ravtansine (BT062) in combination with lenalidomide and low-dose dexamethasone in patients with relapsed and/or refractory multiple myeloma: clinical activity in Len/Dex-refractory patients already exposed to lenalidomide and bortezomib. American Society of Hematology Annual Meeting Abstracts, 124 (21): 4736.

Kershaw MH, Westwood JA, Parker LL, et al. 2006. A phase I study on adoptive immunotherapy using gene-modified T cells for ovarian cancer. Clin Cancer Res, 12 (20): 6106-6115.

Kharaziha P, De Raeve H, Fristedt C, et al. 2012. Sorafenib has potent antitumor activityagainst multiple myeloma in vitro, ex vivo, and in vivo in the 5T33MM mousemodel. Cancer Res, 72 (20): 5348-5362.

Kim YK, Sohn SK, Lee JH, et al. 2010. Clinical efficacy of a bortezomib, cyclophosphamide, thalidomide, and dexamethasone (Vel-CTD) regimen in patients with relapsed or refractory multiple myeloma: a phase II study. Ann Hematol, 89 (5): 475-482.

Kitamura K, Stockert E, Garin-Chesa P, et al. 1994. Specificity analysis of blood group Lewis-y [Le (y)] antibodies generatedagainst synthetic and natural Le (y) determinants. Proc Natl Acad Sci USA, 91 (26): 12957-12961.

Kochenderfer JN, Rosenberg SA. 2013. Treating B-cell cancer with T cells expressing anti-CD19 chimeric antigen receptors. Nat Rev Clin Oncol, 10 (5): 267-276.

Kohn DB, Sadelain M, Glorioso JC. 2003. Occurrence of leukaemia following gene therapy of X-linked SCID. Nat Rev Cancer, 3 (7): 477-488.

Krishna R, Mayer LD. 1997. Liposomal doxorubicin circumvents PSC 833-free drug interactions, resulting in effective therapy of multidrug resistant solid tumors. Cancer Res, 57 (23): 5246-5253.

Krishna R, McIntosh N, Riggs KW, et al. 1999. Doxorubicin encapsulated in sterically stabilized liposomes exhibits renal and biliary clearance properties that are independent of valspodar (PSC 833) under conditions that significantly inhibit nonencapsulated drug excretion. Clin Cancer Res, 5 (10): 2939-2947.

Kropff MH, Lang N, Bisping G, et al. 2003. Hyperfractionated cyclophosphamide in combination with pulsed dexamethasone and thalidomide (HyperCDT) in primary refractory or relapsed multiple myeloma. Br J Haematol, 122 (4): 607-616.

Kuehl WM, Bergsagel PL. 2002. Multiple myeloma: evolving genetic events and host interactions. Nature Reviews Cancer, 2 (3): 175-187.

Kumar SK, Bensinger WI, Zimmerman TM, et al. 2014. Phase 1 study of weekly dosing with the investigational oral proteasome inhibitor ixazomib in relapsed/refractory multiple myeloma. Blood, 124 (7): 1047-1055

Kumar SK, Berdeja JG, NiesvizkyR, et al. 2014. Safety and tolerability of ixazomib, an oral proteasome inhibitor, in combination with lenalidomide and dexamethasone in patients with previously untreated multiple myeloma: an open-label phase 1/2 study. Lancet Oncol, (13): 1503-1512.

Kumar SK, Rajkumar SV, Dispenzieri A, et al. 2008. Improved survival in multiple myeloma and the impact of novel therapies. Blood, 111 (5): 2516-2520

Kyle RA, Gertz MA, Witzig TE, et al. Review of 1027 patients with newly diagnosedmultiple myeloma. Mayo

Clin Proc, 78 (1): 21-33.

Lamers CH, Sleijfer S, Vulto AG, et al. 2006. Treatment of metastatic renal cell carcinoma with autologous T-lymphocytes genetically retargeted against carbonic anhydrase Ⅸ: first clinical experience. J Clin Oncola, 24 (13): e20-e22.

Lee CK, Barlogie B, MunshiN, et al. 2003. DTPACE: an effective, novel combination chemotherapy with thalidomide for previously treated patients with myeloma. J ClinOncol, 21 (14): 2732-2739.

Lehnert M, Dalton WS, Roe D, et al. 1991. Synergistic inhibition by verapamil and quinine of P-glycoprotein-mediated multidrug resistance in a human myeloma cell line model. Blood, 77 (2): 348-354.

Leleu X, Attal M, Arnulf B, et al. 2013. Pomalidomide plus low-dose dexamethasone is active and well tolerated in bortezomib and lenalidomide-refractory multiple myeloma: Intergroupe Francophone du Myélome 2009-02. Blood, 121 (11): 1968-1975.

Lentzsch S, O'Sullivan A, Kennedy RC, et al. 2012. Combination of bendamustine, lenalidomide, and dexamethasone (BLD) in patients with relapsed or refractory multiple myeloma is feasible and highlyeffective: results of phase 1/2 open-label, dose escalation study. Blood, 119 (20): 4608-4613.

Leung-Hagesteijn C, Erdmann N, Cheung G, et al. 2013. Xbp1s-negative tumor B cells and pre-plasmablasts mediate therapeutic proteasome inhibitor resistance in multiple myeloma. Cancer Cell, 24 (3): 289-304.

List AF, Kopecky KJ, Willman CL, et al. 2001. Benefit of cyclosporine modulation of drug resistance in patients with poor-risk acute myeloid leukemia: a Southwest Oncology Group study. Blood, 98 (12): 3212-3220.

Lokhorst H, Einsele H, Vesole D, et al. 2010. International Myeloma Working Group. International Myeloma Working Group consensus statement regarding the current status of allogeneic stem-cell transplantation for multiple myeloma. J Clin Oncol, 28 (29): 4521-4530.

Lokhorst HM, Plesner T, Laubach JP, et al. 2015. Targeting CD38 with Daratumumab Monotherapy in multiple myeloma. N Engl J Med, 373 (13): 1207-1219.

Lonial S, Dimopoulos M, Palumbo A, et al. 2015. Elotuzumab therapy for relapsed or refractory multiple myeloma. N Engl J Med. 2015, 373 (7): 621-631.

Lonial S, Vij R, Harousseau JL, et al. 2012. Elotuzumab in combination with lenalidomideand low-dose dexamethasone in relapsed or refractory multiple myeloma. J ClinOncol, 30 (16): 1953-1959.

Maniatis A, Tsakanikas S, Stamatellou M, et al. 1989. Intermediate-dose melphalan for refractory myeloma. Blood, 74 (3): 1177.

Manz MG, Miyamoto T, Akashi K, et al. 2002. Prospective isolation of human clonogenic common myeloid progenitors. Proc Natl Acad Sci USA, 99 (18): 11872-11877.

Maus MV, June CH. 2013. Zoom Zoom: racing CARs for multiple myeloma. Clin Cancer Res, 19 (8): 1917-1919.

Maus MV, Thomas AK, Leonard DG, et al. 2002. Ex vivo expansion of polyclonal and antigen-specific cytotoxic T lymphocytes by artificial APCs expressing ligands for the T-cell receptor, CD28 and 4-1BB. Nat Biotechnol, 20 (2): 143-148.

McSweeney PA, Niederwieser D, Shizuru JA, et al. 2001. Hematopoietic cell transplantation in older patients with hematologic malignancies: replacing high-dose cytotoxic therapy with graft-versus-tumor effects. Blood, 97 (11): 3390-3400.

Mechetner EB, RoninsonIB. 1992. Efficient inhibition of P-glycoproteinmediated multidrug resistance with a monoclonal antibody. Proc Natl Acad Sci USA, 89 (13): 5824-5828.

Meletios A. Dimopoulos1, Sagar Lonial, et al. 2015. Eloquent-2 update: a phase 3, randomized, open-label study of elotuzumab in combination with lenalidomide/dexamethasone in patients with relapsed/refractory multiple myeloma - 3- year safety and efficacy follow- up. Blood Abstracts: 57th Annual Meeting Abstracts.

Mi Q, Cui B, Silva GL, et al. 2001. Pervilleine A, a novel tropane alkaloid that reverses the multidrug- resistance phenotype. Cancer Res, 61 (10): 4030-4037.

Mihara K, Bhattacharyya J, Kitanaka A, et al. 2012. T- cell immunotherapy with a chimeric receptor against CD38 is effective in eliminating myeloma cells. Leukemia, 26 (2): 365-367.

Mihara K, Bhattacharyya J, Takihara Y, et al. 2012. All- trans retinoic acid enhances the cytotoxic effect of T Cells with anti- CD38 chimeric receptor in acute myeloid leukemia. ASH Annual Meeting Abstracts, 120 (21): 1901.

Mihara K, Yanagihara K, Takigahira M, et al. 2007. Activated T cell- mediated immunotherapy with a chimeric receptor against CD38 in B- cell malignancies. ASH Annual Meeting Abstracts, 110 (11): 2356.

Mihara K, Yanagihara K, Takigahira M, et al. 2008. Synergistic and persistent effect of T- cell immunotherapy with anti-CD19 or anti-CD38 chimeric receptor on B-cell lymphoma in conjunction with rituximab. ASH Annual Meeting Abstracts, 112 (11): 2610.

Mileshkin L, Biagi JJ, Mitchell P, et al. 2003. Multicenter phase 2 trial of thalidomide in relapsed/refractory multiple myeloma: adverse prognostic impact of advanced age. Blood, 102 (1): 69-77.

Mizushima N. 2007. Autophagy: process and function. Genes Dev, 21 (22): 2861-2873.

Moehler TM, Neben K, Benner A, et al. 2001. Salvage therapy for multiple myeloma with thalidomide and CED chemotherapy. Blood, 98 (13): 3846-3848.

Moreau P, Pylypenko H, GrosickiS, et al. 2011. Subcutaneous versusintravenous administration of bortezomib in patients with relapsed multiple myeloma: a randomised, phase 3, non- inferiority study. Lancet Oncol, 12 (5): 431-440.

Moreaux J, Legouffe E, Jourdan E, et al. 2004. BAFF and APRIL protect myeloma cells from apoptosis induced by interleukin 6 deprivation and dexamethasone. Blood, 103 (8): 3148-3157.

Morgan GJ, Walker BA, Davies FE. 2012. The genetic architecture of multiple myeloma. Nat Rev Cancer, 12 (2014): 335-348.

Naldini L, Blomer U, Gallay P, et al. 1996. In vivo gene delivery and stable transduction of nondividing cells by a lentiviral vector. Science, 272 (5259): 263-267.

Neben K, Moehler T, Benner A, et al. 2002. Dose-dependent effect of thalidomide on overall survival in relapsed multiple myeloma. Clinical cancer research: an official journal of the American Association for Cancer Research, 8 (11): 3377-3382

Newrzela S, Cornils K, Li Z, et al. 2008. Resistance of mature T cells to oncogene transformation. Blood, 112 (6): 2278-2286.

Niesvizky R, Martin TG, BensingerWI, et al. 2013. Phase I b dose- escalation study (PX- 171- 006) of carfilzomib, lenalidomide, and low- dose dexamethasone in relapsed or progressive multiple myeloma. Clin Cancer Res, 19 (8): 2248-2256.

Nijhof IS, Groen RW, NoortWA, et al. 2015. Preclinical evidence for the therapeutic potential of CD38- targeted immuno- chemotherapy in multiple myeloma patients refractory to lenalidomide and bortezomib. Clin Cancer Res, 21 (12): 2802-2810.

Novak AJ, Darce JR, Arendt BK, et al. 2004. Expression of BCMA, TACI, and BAFF-R in multiple myeloma: a mechanism for growth and survival. Blood, 103 (2): 689-694.

Orlowski RZ, Nagler A, Sonneveld P, et al. 2007. Randomized phase III study of pegylated liposomal doxorubicin plus bortezomib compared with bortezomib alone in relapsed or refractory multiple myeloma: combination therapy improves time to progression. J Clin Oncol, 25 (25): 3892-3901.

Paiva B, Paino T, Sayagues JM, et al. 2013. Detailed characterization of multiple myeloma circulating tumor cells shows unique phenotypic, cytogenetic, functional and circadian distribution profile. Blood, 122 (22): 3591-3598.

Palumbo A, Ambrosini MT, BenevoloG, et al. 2007. Bortezomib, melphalan, prednisone, and thalidomide for relapsed multiple myeloma. Blood, 109 (7): 2767-2772.

Pardoll DM. 2012. The blockade of immune checkpoints in cancer immunotherapy. Nat Rev Cancer, 12 (4): 252-264.

Paul G R, Rachid Baz, Michael Wang, et al. 2014. Phase 1 study of twice-weekly ixazomib, an oral proteasome inhibitor, in relapsed/refractory multiple myeloma patients. Blood, 124 (7): 1038-1046

Pennock GD, Dalton WS, Roeske WR, et al. 1991. Systemic toxic effects associated with high-dose verapamil infusion and chemotherapy administration. J Natl Cancer Inst, 83 (2): 105-110.

Pilarski LM, Belch AR. 1994. Circulating monoclonal B cells expressing P glycoprotein may be a reservoir of multidrug-resistant disease in multiple myeloma. Blood, 83 (3): 724-736.

Pineda-Roman M, Zangari M, van Rhee F, et al. 2008. VTD combination therapy with bortezomib-thalidomide-dexamethasone is highly effective in advanced and refractory multiple myeloma. Leukemia, 22 (7): 1419-1427.

Plesner T, Lokhorst H, Gimsing P, et al. 2012. Daratumumab, a CD38 monoclonal antibody in patients with multiple myeloma - data from a dose-escalation phase I/II study. ASH Annual Meeting Abstracts, 120 (21): 73.

Popovic R, Licht JD. 2011. MEK and MAF in myeloma therapy. Blood, 117 (8): 2300-2302.

Rajkumar SV, Harousseau JL, Durie B, et al. 2011. Consensus recommendations for the uniform reporting of clinical trials: report of the International Myeloma Workshop Consensus Panel 1. Blood, 117 (18): 4691-4695.

Rapoport AP, Stadtmauer EA, Aqui N, et al. 2009. Rapid immune recovery and graft-versus-host disease-like engraftment syndrome following adoptive transfer of Costimulated autologous T cells. Clin Cancer Res, 15 (13): 4499-4507.

Reece DE, Rodriguez GP, Chen C, et al. 2008. Phase I-II trial of bortezomib plus oral cyclophosphamide and prednisone in relapsed and refractory multiple myeloma. Phase I-II trial of bortezomib plus oralcyclophosphamide and prednisone in relapsed and refractory multiple myeloma. J ClinOncol, 26 (29): 4777-4783.

Richardson P, Weber D, Mitsiades C S, et al. 2010. A phase I study of vorinostat, lenalidomide, and dexamethasone in patients with relapsed or relapsed and refractory multiple myeloma: excellent tolerability and promising activity in a heavily pretreated population. ASH Annual Meeting Abstracts, 116: 1951.

Richardson PG, Barlogie B, Berenson J, et al. 2003. A phase 2 study of bortezomib in relapsed, refractory myeloma. N Engl J Med, 348 (26): 2609-2617.

Richardson PG, Schlossman RL, AlsinaM, et al. 2013. PANORAMA 2: panobinostat in combination with bortezomib and dexamethasone in patients with relapsed and bortezomib-refractory myeloma. Blood, 122 (14): 2331-2337.

Richardson PG, Siegel D, Baz R, et al. 2013. Phase 1 study of pomalidomide MTD, safety, and efficacy in patients with refractory multiple myeloma who have received lenalidomide and bortezomib. Blood, 121 (11): 1961-1967.

Richardson PG, Sonneveld P, Schuster MW, et al. 2005. Bortezomib or high-dose dexamethasone for relapsed multiple myeloma. The New England journal of medicine, 352 (24): 2487-2498.

Richardson PG, Xie W, Jagannath S, et al. 2014. A phase 2 trial of lenalidomide, bortezomib, and dexamethasone in patients with relapsed and relapsed/refractory myeloma. Blood, 123 (10): 1461-1469.

Ridley RC, Xiao H, Hata H, et al. 1993. Expression of syndecan regulates human myeloma plasma cell adhesion to type I collagen. Blood, 81 (3): 767-774.

Roman Galetto, Isabelle Chion-Sotinel, et al. 2015. Bypassing the constraint for chimeric antigen receptor (CAR) development in T-Cells expressing the targeted antigen: improvement of anti-CS1 CAR activity in allogenic TCRa/CS1 double knockout T-Cells for the treatment of multiple myeloma (MM). Blood Abstracts: 57th Annual Meeting Abstracts.

Rosenberg SA, Aebersold P, Cornetta K, et al. 1990. Gene transfer into humans —immunotherapy of patients with advanced melanoma, using tumor-infiltrating lymphocytes modified by retroviral gene transduction. N Engl J Med, 323 (9): 570-578.

Salmon SE, Dalton WS, Grogan TM, et al. 1991. Multidrugresistant myeloma: laboratory and clinical effects of verapamil as a chemosensitizer. Blood, 78 (1): 44-50.

Salmon SE, Grogan TM, Miller T, et al. 1989. Prediction of doxorubicin resistance in vitro in myeloma, lymphoma, and breast cancer by P-glycoprotein staining. J Natl Cancer Inst, 81 (9): 696-701.

Sarris AH, Younes A, McLaughlin P, et al. 1996. Cyclosporin A does not reverse clinical resistance to paclitaxel in patients with relapsed nonHodgkin's lymphoma. J Clin Oncol, 14 (1): 233-239.

Savoldo B, Ramos CA, Liu E, et al. 2011. CD28 costimulation improves expansion and persistence of chimeric antigen receptor-modified T cells in lymphoma patients. J Clin Invest, 121 (5): 1822-1826.

Schinkel AH, Wagenaar E, van Deemter L, et al. 1995. Absence of the mdr1a P-Glycoprotein in mice affects tissue distribution and pharmacokinetics of dexamethasone, digoxin, and cyclosporin A. J Clin Invest, 96 (4): 1698-1705.

Scott AM, Geleick D, Rubira M, et al. 2000. Construction, production, and characterization of humanized anti-Lewis Y monoclonal antibody 3S193 for targeted immunotherapy of solid tumors. Cancer Res, 60 (12): 3254-3261.

Scott AM, Tebbutt N, Lee FT, et al. 2007. A phase I biodistribution and pharmacokinetic trial of humanized monoclonal antibody Hu3s193 in patients with advanced epithelial cancers that express the Lewis-Y antigen. Clin Cancer Res, 13 (11): 3286-3292.

Seidl S, Kaufmann H, Drach J. 2003. New insights into the pathophysiology of multiplemyeloma. Lancet Oncol, 4 (9): 557-564.

Siegel DS, Martin T, Wang M, et al. 2012. A phase 2 study of single-agentcarfilzomib (PX-171-003-A1) in patients with relapsed and refractory multiple myeloma. Blood, 120 (14): 2817-2825.

Singhal S, Mehta J, Desikan R, et al. 1999. Antitumor activity of thalidomide in refractory multiple myeloma. The New England journal of medicine, 341 (21): 1565-1571.

Sonneveld P, Schoester M, de Leeuw K. 1994. Clinical modulation of multidrug resistance in multiple myeloma: effect of cyclosporine on resistant tumor cells. Journal of clinical oncology: official journal of the American Society of Clinical Oncology, 12 (8): 1584-1591.

Spagnuolo PA, Hu J, Hurren R, et al. 2010. The antihelmintic flubendazole inhibits microtubule function through a mechanism distinct from Vincaalkaloids and displays preclinical activity in leukemia and myeloma. Blood, 115 (23): 4824-4833.

Stewart AK, Fonseca R. 2005. Prognostic and therapeutic significance of myeloma geneticsand gene expression profiling. J Clin Oncol, 23 (26): 6339-6344.

Stewart AK, Rajkumar SV, Dimopoulos MA, et al. 2015. Carfilzomib, lenalidomide, and dexamethasone for relapsed multiple myeloma. N Engl J Med, 372 (2): 142-152.

Storb R, Yu C, Wagner JL, et al. 1997. Stable mixed hematopoietic chimerism in DLA-identical littermate dogs given sublethal total body irradiation before and pharmacological immunosuppression after marrow transplantation. Blood, 89 (8): 3048-3054.

Stuhmer T, Zöllinger A, Siegmund D, et al. 2008. Signalling profile and antitumour activityof the novel Hsp90 inhibitor NVP-AUY922 in multiple myeloma. Leukemia, 22 (8): 1604-1612.

Taipale M, Krykbaeva I, Koeva M, et al. 2012. Quantitative analysis of HSP90-client interactions reveals principles of substrate recognition. Cell, 150 (5): 987-1001.

Takahashi N, Miura M, Kameoka Y, et al. 2012. Druginteraction between lenalidomide and itraconazole. Am J Hematol, 87 (3): 338-339.

Tassone P, Goldmacher VS, Neri P, et al. 2004. Cytotoxic activity of the maytansinoid immunoconjugate B-B4-DM1 against CD138+ multiple myeloma cells. Blood, 104 (12): 3688-3696.

Tian Z, D'arcy P, Wang X, et al. 2014. A novel small molecule inhibitor of deubiquitylatingenzyme USP14 and UCHL5 induces apoptosis in multiple myeloma and overcomes bortezomib resistance. Blood, 123: 706-716.

Till BG, Jensen MC, Wang J, et al. 2008. Adoptive immunotherapy for indolent non-Hodgkin lymphoma and mantle cell lymphoma using genetically modified autologous CD20-specific T cells. Blood, 112 (6): 2261-2271.

Tricot G, Vesole DH, Jagannath S, et al. 1996. Graft-versus-myeloma effect: proof of principle. Blood, 87 (3): 1-4.

Venner CP, Connors JM, Sutherland HJ, et al. 2011. Novel agents improve survival of transplant patients with multiple myeloma including those with high-risk disease defined by early relapse (<12 months). Leukemia & lymphoma, 52 (1): 34-41.

Vij R, Wang M, Kaufman JL, et al. 2012. An open-label, single-arm, phase 2 (PX-171-004) study of single-agent carfilzomib in bortezomib-naive patients with relapsed and/or refractory multiple myeloma. Blood, 119 (24): 5661-5670.

Walker BA, Leone PE, Chiecchio L, et al. 2010. A compendium of myeloma-associatedchromosomal copy number abnormalities and their prognostic value. Blood, 116 (15): 56-65.

Walter P, Ron D. 2011. The unfolded protein response: from stress pathway to homeostatic regulation. Science, 334 (6059): 1081-1086.

Weber DM, Chen C, Niesvizky R, et al. 2007 Lenalidomide plus dexamethasone for relapsed multiple myeloma in North America. N Engl J Med, 357 (21): 2133-2142.

Weber DM, Chen C, Niesvizky R, et al. 2007. Lenalidomide plus dexamethasone for relapsed multiple myeloma in North America. The New England journal of medicine, 357 (21): 2133-2142.

Wee-Joo Chng, Hartmut Goldschmidt, Meletios A, et al. Efficacy and safety of carfilzomib and dexamethasone vs bortezomib and dexamethasone in patients with relapsed multiple myeloma based on cytogenetic risk status: subgroup analysis from the phase 3 study endeavor (NCT01568866). Blood Abstracts: 57th Annual Meeting.

Xu C, Bailly-Maitre B, Reed JC. 2005. Endoplasmic reticulum stress: cell life and deathdecisions. J Clin Invest, 115 (10): 2656-2664.

Yang HH, Ma MH, Vescio RA, et al. 2003. Overcoming drug resistance in multiple myeloma: the emergence of therapeutic approaches to induce apoptosis. J Clin Oncol, 21 (22): 4239-4247.

Yang Y, Macleod V, Dai Y, et al. 2007. The syndecan-1 heparan sulfate proteoglycan is a viable target for myeloma therapy. Blood, 110 (6): 2041-2048.

Yong KL, Germaschewski FM, Rodriguez-Justo M, et al. 2013. Evaluation of BCMA as a therapeutic target in multiple myeloma using an antibody- drug conjugate. American Society of Hematology Annual Meeting Abstracts, 122 (21): 4447.

Zhu YX, Braggio E, Shi CX, et al. 2011. Cereblon expression is required for the antimyeloma activity of lenalidomide and pomalidomide. Blood, 118 (18): 4771-4779.

Zonder JA, Mohrbacher AF, Singhal S, et al. 2012. A phase 1, multicenter, open-label, dose escalation study of elotuzumab in patients with advanced multiple myeloma. Blood, 120 (3): 552-559.

第六章　意义未明的单克隆丙种球蛋白血症和冒烟型骨髓瘤

第一节　意义未明的单克隆丙种球蛋白血症

一、引言

半个多世纪以前，Jan Waldenstrom 首次描述了血清蛋白电泳存在 M 条带，但不存在多发性骨髓瘤、Waldenstrom 巨球蛋白血症或淀粉样变等其他疾病的高球蛋白血症患者，与多发性骨髓瘤、Waldenstrom 巨球蛋白血症不同，他认为这类患者的 M 条带水平比较稳定，不会出现 M 蛋白进行性增多乃至出现临床症状，他将这类疾病称为良性单克隆丙种球蛋白血症。但是近年来的研究结果表明，这种意义未明的单克隆丙种球蛋白血症，是一个潜在的癌前病变。

二、意义未明的单克隆丙种球蛋白血症概述

大约35年前，良性单克隆丙种球蛋白血症由 Kyle 改称为意义未明的单克隆丙种球蛋白血症（MGUS），因为研究发现这类患者仍然有长期随访内进展为 MM、WM、淀粉样变等恶性疾病的风险。Kyle 也描述了另一类存在骨髓瘤组织学病理表现和生化特性、不伴溶骨性骨病、贫血、肾损伤及其他 MM 脏器功能障碍（即 CRAB）的骨髓瘤，这类患者可能不需要治疗，病情可能稳定数年，这种"冒烟型"或"无症状" MM（SMM）诊断后至治疗时间一般为 2 年，部分患者甚至可以稳定数年。这两个疾病均存在血清 M 蛋白条带，和（或）骨髓克隆性浆细胞，但缺乏多发性骨髓瘤或淋巴增殖性疾病的临床证据，可视为多发性骨髓瘤的癌前病变。2003 年国际骨髓瘤工作组（IMWG）首次对 MGUS 和 SMM 进行了定义，MGUS 要求：血清 M 蛋白水平<30g/L，骨髓单克隆浆细胞比例<10%；SMM 要求：血清 M 蛋白水平≥30g/L 或骨髓单克隆浆细胞比例≥10%。多发性骨髓瘤的诊断要求：在血清 M 蛋白和（或）骨髓单克隆浆细胞存在基础上，出现骨髓瘤相关的终末脏器功能不全。2003 年 IMWG 标准定义的骨髓瘤相关终末脏器功能不全包括：①传统的 CRAB 标准：高钙血症（血清钙>2.88mmol/L）、肾衰竭（肌酐>172μmol/L 并除外其他病因）、贫血（血红蛋白<100g/L）、骨病（骨 X 线片所见的溶骨性病变、伴病理性骨折的骨质疏松、脊髓压迫）；②其他临床症状：反复的细菌感染（12 个月内>2 次）、淀粉样变或有症状的高黏滞血症。

2010 年 IMWG 对诊断标准进行了更新，浆细胞 MGUS 定义为血清 M 蛋白水平<30g/L，骨髓克隆性浆细胞比例<10%，不伴终末脏器功能损伤。CRAB 标准在 2010 年也进行了轻微调整：高钙血症（血清钙>2.88mmol/L）、肾功能不全（血肌酐>177μmol/L 或计算肌

酐清除率<40ml/min)、正细胞正色素性贫血（血红蛋白<100g/L或低于正常下限20g/L)，以及骨病变（溶骨性病变、骨质疏松或病理性骨折)。

SMM与MGUS的差别在于肿瘤负荷的高低，SMM也没有终末脏器损伤，但比MGUS有更高的界值。2010年IMWG对SMM的诊断标准为：血清M蛋白≥30g/L和（或）骨髓克隆性浆细胞水平≥10%，且不伴有终末脏器功能损伤（无CRAB)。

对这两种"良性"疾病的研究主要是基于其进展为"恶性"的潜能和概率，通过对MGUS和SMM机制的研究有利于进一步了解MM的肿瘤病因学、分子机制、克隆演进等。另有一部分MGUS涉及其他系统性疾病如POEMS综合征、干燥综合征等，本章节不涉及。

三、发病率

意义未明的单克隆丙种球蛋白血症（MGUS）在老年人中发病率并不低，一般认为在50岁以上人群中发病率1.5%，随着年龄升高而升高，70岁以上人群中发病率3%~5.3%，85岁以上人群中可高达8.9%。男性发病率稍高于女性（4.0% vs.2.7%)。MGUS从细胞来源上共分为两类，一类是淋巴样（或淋巴浆细胞性）MGUS，主要分泌IgM，占MGUS的15%~20%，另一类为浆细胞样MGUS，主要分泌除IgM外（IgG>IgA>轻链>IgD>IgE）的M蛋白，分子遗传学研究显示，这两类MGUS实际上是两种截然不同的疾病，前者可能会进展为WM、淋巴瘤或其他淋巴增殖性疾病，而后者主要进展为MM或浆细胞疾病。

四、类型

从分泌蛋白的种类上看，IgG是最常见的重链类型，占70%，IgM占15%左右，IgA占12%，双克隆占3%。大多数（80%）患者的M蛋白水平低于15g/L，一般MGUS患者的M蛋白水平不显著。

五、临床特点

（一）病史

回顾性研究显示，大多数MM前都有MGUS的前驱病史。一项入组77 469例健康成人的筛查项目中发现77例多发性骨髓瘤患者，对其诊断前2~10年的血清标本进行复查，结果显示所有患者诊断前2年都存在FLC证实的单克隆免疫球蛋白或轻链，诊断前3~7年也有90%~98%的阳性率。

（二）临床症状及相关疾病

1. 冷球蛋白血症

冷球蛋白是温度降低时沉淀、温度升高后溶解的免疫球蛋白，从而导致温度依赖的临床表现，如雷诺现象、手足发绀和冷性荨麻疹等；严重的冷球蛋白血症可以导致外周神经病变、肾衰竭、皮肤血管炎等。MGUS可以伴随Ⅰ型或Ⅱ型冷球蛋白血症出现。Ⅰ型主要为单克隆免疫球蛋白（IgM或IgG为主)，Ⅱ型为单克隆自身抗体（主要为IgM）结合多克隆抗体的 Fc 段，与丙型肝炎病毒感染有关。POEMS 综合征中也有 M 蛋白（主要为 IgG-76 和 IgA-λ），其他临床表现包括多发神经炎、肝脾肿大、内分泌腺病、骨硬化性改变和皮损，对于 MGUS 患者应该仔细鉴别。

2. 神经系统改变

IgM-MGUS 与外周神经脱髓鞘改变有关，IgM-MGUS 和外周神经病的一半患者中存在抗髓鞘相关糖蛋白（MAG）抗体，另外 IgM-M 蛋白还会结合 GD1b-神经节苷脂、硫脂和硫酸软骨素等神经抗原，导致免疫介导的神经损伤。对于 IgM-MGUS 相关的神经病变利妥昔单抗治疗有效。IgA 和 IgG-MGUS 与神经病变的关系不明确，一般需要排除轻链型淀粉样变和 POEMS 综合征。

3. 血液系统疾病

冷凝集病（CAD）通常和 MGUS 相关，主要为 IgG-k 型 M 蛋白，机制为免疫球蛋白结合于红细胞糖抗原，导致溶血性贫血、雷诺现象，以及遇冷后手足发绀。MGUS 中发生温抗体自身免疫性溶血性贫血是很罕见的现象。

免疫性血小板减少性紫癜（ITP）在 MGUS 人群中发生率高于一般人群。M 蛋白可能会有一定抗血小板自身抗体作用，但是通过干预血小板或纤维蛋白结合或加速血管性血友病因子（von Willebrand factor，vWF）循环清除导致获得性 von Willebrand（血管性血友病）的可能性并不高，MGUS 导致自身抗体介导的获得性八因子（FⅧ）缺失并不常见。

4. 皮肤改变

M 蛋白及浆细胞释放的细胞因子与扁平黄瘤和 Schnizler 综合征有关。在 MGUS 的扁平黄瘤患者中，大多数为 IgG 型，M 蛋白有抗脂蛋白活性，从而导致巨噬细胞内脂肪聚集增加和补体激活。在 Schnizler 综合征中 M 蛋白（主要是 IgM-k）会沉积在真皮表皮交界处和毛细血管壁，导致慢性荨麻疹、间歇热、关节痛、骨痛和淋巴结肿大。使用阿纳金治疗非常有效。获得性 C1 酯酶抑制剂缺陷可导致血管水肿，可能与 M 蛋白的抗 C1 酯酶抑制剂作用有关。M 蛋白及浆细胞释放的生长激素可能与硬化性黏液水肿（IgG-λ）、硬肿症（IgG-k）、渐进性坏死性黄肉芽肿（IgG-k）、Sweet 综合征及坏疽性脓皮病等有关。

5. 代谢异常

MGUS 中偶有合并高脂血症，大多为 IgA 类型，可能合并黄色瘤、高黏滞综合征和（或）动脉粥样硬化。大多与 M 蛋白结合脂蛋白、LDL 受体或脂蛋白酯酶等导致脂降解受限所致。

6. 肾病

MGUS 克隆产生的 M 蛋白会导致不同类型的肾损伤，如单克隆免疫球蛋白沉积病（MIDD），其中包括轻链沉积病（LCDD）、重链沉积病（HCDD）、轻重链沉积病（LHCDD）、轻链近端小管病（伴或不伴 Fanconi 综合征）、免疫触须样肾小球肾病、伴单克隆免疫球蛋白沉积的增殖性肾小球肾炎（PGNMID），以及 Ⅰ 型和 Ⅱ 型冷球蛋白性肾小球肾炎。这些疾病的产生原因是 M 蛋白对肾脏的直接损伤，并以 M 蛋白沉积为特征。另外，M 蛋白相关性肾病在肾移植之后也有很高的复发率。为了与无症状 MGUS 相区分，近日提出了伴肾脏意义的单克隆丙种球蛋白血症（MGRS）这一概念，值得临床注意。另一个需要警惕的是轻链型 MGUS，虽然进展为恶性肿瘤的概率不高，但23%的患者可进展为肾病。

7. 感染

与对照组相比，MGUS 患者人群发生细菌和病毒感染的概率大约增加至 2 倍。其原因是 25% 的 MGUS 患者中未受累免疫球蛋白水平下降，导致免疫缺陷。另外，研究发现 MGUS 患者中 CD4+ 和 CD8+ 细胞计数低于对照组。

8. 骨质疏松

MGUS 患者发生骨质疏松和骨折的概率大于对照组。在骨质疏松患者人群中发生 MGUS 的概率为 3.6%，而无骨质疏松患者中仅为 2%。而发生急性骨质疏松性椎体骨折的患者中 MGUS 的发生率更高，可达 15%。不过发生骨折与否并不是进展为骨髓瘤的预测因素。但发生严重骨质疏松和骨折的患者需要进行密切检测以排除多发性骨髓瘤。与正常对照相比，MGUS 患者骨骼微结构已经发生改变了，表现为骨形成生物标记下降，骨吸收表现增加。Wnt 通路抑制剂 DKK1 水平上升导致骨质形成下降，同时 MIP-1α 水平和 RANKL/OPG 比值增加导致骨质吸收增加。

9. 恶性肿瘤

MGUS 患者发生骨髓增生异常综合征（MDS）、急性髓系白血病和真性红细胞增多症等髓系恶性肿瘤的概率比正常人群高了 2~8 倍，IgG/IgA 表型、M 蛋白水平>15g/L 是风险因素。一般认为骨髓微环境的改变可能导致了疾病的发生，但具体宿主和 MGUS 因素还不能明确。

另外 MGUS 患者发生非血液系统恶性肿瘤的风险大约为 1.5 倍。也许与 MGUS 患者随访力度较强，有利于早期发现肿瘤有关。但对 MGUS 和 MM 患者的一级亲属研究可见，他们存在轻微但是显著的实体瘤风险增加（大约 10%），意味着 MGUS 与非血液系统肿瘤之间可能存在一些相关性。

10. 血栓

研究显示 MGUS 患者发生深静脉血栓和肺栓塞风险有 2~3 倍增加，浅静脉血栓发生率也增加。一项人群研究显示，包括冠心病、脑血管疾病在内的动脉血栓在 MGUS 中也是高发的。在 MGUS 中 FⅧ和 von Willebrand 因子水平与 MM 诊断时水平基本一致，具有促凝作用。另外，增加的静脉和动脉血栓事件仅见于 IgG 和 IgA-MGUS，而不见于 IgM 型，一些研究认为 M 蛋白水平与血栓风险正相关。

（三）预后

与一般人群相比，MGUS 患者的预后较差。例如，在明尼苏达进行的一项大宗研究显示，MGUS 患者中位总体生存期为 8.1 年，而年龄、性别匹配的对照人群可达 11.8 年。增加的死亡率不仅仅来自进展为多发性骨髓瘤或淋巴增殖性疾病，也包括增加的髓系恶性肿瘤、非血液系统肿瘤、细菌感染、心血管事件、肝病和肾脏病变。Kyle 等的 Mayo 团队对 1384 例 MGUS 患者进行了 11 009 人 25 年的长期随访，115 例患者进展为多发性骨髓瘤、IgM 淋巴瘤、原发性淀粉样变、巨球蛋白血症、慢性淋巴细胞白血病或浆细胞瘤等恶性疾病的相对风险分别为 25，2.4，8.4，46，0.9 和 8.5；与相似人群对比，进展的总体相对风险为 7.3。进展为多发性骨髓瘤及其相关疾患的风险为 10 年 12%、20 年 25% 和 25 年 30%，平均 1 年提高 1%。但是有一部分患者进展速度相对较快，有必要对 MGUS 患者的进展风险进行分层以便对真正惰性的患者进行观察等待，而对相对高危的患者有选择地进行干预。另外有 2%～5% 的 MGUS 患者会出现自发的 M 蛋白消失，这部分患者大多诊断时 M 蛋白水平较低，M 蛋白的消失大多与诱因的去除有关，比如免疫抑制治疗的中止或者自身免疫疾病治疗的开始。

（四）分子遗传学表现

基于目前的分子遗传学技术水平，很难从基因改变或骨髓微环境方面将骨髓瘤前病变和骨髓瘤相鉴别，而且骨髓瘤作为一个多基因、多亚克隆疾病，其驱动基因突变依然不明确。例如，MM 的染色体异常基本可分为超二倍体（占 50%）和非超二倍体（40%），超二倍体指 48～74 条染色体伴重现性三体，而非超二倍体（<48 条或>74 条）通常存在免疫球蛋白重链 IgH 区 14q32 重排、低二倍体、近四倍体或假二倍体等。一项 FISH 研究结果显示，189 例 MGUS 中 72 例（38%）、127 例 SMM 中 70 例（55%）和 338 例 MM 中的 223 例（66%）为超二倍体。IgH 重排在 MGUS、SMM 和 MM 这几类浆细胞疾病中发生率相当，分别为 78/189（41%），44/125（35%）和 183/338（54%）；而 13 号染色体缺失等在 MM 中发生率高于 MGUS（50% vs. 25%），因为前者在 t（4；14）、t（4；16）中有较高的合并发生率。对 MGUS 和 MM 的细胞遗传学异常进行回顾性分析可见，p53 和 p18 缺失与更侵袭性、髓外病灶的 MM 相关，N-RAS/K-RAS 点突变、MYC 上调、1q 或 1p 的获得或缺失也可能与 SMM/MGUS 进展为 MM 相关。基因表达谱（GEP）是近年来 MM 中危险分层的常用技术，有研究团队尝试在 MGUS 中使用 GEP 分析进展风险。但 GEP 也存在难以克服的缺陷，例如，MGUS 中浆细胞比例<10%，即使经过 CD138$^+$ 磁珠富集后依然存在不可忽视的污染，而且 MGUS 的骨髓浆细胞中同时存在异常浆细胞和正常浆细胞，分子分析时难以将其区分，可能间期 GEP 分析会有一定帮助。

传统观点认为，存在一些初始基因异常导致 MGUS/SMM 这样的浆细胞永生化，并进一步通过一系列癌基因、抑癌基因、DNA 甲基化等改变导致 MM 的发生，但是目前最佳的临床证据显示，MM 及其癌前病变中存在可观的基因改变基础，使用基于单核苷酸多态性的基因图谱技术可以看到从 MGUS 到 SMM 到 MM 中拷贝数目异常发生频率进行性升高，分别为每例 5 个、7.5 个和 12 个，1q、3p、6p、9p、11p、19p、19q 和 21q 的获得，1q、16q、22q 的缺失在 MM 中发生频率远高于 MGUS，但 MGUS 在基因上的异常程度也并不比 MM 简单，目前认为并不是某一个突变导致 MGUS 变成了 MM，而是 MGUS 中的某一个克隆成为了 MM 中的优势克隆。Morgan 认为 MM 细胞的克隆演化是分支演化为主，这一点可能在 MGUS 向 MM 的转化中也是成立的。

对目前已知的 MGUS 形成和进展机制的总结如下：肥胖及其相关的 IL-6 升高、TNF-α 升高、IGF-1 升高、VEGF 升高等细胞因子改变，杀虫剂暴露、辐射暴露，自身免疫病史、慢性感染和炎症状态导致的慢性抗原刺激、治疗相关损伤，以及种族、3p22.1 位点的单核苷酸多态性等基因背景与 MGUS 发生风险升高相关。一部分正常浆细胞前体细胞在 5 个染色体位点出现重现性原发性免疫球蛋白重链（IgH）重排模式（4p16，6p21，11q13，16q23，20q11）和超二倍体，成为早期事件，并与非 IgM-MGUS 中初始限制克隆性的浆细胞增生有关。随后逐步获得继发突变、染色体或部分缺失、新的染色体转位等，导致 MGUS 克隆取代正常浆细胞克隆，进展为症状性多发性骨髓瘤，并经过克隆演进复发、进展为继发性浆细胞白血病或髓外浆细胞瘤等多种不同疾病类型。过程中正常、多克隆浆细胞被异常、单克隆浆细胞取代，这一改变肿瘤细胞和造血微环境各个组分（破骨细胞、内皮细胞、免疫细胞等）之间的相互作用起到主要作用。IgM-MGUS 的发生和发展中首先也是类似基因因素、杀虫剂、有机溶剂暴露，自身免疫疾病和慢性感染导致的高危背景，同样逐渐获得 MYD88 L265P 突变等各类激活突变、失活突变、染色体异常等，肿瘤与微环境相互作用亦参与其中。最终导致正常 B 细胞和浆细胞被克隆性 B 细胞和浆细胞取代，导致 IgM-MGUS，进展为冒烟型 Waldenstrom 巨球蛋白血症，最终通过获得 17p 缺失或 13q 缺失进展为 Waldenstrom 巨球蛋白血症。

六、表观遗传学和骨髓微环境

（一）表观遗传学

表观遗传学（甲基化、乙酰化、磷酸化、泛素化）是调控 DNA 表达的另一方式，在 MGUS 向 MM 的转化中可见的表观遗传学改变主要是广泛低甲基化和特定基因的高甲基化。与正常对照相比，MGUS 和 MM 中若干与淋巴细胞分化和癌基因调控有关的 micro RNA（miR-21、miR-106b、miR-181a 和 miR-181b）水平上调，miR-32 和 miR-17~92 在 MM 中上调而在 MGUS 中正常，意味着 micro RNA 在 MGUS 向 MM 转化的过程中可能扮演一定角色。

（二）骨髓微环境

骨髓微环境对 MM 的发生发展有重要意义，骨髓微环境包括 3 种成分：细胞成分（造血和非造血细胞）、胞外基质成分（纤维蛋白、糖蛋白、微小整合素结合配体 N 端链接糖蛋白 SIBLING 等），以及可溶性成分（细胞因子、生长因子、黏附因子等）。这三大组分和肿瘤细胞之间形成多重反馈机制，MGUS/SMM 和 MM 在归巢、分化与抗凋亡上可能差异不大，但在与 MM 症状相关的一些性质上，如经血行转移、破骨促进、成骨抑制、血管生成、造血抑制，以及旁分泌因子生成等方面可能存在某方面或多个方面的差异，有待进一步研究。

七、风险的分层

与其他 MGUS 相比，轻链型 MGUS 进展的风险相对较低，在 113 例轻链型 MGUS 患者中每人随访近 10 年仅有 3 例患者进展为轻链型 MM，进展率每年仅 0.27%。另一个德国研究中得到类似结果，34 例轻链型 MGUS 患者随访 5 年后未发现一例进展。其原因尚不能明确，不排除部分轻链型 MGUS 其实是肾功能不全或多克隆病变而非单克隆浆细胞疾病。轻链型 MGUS 进展风险的预测因素依然不明确，是否更高水平的受累轻链分泌预测更高的进展风险也没有定论。但在特发性本周蛋白尿中血清游离轻链比值<0.01 或>100 与 MM 或轻链型淀粉样变进展显著相关，毕竟这一水平的 FLC 比值已经达到骨髓瘤定义事件的水平了。特发性本周蛋白尿中其他预后因素包括尿 M 蛋白水平、骨髓浆细胞比例、血清肌酐水平、所有 3 种未受累免疫球蛋白水平下降程度等。

目前临床应用中对 MGUS 进展风险的分层还集中在对肿瘤负荷的评估层面，Mayo 诊所和西班牙 PETHEMA 研究组各自发展了一套分层体系。Mayo 分层主要基于血清 M 蛋白水平，通过 1148 例 MGUS 的长期随访，将 M 蛋白>15g/L、M 蛋白类型非 IgG 和 sFLC 比值<0.26 或>1.65 定为独立进展风险因子，根据风险因子个数从 0 至 3，20 年进展风险分别为 5%、21%、37% 和 58%。PETHEMA 研究组采用了多色流式细胞仪，将骨髓异常浆细胞占正常浆细胞比例≥95%、DNA 非整倍体定义为风险因子，0～2 项阳性者 5 年进展风险分别为 2%、10% 和 46%。未受累免疫球蛋白的抑制情况也有预后意义，Mayo 诊所对 999 例 MGUS 患者诊断时基线血清对应的重链/轻链进行定量（如对 IgG-kappa 型 MGUS 检测 IgG-lambda），结果显示配对重链/轻链抑制程度是进展的显著预测因子。

以骨髓浆细胞比例和（或）M 蛋白水平为标志的克隆负荷确实是重要的进展预测因子，但克隆的生物学特性也有预测价值，例如，重链表型 IgA/IgM>IgG；异常血清游离轻链比例；本周蛋白尿阳性；循环血克隆性 B 细胞或浆细胞阳性；骨活检见骨吸收增加；克隆异质性；DNA 非整倍体；异常间期细胞遗传学等。最近使用纯化浆细胞的基因表达谱分析预测预后，但目前还不清楚特异性染色体异常如 17p 缺失或 t（4；14）等是否与 MGUS 恶性进展有关。

另外，通过多参数流式细胞学分析可以检测骨髓中非克隆性浆细胞比例，这一比例受抑制预示着进展的风险。类似的，血清多克隆免疫球蛋白比例也有预后意义。更加敏感的影像学诊断在预测进展上也有意义，例如，诊断时 MRI 检出局灶骨病变，或病程中 MRI 或 PET/CT 检出新发骨病变，预示了可能将进展为活动期骨髓瘤。2014 年 IMWG 骨髓瘤和浆细胞疾病诊断指南中，将一个或多个 MRI 检出的局灶性骨病变定为骨髓瘤定义性事件，今后对于这类患者将可能视为早期骨髓瘤并接受早期治疗。

目前还没有发现促进 MGUS 进展的外部因素，例如，移植前 MGUS 的患者移植后也不会因为长期免疫抑制剂的使用而导致进展加速。

IgM-MGUS 是 MGUS 中一个特殊的亚型，平均进展风险大约每年 1.5%。有研究指出，IgM-MGUS 中血清 M 蛋白水平和白蛋白水平是进展的独立预后因素；另外一些研究认为 M 蛋白水平、血红蛋白浓度和男性为预后因素。

八、治疗策略

尽管对 MGUS 的治疗策略有倾向分层治疗的趋势，但总的来说，除非临床试验外，一般依然采用"观察等待"的治疗策略。2010 年国际骨髓瘤工作组 IMWG 指南指出，Mayo 标准低危（约占 50%）的、没有贫血或肾功能不全的 MGUS 患者，不需要进行进一步的评估检查，建议每 6 个月进行一次血清蛋白电泳（SPEP）、血常规、血钙、肌酐检查，病情平稳后建议每 2～3 年进行一次复查。对于存在风险因子的患者（中危或高危），应该在基线完成骨穿检查评估细胞遗传学和 FISH，并进行骨骼影像学检查，观察等待期间每半年进行一次 SPEP 复查，1 年后可将检查间期延长至 1 年一次。

在 MGUS 患者中使用双膦酸盐治疗具有一定合理性，但建议在骨密度检查后有针对性地进行。

九、继发性 MGUS

在 MM 的病程中有一个继发性 MGUS 的疾病状态，表现为 MM 治疗后出现另一种新表型的单克隆丙种球蛋白血症，发生率在接受自体造血干细胞移植后的 MM 患者中为 10%～73%，在未接受自体造血干细胞移植的患者中为 1.6%～33%。这一疾病状态并不意味着多发性骨髓瘤复发或继发出现新的恶性肿瘤，不必给予额外的抗肿瘤治疗。这种继发性MGUS 的病因可能是自体造血干细胞移植后清髓性预处理和骨髓 B 细胞增殖的 T 细胞不当调控产生的免疫系统寡克隆重建。有趣的是，原发病的缓解效果与继发性 MGUS 有关。在非移植患者中出现继发性 MGUS 的患者预后优于未出现的患者。移植患者中的这一优势并不一致。在异基因造血干细胞移植术后也有继发性 MGUS 出现。清髓性预处理、巨细胞病毒感染、移植物抗宿主病与单克隆或寡克隆条带产生相关。

十、结论

总之，MGUS 是一个潜在的癌前病变，以每年 1% 的累积风险概率向淋巴浆系统恶性肿瘤进展，如果考虑上其他死因的竞争因素，可能真正的进展风险大约是每年 0.4%；也就是说 90% 的 MGUS 患者可能一生都不会进展为多发性骨髓瘤、Waldenstrom 巨球蛋白血症或淋巴浆细胞淋巴瘤（三个最常见的由 MGUS 进展而来的恶性肿瘤）。另外，由于目前尚无阻止 MGUS 进展至多发性骨髓瘤的有效手段，因此并不推荐针对普通人群进行 MGUS 筛查。虽然事实上可能所有的多发性骨髓瘤患者都存在一个前驱的 MGUS 阶段，但是否要给予 MGUS 足够的临床关注，依然没有定论。尽管如此，笔者仍相信，对 MGUS 研究的合理目标是，确定是否每个淋巴浆系恶性肿瘤都有 MGUS 癌前病变、对 MGUS 的随访是否能够给患者带来更好预后、更长生存、更少并发症和更好的生活质量。目前的临床指南建议为 MGUS 患者进行每年一次的随诊，但这一推荐临床获益的证据并不扎实，随诊也可能带来潜在伤害，例如，向患者宣告癌前病变带来的心理负担、随访检查所需的花费，以及增加的检查所带来的医疗资源的浪费。Ronald S. Go 等对美国多个注册中心数据库数据进行分析总结后发现，诊断MGUS 后进行随访的患者比接受随访的患者发生严重并发症概率低（OR 0.68，95% CI 0.57 ~ 0.80），疾病特异生存更长（中位 38 个月 vs. 29 个月，HR 0.85，95% CI 0.76 ~ 0.94），总体生存也更长（HR 0.87，95% CI 0.80 ~ 0.95）。要减少 MGUS 随访带来的伤害、增加随访带来的获益，首先需要对 MGUS 的生物学性质、进展风险分层有足够的了解。

第二节 冒烟型骨髓瘤

一、引言

与 MGUS 不同，冒烟型骨髓瘤（SMM）是疾病状态而不是单纯的异常，进展为症状性多发性骨髓瘤的风险也有不同，SMM 大约是每年 10% 之高。与其他浆细胞疾病类似，SMM 也是一组异质性较大的疾病，可能包括了一部分生物学的癌前病变（如 MGUS），也可能包含了一部分来不及出现临床症状的生物学恶性肿瘤。

二、临床特点

从发病率上看，SMM 比 MGUS 更少见，瑞典骨髓瘤登记处的前瞻性、观察研究显示，新诊断 MM 中大约 14% 存在前驱的 SMM 病史，诊断 SMM 的年龄多在 50 ~ 70 岁。

Mayo 诊所的 Kyle 团队对 1970 ~ 1995 年的 276 例 SMM 进行了回顾性分析，诊断后前5 年的进展风险是每年 10%，5 年后降至每年 3%，10 年后降至 1% 左右，因此 50% 的新诊断 SMM 患者将在 5 年内进展出 CRAB 症状，而 30% 左右的新诊断 SMM 10 年后依然维持 SMM 状态，这部分患者可能为生物学 MGUS 患者，尽管他们的 M 蛋白水平、BMPC 水平超过了 MGUS 的一般水准。

三、风险分层

（一）M 蛋白和血清游离轻链

从 SMM 的进展风险和异质性看，对 SMM 进行进展风险分层具有实际意义。和 MGUS 类似的、一些共同的风险因子在 SMM 中也有意义，例如，M 蛋白水平 ≥40g/L、24 小时尿 M 蛋白水平 ≥1g（对轻链性 SMM）与进展时间（TTP）显著缩短相关；M 蛋白类型也有一定影响，IgA 比 IgG 进展迅速，而轻链型比 IgG 进展缓慢；免疫麻痹也是一项风险因子，并且受抑制的免疫球蛋白类型越多，进展越迅速。血清游离轻链（FLC）反应了克隆性浆细胞的负荷，回顾性研究显示 FLC 比值 ≥8 进展风险显著升高，这类患者 2 年内进展风险大约 40%。当 FLC 比值升至 100 以上，中位 TTP 仅仅 15 个月，目前的 2014 年 IMWG 标准将这类 SMM 定义为 MM 治疗。

SMM 除上述危险因子外还有其他有临床意义的风险因子。M 蛋白水平的进行性升高可能预示了疾病进展的可能，SWOG 认为 M 蛋白水平在 3 个月内从 <30g/L 进展至 ≥30g/L 者，2 年内进展为 MM 的风险高达 50%。BMPC 的比例也是很合理的预测因子，Mayo 的研究中发现 BMPC<20%、20%~50%、>50% 者中位 TTP 分别为 117 个月、26 个月、21 个月。一般认为 BMPC≥60% 者 2 年内进展风险高达 90%，目前也已经将其列为 MM。

（二）免疫表型

MGUS 中 BMPC 的免疫表型多是多克隆、正常表型，而 SMM 中 60% 存在异常免疫表型，如 CD19⁻、CD45⁻、CD38 表达缺失、CD56 过表达等，一般认为异常 PC 比例 ≥95% 者进展时间为 34 个月，较 <95% 的患者明显缩短，为 PETHEMA 研究组定义的高危 SMM 人群。

（三）细胞遗传学

SMM 中的细胞遗传学数据显示伴 t（4；14）和（或）del（17p）进展风险显著高危；MM 中使用的 GEP 技术在 SMM 也有意义，一般认为 GEP70 风险评分>-0.26 是进展至 MM 的独立预测因素。

（四）骨质异常

SMM 的患者中 50% 可以通过 MRI 检出骨质异常，MRI 异常的患者中位 TTP 仅 16 个月，明显缩短，而且其中局灶性改变者最短（6 个月），弥漫性改变者次之（16 个月），斑片状改变者最长（22 个月）。近年对 SMM 患者的全身 MRI 检查发现>1 处局灶病变的患者 2 年进展率高达 70%，目前已经不再将其视为冒烟型患者。PET/CT 可以同时发现摄取增高和溶骨性破坏，一般认为同时存在两者的患者不应视为 SMM，但仅有摄取增高的局灶改变不应视为骨髓瘤相关骨病。

(五)浆细胞增殖指数

使用免疫荧光技术能够测量浆细胞增殖水平，称为浆细胞增殖指数（PCLI），研究显示 PCLI≥1 的患者中位 TTP 为 1.2 年，而 PCLI<1 者为 2.6 年（$P<0.001$）。Mayo 和西班牙骨髓瘤协作组各有一套 SMM 风险分层系统，Mayo 使用 M 蛋白 30g/L 和 BMPC 10% 将 SMM 分为 3 层：高危组 M 蛋白≥30g/L 且 BMPC≥10%、中危组 M 蛋白<30g/L 而 BMPC≥10%、低危组 M 蛋白>30g/dL 而 BMPC<10%，3 组进展为 MM 的中位 TTP 分别为 2 年、8 年和 19 年。西班牙协作组使用的是异常免疫表型 PC 比例>95% 和免疫麻痹，两项指标阳性者中位 TTP 仅 23 个月，而 1 项指标者为 73 个月。

四、治疗策略

对 SMM 的分层每一种系统都是可行的，具有一定的一致性和重复性，一般认为高危 SMM 患者需要密切随访并争取进行早期治疗的临床试验。

SMM 的标准治疗依然是观察。这一临床决策是基于多年以来缺乏早期治疗改善总体生存或生活质量的随机临床试验、骨髓瘤治疗药物的毒性与 SMM 无症状性质之间的风险获益比，以及大部分患者终将进展的顾虑。2014 年 IMWG 指南将一部分高危 SMM 诊断有 Slim-CRAB 症状，因而有了治疗的指征，但符合上述高危 SMM 标准却不满足 IMWG 治疗标准的患者 2 年内进展风险大约 50%，也是临床试验的对象人群。

较之观察等待，氧芬胂联合泼尼松的早期治疗并没有带来总体生存获益。帕米膦酸钠、唑来膦酸等双膦酸盐早期治疗并没有带来 TTP 或总体生存获益，但可能带来骨相关事件发生率的下降。

新药为 SMM 的早期治疗带来了新的希望。虽然沙利度胺联合双膦酸盐的 II 期临床研究面临神经毒性、耐受性不佳等问题，进展至 MM 的 TTP 获益也不明确，西班牙协作组的来那度胺-小剂量地塞米松（Rd）方案，较之安慰剂对照，在高危 SMM 中显著延长了 TTP 和 OS，3 年总体生存率分别是 94% vs. 80%，$P=0.03$。这是首个对高危 SMM 有生存获益的早期治疗方案。鉴于试验设计中若干问题，未来需要更多临床试验对这一问题进一步解答。

五、结论

SMM 需要密切观察，虽然 SMM 的标准治疗依然是观察，但是伴随着新的有效治疗方法的出现，更加积极的治疗可能将变得越来越重要，不久的将来 SMM 的治疗原则将会发生重要的改变。

（王维达）

参 考 文 献

Bories C, Jagannath S. 2014. Asymptomatic monoclonal gammopathies. Clin Lymphoma Myeloma Leuk，
（Suppl1）：78-86.

Chapman MA, Lawrence MS, Keats JJ, et al. 2011. Initial genome sequencing and analysis of multiple myeloma.
Nature，471（7339）：467-472.

Dispenzieri A, Katzmann JA, Kyle RA, et al. 2010. Prevalence and risk of progression of light-chain monoclonal gammopathy of undetermined significance: a retrospective population-based cohort study. Lancet, 375 (9727): 1721-1728.

Dispenzieri A, Kyle RA, Katzmann JA, et al. 2008. Immunoglobulin free light chain ratio is an independent risk factor for progression of smoldering (asymptomatic) multiple myeloma. Blood, 111 (2): 785-789.

Go RS, Gundrum JD, Neuner JM. 2015. Determining the clinical significance of monoclonal gammopathy of undetermined significance: a SEER-Medicare population analysis. Clin Lymphoma Myeloma Leuk, 15 (3): 177-186.

Hillengass J, Fechtner K, Weber MA, et al. 2010. Prognostic significance of focal lesions in whole-body magnetic resonance imaging in patients with asymptomatic multiple myeloma. J Clin Oncol, 28 (9): 1606-1610.

Katzmann JA, Clark R, Kyle RA, et al. 2013. Suppression of uninvolved immunoglobulins defined by heavy/light chain pair suppression is a risk factor for progression of MGUS. Leukemia, 27 (1): 208-212.

Kyle RA, Durie BG, Rajkumar SV, et al. 2010. Monoclonal gammopathy of undetermined significance (MGUS) and smoldering (asymptomatic) multiple myeloma: IMWG consensus perspectives risk factors for progression and guidelines for monitoring and management. Leukemia, 24 (6): 1121-1127.

Landgren O. 2013. Monoclonal gammopathy of undetermined significance and smoldering multiple myeloma: biological insights and early treatment strategies. Hematology Am Soc Hematol Educ Program, 2013: 478-487.

Larsen JT, Kumar SK, Dispenzieri A, et al. 2013. Serum free light chain ratio as a biomarker for high-risk smoldering multiple myeloma. Leukemia, 27 (4): 941-946.

Perez-Persona E, Vidriales MB, Mateo G, et al. 2007. New criteria to identify risk of progression in monoclonal gammopathy of uncertain significance and smoldering multiple myeloma based on multiparameter flow cytometry analysis of bone marrow plasma cells. Blood, 110 (7): 2586-2592.

Sigurdardottir EE, Turesson I, Lund SH, et al. 2015. The role of diagnosis and clinical follow-up of monoclonal gammopathy of undetermined significance on survival in multiple myeloma. JAMA Oncol, 1 (2): 168-174.

van de Donk NW, Palumbo A, Johnsen HE, et al. 2014. The clinical relevance and management of monoclonal gammopathy of undetermined significance and related disorders: recommendations from the European myeloma network. Haematologica, 99 (6): 984-996.

第七章　孤立性浆细胞瘤和髓外浆细胞瘤

第一节　骨孤立性骨髓瘤

一、引言

孤立性浆细胞瘤占浆细胞恶性疾患的5%～10%，表现为恶性单克隆浆细胞的局灶性增生，而无明显系统性浆细胞疾病征象。根据克隆性浆细胞增生的部位可分为两大类：发生在骨骼组织的局灶性增生即为孤立性骨浆细胞瘤（solitary bone plasmacytoma，SBP），发生于髓外组织者即为孤立性髓外浆细胞瘤（extra-medullary plasmacytoma，EMP）。孤立性浆细胞瘤诊断的中位年龄是55岁，男女比例为2：1，随着年龄升高发病率有指数性增高，但不像多发性骨髓瘤那样明显集中在老年人群，人种差异方面黑人孤立性骨浆细胞瘤发生率比白人高30%左右。

二、临床表现和实验室检查

通过对8个病例系列研究（每个研究入组患者人数均超过25位）的分析可见，全病例中2/3是男性，孤立性骨浆细胞瘤（SBP）发病的中位年龄为55岁，较多发性骨髓瘤年轻10年左右。大多数（2/3）发生于中轴骨，包括脊柱（胸椎>腰椎>骶骨>颈椎）、颅骨、肋骨和胸骨。另外1/3发生于附着骨，如肩胛骨、骨盆骨或肢端。SBP的主要临床表现为局部溶骨性损害及其并发症改变，如局部骨痛、脊椎压缩性骨折及其并发症、病理性骨折及周围软组织包块等。一部分患者可表现为脱髓鞘性多神经病的症状和临床表现，这一类患者需要警惕POEMS（多神经病、肝脾肿大、内分泌腺病、M蛋白和皮损）综合征。

对血清或尿液样本的电泳中可见，24%～72%的患者存在有血清或尿液的单克隆M蛋白，但一般量不高（通常分别<5g/L及1g/24h），建议对所有患者的血清和尿液进行免疫固定电泳以增加敏感性，1/3血清蛋白电泳阴性的患者会有免疫固定电泳阳性结果的可能。但和多发性骨髓瘤患者中的表现相比，不分泌型骨髓瘤发生的比例明显升高，可能说明SBP中肿瘤负荷较多发性骨髓瘤为低。随着疾病进展，部分诊断时M蛋白阴性的患者可能会出现血清或尿液蛋白电泳、免疫固定电泳转阳，说明肿瘤负荷的增加。对血清免疫球蛋白水平的测定中可见未受累轻链或免疫球蛋白的水平通常没有明显下降，这也反映了肿瘤负荷的低下。血清游离轻链（FLC）在47%的患者中存在异常，而另外53%的患者正常。FLC异常的SBP患者通常血清M蛋白水平更高，尿液中发现M蛋白的概率也更大。

其他实验室检查方面如血常规、肾功能、血钙水平、血清β_2微球蛋白一般均为正常，如有明显异常，需警惕SBP的诊断可能有误。

三、诊断和分期

SBP 的病理学诊断依赖于受累病灶活检证实的克隆性浆细胞增殖，克隆性主要由 kappa 或 lambda 的轻链限制性决定。SBP 的诊断标准近年来也有一些争议，例如，一些较老的临床研究将不超过 2 个骨病灶和 ≤10% 的骨髓浆细胞比例都定义为孤立性骨浆细胞瘤，而另一些研究又将诊断后 2 年内进展为多发性骨髓瘤或局部治疗后单克隆蛋白持续存在的患者排除出孤立性骨浆细胞瘤的范畴。国际骨髓瘤工作组 SBP 诊断标准为：活检证实的单个骨病灶浆细胞瘤，X 线片、磁共振和（或）FDG-PET 证实除该病灶外未见其他病灶，可伴有低水平的血清和（或）尿液 M 蛋白，无骨髓单克隆浆细胞存在，不伴骨髓瘤相关脏器功能障碍（无贫血、高钙血症、多发性骨髓瘤相关的肾损伤表现）。

SBP 的诊断精确度随着骨髓瘤诊断的进展也有所改善，对于一些骨髓涂片光镜下检查未见克隆性浆细胞浸润的患者，通过流式细胞学检验或重链/轻链基因重排分子学检测可能发现潜在的克隆性浆细胞。

全脊柱 MR 显像是 SBP 诊断中必不可少的一个环节，大约 1/3 常规骨检查未发现的隐匿骨病灶可以通过 MR 发现。因此目前 SBP 的诊断通常建议使用敏感的诊断手段，使用磁共振检查脊柱、骨盆、近端股骨和肱骨等常见病灶。和多发性骨髓瘤一样，SBP 的骨病变也是溶骨性改变，通常在 X 线片上表现为溶骨性病灶，有明确边界，与周围正常骨骼组织间有狭窄的移行区域；CT 和 MR 检测的敏感性和空间分辨率更高，通常在 MR 上表现为局灶性骨质缺失，T_1 相低信号与肌肉相似、T_2 相或 DWI 相高信号，信号强度高于肌肉组织，均匀强化，周边骨外软组织影也很常见，并往往加重了脊髓或神经根症状。对全身病灶的筛查时，全身 DWI 序列可能会有帮助，因为这项技术存在着一系列技术优势，如无放射性辐射、无需输注对比剂或同位素、检查速度快、读图便捷，且可定量，具有复查评估随访的潜能，但目前常规应用的经验和证据还不足。

FDG-PET 在浆细胞疾病中的应用仍有待研究。研究证实，在骨髓瘤中骨髓浆细胞比例与 PET 上骨髓 SUV 最大值相关，并与治疗后的不良预后相关，但在 SBP 这样的浆细胞瘤中是否依然有类似的关系仍需要证实，FDG-PET 检查对比 MRI 检查之间的相对敏感性、特异性和覆盖度仍有待进一步明确，希望未来能够推动 SBP 的分层、分期治疗。

四、治疗

通常局部治疗是 SBP 的标准治疗，治疗野的选择一般需要包括 MRI 或 CT 所见的所有疾病范围，并包括一部分正常组织的边界。对于脊柱病灶，边界一般至少需要包括一节未受累椎体。

放射治疗是 SBP 的主要治疗手段之一，但随机对照试验不多。目前最大宗 SBP 的回顾性研究案例数为 206 例，治疗手段包括单纯放疗（169 例）、放疗结合化疗（32 例）和单纯手术（4 例），治疗后的影像学评估中，50% 的患者 X 线片可见病灶处骨质硬化和重矿化，但在 MRI 评估的患者中骨髓腔异常和伴随的软组织肿块可能会长期存在，与治疗效果无关。所以 SBP 的疗效评估中将临床表现和影像学表现的长期保持稳定定义为局部控制，SBP 是放疗敏感性肿瘤，单纯放疗患者的局部控制率可达 78%，最高可见 90%，10 年无进展生存率 21%，10 年总体生存率 51%，进展为骨髓瘤率为 54%~84%。

Mendenhall 等的研究显示，≥40Gy 的剂量治疗后局部失败率仅为 6%，而<40Gy 的剂量组局部失败率可达 31%。Frassica 等的数据显示在≥45Gy 的剂量组中没有发现局部失败。脊柱病灶的局部失败率明显升高可能与局部剂量不能达到一个较高水平有关，但从远期预后来看仍存在争议，土耳其的回顾性研究显示，<50Gy 的放射剂量导致无进展生存时间（PFS）显著缩短（HR 2.279，$P=0.044$，95% CI 1.021~5.091）；但>40Gy 剂量的放疗能否带来更好的疗效仍需要前瞻性头对头临床研究证实，大部分医生建议在不产生严重毒性前提下，使用 45Gy 左右的剂量（对脊椎病灶使用 40Gy）以便达到一定局部控制率。虽然在孤立性浆细胞瘤中剂量/疗效关系还未明确建立，目前的数据显示，较大剂量的放疗和根治性治疗策略可能有助于治愈疾病，尤其在大肿块患者中获益更加明显。SBP 根治性放疗的最佳治疗靶区设计也存在争议，一部分专家学者认为放射靶区必须包括受累骨的整个骨结构，以减少边缘复发；另一部分则认为只需包括受累骨的部分即可。临床上常规操作一般将影像学上可见肿瘤部分外扩 1.5~2cm 制定为临床靶区（CTV），5~10mm 为PTV。SBP 一般不需要预防性区域淋巴结照射，研究显示，即使不扩大放射野至邻近淋巴结，区域淋巴结失败率也相当低。在脊椎受累的病例中，放射野一般要包括受累节段上、下的 1~2 个椎体。

对于大部分患者而言，在接受局部治疗后 M 蛋白水平都能有一定下降。建议在放疗后每 6 个月复查一次血清/尿液蛋白电泳和免疫固定电泳以评估病灶的放射敏感性。可能M 蛋白水平的下降速度会比较慢，但很持久，可以持续下降数年。一部分患者（20%~50%）在局部放疗后 M 蛋白水平会转阴，说明患者的肿瘤负荷集中在治疗野内。一般认为治疗前 M 蛋白水平较低的患者治疗后 M 蛋白转阴的可能性稍高。在 Liebross 等的病例系列研究中，所有治疗前 M 蛋白水平>100g/L 的患者治疗后 M 蛋白都持续存在，而且 M蛋白的转阴率与放疗剂量之间没有剂量效应。在许多患者中，尽管影像学结果正常，但 M蛋白持续存在提示了治疗野外肿瘤细胞存在的可能性。目前对于这部分也只能长期随访观察复查评估，直到出现明显进展症状和体征时才能开始治疗。

目前局部控制率已达 85% 以上，因此与局部复发相比进展为骨髓瘤为 SBP 治疗的主要问题。放射技术和射线能量因病灶部位而异，对于外科手术后的病灶，放疗需覆盖术野以防止肿瘤细胞污染。没有证据表明对长骨髓腔或区域淋巴结的照射有临床获益。

尽管大部分脊柱 SBP 患者都可以通过单纯放疗达到局部控制，但是对于一部分诊断时出现或迅速出现神经功能障碍的患者，可能有必要在放疗前接受椎板切除术。手术入路上前路比后路好，因为后者可能不能够解决压缩的根源，不能很好缓解神经系统障碍。外科还可用于处置骨折后的结构不稳定或相关症状，长骨病理性骨折后固定等。但外科治疗不作为 SBP 治疗的主要选择，即使对于一部分似乎能够达到完全切除的病例也是如此。单纯手术治疗局部复发率较高。

SBP 中辅助化疗的地位依然有争议。虽然一些小规模的回顾性研究指出化疗可能延迟进展为骨髓瘤的时间（Holland 的研究报道可从 29 个月延长至 59 个月），但并未证实生存或进展率水平的临床获益。一项前瞻性随机对照研究比较了放疗联合或不联合氧芬肿-泼尼松化疗的疗效，入组患者 53 例，化疗为每 6 周一个疗程持续 3 年，结果显示单纯放疗组 15/28（54%）的患者进展为骨髓瘤，而放化疗组仅 3/25（12%），并因此带来显著的生存获益。这一试验的结论并没有获得大多数临床研究或回顾性研究的一致认同。

细胞毒辅助化疗的可能并发症包括治疗相关第二肿瘤、诱导多药耐药克隆形成，从而导致进展为骨髓瘤后治疗难度升高。

在新药年代，辅助化疗的作用有待重新评估，在高危冒烟型骨髓瘤中来那度胺-地塞米松治疗较观察等待也有明显获益，而SBP中是否会有类似结果，依然有待进一步研究。

五、自然病程和预后

对于SBP的患者而言，最常见的进展模式主要有三种：新发生骨病灶，M蛋白水平升高，以及骨髓浆细胞比例升高。目前治疗策略下SBP患者的中位总体生存期为10年，10%~20%的患者可能死于无关病因。中位进展为骨髓瘤时间为2~3年，15%~45%的患者在放疗后10年依然维持无病生存，但目前记录的进展时间最晚可达15年。可能一部分诊断后早期进展的患者在诊断时即存在隐匿多发性骨髓瘤病灶，而另一部分远期进展的患者可能克隆性浆细胞较惰性、进展缓慢，亦或者他们随着年龄升高重新出现了新的前骨髓瘤亚克隆。SBP诊断年龄较MM为低，部分SBP诊断后可进展为MM，提示了SBP可能在多发性骨髓瘤疾病谱中扮演一个早期临床表现的角色。而另一部分患者治疗后可出现长期的疾病稳定，仅仅维持一个低水平的单克隆丙种球蛋白血症，这又反过来说明意义未明的丙种球蛋白血症（MGUS）可能进展为SBP。进展为MM的SBP患者也存在一些特点，如肿瘤负荷一般较低、化疗缓解率一般较高、生存期相对较长等。

一小部分患者在接受适当的放疗、控制原发病灶后再次出现新发"孤立性"浆细胞瘤。对这部分患者进行详细的骨髓细胞学检查、骨X线检查、中轴骨MRI检查等依然没有发现多发性骨髓瘤临床证据。对于这部分患者，如果之前无进展生存期相对较长者（如≥2年），再次使用单纯放疗依然可能实现较长的临床控制期。但如果新发病灶发生时间较短，或伴随有可疑MM征象者（例如，未受累免疫球蛋白水平下降、MRI检查发现其他病灶等），选择抗多发性骨髓瘤化疗也是合理的。老年患者复发率较高，中轴骨复发率比附着骨高。

诊断时存在M蛋白者5年进展率高（60% vs. 39%），放疗后持续M蛋白阳性者进展为骨髓瘤风险高（91% vs. 29%），MD Anderson的病例系列研究中显示，在11例治疗后M蛋白完全消失的患者中只有2例进展为多发性骨髓瘤，进展时间分别是4年和12年，而M蛋白持续阳性的患者57%进展为多发性骨髓瘤，非分泌型患者63%进展为多发性骨髓瘤（$P=0.02$）。放疗的剂量和远处进展率无关。Jackson和Scarffe等指出，骨质疏松和未受累免疫球蛋白水平下降是不良预后因素。其他一些研究同样证实，免疫麻痹与进展风险增加相关。在MD Anderson肿瘤中心的数据中，所有未受累免疫球蛋白水平下降的患者都或早或晚进展至多发性骨髓瘤，未受累免疫球蛋白水平下降预示着隐匿性骨髓瘤的可能。一些研究显示，肿块大小似乎能够预测进展至多发性骨髓瘤的风险。另一些研究显示，老年患者、中轴骨受累患者复发率较高。一些研究选择：①诊断后1~2年内M蛋白水平持续≥5g/L；②诊断时异常游离轻链比值，这两项指标作为诊断时预测进展为骨髓瘤风险分层模型，将均阴性、1项阳性和2项阳性分别分为低危、中危和高危分层，其5年进展为骨髓瘤率的危险性分别为13%、26%和62%。其他常见的预测因子包括单纯放疗和伴随神经症状等。目前还没有应用分层模型对SBP患者进行分层治疗的临床研究。随着多发性骨髓瘤诊断的规范和精细度增加，SBP的诊断会逐渐减少，但剩下的这些真正的 SBP 可能也更加稳定、更加惰性、治愈的可能性也越高。

六、结论

孤立性浆细胞瘤，其实并不孤立，一些时候是由于诊断技术的原因，其他部位的微小病变未被发现，其实是多发性骨髓瘤的早期病变，所以才仅有 15% ~ 45% 的患者在放疗后 10 年依然维持无病生存，积极的全身性治疗应该是一个重要策略之一。

第二节　髓外浆细胞瘤

一、引言

髓外浆细胞瘤（EMP）是指发生在骨髓以外的浆细胞肿瘤，发病率比 SBP 稍低，占克隆性浆细胞疾病的 3% ~ 5%。绝大多数病灶位于头颈部（占 85%）。EMP 最常累及上呼吸道，如鼻腔、鼻窦及咽部等，其次为消化道（大约仅占 7%），较少累及的部位为膀胱、中枢神经系统、甲状腺、乳腺、睾丸、淋巴结和皮肤。中位发病年龄为 60 岁，男女比例为 2∶1。

二、临床表现和实验室检查

EMP 的临床表现因受累部位及其占位效应而异，例如，位于上呼吸道的 EMP 常常会导致鼻塞、流涕、喘鸣、鼻出血及呼吸困难等，消化道 EMP 可累及全消化道的各个节段，小肠是最常见的发病部位，其次为胃、结肠和食管，导致非特异性腹痛、消化道出血及体重减轻等，内镜和影像学上也通常缺乏特异性改变。

大多数 EMP 患者的血清和尿液检查没有特异性的异常改变，只有不到 25% 的 EMP 患者可检出异常 M 蛋白。其他实验室检查较少出现明显异常，EMP 的血清游离轻链检测资料不足。

三、诊断和分期

和 SBP 类似，EMP 的诊断需要活检确诊的克隆性浆细胞瘤，并排除骨髓侵犯。EMP 需要与反应性浆细胞增生和浆细胞淋巴瘤相鉴别，组织病理上一般不含有 B 细胞成分，免疫组化通常需覆盖 CD138、MUM1/IRF4、CD20 和 PAX-5 等，CD19、CD56、CD27、CD117、cyclin D1 也有鉴别意义，和 SBP 一样，克隆性主要通过轻链限制性表达显示。一些研究显示组织病理的分化级别有助于预测进展为骨髓瘤的概率，但这些结果未形成定论。

除了原发灶以外，孤立性 EMP 的骨骼平片、MRI 检查和（或）PET 检查均应阴性，值得一提的是大约 50% 的 EMP 同时也存在着区域淋巴结累及，需要 FDG 摄取方可确定，可能对后续放疗野的设置有影响，但不影响 EMP 诊断。MRI 检查通常对确定 EMP 的肿瘤负荷和周边情况有意义。

四、治疗

由于大部分 EMP 病例发生在头颈部，根治性手术通常创伤巨大、操作困难，因此根治性放疗是 EMP 首选的一线治疗，5 年局部控制率高达 88%～100%，但仍缺乏前瞻性研究确定放疗最适的照射野和剂量。一项回顾性病例系列研究显示，中位 50Gy 的局部放疗在头颈部 EMP 中 5 年局部控制率达 95%，10 年局部控制率 87%，5 年和 10 年无疾病生存率分别为 56% 和 54%，中位随访 63 个月后，12% 的患者进展为多发性骨髓瘤，18% 在其他部位出现浆细胞瘤。在放疗靶区制订中，目前认为基于磁共振（MR）的 GTV 靶区制订较之传统的影像学手段有明显优势，MRI 更高的软组织对比和多序列显示有利于更好地进行疾病分期，更精确地制订放疗靶区体积；对于治疗后疗效评估的随访，MRI 也可以更好地显示肿瘤尺寸的缩小。但是在检测可能存在的骨病灶方面 CT 有不可取代的优势，因此一般要求综合 MRI 和 CT 的手段，治疗野需覆盖所有可见病灶并涵盖一部分健康组织边界。传统的放疗野一般认为需包括原发肿瘤及其周边 2cm，并包括区域淋巴结。接受原发灶和区域淋巴结放疗的患者较少见到区域淋巴结复发。但是鉴于区域淋巴结照射显著增加了急性期和远期的并发症发生，一些研究已报道，不使用选择性淋巴结照射依然可以达到很好的淋巴结控制率。目前只有一个临床研究中对于韦氏环受累的 EMP 进行了选择性颈部淋巴结照射；而并不推荐对所有 EMP 患者进行常规区域淋巴结预防，一般认为只有在颈部淋巴结受累，或类似韦氏环受累的高危患者才需要进行颈部淋巴结放射。传统使用的放疗技术是平行对穿野，但适形调强（IMRT）技术有助于更好地保护眼睛、唾液腺等头颈部重要脏器的功能，对于头颈部发生率占 80% 的 EMP 来说是更佳的选择。目前认为 EMP 的适当放疗剂量为 45～50Gy，一项 17 例患者的回顾性研究显示，45Gy 的患者 5 年局部控制率为 100%，40Gy 者为 90%，而低于 40Gy 者仅 40%。

但在一部分 EMP 病例中，病灶在头颈部以外，外科手术可以做到完全切除的，也可以考虑首先根治性手术切除，或者使用中等剂量放疗联合手术切除也是合理的治疗选择。对于部分切缘阳性的患者，合并辅助放疗后局部控制率相当高，但需要根据病灶位置并评估潜在合并症后谨慎选择。土耳其一项回顾性研究中，多因素分析显示，放疗剂量及联合手术是孤立性浆细胞瘤无复发生存的独立预后因素，在 SBP 亚组中也一样成立。Alexiou 等在回顾了 1905～1997 年间 400 篇文献后指出：对于 EMP 而言，切缘阴性的根治性切除预后最好。当不能达到完全切除或存在淋巴结受累时，建议使用联合治疗。但这些都是回顾性研究结果，对于 EMP 最佳治疗策略的选择依然有待前瞻性对照研究证实。

辅助化疗似乎不改善复发率或无疾病生存，在大多数孤立性浆细胞瘤的队列研究中，辅助化疗既不改善疾病控制也降低进展至多发性骨髓瘤的比例。仅有一项研究指出放疗后持续三年氧芬肿联合泼尼松治疗优于单纯放疗，但该研究病例数较少，可信度有限。Holland 等的一项研究指出，辅助化疗的使用延缓了进展至多发性骨髓瘤的时间，但进展至多发性骨髓瘤的比例并没有降低，而且进展为多发性骨髓瘤以后，曾接受辅助化疗的患者总体生存期并没有优于未接受辅助化疗的患者；这意味着在孤立性浆细胞瘤中早期化疗药物的暴露可能会加速耐药克隆的产生、限制原本可能有效的治疗方案的疗效。另外辅助化疗的不良反应也必须加以考虑，一项研究显示，7 例放疗后接受基于氧芬肿辅助治疗的 SBP 患者中 4 例出现继发白血病，其他化疗对并发症的影响和生活质量的改变更是应该充分考虑。但英国骨髓瘤论坛指南推荐对肿块大小>5cm、病理高级别的患者进行化疗。另外放疗后未见缓解的患者也可考虑化疗辅助。辅助化疗的方案一般沿用多发性骨髓瘤治疗中的有效方案。孤立性胃肠道 EMP 有时为了减瘤、缩小放射野和（或）放射剂量，可进行硼替佐米-地塞米松新辅助化疗，但化疗在 EMP 中的常规应用依然不成熟。

五、自然病程和预后

EMP 是高度放疗敏感的肿瘤，局部复发率不到 10%，进展为多发性骨髓瘤时间一般为 1.5 ~ 2.5 年，发生率 0% ~ 40% 不等，可能与诊断时对隐匿病灶的发现能力有关，有报道患者 15 年后进展为 MM，因此有必要对 EMP 患者进行终身随诊。与 SBP 不同，EMP 进展为 MM 的高危因素不明确，临床病理研究显示 EMP 和 MM 在表型和基因型等方面与 MM 较为相似，部分 EMP 诊断时已存在隐匿骨髓克隆性浆细胞浸润。进展为 MM 后的病程与原发性 MM 没有明显不同。

六、结论

孤立性髓外浆细胞瘤和孤立性骨浆细胞瘤类似，其实也并不孤立，一些时候也是由于诊断技术的原因，其他部位的微小病变未被发现，其实是多发性骨髓瘤的早期病变，所以才有部分的患者在放疗后出现进展，对 EMP 患者进行更精细的诊断和分层，有选择、有针对性地使用放疗、手术和化疗等多种治疗手段至关重要。

第三节　多发性孤立浆细胞瘤

一、引言

2003 年国际骨髓瘤协作组（IMWG）浆细胞瘤诊断标准中将单个孤立骨骼侵犯定义为孤立性骨浆细胞瘤，将单个孤立髓外侵犯定义为孤立髓外浆细胞瘤，而将多发孤立骨和（或）软组织侵犯定义为多发性孤立浆细胞瘤（MSP）。前两者已进行阐述，但对于第三个概念大多数人仍然比较陌生。这里做一简明介绍，供临床参考。

二、多发性孤立浆细胞瘤的临床诊断和治疗

MSP 指的是软组织和（或）骨骼多处克隆性浆细胞浸润，可能在细胞遗传学或免疫表型上与多发性骨髓瘤没有区别，但不存在高钙血症、肾衰竭、贫血等临床表现，随机骨活检（通常是髂棘骨穿）未见病理性浆细胞增生，除了原发病灶外没有其他溶骨性骨病灶，血清或尿液未见 M 蛋白。因此诊断时必须进行肿块病理活检，并完全除外多发性骨髓瘤、非分泌型骨髓瘤和伴浆样分化的非霍奇金淋巴瘤等。MSP 患者通常可能是复发病例，既往存在有 SBP 或 EMP 病史，大约占检出 SBP/EMP 患者的 5%。

MSP 的病灶通常是分叶型肿块，破坏骨松质，侵犯硬脊膜囊并累及周围软组织（如胸壁或胸膜等）；病灶通常可累及多个不相连肋弓及不相邻椎体节段，可见疾病的"多灶性"特点。

到目前为止，MSP 主要以少数病例报道研究见于文献。Kulbachi 报道过一例患者胸 1 椎体、左侧第一肋和髋关节溶骨性改变，活检免疫表型为 CD38、CD138、CD56 和 κ 轻链阳性，CD19、CD20、Cyclin D1 和 λ 轻链阴性；Collier 报道了一例颅骨、骶骨和左侧锁骨病灶，伴颅内压升高的 MSP；Kartzman 等总结了 899 例浆细胞疾病和单克隆丙种球蛋白血

症患者，其中有 27 例 SBP 和 EMP，3 例 MSP，由此可见 MSP 的发病率之低。

众所周知，多发性骨髓瘤患者中存在着自然杀伤细胞（NK 细胞）数量和活性的下降。在 MSP 中，研究也发现 NK 细胞功能缺失的程度与疾病严重程度和治疗反应相关。Jurisic 等报道了一例侵袭性多发髓外孤立性浆细胞瘤的病例，其中 NK 细胞计数和活性明显降低，培养细胞中白介素 2 水平明显降低。

随着 CT、MRI、PET 等敏感影像学检测手段在浆细胞疾病、孤立性浆细胞瘤诊断中的使用，可以预见 MSP 的诊断率可能会有逐步升高的趋势。由于疾病的罕见性和异质性，目前尚无 MSP 治疗的指南。大部分最佳治疗的证据来自于单中心或多中心回顾性研究的总结。对于单一病灶的孤立性浆细胞瘤（SBP 或 EMP）而言，主要的治疗策略是局部治疗（放疗、手术或两者联合），而对于 MSP 而言，化疗、放疗、手术似乎都有各自的合理性。治疗方案的选择主要受患者年龄、病灶数量和部位、（复发患者）进展时间等因素影响。例如，既往有孤立性浆细胞瘤，在放疗野外复发的，不伴有全身系统性疾病征象者，依然可以选择补充放疗。对于一部分疾病侵袭性较强、早期复发的患者，可以按照多发性骨髓瘤的规范进行系统性化疗联合或不联合大剂量化疗、自体造血干细胞移植巩固，可获得较长时间的疾病控制。骨髓瘤治疗新药如硼替佐米和沙利度胺等，在复发性浆细胞瘤治疗中的应用也有部分证据。

以上为基于 IMWG 2003 年诊断标准的结果，但在 2014 年 IMWG 对骨髓瘤及相关浆细胞疾病诊断标准更新后产生了变化。首先是 MRI 在骨髓瘤相关骨病变评估中的应用，Hillengass 在冒烟型骨髓瘤中的临床数据显示，存在一个或多个局灶性骨病灶的患者进展为有症状骨髓瘤的风险明显升高（HR 4.05，$P<0.001$），中位进展时间 13 个月，2 年内 70% 的患者进展。因此 IMWG 2014 年推荐对孤立性浆细胞瘤和冒烟型骨髓瘤患者使用 CT 和 MRI 检查潜在的骨病灶，并确定孤立性浆细胞瘤诊断分为两类：孤立性浆细胞瘤和孤立性浆细胞瘤伴微小骨髓侵犯，两者均必须仅存一处孤立性骨或软组织病灶，并活检证实克隆性浆细胞增生，通过骨 X 线片和 MRI（或 CT）排除脊柱和骨盆骨的其他溶骨性病灶，前者骨髓不受克隆性浆细胞浸润，后者骨髓克隆性浆细胞比例<10%。对于仅存一个病灶的、骨髓克隆性浆细胞比例≥10% 的多发性骨髓瘤患者，如果没有系统化疗指征者，也可使用放疗或密切观察。

2014 年 IMWG 诊断指南指出，仅有 3%~5% 的多发性骨髓瘤患者诊断时骨髓浆细胞比例<10%，因此对这部分患者应该重复多次骨髓活检以避免取样误差和灶性骨髓浸润的影响，从而真正确诊这些不伴广泛骨髓侵犯的多发性浆细胞瘤（又称为多灶性多发性骨髓瘤，macrofocal multiple myeloma）。一般认为，这一类型的多发性骨髓瘤肿瘤负荷较低，预后比传统 MM 为佳。Jinling Fan 等的 1000 例有症状 MM 多中心回顾性数据分析中，49 例（4.9%）为多灶性 MM，这些患者中 EMP 占 80%，国际分期系统（ISS）I 期占 92%，77.6% 的患者接受了新药为基础的诱导化疗，14 例患者接受了自体造血干细胞移植，预后方面与非多灶性 MM 患者相比，PFS 明显占优势（41 个月 vs. 23 个月，$P=0.001$），OS 也明显延长（未达到 vs. 61 个月，$P=0.004$）。

三、结论

随着骨髓免疫表型检测技术和影像学技术的进展，骨髓中微量异常浆细胞克隆、解剖形态乃至功能上的异常病灶能够被更早地发现，SBP 和 EMP 可能更像是 MGUS-MM 整个疾病谱中较早、较良性的疾病形态，新药因其疗效和相对较低的毒副作用，未来在这一领域中应探究更好地整合入局部治疗中的治疗策略。

（王维达）

参 考 文 献

Chao MW, Gibbs P, Wirth A, et al. 2005. Radiotherapy in the management of solitary extramedullary plasmacytoma. Internal Medicine Journal, 35 (4): 211-215.

Delauche-Cavallier MC, Laredo JD, Wybier M, et al. 1988. Solitary plasmacytoma of the spine: long-term clinical course. Cancer, 61 (8): 1707-1714.

Dimopoulos MA, Kiamouris C, Moulopoulos L A. 1999. Solitary plasmacytoma of bone and extramedullary plasmacytoma. Hematology, 13 (6) 1249-1257.

Dimopoulos MA, Moulopoulos LA, Maniatis A, et al. 2000. Solitary plasmacytoma of bone and asymptomatic multiple myeloma. Blood, 96 (6): 2037-2044.

Dimopoulos MA, Hamilos G. 2002. Solitary bone plasmacytoma and extramedullary plasmacytoma. Current Treatment Options in Oncology, 3 (3): 255-259.

Jyothirmayi R, Gangadharan VP, Nair MK, et al. 1997. Radiotherapy in the treatment of solitary plasmacytoma. British Journal of Radiology, 70 (833): 511-516.

Kilciksiz S, Karakoyun-Celik O, Agaoglu FY, et al. 2012. A review for solitary plasmacytoma of bone and extramedullary plasmacytoma. Scientific World Journal, 2012 (8): 895765.

Lewanski CR, Bates T, Bowen J, et al. 1999. Solitary bone plasmacytoma: management of isolated local relapse following radiotherapy. Clin Oncol (R Coll Radiol), 11 (5): 348-351.

Liebross RH, Ha CS, Cox JD, et al. 1998. Solitary bone plasmacytoma: outcome and prognostic factors following radiotherapy. Int J Radiat Oncol Biol Phys, 44 (5): 1063-1067.

Liebross RH, Ha CS, Cox JD, et al. 1999. Clinical course of solitary extramedullary plasmacytoma. Radiotherapy and Oncology, 52 (3): 245-249.

Ozsahin M, Tsang RW, Poortmans P, et al. 2006. Outcomes and patterns of failure in solitary plasmacytoma: a multicenter rare cancer network study of 258 patients. International Journal of Radiation Oncology Biology Physics, 64 (1): 210-217.

Tong D, Griffin TW, Laramore GE, et al. 1980. Solitary plasmacytoma of bone and soft tissues, Radiology, 135 (1): 195-198.

Tsang RW, Gospodarowicz MK, Pintilie M, et al. 2001. Solitary plasmacytoma treated with radiotherapy: impact of tumor size on outcome. International Journal of Radiation Oncology Biology Physics, 50 (1): 113-120.

Wiltshaw E. 1976. The natural history of extramedullary plasmacytoma and its relation to solitary myeloma of bone and myelomatosis, Medicine, 55 (3): 217-238.

第八章 淀粉样变性

第一节 淀粉样变性的定义及发病率

一、引言

淀粉样变包括了一系列异质性明显的疾病，其共同的致病机制为同源纤维蛋白的胞外沉积所致的三维 β 片层反向聚集，从而引起器官功能障碍，这些所谓的"淀粉样物质"在光学显微镜下呈嗜酸性均匀结构，在偏振光显微镜下呈苹果绿双折光现象，在 X 射线衍射下呈纤维状并按 β 编织。自从 1853 年 Rudolf Virchow 使用碘和硫酸对这些蛋白沉积进行染色并首次将其描述为"淀粉样"以来，通过对蛋白组分的具体分析，现已证实这类物质并非淀粉样的碳水化合物，而是蛋白质，并从中鉴别了多达 25 种的蛋白类型，这些蛋白的生化构成特点就是现代淀粉样变分类的基础，临床上根据蛋白沉积的范围简单地将淀粉样变分为局灶性和系统性两类。系统性淀粉样变主要又分为原发性免疫球蛋白轻链淀粉样变（AL）、继发性淀粉样蛋白 A 淀粉样变（AA）、家族性淀粉样变和 β_2 微球蛋白相关的淀粉样变等。

二、发病率

轻链淀粉样变是发达国家最常见的一种亚型，发生率大概为 8 ~ 10/10 万人年，占终末期肾病病因的 0.8%，中位诊断年龄 63 岁，诊断后无治疗的中位生存期为 12 个月；发病率第二的是甲状腺素转运蛋白（ATTR）沉积类型，根据 ATTR 基因突变与否又分为家族性多神经病（ATTRm，家族性淀粉样变的一种）和老年性限制性心肌病（ATTRwt）。发展中国家和欧洲的部分区域最常见的系统性淀粉样变为 AA 型，多为继发性疾病，伴发于自身免疫病或恶性肿瘤，例如，多中心型 Castleman 病、肾细胞癌等，一些慢性感染也有继发，如支气管扩张和骨髓炎等。所有的这些亚型都会对轻链淀粉样变的诊断造成干扰。

三、临床表现

轻链淀粉样变以骨髓浆细胞或 B 细胞克隆性增生和 kappa 或 lambda 轻链（或片段）的单克隆生成为特征，淀粉样沉积的物质为免疫球蛋白轻链，轻链蛋白没有像大部分蛋白那样形成 α 螺旋，而是错误折叠形成 β 折叠片层，这些 β 折叠片层是偏振光下刚果红染色阳性的主要物质，而血清游离轻链升高远远早于轻链淀粉样变的发生。

发生症状的轻链淀粉样变通常没有特征性的临床表现，可有多系统器官受累，临床表现取决于所累及的器官，通常被侵犯的器官主要有舌、心脏、肾脏、肠道、肝脏、脾脏和神经系统，临床表现依受累器官的功能储备和代偿，轻重不一，例如，心脏受累时可表现为心肌肥厚、心脏扩大、传导阻滞、心功能不全、限制性心肌病等；肾脏侵犯可表现为蛋白尿、血尿、肾病综合征、肾衰竭等；肝脾也是淀粉样蛋白沉积的常见部位，但临床意义较小，进展期患者可出现肝脾大和肝功能异常，部分内分泌腺体可受累，导致肾上腺功能不全等；消化道也是受累的靶器官之一，可导致吸收不良、假性肠梗阻、腹泻或出血；神经系统受累可能导致多发外周神经病变、直立性低血压、艾迪生病等。许多临床表现可能需要警惕潜在轻链淀粉样变的风险，例如，非糖尿病性的肾病综合征、非缺血性的心肌病伴心肌肥大、肝大或不伴肝脏影像学异常的碱性磷酸酶升高、慢性炎性脱髓鞘性多神经病伴单克隆 M 蛋白，或者仅是难以解释的乏力、水肿、消瘦、感觉异常伴单克隆丙种球蛋白血症。当患者表现为蛋白尿伴单克隆丙种球蛋白血症时，很容易误诊为伴管型肾病的多发性骨髓瘤；而一些案例中骨髓浆细胞比例低于 10%，又很容易被血液科医生诊断为"非典型多发性骨髓瘤"或"意义不明的单克隆丙种球蛋白血症"；乏力往往被错误归因于贫血，而忽视了背后的"保留射血分数的心衰"。

在系统性淀粉样变庞大的临床表现谱中，最早也是最常见的是蛋白尿（可达到肾病综合征级别）和肾功能不全，95% 的确诊患者存在蛋白尿，并为预后因素。淀粉样物质可以沉积在肾实质的任何组分中，包括小球、小管、间质和（或）血管。肾小球是最常受累的组分，研究显示 97% 的患者存在小球沉积，大部分受累位置为毛细血管壁前的系膜部分，早期病例病变十分微小，仅累及少数系膜区域，不易被常规组织病理检查检出。严重的病例可出现系膜显著增厚，形成结节状改变，类似于糖尿病性肾小球硬化症的系膜硬化表现，PAS 和 JMS 染色可以鉴别。少数情况下，淀粉样物质可沉积在膜内、上皮下，形成垂直于肾小球基膜的纤维，形成广泛分布在上皮下的尖刺结构（所谓淀粉样蛋白峰），与膜性肾病的峰相鉴别点为，银染阳性、更局灶也更长。淀粉样变肾脏侵犯的病变进展最终将导致小球结构的完全消失，小球的侵犯同时也伴随着小管间质和（或）肾血管的改变，较常受累的血管是小叶间动静脉。不同受累部位和程度会导致临床症状的改变，例如，肾小球受累为主的患者主要表现为蛋白尿，而肾小管间质受累为主的患者主要表现为肾功能不全，偶有肾髓质沉积为主的患者可表现为尿浓缩功能障碍，如多尿和夜尿增多，多个受累区域可导致临床表现的混杂。

大多数淀粉样变（90%）的患者可存在有乏力的症状，心血管系统受累可能在其中占了一部分，AL 和 TTR 淀粉样变的心脏受累相对多些，系统性继发性淀粉样变心脏受累较少。淀粉样物质沉积是一个时间依赖的过程，因此疾病早期心血管表现多为亚临床、轻微和不特异的症状，起初受累区域多为心房、房室瓣和左心室内沉积，造成轻度左心室壁增厚（<15mm）、舒张期心功能不全和左心室纵向功能不全（亚临床期）；疾病进展后可出现左心室壁严重增厚（>15mm）、保留收缩功能的心力衰竭、限制性舒张功能障碍（典型的"肥厚性"改变）；疾病的终末期表现为充血性心力衰竭伴双心室收缩异常和心律失常。由于心肌间小血管受累可导致心绞痛发生；自主性衰竭和心律失常可能导致晕厥，运动相关性晕厥与预后相关。最常见的心律失常为心房颤动、窦房结功能不全和房室传导阻滞。最常见的心电图改变为 QRS 波低电压（三个肢导电压之和 ≤0.15mV），其他异常包括肢导 R 波递增不良、假坏死性 Q 波、心房颤动和房室传导阻滞。

四、结论

本章节仅就淀粉样变中最常见的亚型——轻链淀粉样变的流行病学、病理、临床表现等方面进行阐述，进而使人们对该病有个基本认识，这对人们在临床上对此病的诊疗具有重要帮助。

第二节 淀粉样变性的诊断

一、免疫球蛋白检测

对于可疑轻链淀粉样变的患者，诊断需要进行的检查首先包括血清免疫固定电泳、尿免疫固定电泳、免疫球蛋白游离轻链分析；虽然这些检查阳性的患者仍不能排除 MGUS、多发性骨髓瘤和轻链淀粉样变，但上述三项检查均阴性的患者基本可以排除轻链淀粉样变。

二、病理活检

要确诊该病，病理活检是必须的，但对临床受累脏器的活检（如肾活检、心肌活检、肝活检）通常较为困难而且昂贵，对肾穿病理活检标本的免疫荧光染色常规检测免疫球蛋白和轻链，通常能够检出单克隆轻链沉积，但研究显示高达 36% 的 AL 型淀粉样变患者肾脏标本中无法检出轻链，其中原因可能是常规使用的 kappa 或 lambda 抗体靶向区域的改变或缺失。髂棘骨穿结合腹壁皮下脂肪抽吸能够诊断 85% 的淀粉样变患者，对于这两项检查阴性的疑诊患者进行受累脏器活检有助于诊断另外 15% 患者。发现淀粉样蛋白沉积后需要鉴别患者为局灶性还是系统性受累。常见的典型局灶受累部位包括皮肤、咽部、泌尿道等，肺部淀粉样结节通常是局灶性的，其成分主要是轻链或甲状腺素转运蛋白，结肠或胃部的隐窝或溃疡边缘通常会有退行性淀粉样蛋白，不预示着系统性轻链淀粉样变表现。

组织学检查中，淀粉样蛋白沉积在 HE 染色中为均匀嗜酸性，刚果红是诊断金标准，其敏感性和特异性均较好，理想条件下应该在偏振光下可见苹果绿双折光表现，不过黄绿、蓝绿和红绿均可接受。诊断的假阴性和假阳性与病理学家经验、淀粉样蛋白量、染色质量等相关。向传统刚果红中增加苯酚、采用荧光显微镜或电镜可能会增加淀粉样蛋白检出的敏感性。

三、影像学检查

不存在一项单一的影像学检查明确诊断淀粉样变受累脏器。英国使用 I^{123} 标记的淀粉样蛋白 P 物质显像发现受累脏器和随访观察疗效。基于共同的 β-淀粉样蛋白沉积的病理生理改变，用于阿尔茨海默症中 β-淀粉样蛋白成像的 PET 造影剂 11C-PIB 和 ^{18}F-florbetapir 可能能够成为潜在的影像方式，研究显示在淀粉样变患者中无论是 ^{11}C-PIB 还是 ^{18}F-florbetapir 的摄取量都是弥漫性增高的，这一改变似乎与淀粉样蛋白类型无关。

在单一脏器受累的早期发现和早期诊断时，心脏的影像学检查有一定地位。间位碘代苄胍（I^{123}-MIBG）活性与心脏交感神经末梢有关，能够较早发现心肌功能异常。在心肌淀粉样变时，I^{123}-MIBG 心胸比下降，洗脱时间增加，与 TTR 型淀粉样变早期心肌去神经化有关，敏感性远高于心脏彩超；在 TTR 型淀粉样变的 143 例患者中 I^{123}-MIBG 心肌显像的心胸比是独立预后因素。目前心肌核素显像主要使用亲骨标志检测心肌淀粉样变，例如，锝 99m-焦磷酸盐（^{99m}Tc-PYP）、锝 99m-羟基亚甲基二膦酸盐（^{99m}Tc-HDP）和 ^{99m}Tc-DPD，可以进一步鉴别 TTR 型淀粉样变和轻链型淀粉样变。^{99m}Tc-PYP 在 TTR 型淀粉样变中定量和半定量心肌可视评分均显著高于轻链型淀粉样变，使用心-对侧胸比>1.5 和弥漫心肌示踪剂残留为指标，对诊断 TTR 型心肌淀粉样变有 97% 的敏感性和 100% 的特异性。另一个研究发现，^{99m}Tc-DPD 在 TTR 型心肌淀粉样变中 100% 有浓聚，而正常对照组中为 0，轻链型心肌淀粉样变不足 30%。研究认为 ^{99m}Tc-DPD 和 ^{99m}Tc-HDP 能够确定 TTR 型淀粉样变（无论是 TTR-家族性淀粉样变性多神经病还是系统性老年性淀粉样变）的心肌淀粉样蛋白沉积，其敏感性远远早于一系列临床症状、体征、功能性检查结果和心脏彩超改变。

心脏磁共振成像与心肌显像和心脏彩超相比，空间分辨率更高一筹，对于左右心室的形态功能指标（容积、射血分数等）及房室壁厚度的检测是最佳工具。钆剂造影的延迟对比强化（DCE）能够检测心肌损伤，其机制是受损心肌的洗脱速度慢于正常心肌。心肌淀粉样变时钆剂代谢表现为：①受损心肌和血池之间 T_1 相差距消失；②心肌间隙被淀粉样物质浸润导致钆剂洗脱减慢。进一步的 DCE CMR 可见全心心内膜下周径模式，即心内膜下、心外膜下 DCE 和弥漫心肌均匀强化伴局部 DCE 高信号区组成的"斑马纹"。研究显示，活检证实的心肌淀粉样变中出现全心心内膜下周径-DCE（LGE）模式频率最高，这一项特征对心肌淀粉样变的敏感性较高。在对 ATTR 型淀粉样变和轻链型淀粉样变的鉴别中，LGE 也有意义，90% 的 ATTR 型淀粉样变存在透壁性 LGE，而轻链型仅 37%（$P<0.001$）；右心室 LGE 发生在所有的 ATTR 型淀粉样变中，而轻链型仅 72%（$P<0.001$）；因此 LGE 对于 ATTR 和 AL 型淀粉样变的鉴别诊断有一定价值。

虽然在轻链型淀粉样变中要想通过单一影像学检测手段发现、评估所有潜在受累脏器仍然存在一定困难，但心脏受累作为独立预后因素，有必要接受血清学（NT-proBNP）、电生理（心电图）、影像学（心脏彩超、心肌核素显像和心脏磁共振）检测，以早期发现，并量化评价疾病受累程度。

四、淀粉样蛋白分型

淀粉样蛋白分型是淀粉样变诊断中的重要一环，但传统的免疫组化方法有明显局限性，因为淀粉样蛋白在沉积之后的光镜下表现和组化特征都非常相近，导致可靠性和准确性都非常低下；免疫金电镜虽然可靠性明显提高，但存在血清依赖的限制性。激光捕获质谱分析能够同时诊断淀粉样蛋白沉积并分型，是目前的分型金标准。质谱技术的理论基础为分子量的精确测量，通过一个带电荷的分子飞过电场或磁场的方式计算质荷比测定其分子质量，但质谱技术只能测量气体中带电荷的蛋白分子，而组织和液体中的蛋白多半不带电荷。因此，要在临床诊断中使用质谱技术必须首先为蛋白分子带上电荷而不破坏它们。这项技术的实现有赖于 John Fenn 和 Koichi Tanaka 的研究结果，为此他们获得了 2002 年的诺贝尔奖。带电荷的方式主要有电子喷射离子化（ESI）和阵列辅助激光吸收/离子化（MALDI）两种，分别用于液态和固态两种环境下。基于溶剂的 ESI 技术已经结合质谱分析用于蛋白和多肽的研究了，MALDI 技术依然仅用于单一分析物或单一蛋白分解产物的研究，但 MALDI 技术比 ESI 技术吞吐量更大。蛋白组学分析需要下述步骤：样品准备、蛋白提取和消化、质谱检测和生物信息学鉴定。样品准备的目的是将组织中目标蛋白的浓度富集，在淀粉样变中可将石蜡包埋切片上刚果红阳性的部分用激光切除，这一流程称为激光微切割质谱或激光获取微切割质谱（LMD-MS），要从甲醛固定、石蜡包埋的组织中提取出蛋白，下一步使用胰蛋白酶对蛋白进行消化，对产生的肽混合物使用高效液相色谱分离，二维聚丙烯酰胺凝胶电泳也能达到类似作用，但后者较费时费力，基本被液相色谱取代。将肽片段经 ESI 附加电荷后通过一次质谱计算出前体质量，这部分肽片段大多由于碰撞诱导解离（CID）产生小片段，再次经过质谱计算出肽段质量，两次分析能够得到氨基酸序列和结构信息。最后显示的结果是检测肽段的相对丰度谱，将这些半定量的数据，在蛋白质数据库（UniProtKB、Swiss-Prot 或 NCBInr）中将分子质量与特定分子质量比较或查询特定断裂模式，能够可靠地分辨出淀粉样蛋白中的纤维蛋白（lambda 轻链、甲状腺素转运蛋白和纤维蛋白原 Aα 链）和乘客蛋白（apo E、血清淀粉样 P 蛋白和凝集素等），覆盖约 98% 的病例。质谱检测对淀粉样蛋白的量有一个最低要求，一般认为，以肾穿组织为例，在 $10\mu m$ 厚的组织块中只要有一个肾小球即可，但如果淀粉样物质仅部分侵犯肾小球的话，一个就不够了。其他因素如淀粉样物质沉积形式，例如，细长的、鸡丝型的沉积很难由激光切割，容易被其他蛋白遮盖，这一点在脂肪活检标本中较常见。因此对于脂肪活检标本进行质谱检测通常需要刚果红积分≥3 分（总分 0~4 分）者方可进行。

总之，激光捕获质谱分析是目前淀粉样蛋白分型的最精确手段，能够全面检测，并可发现预料之外的蛋白和生物标志物，但也存在局限性：①如果淀粉样蛋白的丰度较低可能被其他蛋白/肽段覆盖；②酶消化后的肽段大小需要适合质谱使用；③需要使用公共数据库检索和计算机预测模型。

五、细胞遗传学检查

近年来，多发性骨髓瘤的综合诊断中细胞遗传学和荧光原位杂交（FISH）逐渐广泛使用，并在多发性骨髓瘤和 MGUS 等克隆性浆细胞疾患的疾病分层中扮演着重要的角色。在 ATTR 型淀粉样变或家族性淀粉样变中研究相对多些，但在轻链淀粉样变中这方面的研究还刚起步，形成轻链可变区的生殖系基因中一共有 40 个 kappa 基因和 33 个 lambda 基因，另有 5 个 kappa 链接区（JK）和 3 个 lambda 链接区（JL）基因。链接区基因参与轻链可变区之间形成 β 链 G，对于结构域的正确折叠和蛋白总体可变性的增加至关重要。在轻链型淀粉样变中，以下特殊生殖系基因存在过表达：κⅠ、λⅠ、λⅡ、λⅢ和Ⅵ。体细胞超突变增加了轻链型淀粉样变基因背景的复杂性：一系列不同生殖系突变的组合，一系列不同蛋白位点和氨基酸序列的体细胞突变。这些蛋白序列的多样性导致淀粉样蛋白性质的不同，继而导致受累脏器、受累程度乃至患者预后的差异。一般的，正常人群中 λ∶κ 比值一般为 1∶2，而轻链型淀粉样变中 λ 多为过表达的（3∶1）；另外，Comenzo、Abraham 和 Prokaeva 的研究一致显示，轻链型淀粉样变中轻链可变区生殖系供者基因通常是 VλⅡ2a2、VλⅢ3r、VλⅥ6a 和 VλIO18/O8，Comenzo 团队发现 30% 的轻链型淀粉样变患者使用 VλⅥ6a 生殖系供者，而 Abraham 团队发现最多 κ 轻链患者使用 Vκ Ⅰ 亚组，但尽管一小部分生殖系供者基因与轻链型淀粉样变有强烈的相关性，该病仍显然是多因素疾病，并没有找到绝对性或驱动性的基因突变。在对 121 例 κⅠ轻链（其中 37 例为淀粉样变）的分析中，Stevens 发现四个结构性特征可能导致轻链蛋白更容易形成淀粉样蛋白，这些结构性特征包括特定残基的丢失或获得，例如，引入糖基化位点的突变、Arg61 或 Ile27b 的突变，以及 β 折叠中 Pro 残基的突变等。Mayo 诊所对 141 例 κ 或 λ 轻链型淀粉样变患者的轻链测序结果显示，非保守突变数目不如突变的位点重要，现在一般认为一些体细胞突变导致淀粉样变蛋白热力学稳定性下降，因而折叠所需的能量下降。要证实生殖系序列是否参与产生致淀粉样变蛋白，Baden 等比较了携带 7 个体细胞突变的 AL-09 淀粉样蛋白和对应生殖系蛋白 κIO18/O8，后者热力学稳定性明显较高，虽然也能形成淀粉样纤维但速度较慢。λ6a 生殖系仅存在于淀粉样变中，可能这一突变是生殖系基因选择的最后一个步骤之一，但实验显示它对比对应淀粉样变蛋白、含有 11 个体细胞突变的 Wil 蛋白，仍然有明显的稳定性优势。在这些体细胞突变中是否有一个或多个位点是导致淀粉样蛋白的关键呢？Davis 等对比了同属 κⅣ 生殖系蛋白的轻链型淀粉样变蛋白 SMA 和多发性骨髓瘤蛋白 LEN，两者之间只有 8 个突变，其中位于 β 链 C 和 C' 之间环区的 P40L，能够在未加晶核反应中形成硫黄素 T（ThT）阳性纤维，提示 P40L 突变可能导致稳定性下降，Pro40 多见于环结构和折叠结构中，存在于 98% 的 κ 和 λ 生殖系序列中。Del Pozo Yaumer 等将 R25G 突变转入 λ6a 生殖系蛋白链接区 JL2，形成 6aJL2-R25G，这一突变在 λ6 轻链型淀粉样变蛋白中占 25%，研究显示这一突变导致蛋白熔解温度（Tm，50% 蛋白质去折叠的温度）下降 6°C，6aJL2-R25G 突变蛋白形成纤维的时间明显缩短，速度明显加快；其原因是 R25G 突变改变了互补决定区 1（CDR1）的结构，加快淀粉样蛋白形成。以上为淀粉样变病因学研究中的若干进展，但要像多发性骨髓瘤一样描绘完整的克隆层级和克隆演进过程还需要进一步研究，一些回顾性研究显示 t（11；14）与不良预后相关。

六、诊断标准

目前为止系统性受累的诊断仍依赖各个脏器功能的评估和检查，表 8-1 是轻链淀粉样变脏器受累的诊断标准。

表 8-1　轻链型淀粉样变脏器受累的诊断标准

脏器	检查	标准
肾脏	24 小时尿蛋白	≥0.5g/24h，以白蛋白为主
心脏	心脏彩超	壁厚>12mm，排除其他病因
		结合 ECG 心室肥厚表现及低电压强烈提示心肌损伤
	ECG	肢导低电压<5mm
	NT-proBNP	正常基本上可排除心肌受累
	心脏 MRI	心内膜下造影剂延迟强化
肝脏	碱性磷酸酶	>1.5 倍正常上限
	影像学检查	肝大>15cm，排除心力衰竭
消化道	直接活检	

续表

脏器	检查	标准
神经	临床症状/肌电图	对称性下肢远端外周感觉运动神经病
	自主神经功能测试	胃肠运动障碍（胃排空障碍、假性肠梗阻等）
		严重直立性低血压
肺	直接活检	
	影像学	弥漫性双侧间质改变
皮肤软组织	临床症状	舌肥大，咀嚼暂停、皮损
	肌电图	腕管综合征
	直接活检	

七、结论

淀粉样变的诊断是一个复杂过程，包括免疫球蛋白检测、病理活检、影像学检查、淀粉样蛋白分型、细胞遗传学检查等方面。其中病理活检是必须的诊断手段，但是取材是一个比较困难的问题，其次还有影像学检查、淀粉样蛋白分型、细胞遗传学检查的精准问题。随着科技水平的提高这些问题将会得到良好的解决。

第三节 淀粉样变性的治疗

一、疗效评估

淀粉样变的治疗主要包括原发病治疗和合并症辅助治疗，以下将分别进行阐述。在介绍治疗之前，有必要首先对淀粉样变的治疗疗效评估进行规范。疗效评估分为血液学缓解和脏器功能缓解两部分，血液学缓解分为完全缓解、较好的部分缓解（VGPR）、部分缓解和未缓解。轻链淀粉样变的完全缓解定义为血、尿免疫固定电泳阴性，FLC比值正常，骨髓正常。部分缓解指血清游离轻链中受累轻链与未受累轻链之间差值（dFLC）下降50%。VGPR指dFLC<40mg/L。有10%~15%的患者治疗前FLC为正常或低于检出下限，或者某些肾功能不全的患者FLC结果本身就存在异常，他们仍然采用传统的M蛋白和骨穿的方式评价疗效。

脏器功能缓解根据受累脏器的不同而不同，详见表8-2。

表8-2 轻链型淀粉样变脏器功能缓解标准

器官	缓解	进展
心脏	NT-proBNP标准	
	较基线值下降>30%，基线值≥650ng/L者下降>300ng/L	肌酐稳定情况下较基线值增加>30%或>300ng/L
	NYHA分级标准	
	基线值3~4期下降≥2级	收缩功能下降≥10%
		cTn标准
		增加≥33%

续表

器官	缓解	进展
肾脏	治疗前 24 小时尿蛋白>0.5g/d 者下降≥50%（绝对值至少下降 0.5g/d）	24 小时尿蛋白至少增加 50%（≥1g/d）
	肌酐及肌酐清除率较基线恶化≤25%	肌酐或肌酐清除率恶化>25%
肝脏	碱性磷酸酶异常值下降 50%	较最低值 AKP 至少增加 50%
	影像学显示肝脏大小缩小≥2cm	
外周神经	肌电图提示传导速率改善	肌电图或神经传导速率提示神经病变加重

二、原发病治疗

原发病治疗的目标是消除纤维前体蛋白，减少游离轻链产生，尽可能快得减少克隆性浆细胞/B 细胞负荷，尽可能减少治疗相关毒性，并通过一系列支持治疗保留/恢复器官功能，减少并发症的发生。自从 1972 年化疗引入淀粉样变治疗以来，轻链淀粉样变的原发病治疗经历了传统化疗、传统化疗后续干细胞移植及新药治疗三个阶段。和多发性骨髓瘤不同，轻链型淀粉样变的肿瘤负荷一般不大，且不伴 t（4；14）或 TP53 等不良突变，一般短疗程的调整剂量化疗即可达到血液学缓解，无需长期维持治疗。

轻链型淀粉样变的传统化疗方案主要由氧芬肿、环磷酰胺等烷化剂联合地塞米松等激素组成，像长春新碱、柔红霉素、地塞米松联合方案（VAD）虽然有效，但由于其毒性明显，给药困难，已经被其他方案取代。最常用的传统化疗方案是氧芬肿联合地塞米松（MDex），Ⅱ期临床研究显示其血液学缓解率约为 67%，CR 率 33%，脏器功能缓解率 48%，5 年随访结果显示中位无进展生存期（PFS）为 3.8 年，中位总体生存期（OS）为 5.1 年。方案的耐受性较好，严重不良反应率为 10%~15%，主要为水钠潴留和全血细胞减少。这一口服方案在不少国家是不适合移植的轻链型淀粉样变患者门诊治疗的标准方案。但有症状的心脏受累患者疗效较差，在 61 例患者中 CR 仅 11%，PR 33%，中位 OS 仅为 10.5 个月，20% 左右的患者在接受治疗前 3 个月内死亡。为了控制氧芬肿毒性，一项英国的研究使用了静脉用中等剂量氧芬肿（25mg/m^2），结果显示疗效略有改善，TRM 为 12%，但前瞻性研究并没有发现这一方案常规使用的不良反应获益。在多发性骨髓瘤中，大剂量地塞米松方案和小剂量地塞米松方案的对比显示了小剂量地塞米松在降低不良反应方面的获益，且同时不降低临床疗效。但在轻链型淀粉样变中氧芬肿联合地塞米松周疗方案疗效出现明显下降，这和轻链型淀粉样变要求迅速达到深度缓解的治疗目标相违背。MDex 方案的另一个缺点在于诱发骨髓增生异常综合征或继发性白血病等第二肿瘤的风险，为了控制风险，一般不建议口服氧芬肿的累积剂量超过 600mg 或 300mg。

苯达莫斯汀是一个新机制的烷化剂，在惰性淋巴瘤和多发性骨髓瘤中均有较佳表现，在轻链型淀粉样变中，联合泼尼松用于复发、难治性疾病，血液学缓解率 47%，3 个月路标分析可见生存获益（$P=0.036$），在接受多重治疗患者中，3/17 例患者获得 VGPR 及以上疗效，3 年 OS 大约 65%。1/3 患者出现 3 度及以上不良反应，大部分为全血细胞减少，且大部分可控。这些结果显示了苯达莫斯汀作为轻链型淀粉样变治疗药物的潜力。

大约 20% 的初治患者适合接受大剂量氧芬肿和干细胞移植（SCT）治疗，SCT 能够迅速清除产生淀粉样蛋白的克隆性浆细胞，从而获得更高的血液学缓解和脏器功能缓解，但SCT 也存在着合适患者少、治疗相关死亡率较高的问题，与多发性骨髓瘤中造血干细胞移植的经验不同，轻链型淀粉样变患者的 ASCT 治疗毒副作用发生率较高，干细胞动员和采集过程中严重并发症发生率高达 15%，在心脏受累或多脏器受累的患者中死亡率可达 2% ~ 10%。减少 ASCT 不良反应的主要措施是对患者人群进行更完整的评估和更恰当的选择。曾有前瞻性临床研究显示 SCT 没有带来生存获益，也有荟萃分析质疑 SCT 在淀粉样变中的治疗价值，例如，小规模的法国随机对照试验没有发现 ASCT 对比口服氧芬肿－地塞米松的生存优势，血液学缓解率也相似，分别是 67% 和 68%，ASCT 组的主要局限性为 24% 的治疗相关死亡率（TRM）和相对较小的样本量。根据患者肾功能、心功能和年龄调整氧芬肿的剂量水平，设置 200mg/m² 、140mg/m² 、100mg/m² 三个剂量梯度，可以增加能够接受 ASCT 的潜在人群、减少患者的 TRM 和不良反应发生率，但也一定程度上减低血液学缓解率。

随着治疗相关死亡率的下降（10% 降至 1.1%），SCT 的优势也逐渐显现。来自 Mayo诊所和波士顿大学的最大宗轻链型淀粉样变治疗数据中，使用了多学科团队和风险分层工具来选择适合接受 ASCT 患者人群，入选标准包括：组织学确诊的淀粉样变、克隆性浆细胞疾病、年龄>18 岁、一般情况评分 PS 0 ~ 2 分，左心室射血分数>40% 、室氧下血氧饱和度>95% 、卧位血压>90mmHg。在这 421 例 1994 年 7 月 ~ 2008 年 12 月间连续入组的患者中，55% 接受了 200mg/m² 的高剂量氧芬肿，45% 接受 100 ~ 140mg/m² 调整剂量氧芬肿治疗，在意向治疗人群中，血液学完全缓解（hCR）达 34%，中位总体生存期（OS）为 6.3 年。在 340 例可评估患者中，43% 达到 hCR，78% 达到脏器功能缓解，对比达到 CR与未达到 CR 患者，中位无事件生存期（EFS）和 OS 分别是 8.3 年、13.2 年对比 2 年、5.9 年，1 年的路标分析显示，有 FLC 数据的 140 例患者中达到 CR 和较好部分缓解（VGPR）的患者预后明显好于 PR 和未缓解（NR）的患者，可见近期疗效与远期预后明显相关。总体 TRM 为 11.4%，近 5 年间的 TRM 降至 5.6%，说明随着辅助治疗改善，充分应用分期、分层标准细化患者人群选择可以进一步降低 TRM。Mayo 诊所报告了另一个 422 例病例系列研究的结果，自 1996 年 3 月 ~ 2009 年 12 月间，使用的 ASCT 入组标准为：年龄<70 岁、PS 评分 0 ~ 2 分、肌钙蛋白 T<0.06ng/ml、未透析情况下肌酐清除率>30ml/min、纽约心功能分级 NYHA Ⅰ ~ Ⅱ级、脏器受累少于 2 个。研究着眼于 TRM 的改善，在 2006 年以前 TRM 大约为 12%，而 2006 年以后降至 7%；如使用肌钙蛋白 T > 0.06ng/L 和NTproBNP>5000pg/ml 为阈值可见，未达阈值的患者 TRM 仅 1%，因此将入选标准进一步调整可以进一步降低 TRM。克隆性浆细胞负荷的下降能够转化为功能的恢复，36% 的患者在 12 个月内能够达到肾功能缓解，血液学缓解的深度与肾功能缓解相关，hCR 的患者中 71% 达到肾功能缓解，而持续存在克隆性浆细胞的患者中仅 11% 有肾功能缓解。肝功能和心功能也类似，脏器功能缓解大概出现在血液学缓解后 6 ~ 12 个月。

目前接受 SCT 的患者中，76% 能获得血液学缓解，39% 为完全缓解，达到 CR 的患者 80% 获得脏器功能缓解，SCT 后存活一年者 50% 获得脏器功能缓解；25% 接受 SCT 的患者存活超过 10 年，而治疗后 CR 的患者 10 年生存率为 53%。一般认为骨髓浆细胞比例>10% 患者可能能够从诱导化疗中获益，其他患者没有诱导化疗的必要。但 ASCT 后依然只有不足 50% 的患者获得 hCR，为了提高疗效临床试验尝试了：ASCT 前化疗诱导、新的预处理及巩固方案等。波士顿大学一项 II 期临床研究评估了 ASCT 前硼替佐米/地塞米松方案诱导的疗效，在首批意向治疗的 22 例患者中血液学缓解率为 79%（53% 为 hCR、26% 为 VGPR），在可评估患者中为 67% 的 hCR。ASCT 后沙利度胺/地塞米松巩固治疗毒性过大，获益有限，但硼替佐米/地塞米松巩固方案 12 个月的 hCR 可达 58%，缓解率高而且持久。

对于大剂量化疗后能够维持一段缓解时间后复发的患者，第二次大剂量化疗和 SCT 可以带来第二次完全缓解。

三、治疗淀粉样变新药

（一）沙利度胺

免疫调节药物在多发性骨髓瘤的成功应用给了轻链型淀粉样变治疗以启示。第一个使用在轻链淀粉样变上的是沙利度胺，但单药治疗的毒性和疗效欠佳，联合地塞米松治疗后 31 例患者脏器功能缓解率 26%，48% 有血液学缓解，19% 达到完全缓解，但中位沙利度胺剂量高达 300mg，起效中位时间 3.6 个月，60% 患者发生了三度及以上的毒副作用。降低沙利度胺至中等剂量后耐受性有了显著提高，联合地塞米松后能够在 SCT 后复发的患者中带来 40%～50% 的血液学缓解率。在 MDex 中联合沙利度胺，血液学缓解率为 36%，其中 18% 为完全缓解。沙利度胺联合环磷酰胺、地塞米松的 CTD 方案在复发和初治患者中均进行了回顾性研究，血液学缓解率约为 74%，完全缓解率 21%，器官缓解率 33%，中位生存时间 41 个月，中位无进展生存时间 32 个月，治疗相关死亡率 3%。值得一提的是，虽然血液学缓解率与 MDex 相当，但 CTD 方案没有干细胞毒性，对后续干细胞动员影响较小。

（二）来那度胺

与骨髓瘤不同，II 期试验显示在轻链淀粉样变中来那度胺的耐受性较差，多数患者需要减低剂量至 15mg/d，单药来那度胺有效性有限不建议使用，联合地塞米松化疗（LenDex）后血液学缓解率为 41%～67%，CR 率 29%，PR 率 38%，中位维持缓解时间 19.2 个月，中位 OS 31 个月。最常见不良反应为疲乏和骨髓抑制，发生率 35%，血栓事件发生率 9%，另有 43% 发生皮疹。存在肾功能损伤的患者中，41% 出现尿蛋白减低 50% 以上，肾功能没有恶化。在初治患者中联合 MDex 治疗的试验中，来那度胺的 MTD 仍为 15mg/d，血液学缓解率 58%，完全缓解率 42%，2 年 PFS 和 OS 分别为 54% 和 81%。

和沙利度胺一样，来那度胺联合环磷酰胺、地塞米松的方案也具有不错的有效率，中位治疗周期为 6 周期，血液学缓解率为 60%，CR 率接近 20%，而在接受过至少 4 周期治疗的患者中血液学缓解率为 87%，中位 OS 为 37.8 个月。在复发患者中，该方案也有 62% 的缓解率。但联合方案的毒性也有所升高，2/3 的患者出现三度及以上的不良反应，其中血液学毒性 46%，乏力、水肿和胃肠道不适也很常见。从数据上也可以看到以来那度胺为基础的三联方案对比二联方案获益还有待商榷，需要前瞻性头对头研究进一步明确。

免疫调节药物（IMiDs）在轻链淀粉样变中的使用必须考虑到脏器功能，尤其是来那度胺。它经常可能影响肾脏功能，肾脏功能缓解率仅44%；另外来那度胺经常与NT-proBNP升高有关，曾有临床研究显示67%的患者在一个疗程后出现无症状的NT-proBNP升高>30%/300ng/L，尚不能鉴别这种升高是否与心肌损伤有关或者这一临床指标不适合在来那度胺治疗的患者中监测心脏功能。但来那度胺仍有用于硼替佐米等药物治疗失败后挽救治疗的价值。

（三）Pomalidomide

作为第三代IMiD，pomalidomide在轻链淀粉样变中的应用也已经展开，一般认为对来那度胺耐药或复发的患者中，pomalidomide依然可能有效。在复发性患者中，缓解率可达38%，3/28位患者达到脏器功能缓解，1年PFS和OS分别为59%和76%，1/3患者因不良反应退出治疗，但pomalidomide显示了作为多线治疗选择的有效性，联合蛋白酶体抑制剂治疗方案的有效性也有待研究。

IMiDs总体来说都存在有一个问题，虽然它们在轻链型淀粉样变中也有效，甚至应该占有更重要的地位，但由于不明原因，IMiDs在轻链型淀粉样变患者中很难耐受，主要不良反应有液体潴留、乏力等。

（四）硼替佐米

作为MM中挑大梁的明星药物，硼替佐米在轻链淀粉样变中同样也有非常重要的地位，在过去几年内硼替佐米改变了轻链型淀粉样变的治疗策略。在临床前试验中发现轻链型淀粉样变对于硼替佐米反应良好，克隆性浆细胞内的前纤维蛋白在蛋白酶体抑制之后积累在细胞内，而不能释放入细胞间质，导致克隆性浆细胞自身损伤。一项Ⅰ/Ⅱ期临床研究评估了硼替佐米单药在复发性轻链淀粉样变治疗中的有效性和安全性。在70例患者中，$1.3mg/m^2$ BIW（第1天、第4天、第8天、第11天，21天一个疗程）方案与$1.6mg/m^2$ QW（第1天、第8天、第15天、第22天，35天一个疗程）方案均没有达到剂量限制性毒性，近期有效率上，QW与BIW组相差不大，1年PFS分别为72.2% vs.74.6%，亦没有统计学显著性差异，但在缓解时间上，QW组弱于BIW组，分别为3.2个月比1.2个月，而三度及以上不良事件发生率QW组明显下降，为50% vs.79%；在QW队列中没有发生大于三度的外周神经病变，仅1例患者因PN而减量。试验的有效性数据见表8-3。

表8-3　硼替佐米单药在复发性轻链淀粉样变治疗中的有效性和安全性

	BIW组	QW组
血液学缓解率	67%	69%
完全缓解率	24%	38%
1年PFS	70%	
1年OS	90%	
肾脏缓解率	29%	
心脏缓解率	13%	

联合地塞米松后硼替佐米的疗效有进一步提高，可用于 ASCT 后巩固加深缓解深度。19 例 ASCT 后患者使用硼替佐米联合地塞米松巩固，67% 能够达到完全缓解，脏器缓解率 60%。一项 33 个中心的多中心回顾性分析统计了 94 例使用硼替佐米联合或不联合地塞米松治疗的患者，血液学缓解率 71%，完全缓解率 25%，心脏缓解率 29%；而且起效迅速，中位缓解时间为 52 天，1 年生存率 76%，1/3 患者出现大于三度（包括三度）的不良反应，最常见非血液学毒性包括：外周感觉神经病变、直立性低血压、胃肠道功能紊乱或外周水肿。一项欧洲多中心 428 例可评估患者的调查显示，与环磷酰胺–沙利度胺–地塞米松、氧芬肿–地塞米松、SCT 及环磷酰胺–来那度胺–地塞米松方案相比，硼替佐米能够在治疗结束后达到更显著的游离轻链下降。

硼替佐米也可以和环磷酰胺、地塞米松联合（CyBorD）或与氧芬肿、地塞米松联合（BMDex）。Mayo 诊所的研究显示，17 例患者（10 例为初治，58% 存在有症状的心脏受累）使用 CyBorD 可达到 94% 的缓解率，71% 为完全缓解，缓解时间为 2 个月。另一个来自英国的 43 例患者的队列研究显示，在这一 74% 存在心脏受累、46% 为 Mayo 心脏功能分级 III 期的患者人群中，BIW 的 CyBorD 方案的血液学缓解率高达 81%，其中 42% 为完全缓解。新诊断患者的 2 年无进展生存率为 67%，复发患者的 2 年 PFS 为 41%，预计 2 年 OS 为 98%。前瞻性研究 US77 和意大利回顾性分析研究是 BMDex 方案的有效性。前瞻性研究的初步结果显示，血液学缓解率 94%，其中 CR 率 39%；但在回顾性研究中血液学缓解率仅 48%，CR 率仅 18%，VGPR 21%，dFLC 绝对值下降占缓解者 95%，显著高于 MDex 治疗患者（中位 83%，$P = 0.018$），试验中的缓解率明显较低，主要原因是心脏受累患者的早期死亡。这说明硼替佐米在心脏受累患者中的疗效有待进一步证实。硼替佐米治疗的一个问题是神经病变发生率，研究显示可有高达 44% 的患者出现神经病变，但是和 MM 中类似的，采用皮下注射、周疗的方式给药可能会降低神经病变的发生率。

Ixazomib 和 carfilzomib 是新一代蛋白酶体抑制剂，在多发性骨髓瘤治疗中证实其有效性不弱于硼替佐米，安全性和耐受性亦佳，可用于硼替佐米耐药或复发病例中。目前在轻链型淀粉样变中已完成 ixazomib 的 I 期研究，证实了其有效性和安全性，III 期研究正在进行。

四、支持治疗

支持治疗旨在改善脏器功能、维持生活质量，在抗浆细胞治疗生效前尽可能延长生存，对于患者的生存意义重大，也是轻链型淀粉样变综合治疗的重要一环。通常需要多学科协作，包括：患者每日体重管理、恰当的利尿剂使用、低盐饮食、白蛋白的应用、谨慎使用血管紧张素转化酶抑制剂、使用防静脉血栓弹力袜、针对直立性低血压使用米多君（甲氧安福林），并进行密切的多学科随诊观察。腹泻、营养不良和吸收障碍可以通过抗生素治疗肠道菌群异位改善；联合使用阿片类止痛药时注意胃肠道蠕动减弱，在胃肠神经麻痹的患者中使用促动力药物；对于舌体肥大吞咽困难的患者可使用经皮内镜下胃造瘘术（PEG）；轻链型淀粉样变的主要死因之一为心律失常，胺碘酮是主要治疗选择；植入型心律转复除颤仪是存在危及生命的室性心律失常患者的一个治疗选择，但目前尚没有足够数据证实其生存获益。

五、异基因移植和器官移植

在轻链型淀粉样变的治疗中，异基因造血干细胞移植使用的范围不广。第一例成功案例报道于1998年，2005年欧洲血液和骨髓移植协作组注册研究报道了19例接受异基因造血干细胞移植的轻链型淀粉样变患者，7例为清髓性预处理方案，8例为减低强度预处理方案。1年无进展生存和总体生存率分别为53%和60%，TRM高达40%，其中接受全身放射预处理的患者TRM达50%，10例患者达到血液学缓解，8例患者达到脏器功能缓解，由此可见异基因造血干细胞移植必须经过严格的患者选择，并仅用于一部分多线治疗后复发难治的患者中，建议限制在临床研究范围内。

淀粉样变患者器官功能不全发生率较高，严重影响患者生存、预后、治疗策略的选择，那么器官移植是否能够改变预后呢？目前器官移植主要使用在至少达到VGPR但存在不可逆器官功能障碍的患者、需要接受毒性较大化疗但除了器官功能障碍没有其他禁忌证的患者。常见移植器官为心脏、肾及肝脏。

据美国器官分享联合网络（UNOS）数据，因淀粉样变进行的心脏移植占到总量的0.14%。英国总结了1984~2002年间24例心脏移植患者，17例为轻链型淀粉样变，单纯心脏移植不接受化疗并不能获得最佳疗效，1年OS约50%，5年OS为20%，而接受化疗者分别为71%和36%。另一项回顾性研究报道了，69例接受心脏移植的各型淀粉样变患者，1年OS 74.6%，5年OS 54%。一项美国的病例系列研究报道了1994~2005年间11例接受心脏移植和ASCT的轻链型淀粉样变患者，9例顺利完成治疗方案，其中3例患者因疾病进展死亡，心脏移植后1年OS 82%，5年OS 65%。与之对比的是，心脏功能障碍的轻链型淀粉样变患者一般OS仅3~8个月，可见心脏移植的显著疗效，但风险主要是：器官排异、淀粉样变复发、治疗相关死亡率。

肾移植是另一个改善轻链型淀粉样变预后和生活质量的手段，英国报道了22例肾移植病例，19例为尸体来源，3例为活体供肾，其中3例除了肾脏以外还存在其他脏器受累。19例患者接受了化疗或ASCT等系统性治疗，74%的患者获得了血液学缓解（3例CR，11例PR），淀粉样变复发后并未出现植入失败。1年OS 95%，5年OS 67%。Mayo诊所报道了19例接受肾移植的患者（1例尸体来源，18例活体来源），12例存在肾外侵犯，所有患者都达到血液学缓解（18例CR，1例PR），8例为肾移植序贯ASCT，6例为ASCT序贯肾移植，5例为非清髓化疗后序贯肾移植，三组之间没有显著差异。1年、5年OS分别为84%和76%。

肝移植在轻链型淀粉样变中疗效一般。英国报道的9例肝移植淀粉样变患者数据，1年OS 33%，5年OS 22%。

六、治疗常规流程

图8-1、图8-2总结了新诊断轻链性淀粉样变患者治疗的常规流程。

七、预后与转归

轻链性淀粉样变的预后与脏器功能不全的程度相关，心脏受累为主要预后因素。临床上心脏受累的表现可以为心影增大、胸腔积液、胸部X线片克氏B线、心脏彩超心室壁

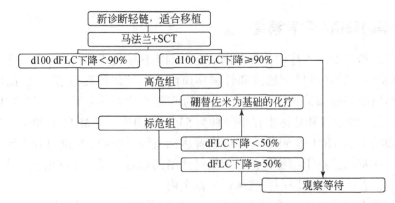

图 8-1　新诊断适合移植轻链型淀粉样变治疗常规

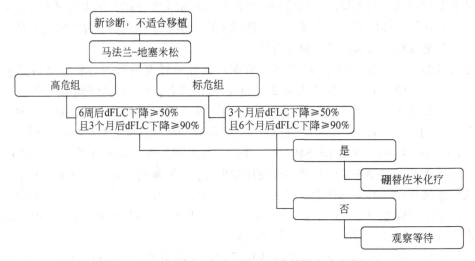

图 8-2　新诊断不适合移植轻链型淀粉样变治疗常规

增厚、舒张功能异常等表现，但最为敏感、量化最好的指标为血清肌钙蛋白 T 和 NT-proBNP，高肌钙蛋白 T 水平与 SCT 治疗后早期死亡相关，诊断时肌钙蛋白 T>77ng/L 者中位总体生存期为 10.6 个月，未控制的心力衰竭还往往使患者失去接受 SCT 和临床试验的机会，进一步降低预后。NT-proBNP 在化疗后的改变程度能够预测长期预后。

其他预后因素包括诊断时浆细胞比例、免疫球蛋白游离轻链水平、受累脏器数目和血清尿酸水平等。Kumar 等选择肌钙蛋白 T≥0.025ng/ml、NT-proBNP≥1800pg/ml、血清受累与未受累游离轻链之间差值>180mg/L，这三项指标构建了免疫球蛋白轻链型淀粉样变分级系统，每一项指标累计 1 分，不同分值之间总体生存有显著差异（表 8-4）。

表 8-4　免疫球蛋白轻链型淀粉样变分级系统

评分	中位生存期（月数）
0	94.1
1	40.3
2	14.0
3	5.8

随着治疗策略的改进和新药的引入，淀粉样变的总体预后也在逐年改善，1977～1986年间、1987～1996年间及1997～2006年间的诊断后4年总体生存率分别是21%、24%和33%，然而诊断后1年死亡率在过去30年间依然居高不下（高达30%），提示该病具有一定的隐匿性和诊断的疑难性，对淀粉样变的早期诊断和早期干预仍有较大的发展空间。在病程的晚期，大多数患者都会出现肾衰竭，并进展至需要透析的终末期，即使免疫球蛋白游离轻链长期控制良好的情况下，其主要病因是长期肾病级别的蛋白尿损伤、肾小球肾小管瘢痕进展。

现在人们可以认识到轻链型淀粉样变相关的脏器功能不全是可以逆转的，但大约15%患者在诊断时一般情况太差无法接受常规治疗或ASCT。针对这部分患者，正在涌现的抗血清淀粉样P物质（SAP）抗体能够起到作用，R-1-［6-［R-2-carboxy-pyrrolidin-1-yl］-6-oxo-hexanoyl］pyrrolidine-2-carboxylic acid（CPHPC）在31例系统性淀粉样变患者中测试了其有效性，能够促进清除血清SAP，部分患者获得了肾功能的部分缓解，无明显不良反应。用互补反义寡核苷酸封闭系统性淀粉样变转录信使RNA的治疗方案在小鼠模型中能够降低超过50%的循环轻链水平，显著降低了淀粉样变组织负荷。另外氯磷酸盐在预防、治疗淀粉样变方面的潜在作用也在动物实验中，主要机制可能与巨噬细胞消耗有关。对于新诊断轻链型淀粉样变，诊治现状已经改变了很多，但仍然有许多改进值得去做。

八、结论

淀粉样变目前的难点在于如何早期诊断和脏器功能的保留，随着治疗策略的改进和新药的引入，淀粉样变的总体预后也有逐年改善，改善诊断的难度，提高早期诊断率，是一项紧迫任务，但任重而道远。

（王维达）

参 考 文 献

Bergen HR Ⅲ, Zeldenrust SR, Naylor S. 2003. An on-line assay for clinical detection of amyloidogenic transthyretin variants directly from serum. Amyloid, 10 (10): 190-197.

Bhat A, Selmi C, Naguwa SM, et al. 2010. Currents concepts on the immunopathology of amyloidosis. Clin Rev Allergy Immunol, 38 (2-3): 97-106.

Blade J, Rosinol L. 2003. Thalidomide: a step forward in the treatment of malignant monoclonal gammopathies. Clin Lymphoma, 3 (4): 247-248.

Brambilla F, Lavatelli F, Di Silvestre D, et al. 2012. Reliable typing of systemic amyloidoses through proteomic analysis of subcutaneous adipose tissue. Blood, 119 (8): 1844-1847.

Bridoux F, Nelson L, Hutchison CA, et al. 2015. Diagnosis of monoclonal gammopathy of renal significance. Kid Int, 87 (4): 698-711.

Cibeira MT, Sanchorawala V, Seldin DC, et al. 2011. Outcome of AL amyloidosis after high-dose melphalan and autologous stem cell transplantation: long-term results in a series of 421 patients. Blood, 118 (16): 4346-4352.

Dispenzieri A, Lacy MQ, Zeldenrust SR, et al. 2007. The activity of lenalidomide with or without dexamethasone in patients with primary systemic amyloidosis. Blood, 109 (2): 465-470.

Dogan A. 2012. Classification of amyloidosis by mass spectrometry-based proteomics. *In*: Picken MM, Dogan A, Herrera GA, eds. Amyloid and Related Disorders. Newyork: Springer. 261-272.

Gertz MA1, Comenzo R, Falk RH, et al. 2005. Definition of organ involvement and treatment response in immunoglobulin light chain amyloidosis (AL): a consensus opinion from the 10th International Symposium on Amyloid and Amyloidosis, Tours, France, 18-22 April 2004. Am J Hematol, 79 (4): 319-328.

Gertz MA, Lacy MQ, Lust JA, et al. 2008. Long-term risk of myelodysplasia in melphalan-treated patients with immunoglobulin light-chain amyloidosis. Haematologica, 93 (9): 1402-1406.

Gertz MA, Lacy MQ, Dispenzieri A, et al. 2007. Transplantation for amyloidosis. Curr Opin Oncol, 19 (2): 136-141.

Gertz M, Lacy M, Dispenzieri A, et al. 2008. Troponin T level as an exclusion criterion for stem cell transplantation in light-chain amyloidosis. Leuk Lymphoma, 49 (1): 36-41.

Gilbertson JA, Theis JD, Vrana JA, et al. 2015. A comparison of immunohistochemistry and mass spectrometry for determining the amyloid fibril protein from formalin-fixed biopsy tissue. J Clin Pathol, 68 (4): 314-317.

Holmgren G, Ericzon BG, Groth CG, et al. 1993. Clinical improvement and amyloid regression after liver transplantation in hereditary transthyretin amyloidosis. Lancet, 341 (8853): 1113-1116.

Jaccard A, Moreau P, Leblond V, et al. 2007. High-dose melphalan versus melphalan plus dexamethasone for AL amyloidosis. N Engl J Med, 358 (1): 1083-1093.

Kaplan B, Martin BM, Livneh A, et al. 2004. Biochemical subtyping of amyloid in formalin-fixed tissue samples confirms and supplements immunohistologic data. Am J Clin Pathol, 121 (6): 794-800.

Kumar SK, Hayman SR, Buadi FK, et al. 2012. Lenalidomide, cyclophosphamide, and dexamethasone (CRd) for light-chain amyloidosis: long-term results from a phase 2 trial. Blood, 119 (21): 4860-4867.

Kumar S, Dispenzieri A, Lacy MQ, et al. 2012. Revised prognostic staging system for light chain amyloidosis incorporating cardiac biomarkers and serum free light chain measurements. J Clin Oncol, 30 (9): 989-995.

Lachmann HJ, Booth DR, Booth SE, et al. 2002. Misdiagnosis of hereditary amyloidosis as AL (primary) amyloidosis. N Engl J Med, 346 (23): 1786-1791.

Lavatelli F, Brambilla F, Valentini V, et al. 2011. A novel approach for the purification and proteomic analysis of pathogenic immunoglobulin free light chains from serum. Biochim Biophys Acta, 1814 (3): 409-419.

Lavatelli F, Vrana JA. 2011. Proteomic typing of amyloid deposits in systemic amyloidoses. Amyloid, 18 (4): 177-182.

Lavatelli F, Perlman DH, Spencer B, et al. 2008. Amyloidogenic and associated proteins in systemic amyloidosis proteome of adipose tissue. Mol Cell Proteomics, 7 (8): 1570-1583.

Lebovic D, Hoffman J, Levine BM, et al. 2008. Predictors of survival in patients with systemic light-chain amyloidosis and cardiac involvement initially ineligible for stem cell transplantation and treated with oral melphalan and dexamethasone. Br J Haematol, 143 (3): 369-373.

Loo D, Mollee PN, Renaut P, et al. 2011. Proteomics in molecular diagnosis: typing of amyloidosis. J Biomed Biotechnol, 2011 (1): 1-9.

Merlini G, Bellotti V. 2003. Molecular mechanisms of amyloidosis. N Engl J Med, 349 (6): 583-596.

Mhaskar R, Kumar A, Behera M, et al. 2009. Role of high-dose chemotherapy and autologous hematopoietic cell transplantation in primary systemic amyloidosis: a systematic review. Biol Blood Marrow Transplant, 15 (8): 893-902.

Moreau P, Jaccard A, Benboubker L, et al. 2010. Lenalidomide in combination with melphalan and dexamethasone in patients with newly diagnosed AL amyloidosis: a multicenter phase 1/2 dose-escalation study. Blood, 116: 4777-4782.

Murphy CL, Wang S, Williams T, et al. 2006. Characterization of systemic amyloid deposits by mass spectrometry. Methods Enzymol, 412: 48-62.

Murphy CL, Eulitz M, Hrncic R, et al. 2001. Chemical typing of amyloid protein contained in formalin-fixed paraffin-embedded biopsy specimens. Am J Clin Pathol, 116 (1): 135-142.

Owen-Casey MP, Sim R, Cook HT, et al. 2014. Value of antibodies to free light chains in immunoperoxidase studies of renal biopsies. J Clin Pathol, 67 (8): 661-666.

Palladini G, Perfetti V, Obici L, et al. 2004. Association of melphalan and high-dose dexamethasone is effective and well tolerated in patients with AL (primary) amyloidosis who are ineligible for stem cell transplantation. Blood, 103 (8): 2936-2938.

Palladini G, Russo P, Nuvolone M, et al. 2007. Treatment with oral melphalan plus dexamethasone produces long-term remissions in AL amyloidosis. Blood, 110 (2): 787-788.

Palladini G, Merlini G. 2011. Uniform risk-stratification and response criteria are paving the way to evidence-based treatment of AL amyloidosis. Oncology (Williston Park), 25 (7): 633, 637-638.

Picken MM, Herrera GA. 2007. The burden of "sticky" amyloid: typing challenges. Arch Pathol Lab Med, 131 (6): 850-851.

Sanchorawala V, Wright DG, Rosenzweig M, et al. 2007. Lenalidomide and dexamethasone in the treatment of AL amyloidosis: results of a phase 2 trial. Blood, 109 (109): 492-496.

Solomon A, Murphy CL, Westermark P. 2008. Unreliability of immunohistochemistry for typing amyloid deposits. Arch Pathol Lab Med, 132 (1): 14-15.

Stangou AJ, Hawkins PN. 2004. Liver transplantation in transthyretin-related familial amyloid polyneuropathy. Curr Opin Neurol, 17 (5): 615-620.

Tachibana N, Tokuda T, Yoshida K, et al. 1999. Usefulness of MALDI/TOF mass spectrometry of immunoprecipitated serum variant transthyretin in the diagnosis of familial amyloid polyneuropathy. Amyloid, 6 (4): 282-288.

Theberge R, Connors L, Skinner M, et al. 1999. Characterization of transthyretin mutants from serum using immunoprecipitation, HPLC/electrospray ionization and matrix-assisted laser desorption/ionization mass spectrometry. Anal Chem, 71 (2): 452-459.

Valleix S, Gillmore JD, Bridoux F, et al. 2012. Hereditary systemic amyloidosis due to Asp76Asn variant β 2 microglobulin. N Engl J Med, 366 (24): 2276-2283.

van Gameren II, Hazenberg BP, Bijzet J, et al. Amyloid load in fat tissue reflects disease severity and predicts survival in amyloidosis. Arthritis Care Res (Hoboken), 62 (3): 296-301.

Vrana JA, Gamez JD, Madden BJ, et al. 2009. Classification of amyloidosis by laser microdissection and mass spectrometry based proteomic analysis in clinical biopsy specimens. Blood, 114 (24): 4957-4959.

Vrana JA, Theis JD, Dasari S, et al. 2014. Clinical diagnosis and typing of systemic amyloidosis in subcutaneous fat aspirates by mass spectrometry-based proteomics. Haematologica, 99 (7): 1239-1247.

Wechalekar AD, Goodman HJ, Lachmann HJ, et al. 2007. Safety and efficacy of risk-adapted cyclophosphamide, thalidomide, and dexamethasonein systemic AL amyloidosis. Blood, 109 (2): 457-464.

第九章　多发性骨髓瘤的支持治疗及对症处理

第一节　多发性骨髓瘤感染的支持对症处理

一、引言

感染是多发性骨髓瘤患者最常见的并发症及死亡的主要原因之一，感染的发生不但是疾病本身发病的结果和表现，现在因为新药及大剂量化疗的应用，感染的病原体谱也在不断扩大，感染机会在增加。大约15%新诊断的MM患者以细菌感染为首发症状，感染是初始治疗MM患者前3个月内最主要的死亡原因。对感染进行风险评估有利于控制并减少感染并发症的发生。本节阐述MM患者感染的机制和诱因、具体各种不同病原体的感染情况、治疗和预防策略。

二、感染机制和诱因

MM易感性增加包括疾病本身和治疗相关的多种因素。

首先，MM患者本身存在免疫缺陷。第一，MM多为老年患者，随着年龄增大，免疫力明显下降。第二，由于大量无功能的单克隆免疫球蛋白加之化疗致使患者细菌感染的风险增加，如链球菌、嗜血杆菌等芽孢菌，以及其他如金黄色葡萄球菌和大肠杆菌等。第三，研究表明多发性骨髓瘤患者存在T淋巴细胞、树突细胞、NK/T细胞异常的细胞免疫缺陷，导致患者化疗后感染的发病率增加。

其次，MM本身或治疗的相关合并症会增加易感染性。肿瘤蛋白对于肾小管的损伤及高钙血症导致肾功能不全，影响抗感染治疗效果，与MM患者高感染并发症密切相关。合并有严重骨痛、服用吗啡类止痛药物明显增加呼吸道感染风险。双膦酸盐如唑来膦酸的应用会引发极少数患者出现下颌骨坏死继发感染。MM治疗药物多为免疫抑制剂，患者在接收诱导治疗及其后的一段时期内免疫功能受损，感染风险明显增加。如大剂量糖皮质激素如地塞米松治疗，会导致T细胞免疫抑制，增加感染风险如黏膜念珠菌病、疱疹病毒感染。应用硼替佐米诱导治疗患者，易并发水痘带状疱疹病毒感染。动物实验表明硼替佐米影响抗原呈递过程，损伤细胞毒性T细胞功能，从而增加病毒易感性。沙利度胺和雷那度胺不但影响T细胞功能，而且会引起粒细胞减少增加感染风险。自体干细胞移植后感染风险更是明显增加，早期多为粒细胞缺乏败血症，后期多发生侵袭性真菌病和特殊病毒感染。

除此之外，应用沙利度胺和雷那度胺治疗，存在血栓和外周神经病变等并发症，间接增加感染风险。导管治疗、化疗相关的黏膜屏障受损等在感染发生中起着不可忽视的作用。

三、不同病原体的感染和防治

（一）细菌感染和治疗

初始诊断及正在接受诱导化疗的 MM 患者感染以带荚膜的细菌为主如肺炎链球菌、金黄色葡萄球菌、流感嗜血杆菌和 G⁻杆菌，表现为肺炎、败血症和菌血症。肺炎球菌感染以静脉治疗为佳，足量规范的 β-内酰胺类抗生素如氨苄西林和阿莫西林治疗效果好。对于表现为败血症的患者需要更广谱的抗生素治疗，一旦病原菌明确即可开始更具针对性的抗感染治疗。过去数十年来，耐青霉素肺炎双球菌感染逐渐出现。如果地区经验提示青霉素耐药情况时，临床医师往往加用另一种抗生素如大环内酯类或喹诺酮类，以确保能更广程度地控制病原菌。数据表明联合治疗对于肺炎菌血症效果更好，降低严重患者 2 周内的早期死亡率。流感嗜血杆菌感染需应用含 β-内酰胺酶抑制剂的青霉素复合制剂如阿莫西林克拉维酸及其他类似抗生素。感染金黄色葡萄球菌的 MM 患者往往出现菌血症，需要应用对 β-内酰胺酶稳定的抗生素如氯氟西林。如果是耐甲氧西林金黄色葡萄球菌（methichillin-resistant staphylococcus aureus，MRSA）感染则需要糖肽类、利奈唑胺或达托霉素等治疗，效果更佳。MRSA 菌血症患者感染易播散至全身发生关节炎及心内膜炎等。大肠杆菌菌血症可根据具体的病原菌培养及药敏结果指导用药，并咨询感染学及微生物学专家意见。近来值得关注的是产超广谱 β-内酰胺酶（extended spectrum beta lactamase，ESBL）G⁻耐药菌的出现，对多种抗生素耐药，导致严重的社区及医院感染。治疗上选用碳青霉烯类抗生素如美罗培南等。对于逐渐出现并增加的产碳青霉烯酶肠道杆菌如克雷伯氏菌，则需要多黏菌素的治疗，作为新一代糖肽类抗生素替加环素可以用于此种情况，但疗效及毒性仍待进一步的确定。

过去十年艰难梭状芽孢杆菌感染明显增加。喹诺酮及三代头孢菌素被认为是这类感染发生的高危因素。质子泵抑制剂和大剂量皮质类固醇激素的应用加剧了该感染的发生。MM 患者因为年纪大，免疫缺陷，加之广谱抗生素的广泛应用更容易发生艰难梭状芽孢杆菌的感染。数据表明造血干细胞移植后艰难梭状芽孢杆菌感染进一步增加。

（二）真菌感染

1. 念珠菌感染

因为大剂量皮质激素的应用，加之联合化疗出现粒细胞缺乏，MM 患者很容易合并黏膜念珠菌感染，多为白色念珠菌。应用制霉菌素或咪唑类药物治疗效果好。对于比较严重的患者需要氟康唑口服治疗。既往曾反复使用唑类药物的患者易出现耐药，如光滑念珠菌感染。积极行实验室药敏检测指导治疗。对于化疗后粒细胞缺乏及移植后的患者更易发生侵袭性真菌病。深静脉置管相关的念珠菌感染诱发的念珠菌菌血症会播散导致念珠菌眼炎，可应用大剂量氟康唑治疗（每天一次 800mg），对于重症或既往有过唑类药物治疗史的患者可选用棘白霉素类药物如卡泊芬净、米卡芬净。有效控制败血症后至少维持治疗两周。鉴于念珠菌非常容易黏附在塑料管壁上，要更换污染插管。

2. 霉菌感染

相较于念珠菌感染而言，侵袭性霉菌感染会导致严重的合并症，死亡率高。黄曲霉、黑曲霉、烟曲霉是最常见的致病菌。因为患者多为吸入曲霉菌分生孢子致病，所以感染多发生在肺部。早期主要表现为发热，疾病进展出现肺部症状如胸痛、咳嗽、咳血等。因为曲霉菌的血管侵袭性，疾病非常容易播散至远处，尤其脑部，导致抽搐、病理性定位体征，甚至意识障碍。数据报道侵袭性曲霉菌病死亡率在 30% ~ 50%。除了发热，早期临床体征不明显，胸部 X 线表现出现晚。早期 CT 检查显示为斑片状浸润的异常表现，经典影像学表现为"晕轮征"和"新月征"。因为患者往往有严重合并症或血小板减少，限制了进一步行侵袭性手段获取组织病理学的检查。鉴于此，需积极地补充间接的微生物实验室检测，如真菌 PCR 检测，但结果假阳性率高，且无统一的诊断标准。曲霉菌细胞壁半乳甘露糖抗原检测每周两次动态观察并结合胸部 CT 影像学检查一定程度上指导了驱动抗真菌治疗的启动。但同样因为检测技术的敏感性、特异性及诊断判定截点的不确定性仍是主要有待解决的问题。

除了曲霉菌属之外，其他如镰刀菌、毛霉菌也会导致侵袭性真菌病。镰刀菌侵犯肺部及鼻窦，类似曲霉菌，某些时候播散至皮肤形成皮肤损害或脓肿。镰刀菌血培养阳性率高。毛霉菌病则很少能在血培养中获得阳性结果，侵犯鼻窦造成破坏性损伤，及发生鼻脑毛霉菌病。也会侵犯皮肤，但肺部病变则无论从临床还是影像学上都很难与曲霉菌感染鉴别。毛霉菌病死亡率高达 80%。因为镰刀菌感染对两性霉素 B 耐药，而毛霉菌则对唑类药物耐药，所以病原菌类型一旦明确后即可进行靶向性更强的抗真菌治疗。因为唑类抗真菌预防治疗的广泛应用，现在毛霉菌感染明显增加。

侵袭性霉菌感染的治疗原则是系统性的抗真菌治疗，一旦病原菌明确则及时调整治疗，并积极获取药物敏感性结果。多数时候人们需要开始治疗时，疾病的诊断只是可疑，但又缺乏微生物学依据。因此，人们只能是启动针对最常见感染病原菌曲霉菌为主的治疗。既往的"标准"治疗是两性霉素 B，但肾毒性大，鉴于此，两性霉素 B 脂质体逐渐取代，治疗有效率不超过 50%。最近，新一代的抗真菌药物逐渐出现。超广谱第三代唑类药物如伏立康唑、泊沙康唑及拉夫康唑对曲霉菌治疗效果好。伏立康唑口服与静脉用药相当，常常被一线用于侵袭性霉菌病的治疗。其他新一代抗真菌药物如棘白霉素有卡泊芬净、米卡芬静、阿尼芬净。这类药物常常作为无效患者的挽救治疗，但现在逐渐被用在一线治疗。新一代药物耐受性明显好于两性霉素 B 类，肾毒性小，但肝毒性和皮疹不良反应有发生。伏立康唑有奇怪的视觉症状，如幻觉，但继续用药的过程中会自行缓解。对于抗真菌药物的联合应用在动物实验中显示了优势，但是不推荐在临床应用。在全身系统性治疗的同时，某些时候手术治疗有一定的应用价值，如曲霉菌感染时孤立的肺部或鼻窦的病灶，毛霉菌感染时的鼻窦病灶往往需要手术切除。

(三) 耶氏肺孢子虫感染

免疫功能不全是耶氏肺孢子虫肺炎 (pneumocystis spores pneumonia, PCP) 发病的危险因素。既往认为卡氏肺孢子虫是致病原，如今证实人肺孢子虫肺炎的致病源是耶氏肺孢子虫，是一种真菌，而卡氏肺孢子虫只能感染啮齿类动物。MM 患者 T 细胞功能不全，尤其是干细胞移植后易发生 PCP。大剂量皮质激素或长期服用也是易感因素。PCP 起病隐匿，但疾病进展急速，表现为发热、气促。即使无明显肺部阳性体征，但低氧血症却非常明显。胸部 CT 影像学表现为双侧肺门处毛玻璃样浸润阴影。单发一侧肺门较少，胸部 X

线很难发现。诊断多需气管镜及支气管灌洗通过细胞学及免疫学检查明确，痰液检查方便但阳性率低。现今 PCR 技术得到越来越多的应用，但尚无统一标准化、商品化产品。

对于可疑或者确诊的 PCP 治疗主要是大剂量复方新诺明及吸氧。治疗疗程至少两周。其他尚有戊烷脒或克拉霉素联合伯氨喹治疗。虽然在 HIV 合并 PCP 时皮质激素治疗有效，但没有证据表明在其他情况如血液肿瘤合并 PCP 时治疗有效，而常常因为大剂量激素的应用导致了 PCP 的发生。

（四）隐球菌和双态性真菌感染

新生隐球菌变种广泛分布在自然界，为免疫功能不全患者的主要致病菌。MM 患者在大剂量激素及干细胞移植后易发生隐球菌感染。虽然是通过呼吸道感染，也会引起肺部病变，但主要侵犯的是中枢神经系统，表现为隐球菌脑膜炎。早期临床表现不典型，表现为发热、头痛，无颈项强制，可出现神经麻痹，尤其颅内压力增高时继发的展神经麻痹。隐球菌感染可通过血行播散，形成皮肤损害，类似巨大的接触传染性软疣。很少情况出现直接的皮肤接种导致皮肤软组织感染。诊断需行腰椎穿刺脑脊液（cerebrospinal fluid，CSF）检查。脑脊液压力增高，在伴有淋巴细胞增高的患者常常伴有酵母细胞的存在，墨汁染色阳性，隐球菌抗原检测有助于诊断，血液和尿中也可能检测到隐球菌抗原（cryptococcal antigen，CRAG）。CSF 真菌涂片、培养和隐球菌乳胶凝集试验结果中的任一个阳性都可确诊隐球菌脑膜炎。诊断明确的患者头两周内应用两性霉素 B 联合 5- 氟胞嘧啶治疗效果最好。待 CSF 病原菌清除，压力回降正常后续可开始口服氟康唑（400mg 每天一次）继续治疗。疗程维持至患者免疫状态恢复。少数隐球菌变种对氟康唑敏感性低，所以尽量积极行药敏试验以期更好地指导治疗。

一些真菌在 37℃ 时（如人体内）维持酵母形态，但在更低体温时呈现为霉菌形态，如存在土壤里。这些双态性真菌呈区域性分布。对于曾经去过流行病区的 MM 患者在开始治疗前需详细询问病史。国外文献报道在美洲、东南亚洲感染的双态性真菌有荚膜组织胞浆菌、粗球孢子菌、皮炎芽生菌等。携带者在免疫功能不全时发病，尤其在大剂量激素治疗或干细胞移植后。疾病广泛播散，累及肺部，中枢神经系统及皮肤可受侵。血培养、组织病理学与细胞学检查、组织胞浆菌抗原检测和血清学试验及 PCR 技术等是临床诊断组织胞浆菌病的方法，依据组织病理学与细胞学检查结果，外周血、痰尤其是骨髓等标本中找到细胞内的组织胞浆菌，必要时行真菌培养，再结合患者临床症状即可明确诊断。血清学检测结果可靠，治疗需传染病专科指导治疗。

（五）病毒感染

1. 疱疹病毒

MM 患者最常见的是疱疹病毒感染。单纯疱疹病毒感染发作时表现为口唇疱疹或生殖器疱疹。万珂用药后带状疱疹病毒（herpes zoster virus，VZV）感染风险明显增加，常常表现为皮肤带状疱疹，免疫功能严重不全患者容易全身播散侵犯内脏器官，甚至侵犯神经系统。VZV 感染多为临床诊断，并可通过水疱液 PCR 技术证实。对于重症或不能口服患者予以阿昔洛韦静脉滴注（10mg/kg 每 8 小时，依据肾功能调整用药），对于轻症患者可口服阿昔洛韦前体药物伐昔洛韦，血药浓度几乎可达到与静脉应用阿昔洛韦相当的效果。

2. 巨细胞病毒

巨细胞病毒（cytomegalovirus，CMV）感染一般只是 MM 患者在干细胞移植后才要面对的难题，多数都是病毒的再激活，少数情况亦会出现初次感染。临床表现为发热，以及各器官特异性的症状和体征。最常见且严重的是进行性低氧血症的肺炎表现，亦可出现腹泻、便血等消化系统症状及肝炎表现。少数情况导致血细胞减少或侵犯中枢神经系统。极少数在干细胞移植后移植物抗宿主病（graft-versus-host，GVH）时伴发 CMV 感染，如 CMV 视网膜炎。CMV 抗原（pp65）和 CMV-DNA PCR 检测有助于诊断，结合临床表现及 PCR 定量和 pp65 滴度增加可开始抗 CMV 治疗。对于内脏和眼部感染患者，更昔洛韦单药治疗有效。虽然证据不足，但因为 CMV 肺炎患者死亡率高，临床多会更昔洛韦、免疫球蛋白或 CMV 特异性免疫球蛋白 G（immune globulin G，IgG）联合应用。对于更昔洛韦耐药患者可选用膦甲酸或西多福韦治疗，但后两者毒性反应明显增大。近来，干细胞移植后人疱疹病毒 6 型（human herpesvirus-6，HHV6）感染引起了大家的关注。表现为发热，甚至抽搐及认知障碍等边缘叶脑炎的症状。其他如呼吸道合胞病毒（respiratory syncytial virus，RSV）及变型肺病毒感染可引起上下呼吸道疾病，但是无特效治疗。

3. 肝炎病毒

肝炎病毒感染同样也是免疫功能不全患者需要注意的一个问题。无论是乙型肝炎或是丙型肝炎病毒携带者，抑或是通过异基因移植供者传播都可能引起肝炎病毒感染导致的相关并发症。大剂量激素的应用或干细胞移植可再激活乙型肝炎病毒，表现为肝炎发作，甚至暴发性肝炎。除了表面抗原阳性患者，对于表面抗原阴性但核心抗体阳性患者亦会出现病毒再激活的可能。对于表面抗原阳性患者在感染专科医师的指导下给予合适的抗病毒治疗如拉米夫定或恩替卡韦。丙型肝炎病毒也存在再激活的可能，但在 MM 中未见肯定及有意义的报道。

（六）原生动物寄生虫和蠕虫感染

1. 原生动物寄生虫

一般来说，MM 患者原生动物寄生虫感染罕见。最常见的病原体是刚地弓形虫，感染后病原体潜伏处于休眠状态，在机体免疫功能不全时再激活。MM 患者在干细胞移植后可能出现此种情况，尤其是异基因干细胞移植后。症状性感染表现为脑炎或脑脓肿，也会侵犯肺部甚至导致播散性病变。组织活检病理学检查或持续的抗体滴度增高可诊断疾病。PCR 检测弓形虫 DNA 最近也用在了免疫功能不全患者中。治疗药物为克拉霉素联合乙胺嘧啶或磺胺嘧啶联合乙胺嘧啶。因为抗叶酸药物的骨髓抑制不良反应，常规给予亚叶酸对症处理。

另一种可能导致感染的是利什曼虫。来源于流行疫区患者可能携带有病原体，在免疫功能不全时有极大的可能出现再激活。表现为发热、全血细胞减少、肝脾肿大。需要专科医师给予脂质体两性霉素 B 等治疗。

2. 蠕虫感染

唯一一个可能感染 MM 患者的是粪类圆线虫。免疫功能不全如干细胞移植患者高度易感，蠕虫幼虫从内脏广泛迁移。少数情况幼虫穿透脑膜屏障侵犯中枢神经系统，并携带内脏 G⁻阴性细菌导致严重的细菌性脑膜炎。治疗应用特异性抗虫药伊佛霉素。对于来源于疫区即将行干细胞移植的患者进行粪便及血清学筛查。

四、中性粒细胞缺乏伴发热

MM 患者在诱导化疗或干细胞移植后常常出现粒细胞缺乏，期间常常伴发发热、菌血症或败血症等加剧病情。虽然不是所有的发热都是因为感染，但是因为细菌感染的严重不良预后，处理上常规应用广谱抗生素。抗生素选用覆盖 G$^+$ 和 G$^-$ 细菌（包括耐药大肠杆菌和铜绿假单胞菌），并根据地方细菌菌株药敏研究结果选用特异性敏感药物。临床应用抗假单胞菌 β- 内酰胺广谱药物如哌拉西林/他唑巴坦，或者碳青霉烯类如美罗培南。一些时候加用氨基糖苷类可进一步覆盖极少数罕见耐药菌如 MRSA。并积极根据用药效果及尽可能的细菌培养药敏结果调整治疗。治疗疗程持续至发热控制 48 小时以上，粒细胞恢复，患者好转。对于一般情况好、粒细胞抑制期短的患者可以继续口服广谱抗生素治疗。推荐环丙沙星与克林霉素联合服药。如果 48 ~ 72 小时内发热未能有效控制，增加抗生素应用力度，包括加用糖肽类抗生素，如万古霉素以期控制可能的凝固酶阴性葡萄球菌及 MRSA 感染。如果发热持续 5 ~ 7 天以上，常常加用经验性抗真菌治疗，但获益患者比例很低，鉴于此且考虑抗真菌治疗的费用高，毒性大，临床工作中要尽力证实伴有高危易感患者中的侵袭性真菌病（invasive fungal disease, IFD）患者。一些比较肯定的高危易感因素包括长期的粒细胞缺乏，大剂量皮质激素的应用，GVHD 和 CMV 感染等。为明确 IFD 诊断，尽快开启驱动治疗，需要积极进行真菌学实验室检测（如 GM/G 试验、非无菌部位或非无菌操作所获得的标本真菌培养或镜检）和影像学检查（肺部 CT 出现感染改变等）。尽管微生物学实验室诊断获得一定的成功，但是无论 PCR 技术抑或通过曲霉菌细胞壁特异性半乳甘露糖抗原成分（GM 试验）的检测，都未能获得稳定的结果，尤其在应用哌拉西林、他唑巴坦及多发性骨髓瘤 IgG 类型患者中其检测假阳性结果高。

五、MM 患者预防感染的策略

鉴于 MM 患者感染不断增加，有必要进行一些合理的预防措施去降低感染风险，譬如良好的护理、预防性抗感染治疗及接种疫苗。对于个体的感染风险因素进行合理评估有益于决定最佳的预防策略。

MM 患者最有效的预防用药是每天复方新诺明用药，可降低接受大剂量激素治疗患者的 PCP 发病风险，并预防弓形虫感染，而且作为一种广谱抗生素，可能降低葡萄球菌肺炎的发生。其他的抗生素用药存在争议。一些学者建议在大剂量激素联合化疗或复治患者应用预防用药。但选择性耐药的问题如预防性用药后出现艰难梭状芽孢杆菌腹泻仍值得关注。因为硼替佐米治疗后 VZV 感染增加，所以同时应用阿昔洛韦预防性治疗，因为该药耐受性好且便宜。在既往有反复口唇疱疹或生殖器疱疹发作，或 VZV 血清学阳性患者也可应用阿昔洛韦预防性治疗。对于血清 CMV 抗原每周监测持续增高，且既往反复治疗或干细胞移植后的患者可予以更昔洛韦或缬更昔洛韦预防性治疗。

口服氟康唑是最常见的预防性抗真菌治疗模式，主要是可减少口咽念珠菌感染，不能够防止侵袭性疾病的发生。第三代抗真菌药物伏立康唑可作为既往有过侵袭性曲霉菌病仍在接受 MM 治疗患者的二线预防用药。泊沙康唑是初级预防唯一有效的药物，批准用于高危侵袭性真菌感染患者。高危感染如干细胞移植患者，一些中心通过检测半乳甘露聚糖，一旦滴度开始增加就开始驱动性治疗。

六、免疫球蛋白和疫苗治疗

既往在没有预防感染治疗时代，研究认为每周一次的静脉丙球治疗可减少细菌感染的发生。但是，最近一项 Meta 分析认为静脉丙球治疗没有什么意义。鉴于丙球价格昂贵且作为血制品有潜在的安全隐患，所以仅仅用在严重免疫缺陷患者。对于 MM 患者常见的荚膜细菌感染仍没有可靠证据证实疫苗预防有效。因为硼替佐米的广泛应用，可对 VZV-IgG 血清学阴性硼替佐米应用患者接种 VZV 灭活疫苗，以期降低 VZV 感染的发病率。

七、结论

多发性骨髓瘤是发生在浆细胞的恶性肿瘤，大量异常增生的浆细胞，即骨髓瘤细胞及其分泌的单克隆免疫球蛋白或其轻链片断（M 成分），可引起机体发生一系列病理生理改变，导致贫血、骨病、高血钙、肾功能不全、外周神经病及免疫损伤等并发症，常常导致患者生活质量的严重下降，生存缩短，尤其感染的发生是 MM 患者早期最主要的死亡原因之一，故而在抗肿瘤治疗的同时，有必要对这些相关并发症予以积极预防和支持治疗。

第二节　多发性骨髓瘤外周神经病的支持对症处理

一、引言

外周神经病（peripheral neuropathy，PN）是 MM 的严重合并症之一，可能原发于 MM 疾病本身，也可能继发于某些特定的治疗如包括沙利度胺、硼替佐米的联合化疗方案等。多达 20% 的初治 MM 患者伴随有 PN，70% 的患者经历过治疗相关的急性 PN。PN 的发生与异常的蛋白血症和相关治疗有关，损伤和变性的外周神经包括有感觉、运动及自主神经纤维，神经系统受累的部位可以是轴突、髓鞘或者细胞体。

二、沙利度胺导致周围神经病变

沙利度胺是一类小分子的抗肿瘤和抗炎药物，生物学性质广泛。20 世纪 50 年代作为镇静催眠和止呕药首次用于临床，治疗孕妇过度妊娠反应。60 年代因为对于胎儿四肢发育的严重影响致畸的严重不良反应退出市场，同时间也报道了沙利度胺可能导致外周神经炎、麻痹、感觉异常、意识紊乱、低血压等不良反应。沙利度胺神经毒性的发生与用药时间密切相关，用药 6 个月和 12 个月的 PN 发生率从 40% 明显增加到 75%。鉴于此，系统分析建议沙利度胺的服用时间不超过 6 个月。对于需要长时间服用患者推荐日服用剂量不超过 200mg。沙利度胺导致周围神经病变（thalidomide-induced PN，TPIN）多认为有三个方面机制：①可能与沙利度胺抗血管生成作用导致的神经血供减少有关；②与沙利度胺对后根神经节神经元的直接毒性作用有关；③与沙利度胺对 NF-κB 作用而产生的神经营养因子活性紊乱等相关。持续长时间应用沙利度胺时并发 PN，临床表现为双侧对称性感觉异常，与患者年龄、性别和既往治疗无关，运动神经极少受累。经典的 PN 表现为起始于脚趾和手指由远及近的感觉异常和迟钝。疾病进展患者的本体感觉和振动感觉受累，最终导致行走困难。如果自主神经受累会引发窦性心动过缓，甚至晕厥。及时有效的剂量调整可逆转并改善 PN，如果不及时停用沙利度胺，PN 可能恶化且变成不可逆性。

三、硼替佐米导致周围神经病变

硼替佐米是第一代蛋白酶体抑制剂，可逆性抑制 26S 蛋白酶体导致细胞周期停滞诱发细胞凋亡。随着以硼替佐米为主的多种联合化疗方案在初发或复发难治的 MM 患者中的广泛应用，其所致的不良反应之一的神经病变已逐渐引起临床医师的关注。硼替佐米的 PN 作用机制尚未完全明确，考虑与激活以线粒体为基础的细胞凋亡途径有关，故目前大多认为在分子水平，线粒体和内质网损伤对硼替佐米导致周围神经病变（bortezomib-induced PN，BIPN）起到了关键作用，线粒体介导的 Ca^{2+} 自我平衡紊乱在硼替佐米毒性中也扮演重要角色。近来部分研究提示，BIPN 可能由自身免疫或炎症因子诱发。硼替佐米相关性 PN 与药物起始剂量、模式及注射方法密切相关。通常在疗程早期，中位 3 个月时即可发生，5 个疗程时发生率达到最高。BIPN 首次报道数据来源于 I 期临床研究，并进一步开展了 II 期研究详细评估了 BIPN。II 期临床研究中 BIPN 发生率在 37%，3 级毒性仅 14%。BPIN 症状累及感觉神经为主，最常表现为双足部的疼痛、感觉异常、烧灼感、麻木、感觉丧失、感觉迟钝。烧灼感常常发生在静息时，虽然可以累及手指和手掌，以局限足底为主。症状逐渐进展可累及近端部位。通过剂量调整和改变用药方法，BIPN 发生可明显得到控制。一项随机临床研究报告皮下注射硼替佐米较静脉注射用法明显降低 PN 的发生率（总体 PN 发生率为 38%：53%，3 和 4 级 PN 发生率为 6%：16%），所以现在广泛采用皮下注射用法。鉴于此，对于既往有 PN 病史或有并发 PN 的高危患者建议治疗开始即皮下应用硼替佐米。

PN 发生后需仔细关注患者，予以及时调整相应化疗药物剂量，如硼替佐米可以考虑减量、改成每周用药或将化疗周期从 3 周延长至 4 周。详细的观察、合理的检测和相应的干预可明确预防 PN 向更严重的方向进展。临床常常应用 NCI CTC 标准并联合由患者完成的神经病变问卷如总神经病评分量表对 PN 进行定义和分级。但对于 MM 患者的 PN 仍需要更敏感的评估工具。

四、新一代蛋白酶体及免疫调节剂的相关 PN

新一代蛋白酶体抑制剂的 PN 并发症发生率相对很低。来自于 4 项卡非佐咪治疗 526 例复发难治性 MM 患者的 II 期临床研究经验报告总体 PN 发生率为 13.9%，3 级 PN 发生率为 1.3%，没有 4 级和更严重的 PN 发生，所有 3 级毒性患者在治疗前即有 1～2 级的 PN 表现。

新一代免疫调节剂雷那度胺与沙利度胺比较，神经毒性明显降低。复发难治性 MM 的 I 期和 II 期临床显示，雷那度胺治疗没有导致明显的 PN，并在 III 期临床研究中得到证实。3～4 级 PN 发病率不到 5%。研究报道雷那度胺与其他有神经毒性药物如长春新碱、硼替佐米联合用药时会出现轻度至中度的 PN，否则神经毒性非常少见且程度非常轻微。

五、PN 的药物干预处理

对于治疗相关性 PN 的干预有一些相应研究，但缺乏前瞻性数据。乙酰左旋肉碱和 α 硫辛酸治疗化疗相关性 PN 有效。虽然神经痛对于常规止痛药效果不理想，但阿片类药物效果好，常常与其他疼痛调节药物联合应用。此外，钙通道阻滞剂（如加巴喷丁和普瑞巴林）、钠通道阻滞药，（如奥卡西平）和 5-羟色胺去甲肾上腺素再摄取抑制剂（如氟西汀）等对 PN 神经痛非常有效。最近的一项鼠动物模型研究报道抗 TNF-α 处理可以防止硼替佐米相关性 PN 的发生，但是仍需进一步的研究阐述其具体的神经病理过程，TNF-α 途径及在肿瘤和神经细胞中硼替佐米对于 NF-κB 的不同调节。

六、结论

周围神经病变临床表现的共同点是肢体远端对称性感觉、运动、自主神经障碍；各种感觉缺失呈手套、袜子形分布，可伴感觉异常，感觉过度、疼痛、耳鸣等；肌肉无力、肌肉萎缩、四肢腱反射减弱或消失，不能系纽扣，辨别形状，行走困难；自主神经障碍：直立性低血压、心率不齐、心动过缓。痛性神经炎表现为刺痛，麻木，剧痛；烧灼痛；反射活动消失。目前尚无有效的解决方法，大多依靠减少化疗药物剂量或延长化疗间歇期，或使用营养神经药物来缓解症状，疗效甚微。周围神经病变的预防和治疗是今后多发性骨髓瘤治疗的一项中医任务。

第三节　多发性骨髓瘤肾损害的支持对症处理

一、引言

肾损害是 MM 患者最常见的严重并发症之一，与疾病分期晚、肿瘤负荷重和预后差密切相关。10%～40% 的 MM 患者确诊时已出现肾功能损害。对于 MM 患者肾损害诊疗知识的了解，有助于临床的预防和治疗。

二、MM 肾损害的发病机制

MM 对肾的损害是由多因素造成的，其中最主要的是 MM 瘤细胞分泌的单克隆免疫球蛋白轻链（light chain，LC）引起的肾损害。LC 可以比较自由地通过肾小球滤过，并在肾小管分解重吸收，正常人尿液中的 LC 是多克隆，含量极低，而 MM 患者尿中 LC 明显升高，超过肾小管分解吸收的能力。研究发现 LC 具有肾毒性，在 MM 甚至未出现临床症状的阶段，就能导致肾损害。LC 的肾损害作用分别是通过损害肾单位的不同单位如肾小球、肾小管、肾间质等来产生，其中肾小管的损害尤为重要。有研究证实了 LC 对近端肾小管细胞有直接毒性，导致肾小管上皮细胞退化、萎缩、坏死和从基膜剥脱。此外，近端肾小管过量重吸收 LC，导致局部分解 LC 障碍，在近端肾小管细胞内形成晶状包涵体，妨碍了膜运载蛋白，从而引起范可尼综合征的症状，其表现为肾性过多丢失的全氨基酸尿、肾小管酸中毒、葡萄糖尿、磷酸盐尿，以及引起的各种代谢性酸中毒、低磷血症、低钙血症、脱水等。具体的肾损害病理类型如下。

（一）管型肾病

管型肾病（cast nephropathy，CN）是 MM 肾损害最常见的病理类型，占骨髓瘤肾损害的40%～60%，以肾小管管型形成导致肾衰竭为主要特征。常常累及远端小管，是以肾小管萎缩和肾间质纤维化为最主要的特征。MM 患者产生过量的 LC，与塔姆-霍斯福尔蛋白（Tamm-Horsfall glycoprotein，THP）发生结合形成管型聚集物，导致远端小管的阻塞，升高了管腔内压力，从而造成肾小球滤过率的降低和肾间质血流的减少。管型形成机制包括 LC 对近端小管上皮细胞的直接毒性，以及 THP 和 LC 的相互作用，而后者是管型形成的最重要原因。

（二）单克隆免疫球蛋白沉积病

单克隆免疫球蛋白沉积病（monoclonal immunoglobulin deposition disease，MIDD）表现为轻链和重链沉积病（light chain and heavy chain deposition disease，LHCDD）、单克隆轻链沉积病（LCDD）和重链沉积病（HCDD）。占骨髓瘤肾病的19%～26%。颗粒状的 LC 常沉积在肾基膜上，也可沉积在动脉和微血管上，使得周边基膜增厚，类似于 Ⅱ 型增生性肾小球肾炎，主要对肾小球和肾小管造成损害。

（三）淀粉样变性

肾淀粉样变性是指淀粉样物质沉积于肾脏引起的病变，占骨髓瘤肾病的7%～30%，主要沉积在肾小球。淀粉样蛋白源于单克隆浆细胞产生的 κ 或 λ 轻链片段，或是轻链由巨噬细胞裂解成的碎片。这些 LC 片段或碎片的自身聚合，或与其他成分如淀粉样蛋白 P、氨基聚糖的相互作用，构成了多聚纤维丝样结构。

（四）非轻链介导的肾损害

非轻链介导的肾损害主要包括高钙血症、高黏滞血症、高尿酸血症、机体脱水状态及静脉肾盂造影剂的应用和非甾体抗炎药、血管紧张素转换酶抑制剂（angiotensin-converting enzyme inhibitors，ACEI）及血管紧缩素受体阻断剂（angiotensin receptor blockers，ARBs）类降压药、双膦酸盐、髓袢利尿剂及肾毒性药物和化疗药物等。

三、肾功能损害的诊断及评估

在 Durie-Salmon 分期系统，依据血清肌酐浓度（serumcreatinine，sCr）≥177μmol/L 来判定是否存在肾损害并作为 "CRAB" 指标之一诊断 MM。但 sCr 水平受年龄、肌肉量等因素影响，只有当 GFR 下降1/3～1/2时才开始升高，肌肝清除率较 sCr 能更灵敏地反映 GFR 下降的指标，但也受肌肉内容积影响，还受患者留尿依从性，容易出现误差，对轻度的肾功能损伤尤其是肾小管损伤缺乏足够的灵敏度。而 MM 肾损害尤其是早期绝大数是肾小管损伤，进一步影响肾小球，导致肾小球率过滤（glomerular filtration rate，GFR）下降。所以 GFR 是全面衡量肾脏功能的最好指标，对临床有重要指导意义。估算 GFR 可以监测肾功能不全的发作，调节肾脏代谢的药物剂量，评价治疗效果。慢性肾脏疾病（chronic kidney disease，CKD）的定义和分期是依靠对 GFR 的评估，不同期疾病的治疗计划也不同。常常用基于血清肌酐的 Cockcroft-Gault 和 MDRD GFR 预测方程来判定 RI。IMWG 推荐采用 MDRD 方程评估多发性骨髓瘤患者 eGFR，并用美国国家肾脏基金会（NKF）所属的"肾脏疾病·改善全球预后（KDIGO）"组织颁布的 CKD 诊疗指南进行分期。近来，慢性肾脏疾病流行病学协作组（chronic kidney disease epidemiology collaboration，CKD-EPI）联合或不联合半胱氨酸蛋白酶抑制剂 C（cystatin C，Cys C）检测公式能够更准确地估计 GFR 水平研究发现使用 CKD-EPI Cys C 公式进行重新评估后，原先分期为 G3aA1（被视为 CKD）的患者中被重新分类到 G2A1（被视为无 CKD）的人群的预后与无 CKD 的人群相同，降低了 CKD 患者的误诊人数，但是仍需进一步研究阐述其在初治及复发患者的应用价值。

对于急性肾损伤，借鉴 RIFLE 和 AKIN 标准进行相应评价，虽然这些指标在全球范围内广泛研究应用，但是仍没有在 MM 患者中应用的证据。

四、MM 肾损害的防治

（一）一般治疗

MM 肾损害是临床急症，需要积极及时合适的相应治疗。治疗原则是促进急性肾衰竭（acute renal failure，ARF）的完全恢复，减少慢性肾衰竭（chronic renal failure，CRF）的发生及进入维持性透析的比例并提高患者的生活治疗，延长生存时间。一般措施包括纠正脱水，尽早发现和控制高钙血症，避免使用造影剂、利尿剂、非甾体消炎药和肾毒性药物，积极控制感染；给予患者充分的水化：分次摄入足够液量，保证尿量大于两三升，对于脱水的患者更应予以多饮水，甚至静脉补液，部分 ARF 患者只需摄入足够液体（>3L/d）就可逆转肾功能，老年或心力衰竭患者可能需要监测中心静脉压指导补液量；给予患者可口服或者静脉注射碳酸氢盐碱化尿液，维持尿的 pH>7。对 MM 合并高钙血症患者，过分碱化尿液可促使钙盐沉积，应注意尿 pH 检测，尽量保持尿 pH 在 6.7～7.0；部分患者可能发生高钙危象需及时治疗，适当使用肾上腺皮质激素、降钙素等，严重高血钙患者可行低钙透析降血钙处理。对于高尿酸血症患者，需口服抑制尿酸合成药物嘌呤醇对症处理，肾功能减退患者适当减量。血浆置换（therapeutic plasma exchange，TPE）被认为能迅速降低轻链负荷，改善预后，但存在争议。最大宗前瞻性临床研究表明 TPE 不能改善 MM 肾损害患者预后及患者的透析依赖程度等。一个包括 14 例证实存在或可能有管型的 MM 患者，接受硼替佐米、地塞米松联合 TPE 治疗，结果报告 43% 患者 sCr 降至正常水平。TPE 联合蛋白酶体抑制剂的确实疗效仍需要在进一步大宗的前瞻性研究中明确。通过透析去除轻链是另一种治疗方法。透析疗法适用于严重肾损害患者，并可治疗高钙危象，长期血液透析已成为 MM 合并终末期 CRF 患者的维持性治疗手段。早期透析可减少尿毒症的发生和避免大剂量皮质激素引起的高代谢状态。是否高隔断透析器延时透析疗法在逆转 MM 肾损害患者肾功能能力方面优于 TPE 方法有待于将来进一步的研究阐明。

（二）MM 肾损害患者的抗肿瘤治疗

硼替佐米、大剂量地塞米松联合或不联合第三种药物如沙利度胺（VTD）、多柔比星

（PAD）或环磷酰胺（VCD）为 MM 肾损害患者的一线选择方案。前瞻性随机对照研究 HOVON-65/GMMG-HD4 中，入组 827 例患者中 81 例患者肾损害（sCr≥177μmol/L），对比研究 PAD 和 VAD 方案序贯 ASCT 和硼替佐米或沙利度胺维持治疗，结果肾损害组 3 年 OS 在 PAD 组为 74% 明显优于 VAD 组的 34%。结果表明 ASCT 治疗前后联合硼替佐米治疗方案可以逆转肾损害患者的不良预后。对于老年或伴有合并症患者可推荐硼替佐米联合氧芬肿、泼尼松（VMP）方案。虽然二代蛋白酶体抑制剂卡非佐米在小宗Ⅱ期临床研究中表现出治疗的有效性，仍需大量研究进一步证实其对于 MM 肾损害治疗的确实疗效。免疫调节剂对于 MM 肾损害同样可以应用，治疗轻中度肾损害患者有效。雷那度胺根据肾功能损害程度调整相应使用剂量。泊马度胺、小剂量地塞米松方案对于复发难治性 MM 肾损害患者疗效相当。苯达莫司汀联合沙利度胺或硼替佐米对于即使是终末期的肾损害患者同样可行安全。

以硼替佐米为主的化疗方案是逆转初治 MM 患者中度以上肾损害患者肾功能最有效的治疗。沙利度胺、硼替佐米、来那度胺为主的方案逆转肾功能达 CR 和 PR 的中位时间分别是 2 个月、1.12 个月和 1.25 个月。

五、结论

研究显示伴有肾损害的 MM 患者中位生存期少于 2 年，尤其依赖透析治疗的患者预后更差。然而，现今因为多种新药及治疗方法的出现，伴有肾损害的 MM 患者的预后有了明显改善。

第四节　多发性骨髓瘤骨病变的支持对症处理

一、引言

多发性骨髓瘤骨病（myeloma bone disease，MBD）是 MM 患者特征性的临床表现之一，包括全身性骨质疏松、溶骨性破坏及病理性骨折等。

二、MM 骨病的影像学诊断

MM 骨病的影像学评价方法包括 X 线摄片、CT、MRI、PET-CT 等，其中基于传统放射影像学技术的骨骼 X 线摄片检查是发现 MM 患者溶骨性病变的常规标准检查方法，并推荐作为 CRAB 标准诊断 MM 骨事件的依据。然而，新技术可以较传统方法发现更多的溶骨病变。全身多探头低剂量计算机断层扫面（WBLD-CT）较传统影像学更敏感，简单易行（检查过程不超过 2 分钟），能够更准确地发现易骨折区域，从而更精准地指导手术和放射治疗。正电子发射计算机断层显像（PET/CT）同样也优于传统影像学检查，而全身 MRI 检查的优势在于更精准地发现骨髓的浸润情况，尤其是脊椎骨部位。在可疑溶骨部位或骨质疏松部位的骨髓浸润的判断上，MRI 检查具有重要的诊断意义，但 MRI 主要反映的是骨髓瘤细胞的骨髓浸润，并不是直接发现骨质破坏。但是值得关注是 WBLD-CT、MRI 或 PET-CT 在无 CRAB 症状患者中发现 2 个或 3 个直径 3~4mm 小病变有什么样的重要性这一问题未能得到阐明。此外，人们不知道 WBCT 的预后价值是什么，具体表现为在用传统影像学检查发现某一个 MM 患者有 4 个溶骨性病变和用 WBLD-CT 方法发现另一个患者有 14 个溶骨性病变的两者之间有什么区别。尽管如此,目前仍推荐用 WBLD-CT 替代传统影像学技术去发现 MM 患者的溶骨性病变。WBLD-CT 检查阳性病变以直径大于 5mm 为准。

研究表明在无症状骨髓瘤患者如果 MRI 检查发现多于 1 处的骨病变,疾病进展至症状性骨髓瘤风险非常大(2 年内超过 70%)。这些患者需要按照症状性骨髓瘤患者进行治疗。此外,MRI 检查与 MM 患者预后密切相关。PET/CT 检查结果也与预后和疗效相关。而 MRI 和 PET/CT 检查之间尚无前瞻性的比较结果。证据表明,在多发性骨髓瘤患者分期和证实疾病进展方面,MRI 较 PET/CT 优越,而 PET/CT 能更快地反应治疗效果。治疗后因持久存在的骨病变,MRI 常常仍显示假阳性的结果。

三、MM 骨病的治疗

(一) 双膦酸盐

Ⅲ期临床研究表明无论是帕米膦酸二钠或唑来膦酸(zoledronic acid, ZA)与安慰剂对比都能减少骨相关事件(skeletal related events, SREs)的发生。

三项随机临床研究比较了这两种双膦酸盐(bisphosphonates, BPs)及两种不同剂量的疗效。第一项研究中,在传统药物化疗中 ZA 和帕米膦酸二钠减少 SREs 疗效相当。第二项研究中,帕米膦酸二钠每月 30mg 和 90mg 相比,发生 SRE 时间和无 SRE 生存相当,但该研究的缺陷在于研究设计重在比较生活质量的不同。最后,第三个研究比较 ZA 与口服氯膦酸盐,结果发现不管诊断时的骨病变情况,ZA 在所有患者中比口服氯膦酸盐都明显降低 SRE,而且,诊断时有骨病患者 10 个月的生存改善,这个优势持续至用药 2 年以上的患者。但是未对治疗疗效达 CR、SCR、VGRP 或 PR 的亚组患者进行 ZA 持续用药的疗效分析。近期的 Meta 分析未能肯定 ZA 疗效优于帕米膦酸二钠,但是证实了 ZA 优于安慰剂的生存优势。

不良反应和对症处理:静脉注射 BPs 的不良反应包括急性期反应,注射部位炎症反应,低钙血症,低磷酸盐血症,肾损害和下颌骨坏死(osteonecrosis of the jaw, ONJ)。为预防低钙血症,所有应用 BPs 患者需要接收钙剂和维生素 D_3 的补充(每天摄入钙 600mg 和维生素 D_3 400IU)。有趣的是 60% 的 MM 患者维生素 D_3 缺乏或是不足。

因为肾小管损伤导致肾损害,但是 BPs 肾损害的真实发生率很难检测,因为 RI 本身就是 MM 患者最常见的合并症之一。中度 RI 患者 ZA 应用需相应减量。肌肝清除率低于 30ml/min 是帕米膦酸二钠清除率明显下降。

ONJ 是 BPs 罕见但是非常严重的不良反应。回顾性研究报告应用 ZA,牙科手术后更常发生 ONJ,与 BPs 长时间应用也相关。因为没有证据支持,而且 BP 在骨里存留多年,因此近来美国牙科协会 ADA 不建议停止 BP 治疗。然而,IMWG 指南建议在牙科手术前后短暂停用 BPs 3 个月。

(二) 放疗

放疗常常用在孤立性浆细胞瘤、症状性脊髓压迫、溶骨性骨痛及预防病理性骨折。对于溶骨性骨痛患者给予30Gy/10～15次放疗就足够了。放疗可能会导致系统性化疗的延迟，如放疗敏感性药物如蒽环类和蛋白酶体抑制剂。

（三）球囊扩张椎体后突成形术和椎体成形术

这些技术用于处理疼痛性椎体压缩骨折，80%对止痛药物无效的患者可以缓解局部疼痛。所有近期的研究，包括一项Ⅲ期和Meta分析都推荐球囊扩张椎体后突成形术用于肿瘤相关性椎体骨折疼痛患者治疗，并可减少骨黏合剂渗漏并发症的发生。

（四）手术

因为MM有效的抗肿瘤治疗，过去十年中手术在MM患者中的应用明显减少。如今，手术主要应用在以下情况：①修复长骨的病理性骨折；②预防和修复中轴骨的不稳定型脊柱骨折；③椎体骨折后骨碎片存留在脊髓内的情况时。

四、结论

MM骨病常为疾病的首发症状和患者就医的主要原因之一，表现为骨痛，以腰骶部最为常见（约70%）。约90%的患者在疾病诊断时或疾病进程中出现MM骨病。骨损害所致的骨相关事件包括病理性骨折、脊髓压迫、高钙血症，为缓解骨疼痛进行放射治疗，为预防或治疗脊髓压迫或病理性骨折而进行的骨外科手术等。MM骨病主要发病机制是瘤细胞释放RANKL、TNF、SDF-1、IL-6等破骨细胞活化因子和Dkk-1、IL-3、TGF-β、HGF（肝细胞生长因子）等成骨细胞抑制因子，引起溶骨细胞活性增强，成骨细胞活性降低，导致骨吸收和骨形成这一骨重塑过程的失衡。双膦酸盐、放疗、球囊扩张椎体成形术和手术是主要的治疗手段。

第五节　多发性骨髓瘤贫血的支持对症处理

一、引言

贫血是多发性骨髓瘤患者典型的临床表现之一。75%的初诊患者伴有不可控的贫血。随着疾病的进展，几乎所有患者最终均出现贫血。和慢性病性贫血（anemia of chronic disease，ACD）一样，多发性骨髓瘤所致贫血通常也是正细胞正色素性贫血。临床表现随着贫血程度的加重症状逐渐加重，表现为头昏、疲乏无力、心悸、气短、面色苍白等。美国国家癌症研究所将癌症贫血严重程度分为四级，其中血红蛋白小于80g/L称为严重贫血。

二、贫血机制和诱因

贫血的发生与以下因素相关：骨髓瘤细胞浸润骨髓导致红系造血前体细胞减少，肾功能不全患者红细胞生成素减少，原红细胞和红细胞集落生成单位对红细胞生成素反应性降低，因慢性炎症刺激过多生成的铁调素干扰了铁代谢，异常骨髓瘤蛋白增加血浆容量。但最重要的贫血促发因素是骨髓瘤细胞诱导原红细胞的凋亡。此外，抗骨髓瘤化疗及放疗治疗会导致或加重既往已经存在的贫血合并症。

首先，MM 细胞 FasL 和（或）TRAIL 水平上调，可引起红细胞基质破坏，促进原红细胞过度凋亡，进而导致贫血。Silvestris 等研究显示，进展期或Ⅲ期 MM 患者表达 FasL 的细胞明显高于非进展期患者或者意义未明的单克隆免疫球蛋白血症（monoclonal gammopathy of undetermined significance，MGUS）患者，且 MM 患者血红蛋白水平与 FasL 阳性瘤细胞和 Fas 阳性红系祖细胞量呈负相关。伴严重贫血的 MM 患者浆细胞表达 FasL 和肿瘤坏死因子相关凋亡诱导配体（TRAIL）明显高于不伴贫血的 MM 患者及 MGUS 患者，骨髓红系细胞明显降低。

其次，细胞因子在 MM 的发生、发展中起了重要作用，其中以 IL-6、骨形成蛋白（bonemorphogenetic protein，BMP）、肿瘤坏死因子（TNF）α、IL-1 等研究的较多。已有研究证明 IL-6 是骨髓瘤细胞恶性增殖的重要刺激因子，且 MM 患者血清 IL-6 水平普遍升高。Silvestris 等测定了 54 例 MM 患者血清 IL-6 水平，发现有 66% 的 MM 患者 IL-6 水平增高。Ratajczak 等发现 IL-6 可以引起大约 35% 的早期 BFU-E 生长抑制，而对晚期 BFU-E 及 CFU-E 引起的红细胞克隆形成没有抑制作用，推论 IL-6 在贫血发生中的作用机制是直接抑制早期红系爆式集落形成单位（BFU-E）的增殖。Cucuianu 等发现 IL-6 可促进肝脏合成急性期蛋白，包括 C-反应蛋白（c-reactive protein，CRP）和铁调素（hepcidin），后者为一种由肝脏分泌的小分子抗菌肽，可干扰铁代谢导致慢性病贫血。Hepcidin 由肝细胞大量合成并分泌到血液后，可与其受体膜铁转运蛋白（ferroportin，Fpn）特异性地结合并诱导 Fpn 内吞，造成机体可利用铁数量下降，提示 IL-6 通过上调 hepcidin 水平进而干扰铁代谢而引起贫血。王凤丹等研究 MM 患者血清对 Hep-3b 细胞 hepcidin 表达的影响时发现患者 hepcidin 水平是依赖 IL-6 上调的，IL-6 在 MM 贫血发生机制中是一个独立因素。Maes 等研究发现 MM 患者血清中 BMP-2 水平明显高于健康人，BMP-2 也是通过上调 hepcidin 水平而导致贫血发生的。而且认为在调节 hepcidin 水平时 BMP-2 比 IL-6 扮演着更重要的角色。然而，有体内实验发现，只有 BMP-6 mRNA 与 hepcidin 的 mRNA 变化趋势一致，机体铁过量，并未发现肝脏 BMP-2 和 BMP-4 mRNA 水平改变，可见，BMP-6 可能是调节体内 hepcidin 表达维持铁稳态的主要内源 BMP 因子。Pavese 等研究显示癌症患者 TNF-α 循环水平较健康者明显升高，高水平 TNF-α 和 IL-6 存在基线显著相关，且对促红细胞生成素（erythropoietin，EPO）的治疗反应较中低水平者差，证实 TNF-α 能降低机体对 EPO 的反应性。此外，许多慢性炎症性疾病和肿瘤性疾病如 MM、淋巴瘤中均发现有 IL-1 水平增加，在细胞和动物实验中分别证实 IL-1 明显抑制 EPO 的产生，使红细胞生成减少。

在成人 EPO 主要是由肾小管周围间隙细胞合成，少量在肝脏形成，其产量受体内氧含量的反馈性调节，当机体缺氧时 EPO 产生增加。EPO 的主要生物活性为促进定向红细胞及红细胞集落形成单位（CFU-E）的增殖与分化使其成为成熟的红细胞，同时 EPO 还可以与其他造血生长因子如 IL-3、IL-1、粒-巨噬细胞集落刺激因子（GM-CSF）等相互作用促进巨核细胞的产生。Spivak 等通过对 EPO 依赖的鼠红白血病细胞株 HCD-57 细胞 DNA 的研究发现 EPO 也能阻止细胞的凋亡或细胞程序性死亡。

已有研究报道大约有 25% 的 MM 患者血清 EPO 水平降低，且与疾病的临床分期密切相关，在Ⅲ期伴有肾功能损害的 MM 患者中 EPO 水平降低的发生率可达到 60%，EPO 水平的降低会导致红细胞生成的减少。但 Takagi 等通过对 53 例 MM 患者及相应对照人群研究发现，EPO 水平在 MM 患者中平均为（72.0±94.4）IU/ L，明显高于正常对照组（24.1±6.1）IU/ L，而且发现在 MM 患者中 Hb 与血清 EPO 水平呈明显的负相关（$r = -0.543$，$P<0.05$），而这种负相关在不伴有肾功能损害的 MM 患者中比伴有肾功能损害的 MM 患者表现得更为明显，说明在有肾功能损害的 MM 中产生 EPO 的能力明显减低。Pasqualetti 等的研究也发现不伴有肾功能损害组产生 EPO 量高于伴有肾功能损害组，进一步研究发现不伴肾功能损害患者 EPO 的产生具有一定的昼夜节律，其分泌常于下午达到峰值，而在有肾功能损害组不仅 EPO 水平低且失去正常的分泌规律。

MM 产生大量 M 蛋白，研究发现在 MM 和巨球蛋白血症等高球蛋白血症的患者，血中 EPO 水平与血浆黏稠度呈负相关，小鼠实验模型也有类似结果，EPO 水平随输入液的黏稠度而调节并不依赖血细胞比容水平，且肾脏 EPO mRNA 水平的降低也与血浆黏稠度相一致，说明高球蛋白血症抑制 EPO 的产生，其作用主要是通过减少肾脏 EPO mRNA 而实现的。

此外，多发性骨髓瘤患者反复感染，机体产生自身抗体发生溶血，单核巨噬细胞系统活性增加，大量吞噬红细胞使红细胞寿命缩短等都会造成或加重患者的贫血症状。

三、贫血的治疗

红细胞输注可迅速改善患者的贫血症状，但对于高水平 M 蛋白的患者输注红细胞需要谨慎，避免加重高黏滞血症的危险。

前瞻性研究表明红细胞生成刺激因子（erythropoietic stimulating agents，ESAs）如红细胞生成素 α、β 及达贝泊汀可以提升60%～75%的有贫血症状骨髓瘤患者血红蛋白20g/L，从而减少输血的需要并且改善患者的生活质量。血红蛋白的检测值与预期值之比（<0.9），以及通过血小板数量反映（$>150×10^9$/L）出的骨髓造血功能可以预示红细胞生成刺激因子的可能作用效果。一项超过 20 000 例癌症患者的关于红细胞生成刺激因子的系统评价证实红细胞生成刺激因子的应用增加了红系造血，减少了输血的相对风险，但是红细胞生成刺激因子的应用过程中增加了患者的死亡率，导致了总生存的缩短。虽然多发性骨髓瘤患者贫血常见，但是仍然没有关于红细胞生成刺激因子在多发性骨髓瘤中应用及对患者预后影响的共识，相关的随机临床研究也非常有限。然而，VISTA 随机研究亚组分析表明即使病例数非常有限，但是没有数据显示出红细胞生成刺激因子治疗的不良预后。最新的美国血液学会和临床肿瘤学会建议以最低剂量的应用以减少输血的需要。对于表现为转铁饱和度下降（<20%）及低色素红细胞>5%的缺铁患者，需要静脉补铁。红细胞生成刺激因子应用的不良反应主要包括血栓、高血压，以及可能增加死亡率。现在因为有效的联合治疗可迅速控制疾病，因此对于红细胞生成刺激因子的应用仍是存在争议。欧洲骨髓瘤网络指南建议对于初治症状性贫血血红蛋白<100g/L且排除缺铁、溶血等原因的患者给予红细胞生成刺激因子的治疗。促红细胞生成素 α 的标准用法为每周 40 000U，红细胞生成素 β 为每周 30 000U，达贝泊汀为每周 150μg 或者每 3 周 500μg。血红蛋白水平控制在 120g/L 以内。如果 6～8 周内血红蛋白未能得到满意提升则停药。红细胞生成刺激因子应用期间的真性缺铁需要静脉补充铁剂。

四、结论

多发性骨髓瘤的贫血是常见的临床表现，支持对症处理固然非常重要，但是只有将疾病进行良好的控制，才能够取得良好的治疗效果。

第六节　出血与静脉血栓栓塞的发病机制及处理

一、引言

早在 19 世纪，Trousseau 首先报道了恶性肿瘤与血栓的相关性。恶性肿瘤患者血栓发生风险较健康人增加 4.5 倍，而多发性骨髓瘤（multiple myeloma，MM）患者较之其他肿瘤患者，因其高免疫球蛋白血症所致外周血高凝状态，具有相似甚至更高的血栓风险。据不同文献报道，MM 血栓事件发生率为 3% ~ 10%。Kristinsson 等研究发现，MM 和意义未明单克隆免疫球蛋白血症（monoclonal gammopathy of undetermined significance，MGUS）的人群中深静脉血栓形成的风险相对于整个研究人群显著增高，相对危险度分别为 9.2 和 3.3。其在另一项研究中对 18 627 例 MM 和 5326 例 MGUS 及与之匹配的对照组研究发现，在诊断为 MM 后的第 1、5、10 年，静脉血栓的发生率明显增加，危险比分别为 7.5、4.6 和 4.1；同时动脉血栓的发生风险分别为 1.7、1.3 和 1.3。

随着以沙利度胺为代表的新药的应用，MM 血栓事件逐渐引起重视。现针对 MM 血栓形成的危险因素、机制、预防与治疗等方面做一综述。

二、血栓形成的危险因素和机制

多发性骨髓瘤疾病本身、抗骨髓瘤治疗、感染、静脉血栓病史、制动、肥胖、截瘫、促红细胞生成素的应用、相关合并症、脱水、肾功能不全都是静脉血栓栓塞发生的重要因素。疾病本身相关的因素包括高黏滞血症、抑制天然抗凝血剂、促炎性因子（如增加的血管假性血友病因子、纤维蛋白原、Ⅷ因子、获得性活化蛋白 C 抵抗，降低的蛋白 S 水平等）诱发的高凝状态等。Zangari 等通过一项前瞻性随机试验发现，在 MM 新发病例中，近 25% 的患者存在获得性活化蛋白 C（acquiredacfivmed protein C，APC）抵抗，深静脉血栓形成的风险增加。Elice 等也发现，9% 的 MM 患者存在异常的 APC 抵抗，同时还有蛋白 S 含量的降低，两者的共同作用导致了 MM 患者中血栓事件的高发，而经化疗后绝大多数 APC 抵抗可恢复正常。未经治疗的 MM 患者血液中 FⅧ、vWF 增高，呈高凝状态，与血栓形成有直接关联。高 vWF 与 FⅧ水平很可能是 MM 患者中骨髓大量血管新生的反映，与 MM 的活动程度有关，而与是否使用沙利度胺治疗并无直接联系。高浓度异常免疫球蛋白可干扰纤维蛋白单体的聚合，从而影响患者体内的凝血功能。此外，异常免疫球蛋白也可通过凝血因子抗体的形成及增加血液黏稠度来影响正常凝血功能。近年 Auwerda 等研究发现，在未经治疗的 MM 患者中，微颗粒相关组织因子（micro particles related tissue factors，MP-TF）活性明显高于健康人；在经过治疗后，该指标明显下降。尽管治疗前 MP-TF 活性与患者未来是否发生静脉血栓栓塞（venous thrombus embolism，VTE）并无相关性，但在发生 VTE 的患者中，MP-TF 活性非但没有降低，反而呈增加趋势或保持不变。这间接说明了 MP-TF 与血栓形成的相关性。

在 MM 相关血栓形成事件中，除了以上危险因素外，尚有一部分患者与治疗药物有关，即治疗相关 VTE。传统化疗方案如氧芬肿联合泼尼松治疗的静脉血栓发生率 1% ~ 2%，如果应用多柔比星或其他化疗药物则静脉血栓发生率翻倍增加，若是免疫调节剂联合地塞米松或化疗药物治疗没有相应抗凝治疗则静脉血栓发生率高到 70%。单药沙利度胺或雷利度胺的 VTE 率<5%，但免疫调节剂与地塞米松或化疗药物联合应用使 MM 患者血栓的发生率增加，但具体机制尚不清楚。推测可能为沙利度胺或雷那度胺，包括其代谢物，通过改变凝血因子或细胞黏附分子的表达导致血栓的形成。另外，化疗药物及地塞米松等可以通过细胞溶解机制加剧免疫调节剂所致的血栓形成。有研究发现，在沙利度胺应用的过程中会出现Ⅷ因子及 vWF 因子水平的增加及获得性的 APC-R，但是Ⅷ因子及 vWF 因子在其中的具体机制尚不清楚。沙利度胺或其类似物可以调节黏附分子如 ICAM-1 的表达，Streetly 等指出，通过黏附分子和（或）血管内皮生长因子的调节来干扰内皮组织可能是其血栓形成增加的原因。

肿瘤患者应用中心静脉置管化疗，可避免化疗药物对外周血管的破坏和局部组织的刺激，降低静脉炎的发生率。但由于 MM 患者血液的高凝状态，以及化疗药物和置管本身的影响，MM 患者置管易发生 VTE。Anthongy 等研究报道，初次 PICC 置管 VTE 的发生率为 23.3%，多次 PICC 置管 VTE 的发生率为 38.0%。

此外值得一提的是无论单独使用硼替佐米还是与地塞米松或其他化疗方案合用，都不会增加初发及复发、难治 MM 患者发生血栓事件的风险。相反，初步数据表明硼替佐米可能通过抑制血小板功能或作用于凝血系统的其他特异性机制而降低联合化疗方案中血栓事件的发生率。硼替佐米对于血栓事件发生的保护作用及其机制尚未得到广泛认可，有待进行进一步研究。

三、VTE 的预防和治疗

MM 患者在接受沙利度胺或雷利度胺联合地塞米松和（或）其他化疗后有时会发生 VTE 率显著增高（3% ~75%），为此要采取预防严重 VTE 的策略。除有出血风险患者外，对于存在临床危险因素者及应用沙利度胺、雷利度胺联合地塞米松和（或）化疗患者推荐应用血栓预防措施。目前临床上应用比较广泛的有阿司匹林、低分子量肝素、华法林等。有效地抗血小板治疗可将严重血管事件的发生率降低约 25%，阿司匹林是目前研究应用最广泛的抗血小板药物。Baz 等报道，应用沙利度胺、地塞米松、聚乙二醇脂质体多柔比星和长春新碱治疗的复发或新诊断的 MM 患者 VTE 率为 58%。体外证实，vWF 和血小板聚集增加时即加阿司匹林 81 mg/d，VTE 率降至 18%。沙利度胺联合治疗 MM 时给予小剂量华法林并无突出的疗效，而以国际规格化比值（INR）2 ~3 为目标值口服抗凝剂时 VTE 事件减少，但作者在雷利度胺治疗的 MM 患者未做华法林治疗抗凝效果的评估。低分子量肝素，如依诺肝素（enoxaparin）（40 mg/d）或相当剂量的其他制剂对预防沙利度胺联合美法兰或环磷酰胺诱发血栓有效，但沙利度胺联合环磷酰胺、长春新碱、依托泊苷、多柔比星、顺铂联合化疗和地塞米松时其预防作用则不然。

在来那度胺或泊马度胺治疗的前 4 个月内静脉血栓的发生率非常高，之后似有降低。一般多发性骨髓瘤患者在免疫调节剂治疗的同时使用阿司匹林或者小分子肝素（low molecular weight heparin，LMWH）。一项前瞻性随机临床研究比较了阿司匹林每天 100mg 和依诺肝素每天 40mg 在 342 例接受雷那度胺联合低剂量地塞米松诱导化疗，氧芬肿联合泼尼松、雷那度胺巩固治疗的初治多发性骨髓瘤患者中的抗凝效果，结果阿司匹林组患者静脉血栓发生率为 2.3%，依诺肝素组则为 1.2%。因此认为阿司匹林是不伴有或仅有一个血栓形成危险因素的多发性骨髓瘤患者的合适的抗凝治疗，风险因素包括：高黏滞血症、个人或家族血栓病史、肥胖（体重指数≥30），相关合并症：心脏病、糖尿病、肾功能不全、慢性炎症性疾病、制动、血栓形成倾向、同时伴发的骨髓增生性疾病、血红蛋白病、近期的手术病史（6 周内），相关药物的应用：红细胞生成刺激因子、激素替代治疗、他莫昔芬/己烯雌酚、多柔比星、大剂量类固醇（每月地塞米松≥480mg）。否则其他情况下需要应用低分子量肝素或者足量的华法林。应用抗凝治疗的同时需要考虑到出血的风险。多发性骨髓瘤患者在接受免疫调节治疗前需要行静脉血栓形成相关风险因素评估，在治疗的同时再接受合适的抗凝治疗。所以欧洲骨髓瘤指南对于低风险组患者（如不伴有或仅有一个相关的危险因子）且没有用药禁忌证时，可以应用阿司匹林每天 100mg 预防血栓形成。否则，使用低分子量肝素或者足量华法林预防。低分子量肝素的使用时间至少持续 4 个月，之后患者转入阿司匹林口服预防。对于确诊的静脉血栓患者可依据相应的指南进行规范化治疗。如果出现静脉血栓形成，尽管已经采用了足量的抗凝治疗，临床医生也应该考虑停用有效的相关抗肿瘤治疗。

MM 患者使用沙利度胺或雷利度胺治疗后出现 VTE，在完全抗凝作用建立以前，应停止使用沙利度胺或雷利度胺。待获得完全抗凝作用后，沙利度胺或雷利度胺可以重新使用。急性 VTE 的初始治疗包括抗凝治疗、溶栓治疗、介入或手术治疗。介入或手术治疗在大多数 VTE 患者中并不作为常规应用，溶栓治疗仅适用于大块肺血栓栓塞症。而抗凝治疗是 MM 患者发生 VTE 的基本治疗方法。

抗凝治疗并不是必须在有客观检查证据的情况下才进行，在考虑到患者可能有血栓存在风险即应开始抗凝以阻止血栓形成。对于无抗凝禁忌证的患者均应及时给予抗凝药物。《NCCN VTE 临床治疗指南》关于预防性或治疗性抗凝治疗的禁忌证为：①近期中枢神经系统出血，具有高出血风险的颅内或脊髓病灶；②活动性大量出血，24 小时内输血>2U；③慢性的、临床可检测的明显出血>48 小时；④血小板减少（血小板<50×10^9/L）；⑤严重血小板功能障碍（尿毒症、药物、造血异常）；⑥近期有高出血风险的大手术；⑦潜在凝血异常如凝血因子异常、凝血酶原时间或部分凝血活酶时间延长（排除狼疮抗凝物）；⑧脊髓麻醉、腰椎穿刺；⑨跌倒高危。在有抗凝禁忌的 VTE 患者，可考虑使用腔静脉滤器。

起始抗凝治疗通常使用低分子量肝素或华法林，其中华法林因其起效较慢（1~3 天）且具有抗 APC 活性，起始治疗时应与低分子量肝素同时使用，监测 INR，使其≥2.0 且保持稳定至少 24 小时后，方可停用低分子量肝素。Lee 等比较了低分子量肝素与华法林的抗凝效果，在合并急性静脉血栓栓塞症的肿瘤患者中，低分子量肝素比口服抗凝药（如华法林）更有效，且引起继发性出血的风险降低，患者生存期更长。尽管低分子量肝素可作为 MM 患者发生血栓症的常规治疗选择，但由于其可引起血小板减少症的发生（为 5%~6%），因此应在使用过程中监测血小板计数，对于血小板减少的 MM 患者应优先考虑使用华法林。血小板减少发生后，低分子量肝素的使用应减量，血小板计数低于 50×

$10^9/L$ 时，低分子量肝素减量 50%，血小板计数低于 $20 \times 10^9/L$ 时，低分子量肝素应停止使用。

由于 MM 患者持续性高凝状态及相关药物（沙利度胺、雷利度胺等）的应用，血栓易复发，故其抗凝治疗需长期使用。美国胸科医师学会（ACCP）推荐肿瘤患者静脉血栓抗凝治疗的持续时间可以不确定或只要存在肿瘤活动就持续抗凝。对于 MM，目前的观点为只要患者应用沙利度胺或雷利度胺，就应持续抗凝，或至少治疗 6 个月。

四、结论

出血和血栓栓塞在恶性浆细胞病患者中起着相反的作用。常见获得性止血缺陷的实验室检查异常，是临床上罕见显著的出血并发症。多发性骨髓瘤患者静脉血栓的并发症的发生率比较高，与其疾病本身和治疗所用的药物密切相关，在治疗多发性骨髓瘤疾病的同时，预防血栓的发生也是非常必要的。

第七节　多发性骨髓瘤全血细胞减少的支持对症处理

一、引言

多发性骨髓瘤常常表现为贫血，虽然少见，全血细胞减少也会出现。Subramainain 等曾报道骨痛和乏力是这些患者最常见的起病表现。多发性骨髓瘤伴全血细胞减少患者男性发病率多于女性，骨髓浆细胞数量明显增加，多数都超过 50%。骨髓活检全部可见骨髓瘤细胞浸润。骨髓活检更能客观地反映骨髓组织的真实情况，特别是在恶性血液系统疾病所致全血细胞减少的诊断和鉴别诊断等方面的价值更优于涂片。骨髓活检与涂片两者联合检测能有效提高全血细胞减少症的诊断。故而在多发性骨髓瘤患者出现全血细胞减少时全面骨髓检查可明确并鉴别其他原发或继发血液或非血液系统疾病。

二、发病机制

多发性骨髓瘤全血细胞减少常常系多因素综合致病的结果。最常见的就是骨髓内骨髓瘤细胞增殖，正常造血功能被抑制，可导致全血细胞减少。其他原因包括 FasL 介导的细胞凋亡或者细胞因子介导的骨髓造血障碍，或者肾衰竭诱发的促红细胞生成素不足。

而对于 MM 患者在诱导化疗或干细胞移植后出现的全血细胞减少不但与患者骨髓造血功能有关还与抗肿瘤治疗方案及治疗强度有关。

三、治疗

对于多发性骨髓瘤患者全血细胞减少程度可参考世界卫生组织抗癌药物常见毒副反应血液学毒性分级标准进行评估。贫血程度见相应贫血章节。白细胞 $(3.0 \sim 3.9) \times 10^9/L$，粒细胞 $(1.5 \sim 1.9) \times 10^9/L$，血小板 $(75 \sim 99) \times 10^9/L$，判定为 1 度血细胞减少。白细胞 $(2.0 \sim 2.9) \times 10^9/L$，粒细胞 $(1.0 \sim 1.4) \times 10^9/L$，血小板 $(50 \sim 74) \times 10^9/L$ 判定为 2 度血细胞减少。白细胞 $(1.0 \sim 1.9) \times 10^9/L$，粒细胞 $(0.5 \sim 0.9) \times 10^9/L$，血小板 $(25 \sim 49) \times 10^9/L$ 判定为 3 度血细胞减少。对于白细胞 $<1.0 \times 10^9/L$，粒细胞 $<0.5 \times 10^9/L$，血小

板<25×10^9/L 的患者判定为 4 度血细胞减少。

中性粒细胞减少患者应预防感染，加强口腔、外阴护理并用骨髓生长因子（myeloid growth factors，MGFs）促进粒细胞生成。MGFs 是一类调节细胞增殖、分化、生存及细胞活性的生物制剂。主要应用于抗癌药物化疗后的患者，以减少粒细胞缺乏的发生。目前有两种 MGFs，粒细胞集落刺激因子（granulocyte colony-stimulating factor，G-CSF）和粒-巨噬细胞集落刺激因子（granulocyte macrophage colony-stimulating factor，GM-CSF）。G-CSF 包括非格司亭及其生物类似物，以及聚乙二醇非格司亭等长效粒细胞集落刺激因子。根据不同的肿瘤适应证，选用合适的集落刺激因子。对于长效制剂目前仍未有明确急性髓细胞白血病等血液肿瘤应用的证据。相对于 G-CSF 而言，GM-CSF 不良反应增多，但两者无直接的随机临床研究对比。美国 FDA 批准的 G-CSF 制剂为非格司亭及其生物类似物 filgrastim-sndz、tbo-filgrastim 及聚乙二醇非格司亭应用于化疗后粒细胞缺乏的预防。但是 tbo-filgrastim 及聚乙二醇非格司亭只能局限用于非髓系恶性肿瘤接受骨髓抑制化疗药物治疗的患者。而非格司亭及其生物类似物 filgrastim-sndz 则有急性髓细胞（aucte myloid leukemia，AML）白血病诱导、巩固化疗后、骨髓移植患者、接受外周血干细胞动员采集和治疗及严重慢性粒细胞缺乏患者的额外适应证。

粒细胞缺乏主要指 4 度白细胞减少的患者，或者粒细胞绝对值为 1.0×10^9/L，但是预期在之后的 48 小时会下降至 0.5×10^9/L 或以下的患者。粒细胞缺乏患者会进展至发热性粒细胞缺乏（febrile neutropenia，FN）。FN 指体温≥38.0℃持续 1 小时，或者口腔温度≥38.3℃。粒细胞缺乏感染时需积极抗感染治疗，最好根据药敏结果选择抗生素，可静脉滴注丙种球蛋白等增强机体免疫力。

贫血患者采用重组人促红细胞生成素治疗，重度贫血时可输注红细胞悬液。血小板减少所致出血患者应输注血小板。在支持对症治疗的基础上，采用联合化疗方案积极治疗原发病是关键。

四、结论

多发性骨髓瘤患者常常起病时就表现为贫血，但在进展期患者发病率明显增高，而且常常出现血小板减少，粒细胞减少，从而导致全血细胞减少。由于全血细胞减少，患者表现为虚弱、乏力、反复感染，甚至骨痛的非特异性表现。另外，MM 患者在诱导化疗或干细胞移植后常常出现全血细胞减少尤其粒细胞缺乏，期间常常伴发发热、菌血症或败血症等。这些并发症的出现，常常加重病情，所以在治疗多发性骨髓瘤同时，需要加强全血细胞减少的支持对症处理。

第八节　多发性骨髓瘤高黏滞血症的支持对症处理

一、引言

症状性高黏滞血症的发生率在 MM 中为 2%～6%，远远低于沃尔丹斯特伦巨球蛋白血症（Waldenstrom's Macroglobulinemia，VM）。当血液黏滞度从正常水平的 1.4～1.8 厘泊（cP）增加到 4～5cP 时，相应于血清免疫球蛋白 M（IgM）至少 30g/L，IgG 40g/L、

IgA 60g/L 时，常常会出现全身性高黏滞血症的临床表现，主要影响脑、眼、肾和心血管系统，表现为头昏、头晕、眼花、耳鸣、肢体麻木、视物模糊、复视、皮肤紫癜、鼻出血、肾浓缩/稀释功能不全，严重者可引起意识障碍和充血性心力衰竭。眼底检查可发现视网膜静脉呈节段性扩张，视盘水肿、眼底渗血、出血、视网膜中央静脉堵塞、视网膜脱离。神经系统方面症状尚可有嗜睡或者共济失调等。如果高黏滞血症非常严重甚至发生抽搐或昏迷。这种情况下脑血管事件发生率非常高。此外，少数患者的 M 蛋白属于冷球蛋白，此类患者的高黏滞血症还可以表现为雷诺现象，临床表现为发作时肢端皮肤阵发性、对称性苍白，继而发绀，伴有冷、麻、针刺样疼痛，持续数分钟后可自行缓解。高黏滞血症也是多发性骨髓瘤的一个重要并发症。

二、病因和机制

血液流变学的特点由其组成成分如蛋白、红细胞、白细胞、血小板、脂类物质及胆固醇的性质决定，无论是数量还是质量的变化都将导致血液流变学的改变，如果异常变化到一定程度就会发生症状性的高黏滞血症。在多发性骨髓瘤中单克隆高丙种球蛋白血是导致高黏滞血症的主要原因，如 IgG、IgA 和 IgM 等。除了因为蛋白数量的明显增加，IgM 本身的高黏滞特性，以及高水平 IgG 和 IgA 的高聚集性都会增加血流的高黏滞性。此外，多发性骨髓瘤疾病本身引起的其他血液学因素的改变同样会增加血液黏滞性。贫血虽然会降低血黏度，但是低白蛋白血症通过降低红细胞的变形性及增加血液纤维蛋白原及三酰甘油水平从而增加血黏度。大量蛋白尿的骨髓瘤患者会导致高脂血症从而增加血黏度。在多发性骨髓瘤患者尤其是反复细菌感染的 MM 患者中，选择性静脉输注丙种球蛋白治疗有助于患者感染的控制，但同时存在导致医源性高黏滞血症的可能。另外，临床脱水、休克及输血等导致血流速度减慢，红细胞聚集性增加，缗钱状增多，使血黏滞度增高，均为高黏滞血症发病或加重的诱因。

虽然单克隆副蛋白通过增加血清或血浆的黏滞性，是导致多发性骨髓瘤高黏滞血症的主要原因，而且血清/血浆黏滞性与全血黏滞性密切相关，但是全血黏滞性检测相对于血清/血浆黏滞性检测会是一个更好地反应血液黏滞性的指标，因为其他血液成分也会影响到血液黏滞性。

三、治疗

症状性高黏滞血症迅速有效缓解症状的主要治疗是有效地去除患者血清中的 M 蛋白，降低血液黏滞度，改善微循环。根本性治疗则是控制原发病、联合化疗是治疗的关键，可采用 MP、VAD 和蛋白酶体抑制剂等方案化疗，抑制和减少肿瘤细胞产生 M 蛋白，随着 MM 的好转，高黏滞血症可减轻或消失。对于一些年老或病情重一般情况非常差的患者，血浆置换可能是仅有的可缓解症状的治疗方法。值得注意的是，在临床实践中，对于单克隆副蛋白符合非常重合并高黏滞血症的贫血患者，一般不行输血治疗，以免加重黏滞血症，出现严重并发症。

采用血细胞分离机进行血浆置换是快速去除 M 蛋白降低血液黏滞度，缓解症状最有效的治疗手段。每置换 2500~3000ml 血浆，血清 M 蛋白下降约 35%，当置换 5000ml 血浆时，可清除约 80% 的 M 蛋白。但是对于多发性骨髓瘤患者，因为肿瘤负荷重引起其他各种相关症状，所以血浆置换疗效欠佳。一般在化疗开始前，需要 2~3 次的血浆置换方可降低副蛋白负荷。一旦开始化疗，则无需再行血浆置换。传统的血浆置换技术会移除所有类型的蛋白，而改良的多级过滤技术则选择性地移除大分子物质。但是随机对照研究显示传统的血浆置换降低血浆黏滞度48%，而多级过滤技术仅是 26%。对于 IgM 的移除效率，传统血浆置换为48%，而多级过滤技术为27%。证据表明在骨髓瘤伴肾衰竭患者，血浆置换联合化疗可以较好地恢复患者的肾功能，但是不知是否与高黏滞血得到控制有关。

此外血管扩张药、右旋糖酐等可疏通循环，使缗钱状红细胞分离改善微循环。

四、结论

多发性骨髓瘤因为血液及代谢的异常、尤其高丙种球蛋白血症的存在从而导致患者出现高黏滞血症。积极的血浆置换可以降低血液黏滞度迅速缓解症状。但是根本治疗还在于控制原发疾病抑制血浆单克隆丙种球蛋白的异常生成。对于年老、症状严重体力差的患者仅仅只能通过血浆置换改善症状。

第九节　多发性骨髓瘤的高钙血症及疼痛的支持对症处理

一、引言

恶性肿瘤高钙血症的初次报道是在 1921 年，现在恶性肿瘤高钙血症的发生率上升至20%。但因为血清钙离子的标准值界限不同，以及研究人群性质不同，具体的发生率报道不一。在所有肿瘤中，多发性骨髓瘤是高钙血症发病率最高的肿瘤，其次是血液系统肿瘤白血病和非霍奇金淋巴瘤。有报道，在 MM 患者中，超过 1/3 的患者以高钙血症作为首发症状而被诊断，另外 1/3 患者在疾病进展过程中出现高钙血症。高钙血症可引起过多的钙在肾小管沉积，加重肾脏损害，影响钙磷代谢，导致内环境紊乱，严重者可威胁患者生命。

血清总钙受血清蛋白、pH 等影响较大。血清白蛋白降低时，血清钙更多地以游离的形式存在，因此需要对血清钙水平进行校正。由于 MM 患者合并低白蛋白血症的发生率高，血清钙水平进行校正非常重要，可以检出表面上血钙不高的病例。国内有学者研究MM 合并高钙血症的发生率，其 MM 合并低蛋白血症发生率为 54.5%，校正后高钙血症发生率为25.4%~40.6%。

疼痛也是多数多发性骨髓瘤患者需要面对的一个重要问题。

二、高钙血症发病机制

恶性肿瘤高钙血症的发生主要源于直接的骨转移，通过甲状旁腺激素相关蛋白（parathyroid hormone-related protein，PTHrP）或者 1,25-2 羟维生素 D 等体液机制介导。罕见时候有异位甲状旁腺激素（parathyroid hormone，PTH）的分泌。而在 MM，高钙血症则主要因为肿瘤性骨质破坏造成骨骼中沉积的钙释放。局部溶骨性高钙血症最起始归因为恶性肿瘤细胞的直接骨破坏，然而，现在的研究发现骨髓肿瘤细胞的存在并不能充分导致高钙血症的发生。骨转移导致的进一步骨代谢异常有助于高钙血症的形成。骨平衡的生理转换需要骨基质干细胞来源的骨形成细胞即成骨细胞与单核和巨噬细胞来源的破骨细胞之间的相互作用，促进破骨细胞的成熟与增殖。在平时骨代谢平衡状态，破骨细胞活性部分由其核因子 κB 受体激活剂（receptor activator of nuclear factor κB，RANK）表面受体与成骨细胞或其他骨髓基质细胞上表达的核因子 κB 受体激活剂配体（receptor activator of nuclear factor κB ligand，RANKL）蛋白调控。在局部溶骨性高钙血症时，RANK/RANKL 相互作用导致破骨细胞过度活化，导致骨吸收增加，高钙血症的形成。此外，恶性肿瘤分泌的细胞因子还可调节破骨细胞活性，如白介素 1（IL-1），最初命名为"破骨细胞刺激因子"。这些破骨活动导致的高钙血症与肿瘤负荷相关，多半发生在肿瘤范围广泛的患者。

巨噬细胞炎症蛋白 1α（macrophage inflammation protein 1-alpha，MIP 1-alpha）对恶性肿瘤尤其是多发性骨髓瘤高钙血症的形成发挥了一定作用。在活动性骨髓瘤患者骨髓中 MIP-1α 升高，并且动物模型和人体骨髓中显示出刺激破骨细胞的活性。

三、高钙血症的治疗

高钙血症是 MM 最常见的代谢异常并发症。高钙血症的症状表现与血钙浓度及增高速度密切相关。高钙血症的治疗主要通过对原发疾病的控制从而降低血钙浓度，尤其是抑制骨吸收，增加尿钙排泄，抑制肠道钙吸收。

血钙水平轻度升高（低于 3.0mmol/L）常无症状，暂时无需紧急处理；当症状明显，尤其血钙超过 3.5mmol/L 时，需要给予及时迅速的处理。对于血钙水平在 3~3.5mmol/L 的患者，需要根据患者的临床表现决定治疗。但鉴于良好耐受性，以及优质的性价比，对此群患者进行积极的治疗是非常合理。

无症状或轻度低钙血症患者（血钙低于 3.0mmol/L），在明确疾病诊断前可予以支持治疗，直至肿瘤诊断明确启动化疗后。支持治疗主要包括水化和促进钙的排出、抑制骨质吸收等。首先静脉输注生理盐水 1~2L，之后以 100~150ml/h 速度维持，确保尿量 100ml/h，以维持细胞外液量并加速钙经尿液的排出，这样可使血钙水平在 48 小时内下降 0.3~0.5mmol/L。对于血钙严重升高但合并症少的患者，24 小时内输液 4~6L 是比较安全的。水化需要维持至启动其他更有效的降钙治疗开始。此外，可给予大剂量袢利尿剂（如呋塞米 80~100mg/d）诱导钠-钙利尿，但需密切监测中心静脉压和防治电解质紊乱。避免使用噻嗪类利尿剂，进行低钙饮食。

中度（血钙 3.0~3.5mmol/L）和重度（血钙超过 3.5mmol/L）高钙血症患者，需要迅速及时地予以水化及其他更有效的降低血钙的治疗。降钙素是一个含 32 个氨基酸的激素，由甲状腺滤泡旁 C 细胞分泌生成，可在数小时内（4~6 小时）迅速降低血钙 0.25~0.75mmol/L，数日（3 天）后因破骨细胞上降钙素受体下调产生耐药，其降钙作用减弱。降钙素降低血钙的机制是通过抑制破骨细胞活性，并能增加尿钙排泄。其使用方法为起始剂量 4U/kg，肌内注射，1 次/12h。如果效果不佳，则降钙素剂量调整值 8U/kg，肌内注射，1 次/6h。对于肾功能不全患者无需调整剂量，主要不良反应是恶心，以及对马哈鱼过敏患者会出现过度敏感。

自从 20 世纪 80 年代依替膦酸钠开始应用于恶性肿瘤高钙血症的处理，双膦酸盐就成为肿瘤相关性高钙血症有效、安全、能稳定控制血钙水平的标准治疗。焦磷酸盐类似物双膦酸盐通过剂量依赖性模式抑制破骨细胞活性，并与细胞外钙、磷结合稳定骨基质结构。临床上，双膦酸盐可以治疗任何原因导致的破骨细胞过度激活的高钙血症。目前，推荐的双膦酸盐包括帕米膦酸及唑来膦酸。一项包括 50 例癌症高钙血症（平均血钙浓度 3.4mmol/L）患者的随机临床研究评估了帕米膦酸与安慰剂对照的治疗，结果表明帕米膦酸应用后存在一个剂量依赖性降血钙效应。治疗第 4 天，接受 30mg 帕米膦酸治疗的患者，40% 血钙将至正常，接受 60mg 的 60% 将至正常，而接受 90mg 的 100% 血钙将至正常水平。降钙效应在治疗第 2 天开始出现，维持 10～13 天。唑来膦酸是帕米膦酸活性的一千倍。在一项包括 275 例恶性肿瘤高钙血症（平均血钙浓度 3.4mmol/L）的随机双盲临床研究中，患者随机入组唑来膦酸 4mg 或者 8mg，以及帕米膦酸 90mg 组。所有患者用药 48 小时内均出现血钙下降，第 4 天开始血钙完成正常。治疗第 10 天，接受唑来膦酸 4mg 患者中 88% 血钙完全降至正常水平，而在唑来膦酸 8mg 组及帕米膦酸组分别有 87%、70% 的患者血钙水平完全降至正常。接受唑来膦酸 4mg 及 8mg 组血钙水平维持正常水平的时间分别为 32 天和 43 天，而帕米膦酸组为 18 天。基于以上研究数据并考虑到唑来膦酸滴注时间短，国外推荐在肾功能正常及中度以内不全的患者应用唑来膦酸 4mg 控制高血钙。而关于帕米膦酸，在中度高钙血症患者（血钙浓度 3～3.5mmol/L）应用 60mg，重度高钙血症（血钙浓度超过 3.5mmol/L）应用 90mg。双膦酸是研究的最多、安全性最好的抑制骨质吸收的药物，然而，仍有一定的不良反应，如输注时的发热、骨痛等。最严重的不良反应是上颌骨及下颌骨坏死，发生率在 1% 左右，而且所有的患者都有治疗前的口腔处理病史，接受双膦酸治疗至少 6 个月。眼部并发症如葡萄膜炎等较少发生。此外，双膦酸有肾毒性，包括帕米膦酸相关的塌陷性局灶节段性肾小球硬化及唑来膦酸相关的急性肾小管坏死。肾毒性主要与药物输注时间和剂量直接相关。

此外，给以糖皮质激素可抑制肠道内钙的吸收，且一定程度抑制骨质吸收。鉴于双膦酸的有效治疗，现在血液透析的应用减少了。然而对于上述药物无效或对于不宜用生理盐水利尿的肾衰竭患者，可采用低钙或无钙的透析液行腹膜或血液透析。

四、疼痛的发病机制及治疗

骨髓内异常浆细胞增殖，导致骨质被破坏，异常浆细胞过度分泌单克隆免疫球蛋白，抑制正常的多克隆免疫球蛋白合成，从而导致一系列复杂的临床表现。其中，最常见的就是骨痛，70%～80% 的患者因此产生极大痛苦，严重影响了其生存质量。关于骨病疼痛，双膦酸盐及抗肿瘤治疗、放疗、或者球囊扩张椎体后凸成形术的应用可以缓解疼痛。治疗医生需要考虑到某些患者的疼痛、尤其后背疼痛，可能存在其他与多发性骨髓瘤无关的原因。基于已有的一些研究数据，可以应用止痛药或者其他药物进行止痛治疗。对乙酰氨基酚可以缓解轻度疼痛，最大服用量为每次 1g，每天 4 次。一般对于多发性骨髓瘤患者应避免非甾体消炎药的应用。对于轻-中度疼痛可以选用口服曲马多或者可待因。对于慢性中度或重度疼痛，选用芬太尼或丁丙诺啡透皮贴、羟考酮等。对于极其严重的慢性疼痛，可考虑行麻醉药物神经阻滞，通过化学物质、热疗、冷冻等方式的神经破坏性阻滞可以获得长时间甚至永久性的疼痛缓解。对于急性严重性疼痛，皮下注射鸦片类药物（如羟考酮、吗啡）可以迅速缓解症状。患者在行鸦片类药物治疗的同时需要给予缓泻剂。

所有慢性疼痛的患者都可以考虑应用钙通道阻滞剂（加巴喷丁、普瑞巴林）、钠通道阻滞剂（利多卡因、奥卡西平）或者5-羟色胺和去甲肾上腺素再摄取抑制剂（氟西汀、阿米替林）。

五、结论

高钙血症临床表现千变万化，非特性，与血浆中钙离子浓度及上升速度相关。如中度高钙血症（血钙 $3 \sim 3.5$ mmol/L）是在几个月的时间内发生的，则患者的耐受性会较好，但如果是发生在数周内则症状非常明显。重度高钙血症时则往往症状非常明显。常见非特异性神经症状主要有乏力、疲劳，严重的患者甚至嗜睡、昏睡甚至昏迷、死亡，有些患者还可能出现认知或心理变化。另外有不明原因肌痛或关节痛、恶心、呕吐、便秘、腹痛、多尿、头痛。心血管表现为 QT 间期缩短、心律失常。过多的钙在肾小管沉积会造成不可逆的肾脏损害。这些症状无特征性，容易被忽视，况且相当一部分的高钙血症没有明显的临床症状，因此临床严密地监测血钙水平，及时发现并正确高钙血症非常重要。

多发性骨髓瘤的疼痛治疗也是非常重要的。有效的抗疼痛治疗，可以使患者获得良好的生活质量，提高患者战胜疾病的信心。

（耿其荣）

参 考 文 献

王凤丹，周道斌，李淑兰，等. 2011. 重组人红细胞生成素对人多发性骨髓瘤患者铁调节蛋白 Hepcidin mRNA 表达的影响. 中国实验血液学杂志，19（2）：390-394.

赵蓓蕾. 2004. 现代肺部真菌病学. 北京：人民军医出版社. 97-109.

中国真菌学杂志编辑委员会. 2010. 隐球菌感染诊治专家共识. 中国真菌学杂志，5（2）：65-68.

Ale A，Bruna J，Morell M，et al. 2014. Treatment with anti-TNF alpha protects against the neuropathy induced by the proteasome inhibitor bortezomib in a mouse. Exp Neurol，253（1）：165-173.

Anthony W，Allen MD，Jocelyn L，et al. 2000. Venous thrombosis associated with the placement of peripherally inserted central catheters. Journal of Vascular and Interventional Radiology，11（10）：1309-1314.

Arnan M，Gudiol C，Calatayud L，et al. 2011. Risk factors for and clinical relevance of faecal extended-spectrum β- lactamase producing Escherichia coli（ESBL- EC）carriage in neutropenic patients with haematological malignacies. EurJ Clin Microbiol Infect Dis，30（3）：355-360.

Augustson BM，Begum G，Dunn JA，et al. 2005. Early mortality after diagnosis of multiple myeloma：analysis of patients entered onto the United kingdom M edical Research Council trials between 1980 and 2002—Medical Research Council Adult Leukaemia Working Party. J Clin Oncol，23（36）：9219 -9226.

Baddour LM，Yu VL，Klugman KP，et al. 2004. Combination antibiotic therapy lowers mortality among severely ill patients with pneumococcal bacterremia. Am J Respir Crit Care Med，170（4）：440-444.

Badros AZ，Vi R，Martin T，et al. 2013. Carfilzomib in multiple myeloma patients with renal impairement：pharmacokinetics and safety. Leukemia，27（8）：1707-1714.

Balogh A，Bosze S，Horvdti K，et al. 2010. Role of iron metabolismregulator hepcidin in perinatal iron homeostasis. Orv Hetil，151（3）：83-91.

Barlogie B，Guido T，Elias A，et al. 2006. Thalidomide and hematopoietic- cell transplantation for multiple myeloma. New Engl J Med, 354 (10): 1021-1030.

Bartl R, Frisch B. 1999. Clinical significance of bone marrow biopsy and plasma cell morphology in MM and MGUS. Pathol Biol, 47 (2): 158-168.

Basler M, Lauer C, Beck U, et al. 2009. The proteasome inhibitor bortezomib enhances the susceptibility to viral infection. J Immunol, 183 (10): 6145-6150.

Beguin Y, Maertens J, De Prijck B, et al. 2013. Darbepoetin- alfa and intravenous iron administration after autologous hematopoietic stem cell transplantation: a prospective multicenter randomized trial. Am J Hematol, 88 (12): 990-996.

Berenson J, Pflugmacher R, Jarzem P, et al. 2011. Balloon kyphoplasty versus non- surgical frac- ture management for treatment of painful vertebral body compression fractures in patients with cancer: a multicentre, ran- domised controlled trial. Lancet Oncol, 12 (3): 225-235.

Berenson JR, Lichtenstein A, Porter L, et al. 1996. Efficacy of pamidronate in reducing skeletal events in patients with advanced multiple myeloma. Myeloma Aredia Study Group. N Engl J Med, 334 (8): 488-493.

Berenson JR, Rosen L, Vescio R, et al. 1997. Pharmacokinetics of pamidronate disodium in patients with cancer with normal or impaired renal function. J Clin Pharmacol, 37 (4): 285-290.

Berenson JR, Rosen LS, Howell A, et al. 2001. Zoledronic acid reduces skeletal-related events in patients with osteolytic metastases. Cancer, 91 (7): 1191-1200.

Berkowitz A, Walker S. 2012. Bortezomib-induced peripheral neuropathy in patients with multiple myeloma. Clin J Oncol Nurs, 16 (1): 86-89.

Bhargava A, Trivedi D, Kalva L, 2009. Managment of cancer-related vertebral compression fracture: Comparison of treatment options-A literature meta-analysis. J Clin Oncol, 27 (15S): e20529.

Bilezikian JP. 1992. Management of acute hypercalcemia. New Engl J Med, 326 (18): 1196-1203

Birgegard G, Gascon P, Ludwig H. 2006. Evaluation of anaemia in patients with multiple myeloma and lymphoma: findings of the European CANCER ANAEMIA SURVEY. Eur J Haematol, 77 (5): 378-386.

Burt ME, Brennan MF. 1980. Incidence of hypercalcemia and malignant neoplasm. Arch Surg, 115 (6): 704-707.

Carano A, Teitelbaum SL, Konsek JD, et al. 1990. Bisphosphonates directly inhibit the bone resorption activity of isolated avian osteoclasts in vitro. J Clin Invest, 85 (2): 456-461.

Cazzola M, Messinger D, Battistel V, et al. 1995. Recombinant human erythropoietin in the anemia associated with multiple myeloma or non-Hodgkin's lymphoma: dose finding and identification of predictors of response. Blood, 86 (12): 4446-4453.

Cesana C, Nosari AM, Klersy C, et al. 2003. Risk factors for the development of bacterial infections in multiple myeloma treated with two different vincristiner-adriamycin-cexamethasone schedules. Haematologica, 88 (9): 1022-1028.

Chandy KG, Stockley RA, Leonard RC, et al. 1981. Relationship between serum viscosity andintravascular IgA polymer concentration in IgA myeloma. Clin Exp Immunol, 46 (3): 653-661.

Chen C, Donna ER, David S, et al. 2009. Expanded safety experience with lenalidomide plus dexamethasone in relapsed or refractory multiple myeloma. Br J Haematol, 146 (2): 164-170.

Clark WF, Stewart AK, Rock GA, et al. 2005. Plasma exchange when myeloma presents as acute renal failure: a randomized, controlled trial. Ann Intem Med, 143 (11): 777-784.

Cornely OA, Maertens J, Winston DJ, et al. 2007. Posaconazole prophylaxis in patients with neutropenia. N Engl J Med, 356 (4): 348-359.

Costa DB, Shin B, Cooper D, et al. 2004. Pneumococcemia as the presenting feature of multiple myeloma. Am

J Hematol, 77 (3): 277-281.

Cucuianu A, Patiu M, Rusu A, et al. 2006. Hepcidinand multiple myeloma related anemia. Med Hypotheses, 66 (66): 352-354.

Dale DC. 2002. Colony-stimulating factors for the management of neutropenia in cancer patients. Drugs, 62 Suppl (1): 1-15.

Dammacco F, Castoldi G, Rodjer S. 2001. Efficacy of epoetin alfa in the treatment of anaemia of multiple myeloma. Br J Haematol, 113 (1): 172-179.

Davenport A, Merlini G. 2012. Myeloma kidney: advances in molecular mechanisms of acute kidney injury open novel therapeutic opportunities. Nephrol Dial Transplant, 27 (10): 3713-3718.

Davis MP, Walsh D, Lagman R, et al. 2005. Controversies in pharmacotherapy of pain management. Lancet Oncol, 6 (9): 696-704.

De Domenico I, Ward DM, Kaplan J, et al. 2011. Hepcidin and ferroportin: the new players in iron metabolism. Semin Liver Dis, 31: 272-279.

De Stefano V, Za T, Rossi E. 2014. Venous thromboembolism in multiple myeloma. Semin Thromb Hemost, 40 (3): 338-347

Dimopoulos M, Terpos E, Symeonidis A, et al. 2013. Estimated glomerular filtration rate calculated by the CKD-EPI formula has improved prognostic ability over MDRD formula in patents with newly diagnosed, sympatomatic, muktiple myeloma: analysis in 1937 patients. Blood, 122 (21): 1867.

Dimopoulos M, Spencer A, Attal M. 2007. Lenalidomide plus dexamethasone for relapsed or refractory muktiple myeloma. New Engl J Med, 357 (21): 2123-2132.

Dimopoulos MA, Leleu X, Palumbo A, et al. 2014. Expert panel consensus statement on the optimal use of pomalidomide in relapsed and refractory multiple myeloma. Leukemia, 28 (8): 1573-1585.

Dimopoulos MA, Palumbo A, Attal M, et al. 2011. Optimizing the use of lenalidomide in relapsed or refractory multiple myeloma: consensus statement. Leukemia, 25 (5): 749-760.

Dimopoulos MA, Richardson PG, Schlag R, et al. 2009. VMP (bortezomib, melphalan, and prednisone) is active and well tolerated in newly diagnosed with patients with multiple myeloma with moderately impaired renal function, and results in reversal of renal impairment: cohort analysis of the phase Ⅲ VISTA study. J Clin Oncol, 27 (36): 6086-6093.

Dimopoulos MA, Roussou M, Gkotzamanidou M, et al. 2013. The role of novel agents on the reversibility of renal impairment in newly diagnosed symptomatic patients with multiple myeloma. Leukemia, 27 (2): 423-429.

Dimopoulos MA, Terpos E, Chana-Khan A, et al. 2010. Renal impairment in patients with multiple myeloma: a consensus statement on behalf of the International Myeloma Working Group. J Clin Oncol, 28 (33): 4976-4984.

Dimopoulos MA, Terpos E. 2010. Renal insufficiency and failure. Hematology Am Soc Hematol Educ Program, 2010 (2010): 431-436.

Dunford JE, Thompson K, Coxon FP, et al. 2001. Structure-activity relation-ships for inhibition of farnesyl diphosphate synthase in vitro and inhibi-tion of bone resorption in vivo by nitrogen-containing bisphosphonates. J Pharmacol Exp Ther, 296 (2): 235-242.

Eleutherakis-papaiakovou V, Bamias A, Gika D, et al. 2007. Renal failure in multiple myeloma: incidence, cor-relations, and prognostic significance. Leuk Lymphoma, 48 (11): 337-341.

Elice F, Fink L, Tricot G, et al. 2006. Acquired resistance to activatedprotein C (aAPCR) in multiple myeloma is a transitory abnormality associated with an increased risk of venous thromboembolism. Br J

Haematol, 134 (4): 399-405.

Engelich G, Wright DG, Hartshorn KL. 2001. Acquired disorders of phagocyte function complicting medical and surgical illnesses. Clin Infect Dis, 33 (12): 2040-2048.

Fortner BV, Schwartzberg L, Tauer K, et al. 2005. Impact of chemotherapy-induced neutropenia on quality of life: a prospective pilot investigation. Support Care Cancer, 13 (7): 522-528.

Fullerton PM, Kremer M. 1961. Neuropathy after intake of thalidomide (distaval). BMJ, 2 (5256): 855-858.

Garcia-Sanz R, Montoto S, Torrequebrada A, et al. 2001. Waldenstom macroglobulinaemia: presenting features and outcome in a series with 217 cases. Br J Haematol, 115 (3): 575-582.

Green JR MK, Jaegggi KA. 1994. Preclinical pharmacoloyg of CGP 42446 a new potent heterocyclic bisphosphonate compound. J Bone Miner Res, 9 (5): 745-751.

Guise TA, Yin JJ, Taylor SD, et al. 1996. Evidence for a causal role of para-thyroid hormone-related protein in the pathogenesis of human breast cancer-mediated osteolysis. J Clin Invest, 98 (7): 1544-1549.

Hedenus M, Adriansson M, San Miguel J, et al. 2003. Efficacy and safety of darbepoetin alfa in anaemic patients with lymphoproliferative malignancies: a randomized, double-blind, placebo-controlled study. Br J Haematol, 122 (3): 394-403.

Hellstein JW, Adler RA, Edwards B, et al. 2011. Managing the care of patients receiving antiresorptive therapy for prevention and treatment of osteoporosis: executive summary of recommendations from the American Dental Association Council on Scientific Affairs. J Am Dent Assoc, 142 (11): 1243-1251.

Heyne N, Denecke B, Guthoff M, et al. 2012. Extracorporeal light chain elimination: high cut-off (HCO) hemodialysis parallel to chemotherapy allows for a high proportion of renal recovery in multiple myeloma patients with dialysis-dependentacute kidney injury. Ann Hematol, 91 (5): 729-735.

Hilgendorf I, Freund M, Jilg W, et al. 2011. Vaccination of allogeneic haematopoietic stem cell transplant recipients: report from the international consensus conference on clinical practice in chronic GVHD. Vaccine, 29 (16): 2825-2833.

Hoffkes HG, Heemann UW, Teschendorf C, et al. 1995. Hyperviscositysyndrome: efficacy and comparison of plasma exchange by plasma separation and cascade filtration in patients with immunocytoma of Waldenstrom's type. Clin Nephrol, 43 (5): 335-338.

Horwitz M, Hodak S, Stewart A. 2008. Non-parathyroid hypercalcemia. In: Favus M. Primer on the metabolic bone diseases and disorders of mineral metabolism. DC: American Society of Bone and Mineral Research. 307-312.

Hutchinson CA, Cook M, Heyne N, et al. 2008. European trial of free light chain removal by extended hemodialysis in cast nephropathy (EuITE): a randomized controlled trial. Trials, 9 (10): 55.

Hutchison C, Bridoux F, Fermand JP. 2011. Renal improvement in myeloma with plasma exchange. N Engl J Med, 365 (11): 1061, author reply2.

Hutchison CA, Batuman V, Behrens J, et al. 2011. The pathogenesis and diagnosis of acute kidney injury in multiple myeloma. Nat Rev Nephrol, 8 (1): 43-51.

IMWG. 2003. Criteria for the classification of monoclonal gammopathies, multiple myeloma and related disorders: a report of the International Myeloma Working Group. Br J Haematol, 121 (5): 749-757.

Inzucchi SE. 2004. Understanding hypercalcemia. Its metabolic basis, signs, and symptoms. Postgrad Med, 115 (4): 3-6, 69-70.

Jagannath S, Barlogie B, Berernso J, et al. 2014. A phase 2 study of two doses of bortezomib in relapsed or refactory myeloma. Br J Haematol, 127 (2): 165-172.

Joles JA, Willekes- Koolschijn N, Koomans HA. 1997. Hypoalbuminemia causes high blood viscosity by increasing red cell lysophatidylcholine. Kidney Int, 52 (52): 761-770.

Katodritou E, Zervas K, Terpos E, et al. 2008. Use of erythropoiesis stimulating agents and intravenous iron for cancer and treatmentrelated anaemia: the need for predictors and indicators of effectiveness has not abated. Br J Haematol, 142 (1): 3-10.

Kelleher P, Chapel H. 2002. Infections: principles of prevention and therapy. In: Mehta J, Singhal S, eds. Myeloma. London: Martin Dunitz. 223-239.

Kelly CP, LaMont JT. 2008. Clostridium difficile- more difficult than ever. N Engl J Med, 359 (18) 1932-1940.

Kleber M, Cybulla M, Bauchmuller K, et al. 2007. Monitoring of renal function in cancer patients: an ongoing challenge for clinical practice. Ann Oncol, 18 (5): 950-958.

Kristinsson SY, Fears TR, Gridley G, et al. 2008. Deep vein thrombosis aftermonoclonal gammapathy of undetermined significance and multiple myeloma, Blood, 112 (9): 3582-3586.

Kristinsson SY, Pfeiffer RM, Bjtirkholm M, et al. 2010. Arterial and venousthrombosis in monoclonal gananopathy of undetermined significance and multiple myeloma: a population- based study. Blood, 115: 4991-4998.

Kuderer NM, Lyman GH. 2014. Guidelines for treatment and prevention of venous thromboembolism among patients with cancer. Thromb Res, 133 (Suppl 2): S122-127.

Kwaan HC, Bongu A. 1999. The hyperviscosity syndromes. Semin Thromb Hemost, 25 (25): 199-208.

Kyle RA, Gertz MA, Witzig TE, et al. 2003. Review of 1027 patients with newly diagnosed multiple myeloma. Mayo Clin Proc, 78 (1): 21-33.

Kyrtsonis MC, Vassilakopoulos TP, Angerlopoulou MK, et al. 2001. Waldenström's macroglobulinemia: clinical course and prognostic factors in 60 patients. Experience from a single hematology unit. Ann Hematol, 80 (12): 722-727.

König C, Kleber M, Ihorst G, et al. 2013. Prevalence of iron overload vs iron deficiency in multiple myeloma: resembling or different from MDS and stem cell transplant (SCT) patients. Clin Lymphoma Myeloma Leuk, 13 (6): 671-680.

Larocca A, Cavallo F, Bringhen S, et al. 2012. Aspirin or enoxaparin thromboprophylaxis for patients with newly diagnosed multiple myeloma treated with lenalidomide. Blood, 119 (4): 933-939.

Lyman GH, Kuderer NM. 2003. Epidemiology of febrile neutropenia. Support Cancer Ther, 1 (1): 23-35.

MacKenzie MR, Babcock J. 1975. Studies of the hyperviscostity syndrome. II. Macroglobulinemia. J Lab Clin Med, 85 (2): 227-234.

Major P, Lortholary A, Hon J, et al. 2001. Zoledronic acid is superior to pamidronate in the treatment of hypercalcemia of malignancy: a pooled analysis of two randomized, controlled clinical trials. J Clin Oncol, 19 (2): 558-567.

Marr KA, Carter RA, Boeckh M, et al. 2002. Invasive aspergillosis in allogeneic stem cell transplant recipients: changes in epidemiology and risk factors. Blood, 100 (13): 4358-4366.

Matsue K, Aoki T, Odawara J, et al. 2009. High risk of hepatitis B- virus reactivation after hematopoietic cell transplantation in hepatitis B core antibody- positive patients. Eur J Haematol, 83 (4): 357-364.

Mckenna RW, Kyle RA, Kuehl WM, et al. 2008. Coupland RW. plasma cell neoplasms. In: Swerdlow SH, Campo E, Harris NL, et al, eds. World health Organisation classification of tumors of haematopoietic and lymphoid tissues. Lyon: IARC Press. 200-213.

Mileshkin L. 2006. Development of neuropathy in patients with myeloma treated with thalidomide: patterns ofoccurrence and the role of eletrophysiologic monitoring. J Clin Oncol, 24 (27): 4507-4514.

Minnema MC, Fijnheer R, De Groot PG, et al. 2003. Extremely highlevels of von Willebrand factor antigen and of procoagulant factor Ⅷ found in multiple myeloma patients are associated with activity status but not with thalidomide treatment. J Thromb Haemost, 1 (3): 445-449.

Mohty B, El-Cheikh J, Yakoub-Agha J, et al. 2010. Peripheral neuropathy and new treatments for multiple myeloma: background and practical recommendations. Haematoloqica, 95 (2): 311-319.

Moorse KG. 2007. Safe and effective outpatient treatment of adults with chemotherapy-induced neutropenic fever. Am J Health Syst Pharm, 64 (7): 717-722.

Morgan GJ, Child JA, Gregory WM, et al. 2011. Effects of zoledronic acid versus clodronic acid on skeletal morbidity in patients with newly diagnosed multiple myeloma (MRC myeloma Ⅸ): secondary outcomes from a randomised controlled trial. Lancet Oncol, 12 (8): 743-752.

Morgan GJ, Davies FE, Gregory WM, et al. 2010. First-line treatment with zoledronic acid as compared with clodronic acid in multiple myeloma (MRC myeloma Ⅸ): a randomized controlled trial. Lancet, 376 (9757): 1989-1999.

Morigin Y, Nagasaki Y, Kamezaki K, et al. 2010. High incidence of false-positive Aspergillus galactomannan test in multiple myeloma. Am J Hematol, 85 (6): 449-451.

Multiple myeloma and related disorders. 2009. In: Barbara BJ, Clark DM, Wilkins BS, eds. Bone marrow pathology: 4th ed. Oxford: Wiley Blackwell. 332-359.

Nussbaum SR, Younger J, Vandepol CJ, et al. 1993. Single-dose intravenous therapy with pamidronate for the treatment of hypercalcemia of malig-nancy: comparison of 30-, 60-, and 90-mg dosages. Am J Med, 95 (3): 297-304.

Osterborg A, Brandberg Y, Hedenus M. 2005. Impact of epoetin-beta on survival of patients with lymphoproliferative malignancies: longterm follow up of a large randomized study. Br J Haematol, 129 (2): 206-209.

Osterborg A, Brandberg Y, Molostova V, et al. 2002. Randomized, double-blind, placebo-controlled trial of re-combinant human erythropoietin, epoetin Beta, in hematologic malignancies. J Clin Oncol, 20 (10): 2486-2494.

Palumbo A, Rajkumar SV, Dimopoulos MA, et al. 2008. Prevention of thalidomide- and lenalidomide-associated thrombosis in myeloma. Leukemia, 22 (2): 414-423.

Palumbo A, Rajkumar SV, San Miguel JF, et al. 2014. International myeloma working group consensus statement for the management, treatment, and supportive care of patients with myeloma not eligible for standard autologous stem-cell transplantation. J Clin Oncol, 32 (6): 587-600.

Palumbo A, Facon TP, Blade J, et al. 2008. Thalidomide for treatment of multiple myeloma: 10 years later. Blood, 111 (8): 3968-3977.

Pavese I, Satta F, Todi F, et al. 2010. High serum levels of TNF-a lpha and IL-6 predict the clinical outcome of treatment with human recombinant erythropoietin in anaemic cancer patients. Ann Oncol, 21 (7): 1523-1528.

Raanani P, Gafter-Gvili A, Paul M, et al. 2009. Immunoglobulin prophylaxis in chronic lymphocytic leukemia and multiple: systematic review and meta-analysis. Leuk Lymphoma, 50 (5): 764-772.

Rajkumar SV, Greipp PR. 2002. Plasma cells and immunoglobulins. In: Mehta J, Singhal S, eds. Myeloma. London: Martin Dunitz. 3-23.

Ratajczak MI, Ratajczak J, Skorski T. 1997. In vitro studies on anemia in chronic inflammatory disease: influence of interleukin-6 on human erythropoietin. Pol Merkuriusz Lek, 2 (9): 172-175.

Riccardi A, Gobbi PG, Ucci G, et al. 1991. Changing clinical presentation of multiple myeloma. Eur J Cancer, 27 (11): 1401-1405.

Richarddon P, Sundar J, Melissa A, et al. 2004. Thalidomide for patients with replased multiple myeloma after high dose chemotherapy and stem cell transp; antation: results of an open-labled multicenter phase 2 study of efficacy, toxicity, and biological activity. Mayo Clinic Proc, 79 (7): 875-882.

Richardson P, Schlag R, Khuageva N, et al. 2011. Characterization of haematological parameters with bortezomib-melphalan-prednisone versus melphalan-prednisone in newly diagnosed myeloma, with evaluation of longterm outcomes and risk of thromboembolic events with use of erythropoiesis-stimulating agents: analysis of the VISTA trial. Br J Haematol, 153 (2): 212-221.

Richardson PG, Delforge M, Beksac M, et al. 2011. Management of treatment-emergent peripheral neuropathy in multiple myeloma. Leukemia, 26 (4): 595-608.

Richardson PG, Delforge M, Beksac M, et al. 2012. Management fo treatmen-emergent peripheral neuropathy in muktiple myeloma. Leukemia, 26 (4): 595-608.

Richardson PG, Emily B, Mitsiades CS, et al. 2006. A randomized phase 2 study of lenadomidetherapy for patients with relapsed or relapsed and refractory muktiple myeloma. Blood, 108 (10): 3458-3464.

Richdson PG, Barlogie B, Berenson J, et al. 2003. A phase 2 study fo two doses of bortezomib in relapsed or refractory myeloma. N Engl J Med, 348: 2609-2617.

Robertson JD, Nagesh K, Jowitt SN, et al. 2000. Immunogenicity of vaccination against influenza, Streptococcus pneumoniae and Haemophilus influenzae type B in patients with multiple myeloma. Br J Cancer, 82 (7): 1261-1265.

Rogers MJ, Gordon S, Benford HL, et al. 2000. Cellular and molecular mechanisms of action of bisphosphonates. Cancer, 88 (12 Suppl): 2961-2978.

Roodman GD. 2004. Mechanisms of bone metastasis. New Engl J Med, 350 (16): 1655-1664.

Rosen LS, Gordon D, Kaminski M, et al. 2001. Zoledronic acid versus pamidronate in the treatment of skeletal metastases in patients with breast cancer or osteolytic lesions of multiple myeloma: a phase III, double-blind, comparative trial. Cancer J, 7 (5): 377-387.

Rosen LS, Gordon D, Kaminski M, et al. 2003. Long-term efficacy and safety of zoledronic acid compared with pamidronate disodium in the treatment of skeletal complications in patients with advanced multiple myeloma or breast carcinoma: a randomized, double-blind, multicenter, comparative trial. Cancer, 98 (8): 1735-1744.

Rosenson RS, McCormick A, Uretz EF. 1996. Distribution of blood viscosity values and biochemical correlates in healthy adults. Clin Chem, 42 (18pt1): 1189-1195.

Rosner MH, Dalkin AC. 2012. Onco-nephrology: the pathophysiology and treatment of malignancy-associated hypercalcemia. Clin J Am Soc Nephrol, 7 (10): 1722-1729.

Saag MS, Graybill RJ, Larsen RA, et al. 2000, practice guidelines for the management of cryptococcal disease. Infectious Diseases Society ofAmerica. Clin Infect Dis, 30 (4): 710-718.

Salmon SE, Samal BA, Hayes DM, et al. 1967. 2 Role of gamma globulin for immunoprophylaxis in multiple myeloma. N Engl J Med, 77 (25): 1336-1340.

Scheid C, Sonneveld P, Schmidt-Wolf IG, et al. 2014. Bortezomib before and after autologous stem cell transplantation overcomes the negative prognostic impact of renal impairment in newly diagnosed multiple myeloma: a subgroup analysis from the HOVON-65/GMMG-HD4 trial. Haematologica, 99 (1): 148-154.

Schutt P, Brandhorst D, Stellberg W, et al. 2006. Immune parameters in multiple myeloma patients: influence of treatment and correlation withopportunistic infections. Leuk Lymphoma, 47 (8): 1570-1582.

Sharma S, Nemeth E, Chen YH, et al. 2008. Involvement of hepcidin in the anemia ofmultiplemyeloma. Clin

CancerBes, 14 (11): 3262-3267.

Silvestris F, Cafforio P, Tucci M, et al. 2002. Negative regulation of erythroblast maturation by Fas- L (+)/ TRAIL (+) highly malignant plasma cells: a major pathogenetic mechanism of anemia in multiple myeloma. Blood, 99 (4): 1305-1313.

Silvestris F, Tucci M, Cafforio P, et al. 2001. Fas- L up- regulation by highly malignant myeloma plasma cells: rolein the pathogenesis of anemia and disease progression. Blood, 97 (5): 1155-1164.

Snowden JA, Ahmedzai SH, Ashcroft J, et al. 2011. Guidelines for supportive care in multiple myeloma 2011. Br J Haematol, 154 (1): 76-103.

Somer T. 1987. Rheology of paraproteinaemias and the plasma hyper- viscosity syndrome. Baillieres Clin Haematol, 1: 695-723.

Stewart AF. 2005. Clinical practice. Hypercalcemia associated with cancer. New Engl J Med, 352 (4): 373-379.

Stewart A, Broadus A. 2006. Malignancy associated hypercalcemia. *In*: DeGroot L, Jameson J, editors. Endocrinology. 2. 5th ed. Philadelphia: Saunders- Elsevier. 1555-1565.

Subramanian R, Basu D, Dutta TK. 2009. Prognostic significance of bone marrow histology in multiple myeloma. Indian J Cancer, 46 (1): 40-45.

Sun HY, Singh N. 2011. Mucormycosis: its contenmporary face and management strtegies. Lancet Infect, 11 (4): 301-311.

Tonia T, Mettler A, Robert N, et al. 2012. Erythropoietin or darbepoetin for patients with cancer. Cochrane Database Syst Rev, 12: CD003407.

Tosi P, Zamagni E, Cellini, et al. 2005. Neurological toxicity of long- term (>1 yr) thalidomide therapy in patients with multiple myeloma. Eur J Haematol, 74 (3) 212-216.

Vassilopoulou-Sellin R, Newman BM, Taylor SH, et al. 1993. Incidence of hypercalcemia in patients with malignancy referred to a comprehensive cancer center. Cancer, 71 (4): 1309-1312.

Vickrey E, Allen S, Mehta J, et al. 2009. Acyclovir to prevent reactivation of varicella zoster virus (herpes zoster) in multiple myeloma patients receiving bortezomib therapy, Cancer, 115 (1) 229-232.

Wang M, Dimopoulos MA, Christine C, et al. 2008. Lenalidomide plus dexamethasone is more effective than dexamethasone alone in patients with relapsed or refractory multiple myeloma regardless of prior thalidomide exposure. Blood, 112 (12): 4445-4451.

Wimalawansa SJ. 2008. Bisphosphonate- associated osteomyelitis of the jaw: guidelines for practicing clinicians. Endocr Pract, 14 (9): 1150-1168.

Yan PZ, Butler PM, Kurowski D, et al. 2014. Beyond neuropathic pain: gabapentin use in cancer pain and perioperative pain. Clin J Pain, 30 (7): 613-629.

Zangari M, Saghafifar F, Anaissie E, et al. 2002. Activated protein Cresistance in the absence of factor V Leiden mutation is a common finding in multiple myeloma and is associaled with an increased risk of thrombotic complications. Blood Coagul Fibrinolysis, 13 (3): 187-192.